国家卫生和计划生育委员会"十二五"规划教材
全国高等医药教材建设研究会"十二五"规划教材
全国高等学校教材

供8年制及7年制("5+3"一体化)临床医学等专业用

实验动物学

Laboratory Animal Science

第2版

U0386217

主　编　秦　川　魏　泓

副主编　谭　毅　顾为望　张连峰

编　者　(以姓氏笔画为序)

王朝旭(哈尔滨医科大学公共卫生学院)

王靖宇(大连医科大学实验动物中心)

孔　琪(北京协和医学院比较医学中心)

邓　巍(北京协和医学院比较医学中心)

卢　静(首都医科大学实验动物学部)

叶明霞(华中科技大学同济医学院实验动物学部)

师长宏(第四军医大学实验动物中心)

刘恩岐(西安交通大学医学院)

佟伟民(北京协和医学院病理学系)

张连峰(北京协和医学院比较医学中心)

张京玲(南开大学医学院)

陈小野(中国中医科学院中医基础理论研究所)

陈丙波(第三军医大学实验动物中心)

陈学进(上海交通大学医学院)

陈振文(首都医科大学实验动物学部)

周　钦(四川大学华西医院)

郑志红(中国医科大学实验动物学部)

秦　川(北京协和医学院比较医学中心)

顾为望(南方医科大学实验动物部)

高　凯(北京协和医学院比较医学中心)

高　诚(上海实验动物研究中心)

高　虹(北京协和医学院比较医学中心)

符立梧(中山大学肿瘤防治中心)

谭　毅(重庆医科大学实验动物中心)

魏　泓(第三军医大学基础部实验动物学教研室)

魏　强(北京协和医学院比较医学中心)

秘　书

张艳荣　孔　琪(北京协和医学院比较医学中心)

人民卫生出版社

图书在版编目（CIP）数据

实验动物学/秦川,魏泓主编. —2 版. —北京:人民
卫生出版社,2015
ISBN 978-7-117-20432-3

Ⅰ.①实…　Ⅱ.①秦…②魏…　Ⅲ.①医用实验动物–
实验动物学–医学院校–教材　Ⅳ.①R-332

中国版本图书馆 CIP 数据核字(2015)第 046376 号

| 人卫智网 | www.ipmph.com | 医学教育、学术、考试、健康, 购书智慧智能综合服务平台 |
| 人卫官网 | www.pmph.com | 人卫官方资讯发布平台 |

实验动物学
第 2 版

主　　编：秦川　魏泓

出版发行：人民卫生出版社(中继线 010-59780011)

地　　址：北京市朝阳区潘家园南里 19 号

邮　　编：100021

E – mail：pmph @ pmph. com

购书热线：010-59787592　010-59787584　010-65264830

印　　刷：北京虎彩文化传播有限公司

经　　销：新华书店

开　　本：850×1168　1/16　印张：21　插页：2

字　　数：578 千字

版　　次：2010 年 8 月第 1 版　2015 年 6 月第 2 版
　　　　　2022 年 2 月第 2 版第 7 次印刷(总第 8 次印刷)

标准书号：ISBN 978-7-117-20432-3

定　　价：63.00 元

打击盗版举报电话：010-59787491　E-mail：WQ @ pmph. com
(凡属印装质量问题请与本社市场营销中心联系退换)

为了贯彻教育部教高函[2004-9号]文,在教育部、原卫生部的领导和支持下,在吴阶平、裘法祖、吴孟超、陈灏珠、刘德培等院士和知名专家的亲切关怀下,全国高等医药教材建设研究会以原有七年制教材为基础,组织编写了八年制临床医学规划教材。从第一轮的出版到第三轮的付梓,该套教材已经走过了十余个春秋。

在前两轮的编写过程中,数千名专家的笔耕不辍,使得这套教材成为了国内医药教材建设的一面旗帜,并得到了行业主管部门的认可(参与申报的教材全部被评选为"十二五"国家级规划教材),读者和社会的推崇(被视为实践的权威指南、司法的有效依据)。为了进一步适应我国卫生计生体制改革和医学教育改革全方位深入推进,以及医学科学不断发展的需要,全国高等医药教材建设研究会在深入调研、广泛论证的基础上,于2014年全面启动了第三轮的修订改版工作。

本次修订始终不渝地坚持了"精品战略,质量第一"的编写宗旨。以继承与发展为指导思想:对于主干教材,从精英教育的特点、医学模式的转变、信息社会的发展、国内外教材的对比等角度出发,在注重"三基"、"五性"的基础上,在内容、形式、装帧设计等方面力求"更新、更深、更精",即在前一版的基础上进一步"优化"。同时,围绕主干教材加强了"立体化"建设,即在主干教材的基础上,配套编写了"学习指导及习题集"、"实验指导/实习指导",以及数字化、富媒体的在线增值服务(如多媒体课件、在线课程)。另外,经专家提议,教材编写委员会讨论通过,本次修订新增了《皮肤性病学》。

本次修订一如既往地得到了广大医药院校的大力支持,国内所有开办临床医学专业八年制及七年制("5+3"一体化)的院校都推荐出了本单位具有丰富临床、教学、科研和写作经验的优秀专家。最终参与修订的编写队伍很好地体现了权威性,代表性和广泛性。

修订后的第三轮教材仍以全国高等学校临床医学专业八年制及七年制("5+3"一体化)师生为主要目标读者,并可作为研究生、住院医师等相关人员的参考用书。

全套教材共38种,将于2015年7月前全部出版。

全国高等学校八年制临床医学专业国家卫生和计划生育委员会规划教材编写委员会

名誉顾问

韩启德　桑国卫　陈　竺　吴孟超　陈灏珠

顾　问（按姓氏笔画排序）

马建辉　王　辰　冯友梅　冯晓源　吕兆丰　闫剑群　李　虹
李立明　李兰娟　杨宝峰　步　宏　汪建平　张　运　张灼华
陈国强　赵　群　赵玉沛　郝希山　柯　杨　桂永浩　曹雪涛
詹启敏　赫　捷　魏于全

主任委员

刘德培

委　员（按姓氏笔画排序）

丁文龙　于双成　万学红　马　丁　马　辛　丰有吉　王　杉
王兰兰　王宁利　王吉耀　王宇明　王怀经　王明旭　王建安
王建枝　王庭槐　王海杰　王家良　王鸿利　尹　梅　孔维佳
左　伋　冯作化　刘艳平　江开达　安　锐　许能锋　孙志伟
孙贵范　李　和　李　霞　李甘地　李明远　李桂源　李凌江
李继承　杨　恬　杨世杰　吴　江　吴忠道　何　维　应大君
沈　铿　张永学　张丽霞　张建中　张绍祥　张雅芳　陆　林
陈　红　陈　杰　陈孝平　陈建国　欧阳钦　尚　红　罗爱静
金征宇　周　桥　周　梁　赵旭东　药立波　柏树令　姜乾金
洪秀华　姚　泰　秦　川　贾文祥　贾弘禔　贾建平　钱睿哲
徐志凯　徐勇勇　凌文华　高兴华　高英茂　诸欣平　黄　钢
龚启勇　康德英　葛　坚　雷健波　詹希美　詹思延　廖二元
颜　虹　薛辛东　魏　泓

	学科名称	主审	主编	副主编
1	细胞生物学(第3版)	杨 恬	左 伋 刘艳平	刘 佳 周天华 陈誉华
2	系统解剖学(第3版)	柏树令 应大君	丁文龙 王海杰	崔慧先 孙晋浩 黄文华 欧阳宏伟
3	局部解剖学(第3版)	王怀经	张绍祥 张雅芳	刘树伟 刘仁刚 徐 飞
4	组织学与胚胎学(第3版)	高英茂	李 和 李继承	曾园山 周作民 肖 岚
5	生物化学与分子生物学(第3版)	贾弘禔	冯作化 药立波	方定志 焦炳华 周春燕
6	生理学(第3版)	姚 泰	王庭槐	闫剑群 郑 煜 祁金顺
7	医学微生物学(第3版)	贾文祥	李明远 徐志凯	江丽芳 黄 敏 彭宜红 郭德银
8	人体寄生虫学(第3版)	詹希美	吴忠道 诸欣平	刘佩梅 苏 川 曾庆仁
9	医学遗传学(第3版)		陈 竺	傅松滨 张灼华 顾鸣敏
10	医学免疫学(第3版)	曹雪涛 何 维	熊思东 张利宁 吴玉章
11	病理学(第3版)	李甘地	陈 杰 周 桥	来茂德 卞修武 王国平
12	病理生理学(第3版)	李桂源	王建枝 钱睿哲	贾玉杰 王学江 高钰琪
13	药理学(第3版)	杨世杰	杨宝峰 陈建国	颜光美 臧伟进 魏敏杰 孙国平
14	临床诊断学(第3版)	欧阳钦	万学红 陈 红	吴汉妮 刘成玉 胡申江
15	实验诊断学(第3版)	王鸿利 张丽霞 洪秀华	尚 红 王兰兰	尹一兵 胡丽华 王 前 王建中
16	医学影像学(第3版)	刘玉清	金征宇 龚启勇	冯晓源 胡道予 申宝忠
17	内科学(第3版)	王吉耀 廖二元	王 辰 王建安	黄从新 徐永健 钱家鸣 余学清
18	外科学(第3版)		赵玉沛 陈孝平	杨连粤 秦新裕 张英泽 李 虹
19	妇产科学(第3版)	丰有吉	沈 铿 马 丁	狄 文 孔北华 李 力 赵 霞

	学科名称	主审	主编	副主编
20	儿科学(第3版)		桂永浩 薛辛东	杜立中 母得志 罗小平 姜玉武
21	感染病学(第3版)		李兰娟 王宇明	宁 琴 李 刚 张文宏
22	神经病学(第3版)	饶明俐	吴 江 贾建平	崔丽英 陈生弟 张杰文 罗本燕
23	精神病学(第3版)	江开达	李凌江 陆 林	王高华 许 毅 刘金同 李 涛
24	眼科学(第3版)		葛 坚 王宁利	黎晓新 姚 克 孙兴怀
25	耳鼻咽喉头颈外科学(第3版)		孔维佳 周 梁	王斌全 唐安洲 张 罗
26	核医学(第3版)	张永学	安 锐 黄 钢	匡安仁 李亚明 王荣福
27	预防医学(第3版)	孙贵范	凌文华 孙志伟	姚 华 吴小南 陈 杰
28	医学心理学(第3版)	姜乾金	马 辛 赵旭东	张 宁 洪 炜
29	医学统计学(第3版)		颜 虹 徐勇勇	赵耐青 杨土保 王 彤
30	循证医学(第3版)	王家良	康德英 许能锋	陈世耀 时景璞 李晓枫
31	医学文献信息检索(第3版)		罗爱静 于双成	马 路 王虹菲 周晓政
32	临床流行病学(第2版)	李立明	詹思延	谭红专 孙业桓
33	肿瘤学(第2版)	郝希山	魏于全 赫 捷	周云峰 张清媛
34	生物信息学(第2版)		李 霞 雷健波	李亦学 李劲松
35	实验动物学(第2版)		秦 川 魏 泓	谭 毅 张连峰 顾为望
36	医学科学研究导论(第2版)		詹启敏 王 杉	刘 强 李宗芳 钟晓妮
37	医学伦理学(第2版)	郭照江 任家顺	王明旭 尹 梅	严金海 王卫东 边 林
38	皮肤性病学	陈洪铎 廖万清	张建中 高兴华	郑 敏 郑 捷 高天文

经过再次打磨，备受关爱期待，八年制临床医学教材第三版面世了。怀纳前两版之精华而愈加求精，汇聚众学者之智慧而更显系统。正如医学精英人才之学识与气质，在继承中发展，新生方可更加传神；切时代之脉搏，创新始能永领潮头。

经过十年考验，本套教材的前两版在广大读者中有口皆碑。这套教材将医学科学向纵深发展且多学科交叉渗透融于一体，同时切合了环境-社会-心理-工程-生物这个新的医学模式，体现了严谨性与系统性，诠释了以人为本、协调发展的思想。

医学科学道路的复杂与简约，众多科学家的心血与精神，在这里汇集、凝结并升华。众多医学生汲取养分而成长，万千家庭从中受益而促进健康。第三版教材以更加丰富的内涵、更加旺盛的生命力，成就卓越医学人才对医学誓言的践行。

坚持符合医学精英教育的需求，"精英出精品，精品育精英"仍是第三版教材在修订之初就一直恪守的理念。主编、副主编与编委们均是各个领域内的权威知名专家学者，不仅著作立身，更是德高为范。在教材的编写过程中，他们将从医执教中积累的宝贵经验和医学精英的特质潜移默化地融入到教材中。同时，人民卫生出版社完善的教材策划机制和经验丰富的编辑队伍保障了教材"三高"（高标准、高起点、高要求）、"三严"（严肃的态度、严谨的要求、严密的方法）、"三基"（基础理论、基本知识、基本技能）、"五性"（思想性、科学性、先进性、启发性、适用性）的修订原则。

坚持以人为本、继承发展的精神，强调内容的精简、创新意识，为第三版教材的一大特色。"简洁、精练"是广大读者对教科书反馈的共同期望。本次修订过程中编者们努力做到：确定系统结构，落实详略有方；详述学科三基，概述相关要点；精选创新成果，简述发现过程；逻辑环环紧扣，语句精简凝练。关于如何在医学生阶段培养创新素质，本教材力争达到：介绍重要意义的医学成果，适当阐述创新发现过程，激发学生创新意识、创新思维，引导学生批判地看待事物、辩证地对待知识、创造性地预见未来，踏实地践行创新。

坚持学科内涵的延伸与发展，兼顾学科的交叉与融合，并构建立体化配套、数字化的格局，为第三版教材的一大亮点。此次修订在第二版的基础上新增了《皮肤性病学》。本套教材通过编写委员会的顶层设计、主编负责制下的文责自负、相关学科的协调与蹉商、同一学科内部的专家互审等机制和措施，努力做到其内容上"更新、更深、更精"，并与国际紧密接轨，以实现培养高层次的具有综合素质和发展潜能人才的目标。大部分教材配套有"学习指导及习题集"、"实验指导/实习指导"以及"在线增值服务（多媒体课件与在线课程等）"，以满足广大医学院校师生对教学资源多样化、数字化的需求。

本版教材也特别注意与五年制教材、研究生教材、住院医师规范化培训教材的区别与联系。①五年制教材的培养目标:理论基础扎实、专业技能熟练、掌握现代医学科学理论和技术、临床思维良好的通用型高级医学人才。②八年制教材的培养目标:科学基础宽厚、专业技能扎实、创新能力强、发展潜力大的临床医学高层次专门人才。③研究生教材的培养目标:具有创新能力的科研型和临床型研究生。其突出特点:授之以渔、评述结合、启示创新,回顾历史、剖析现状、展望未来。④住院医师规范化培训教材的培养目标:具有胜任力的合格医生。其突出特点:结合理论,注重实践,掌握临床诊疗常规,注重预防。

以吴孟超、陈灏珠为代表的老一辈医学教育家和科学家们对本版教材寄予了殷切的期望,教育部、国家卫生和计划生育委员会、国家新闻出版广电总局等领导关怀备至,使修订出版工作得以顺利进行。在这里,衷心感谢所有关心这套教材的人们! 正是你们的关爱,广大师生手中才会捧上这样一套融贯中西、汇纳百家的精品之作。

八学制医学教材的第一版是我国医学教育史上的重要创举,相信第三版仍将担负我国医学教育改革的使命和重任,为我国医疗卫生改革,提高全民族的健康水平,作出应有的贡献。诚然,修订过程中,虽力求完美,仍难尽人意,尤其值得强调的是,医学科学发展突飞猛进,人们健康需求与日俱增,教学模式更新层出不穷,给医学教育和教材撰写提出新的更高的要求。深信全国广大医药院校师生在使用过程中能够审视理解,深入剖析,多提宝贵意见,反馈使用信息,以便这套教材能够与时俱进,不断获得新生。

愿读者由此书山拾级,会当智海扬帆!

是为序。

中国工程院院士
中国医学科学院原院长　　刘德培
北京协和医学院原院长

二〇一五年四月

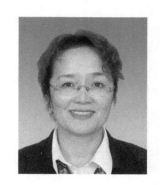

秦川,教授/研究员,博士生导师。现任中国医学科学院医学实验动物研究所所长,北京协和医学院比较医学中心主任。国家卫生计生委(原卫生部)人类疾病比较医学重点实验室主任。中国实验动物学会理事长。2006—2008年任亚洲实验动物学会联合会(AFLAS)主席及现任副主席。任《中国比较医学杂志》《中国实验动物学报》主编及多家专业期刊编委。

长期从事实验动物学教学,培养硕士、博士研究生42名。主要研究方向是实验病理学。在人类疾病比较医学研究方面做了大量工作,主要包括:①感染性疾病:AIDS、肝炎、SARS、EV71、AIV、甲型H1N1流感和结核等模型;②非感染性疾病:老年痴呆病、帕金森、糖尿病、肿瘤等模型研究以及发病机理研究方面积累了丰富的工作基础。近5年来承担课题80多项,发表相关论文230余篇,部分论文发表在 *Nat Med*,*J Pathol*,*J Virology* 等国际知名杂志上。先后获得国家科技二等奖、中华医学三等奖、北京科技二等奖、国家科技成果二等奖、华夏建设科技二等奖等。曾获得全国"三八红旗手"及"卫生部有突出贡献的中青年专家",北京协和医学院优秀教师荣誉称号。享受政府特殊津贴。主编国家卫生计生委研究生规划教材《医学实验动物学》和长学制临床医学专业规划教材《实验动物学》《医学实验动物学百科全书》等8部。

秦 川

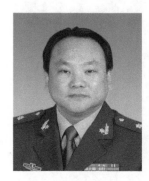

魏泓,第三军医大学基础部实验动物学教研室主任,教授,博导。长期从事实验动物及动物模型研究,承担多项国家重点科研项目。以第一作者或通讯作者发表论文162篇,其中在国际SCI收录期刊发表论著20余篇。获得国家发明专利3项,新型实用专利3项,申请并公开其他发明专利18项。获得或参与获得全军优秀教学成果一等奖、军队科技进步二等奖、全军科技进步三等奖、国家科技进步二等奖、重庆市科技进步二等奖、首届中国实验动物学会科学技术奖二等奖等。主编的《医学实验动物学》是国家教育部首批审定的全国研究生教学用书,已在全国20余所高校中作为研究生、本科生教材。主编的《医学实验动物学技术》获国家科学技术学术专著基金资助。招收培养硕士、博士75名,已毕业54名。

魏 泓

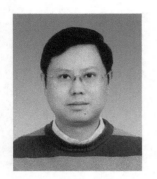

谭 毅

谭毅,研究员,博士生导师。云南大学动物学学士与硕士、重庆医科大学医学博士。现任重庆医科大学实验动物中心副主任、中国实验动物学会常务理事兼副秘书长、中国实验动物学会教育与培训工作委员会副主任委员、中国动物学会发育与生殖专委会常务理事、重庆市实验动物质量检测中心技术负责人兼微生物站站长、重庆市动物学学术技术带头人、《中国实验动物学报》与《中国比较医学杂志》副总编。

从事实验动物学的教学、科研和管理工作24年,副主编或参编各类研究生规划教材和著作5部,培养硕士、博士19名,研究方向为实验动物学、动物胚胎着床的分子机理,主持国家自然科学基金、教育部、重庆市各级科研项目10余项,在国内外期刊上发表论文70余篇。

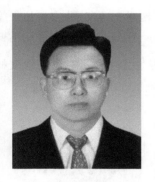

顾为望

顾为望,二级教授,博士生导师。现任南方医科大学实验动物中心主任、比较医学研究所所长,国家实验动物专家委员会委员,中国实验小型猪专业委员会常务副主任委员兼秘书长,中华医学会和中国实验动物学会科技奖评委,广东省第五届实验动物学会副理事长,广东省毒理学会副理事长,中国实验动物学会常务理事,《中国比较医学杂志》及《中国实验动物学报》副总编。

主要研究方向为实验动物培育、人类疾病动物模型制备与比较医学。1996年成为实验动物学硕士生导师,2002年成为比较医学研究方向的博士生导师,2011年招收动物学博士,已培养博士研究生18名,硕士研究生37名。获得省部级科技进步二等奖1项、三等奖7项,封闭群FMMU白化豚鼠培育荣获军队科技进步三等奖。主编的《比较医学》上、下册是国内首部比较医学专著,主编的国家卫生计生委研究生规划教材《人类疾病动物模型》和副主编的长学制临床医学专业规划教材《实验动物学》均由人民卫生出版社出版,主编的《西藏小型猪组织胚胎学图谱》中英文对照版2009年出版。

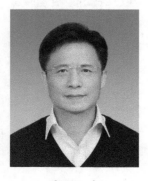

张连峰

张连峰,教授,中国医学科学院医学实验动物研究所副所长。中国协和医科大学理学博士,1996—2000年先后在美国得克萨斯州加拿大安大略健康中心做博士后研究,2000年在美国贝勒医学院任研究科学家。2004年到中国医学科学院医学实验动物研究所任外籍研究员和人类疾病模型中心主任,副所长。主要研究方向为基因工程动物模型。先后主持的国家重大专项、国家科技支撑、卫生部项目或子项目,中日合作项目,北京市项目等20多项。近5年来建立了我国卫生系统最大基因工程动物平台,大小鼠600多种,服务于全国的医药研究。近10年,申请专利8项,主编或副主编专著7部,发表论文180余篇,其中SCI论文80多篇。

现代科学意义上的实验动物科学出现在 17 世纪。在 21 世纪,即生命科学的世纪,实验动物科学已经成为生命科学、医学、药学、中医药、农业和航天等领域重要支撑条件之一。实验动物成为最常用的研究工具,同时生命科学技术发展又进一步促进了实验动物科学的发展。

世界各国包括中国,对生命科学和医药研究的投入不断扩大,模式动物、基因工程动物、胚胎工程动物和高级别实验动物正在逐渐取代常规实验动物。实验动物科学不仅作为生命科学和生物技术的重要支撑条件,同时作为生命科学研究的模式动物和比较医学的主要对象,在阐明基因的结构与功能、模拟人体正常与疾病生命现象等诸多方面具有不可替代的作用。

本教材的编写主要面向医学院校八年制本科生教育,淡化了"实验动物学"学科本身的理论,而突出了医学生作为使用者在未来的医学实践中应该了解的内容,以帮助医学生更好地利用这一重要的研究工具。

本次修订调整了第一版部分章节的内容,进一步凝练文字,更新各章节内容,使得全书整体性更强,学科核心内容更加突出。同时对教学工作中发现的问题进行补充完善。第一篇增加模式动物、动物模型、比较医学、实验动物医学的基本概念,以及实验动物福利和 3Rs 原则、实验动物管理委员会(IACUC)等内容。第二篇增加自发疾病模型、人源化动物的医学应用、五官疾病动物模型和转化医学中动物实验。整合了自发突变动物模型及医学应用和药物研究中的动物实验。第三篇题目改为医学研究中的动物实验技术。整合了原第三章、第七章、第八章、第九章、第十一章的内容。第三章增加了一些新技术,如基因编辑、基因沉默技术等。新增实验外科学技术。附录增加了实验动物常用术语。

本教材的编委由来自 18 所医学院校的 26 位教学第一线和具有相关领域研究经验的专家组成,基本上代表了中国本领域的最高水平。全书分为三篇和附录,共四部分,第一篇"实验动物学概论"介绍了实验动物学的发展历程、基本概念、研究内容;常用实验动物及其生理和解剖特点;实验动物的选择和实验设计;医学实验中实验动物饲养与管理;实验动物福利和生物安全等内容。第二篇"实验动物在医学研究中的应用"介绍了常用疾病动物模型的制备和应用;中医药、药物和转化医学研究中的动物实验。第三篇"医学研究中的动物实验技术"介绍了常用实验方法及检查方法,常见人类疾病动物模型制备技术;实验动物遗传工程、行为学研究、分子影像、实验外科等常用技术。本附录分六个部分,包括实验动物学常用术语、实验动物数据库及生物信息检索、疾病研究特殊饲料、动物实验室常用参考数据、实验动物相关机构、法规标准等方面,以便拓展实验动物学信息,获取资源。编写人员能力有限,编写过程中难免存在一些问题,敬请指正。

秦　川

2015 年 4 月

目　录

第二篇　实验动物在医学研究的应用

第三篇　医学研究中动物实验技术

附　录

第一篇 实验动物学概论

第一章　实验动物学发展历程

实验动物学(laboratory animal science)是以实验动物资源研究、质量控制和利用实验动物进行科学实验的一门综合性学科。该学科诞生于 20 世纪 50 年代初期,融合了动物学、兽医学、医学和生物学等科学的理论体系和研究成果。实验动物学的发展培育了大量的遗传背景明确、微生物和寄生虫得以控制的实验动物资源,开发了许多研究技术,形成了一定规模的研究队伍,在推动生命科学诸多学科发展方面发挥了巨大的作用。

第一节　从古代动物解剖到现代实验动物学

一、生命奥秘的探索

人类对生命的认识经过了漫长而曲折的过程。不管是古希腊文明、古埃及文明还是中国古代文明,对生命的认识都充满了浓厚的宗教迷信色彩,对自然世界和生命本质的探索往往以神和魔法为基础。由于东西方文化都反对伤害活人生命,提倡尸体完整,而地球上的上百万种动物,特别是与人类生活圈密切相关的哺乳动物具有与人类相似的生命特征,于是对活体动物的解剖就成了认识了解生命的第一步。

西方医学的奠基人希波克拉底通过动物解剖,认为动物分为红色血液(基本上是脊椎动物)和无血(基本上是无脊椎动物)两类,创立了四体液病理学说(血液、黏液、胆汁与忧郁液)。当时许多哲学家认为心脏是知觉器官,而希波克拉底却力排众议,认为大脑才有知觉功能。古希腊时期的亚里士多德(Aristotles,公元前 384—322)不仅是伟大的哲学家,而且是伟大的博物学家,他亲自解剖各种动物,著有《动物的自然史》《动物的组成部分》《动物的生死》等,他将动物学体系分成形态描述、器官解剖和动物生殖三个部分。希洛费勒斯(Herophilus,公元前 330—260)和伊拉西士特勒图(Erasistratus,公元前 310—250)是两位比较有名的解剖学家,他们解剖了大量的动物,并获得了丰富的文字资料。

盖仑(Galen,130—200)是公认的继希波克拉底之后的古罗马医学家,他以各种动物为模式,通过大量的解剖知识,形成了最早的生理学体系。他的知识在 2 ~ 16 世纪被奉为信条,对西方医学的影响很大。盖仑的成就使西方古代医学达到了巅峰。但是,盖仑以动物作为模式而不是以人体本身式来研究解剖学,所以出现不少谬误。公元 476 年,罗马帝国的灭亡标志着欧洲黑暗时代的开始。至文艺复兴时期,解剖学日渐完善并促使生理学飞速发展。达·芬奇不仅是伟大的画家,而且还是杰出的自然科学家。为了使人体画像更加逼真,达·芬奇从研究人体的外形开始深入到比较解剖学,并进行生理实验,他获准在佛罗伦萨医院里解剖了大约 30 具人体,其中包括 7 个月大的胎儿和年迈的老人。不仅如此,他还解剖了昆虫、鱼、蛙、马、狗、猫、鸟等很多动物。达·芬奇大概是继亚里士多德和盖仑之后第一个在比较解剖学有所突破并作出重大贡献的人。现代解剖学奠基人——维萨里(Anddreas Vesalius,1514—1556)同样采取了比较解剖不同动物的方法,第一个向盖仑的权威发起挑战。1540 年,在一次公开的演示会上,维萨里收集了猿和人的骨骼,指出盖仑在人体解剖上的多处错误。1543 年维萨里发表《人体的构造》,从根本上改变了西方世界对人体的传统观念。维萨里虽然在解剖学方面成就斐然,但他并没有建立起任何生理学的观念和方法。

英国皇家御医哈维（William Harvey，1578—1657）放弃一般解剖学家只研究人类一个物种和研究死人的方法，采用比较解剖和活体解剖不同动物的方法。他发现冷血动物和濒于死亡的哺乳动物的心脏跳动缓慢，容易跟踪观察，由此了解到心脏跳动的实际情况，于1862年发表《动物心血运动的解剖研究》。1780年，意大利医生伽瓦尼（Luigi Galvani，1737—1798）用立体青蛙大腿的神经做实验时发现，闪电可以引起肌肉收缩，由此发现神经的电传导特性，从此开展了用电刺激的方法来定位脑功能区的研究。

二、动物实验的兴起

当对人体和动物正常解剖与生理的认识逐渐清晰以后，人们开始尝试对付各种疾病特别是传染病的预防和治疗，有目的地在各种动物身上进行预先设计的实验和观察，诞生了现代医学的前身——实验医学。1798年英国医生琴纳（Edward Jener，1749—1823）第一次给人接种牛痘（Cowpox 或 Variolae vaccinae，是一种温和的牛天花病），证明可以免除人感染天花。法国化学家巴斯德（Louis Pasteur，1822—1895）研究僵蚕病、鸡霍乱和狂犬病，在1879—1885年期间先后发明了鸡霍乱、犬与人狂犬病疫苗。德国科学家科赫（Robert Koch，1843—1910）通过研究农畜的炭疽病，并在兔和小鼠身上做试验，于1876年分离发现了炭疽杆菌，1882年科赫证明结核病由结核杆菌引起，并提出了可能的治疗方案。后来发现许多动物包括牛、马、猴、兔和豚鼠等都能罹患结核病，但所能感染的结核杆菌菌型不相同。1890年，德国科学家贝林（Emil Von Behring，1854—1917）与日本科学家北里柴三郎（Shibasaburo Litassto，1852—1931）以豚鼠等动物研究白喉杆菌与破伤风杆菌，发现是细菌毒素而不是细菌本身造成动物死亡，首创血清疗法，提出体液免疫学说。俄国动物学家梅契尼科夫（И. Мечников，1845—1916）在研究涡虫时第一次观察到吞噬过程，随后在水蚤和海星幼虫的研究中认识到白细胞能保护机体免受微生物的侵染，建立了细胞免疫学说。俄国生理学家巴甫洛夫（Ivan Pavlov，1849—1936）以狗为研究对象，从1891年开始研究消化生理，建立了条件反射学说。美国兽医学家沙门（D. E. Salmon，1850—1914）在动物身上发现对人具有致病性的沙门菌。

实验医学之父——法国生理学家伯纳（Claude Bernard，1813—1878）发明了很多动物研究的复杂方法，他评论说"对每一类研究，我们应当选择适当的动物，生理学或病理学问题的解决常常有赖于所选择的动物"。伯纳坚持认为所有生命现象无论多么千差万别，必有其共同的理论基础。得益于丰富多彩的动物试验，生理学、微生物学、传染病学、免疫学、遗传学等现代医学的基础学科在19世纪末至20世纪初逐渐形成。

三、近交系小鼠的培育

1854年，具有自然科学背景的奥地利修道士孟德尔（Gregor Johann Mendel，1822—1884）利用34个株系的豌豆进行杂交试验，于1865年发表《植物杂交试验》，揭示了遗传与变异的规律，但是一直不被理解和接受。35年之后的1900年，荷兰、德国、奥地利的三位学者同时独立地重新发现了孟德尔的成果，从此遗传学进入孟德尔时代。1902年，法国动物学家居埃诺（Lucien Cuenot，1866—1951）把在植物界开发的遗传性状传递的研究方法应用于动物界，他使用灰色、白色小鼠进行杂交，发现在它们的后代身上，隐性性状与显性性状之间的关系同样遵循孟德尔定律。然而，该实验难以解释，为什么在养殖条件一致的情况下，会不时产生一些夹杂有白色的黄、黑、灰色小鼠。

哺乳动物遗传学之父、美国哈佛大学的卡斯特（William Ernest Castle，1867—1962）最早使用包括小鼠等脊椎动物进行变异特征的遗传研究，也是第一个应用白化小鼠繁殖实验证明孟德尔遗传定律的科学家。他的实验小鼠多数来源于一家名叫 Granby、成立于1900年左右的小鼠繁

Notes

殖场,鼠场最初的种鼠包括捕获的野鼠、来自欧洲和北美的各种毛色奇特的宠物小鼠。为了利用小鼠开展遗传研究,需要在小鼠身上设置孟德尔式的实验条件,即要拥有纯正的谱系,每对染色体所携带的全部基因都是同基因型的,其后代的遗传性状是稳定的。1909 年,卡斯特的学生里特(Clarence Cook Little,1888—1971)开始培育小鼠的血亲株系,最终获得有着浅棕色毛的近交系小鼠 DBA,DBA 的名称取自淡化(Dilute,d),褐色化(Brown,b),去杂色化(Nonagouti,a)三种变异毛色的缩写。1913 年,Bagg 培育成功 BALB/c 近交小鼠。随后,近交小鼠 C57 和 C58 培育成功,C57 和 C58 分别从 Granby 鼠场编号为 57 和 58 的雌鼠培育而来。1919 年,里特加入冷泉港实验进化研究所,1929 年担任缅因大学的校长并在巴尔港建立杰克逊实验室。1941 年,杰克逊实验室出版第一部小鼠专著《实验小鼠生物学》。目前,杰克逊实验室是全球最大的小鼠遗传资源中心。

除经典的近交系外,突变系、重组近交系、同源近交系等陆续被开发。1948 年,利用 A 系、C57BL 和 DBA 近交小鼠,斯奈尔(George Snell,1903—1996)等发现了组织相容性 2 基因(MHC,H2),并于 1980 年获得诺贝尔生理学或医学奖。20 世纪 60 年代在英国、80 年代在美国先后发现培育的裸小鼠(Nude mice)和联合免疫缺陷小鼠(Severe combined immune deficiency,SCID)为免疫学、肿瘤学、药理学、组织或器官移植等研究提供了珍贵的模型。

四、实验大鼠的培育

实验大鼠起源于亚洲温带地区的褐家鼠,毛色为褐色,最早在欧洲被驯化,有用大鼠进行营养试验、肾上腺摘除等研究记载。白化大鼠来源于野生大鼠的突变。现今的实验大鼠"Rattus norvegicus"又叫"Norway rat",可能与经过挪威传入美国有关系。

位于美国费城的威斯塔研究所(The Wistar Institute)是美国历史上第一家独立的研究所,其首届学术委员会主任唐纳森(Herry Herbert Donaldson,1857—1938)为了开展神经生长发育研究,于 1906 年开始对白化大鼠进行标准化繁育。1911 年左右育成白化的 Wistar 封闭群大鼠。1915 年美国加州大学伯克利分校的 Long 和 Evans 两位博士用雌性 Wistar 大鼠与野生灰色大鼠交配,培育出带有黑色斑纹的 Long-Evans 大鼠。1925 年位于威斯康星州的 Sprague Dawley 农场的 Robert W. Dawley 将一只杂种雄性和一只雌性 Wistar 大鼠交配,培育出 SD 大鼠。在培育封闭群大鼠的同时,唐纳森的助手金(Helen Dean King,1869—1955)从 1909 年开始近交培育白化大鼠,到 1920 年已经兄妹近交到第 38 代,以后逐渐培育出了现今的 PA 系、BN 系、Lewis 等近交系大鼠。唐纳森 1915 年出版专著《大鼠:白化大鼠(Rattus norvegicus albinus)和挪威大鼠(Rattus norvegicus)的资料和参考值》。

五、学会机构的建立

尽管在 1900 年前后,通过动物实验获得的医学发现和发明成果很多,不容忽视的现实是,用于实验的动物大多来自农场、市场或实验室互赠,随意性很强,动物饲养在简易的棚舍里,感染性疾病和慢性病很常见,因此,实验结果不稳定,重复性差。动物实验的这种随意状态一直持续到 20 世纪 40 ~ 50 年代。1950 年,美国实验动物科学协会(American Association for Laboratory Sciences,AALAS)成立。1956 年,国际实验动物科学委员会(International Council on Laboratory Animal Sciences,ICLAS)在美国成立。1965 年,实验动物饲养管理认可协会(Association for Assessment and Accreditation of Laboratory Animal Care,AAALAC)成立。几十年来,ICLAS 和各国相继颁布了有关实验动物的法律法规、操作指南等管理条例,逐步实现了实验动物的标准化。

实验动物学在中国的真正起步和发展始于 20 世纪 80 年代初。1987 年中国实验动物学会式成立,1988 年被接受为国际实验动物科学委员会的成员国。通过建立实验动物管理体系和政策法规体系、实行实验动物标准化、建设实验动物技术平台,实验动物学在中国得到了迅猛发展。

Notes

第二节　实验动物对生命科学研究的贡献

实验动物既是生命科学研究的对象和模型,又是生命科学研究的材料和支撑。"AEIR"是进行生命科学研究的四个基本条件,分别代表动物(Animal)、仪器设备(Equipment)、信息(Information)和试剂(Reagent)。作为"活的试剂或精密仪器"的实验动物,无论在基础理论研究、临床实验,还是新药和生物制品的生产与检定都具有不可替代的位置。

中世纪到 19 世纪的几百年里,物理、化学、数学等自然科学非常活跃,19 世纪后半期,医学界出现了碰壁现象,对于疾病种类的分类在一片消极的状态中停滞不前,医学界出现从临床经验向实验室研究的转变潮流,人们不再尊敬那些解剖学家出身的医学人物。与此同时,科学界的所有领域开始朝着信奉实验的方向发展,医学界的实验医学、被称为"生理学"的新领域开始登场,当时,生理学有可能是一种新型医学,以至于诺贝尔在遗书中设置医学奖时特别强调生理学,称为"诺贝尔生理学或医学奖"。1901—2014 年的获奖中,25 种动物被应用,包括小鼠、大鼠、兔、犬、豚鼠、地鼠、猴等常规实验动物以及猫、猪、鸡、蛙、鸽子、马、鱼、蛇、果蝇、蜜蜂、海兔、线虫等实验用动物。*Nature*、*Science* 等国际著名杂志中,使用动物模型发表的生物医学论文占总数的 35% ~ 46%。

以下以小鼠、兔、犬、非人灵长类、线虫为例,叙述它们在相关重大发现中的角色。

一、近交系小鼠与免疫学进展

主要组织相容性抗原的发现:20 世纪初就发现同一种属不同个体之间进行正常组织或肿瘤移植时会发生排斥反应,现在知道排斥反应是因为受体的免疫系统对供体的组织发生了免疫反应,由代表个体特异性的细胞表面的主要组织相容性抗原(major histocompatibility complex,MHC)所诱导。MHC 存在于许多高等脊椎动物,在小鼠称 H2 抗原系统,在人类又叫白细胞抗原(human leukocyte antigen system,HLA)。1935 年进入杰克逊实验室工作的斯奈尔博士用近交系小鼠做移植实验时发现,在同一纯种小鼠间作组织移植就不会发生排斥,但在两种不同纯种小鼠间作组织移植时则一定会排斥。斯奈尔首先发现决定组织移植排斥与否的关键物质是位于细胞表面的抗原,命名为组织相容性抗原(histocompatibility antigens,也称 H 抗原),随后在小鼠的细胞核内发现至少有 15 小段染色体控制着许多强弱不同的组织相容性抗原,其中第 17 对染色体上的 H2 含有最强有力的组织相容性抗原,因此又称为主要组织相容性复合体。后来在 H2 复合体中共发现 80 个不同的基因。这项小鼠的研究成果极大地推动了对人 MHC 结构和功能的研究,为现今的器官移植成功提供了理论依据。斯奈尔博士因此获得 1980 年诺贝尔生理学或医学奖。

单克隆抗体技术的问世:每个 B 淋巴细胞有合成一种抗体的基因,而动物脾脏中有上百万种不同的 B 淋巴细胞系,当机体受抗原刺激时,多个被激活的 B 淋巴细胞分裂增殖形成多克隆,并合成多种混合抗体的多克隆抗体。如果能够使制造一种专一抗体的 B 细胞分裂增殖形成单克隆,就能合成一种抗原决定簇的单克隆抗体。遗憾的是,B 淋巴细胞没有增殖能力,在体外不能生长。剑桥大学生物学研究所的科勒尔(Georges Kohler,1946—1995)和米尔斯坦(Cesar Milstein,1927—2002)于 1975 年创立了杂交瘤单克隆抗体技术并于 1984 年荣获诺贝尔生理学或医学奖。他们将源于小鼠骨髓的骨髓瘤细胞与 B 淋巴细胞在体外进行融合,形成杂交瘤细胞系,再用特异抗原进行刺激,这种细胞系既可在体外培养增殖永存,又具备持续产生专一抗体的能力。骨髓瘤细胞系应与获取 B 淋巴细胞的免疫动物属于同一品系,否则,细胞的杂交融合效率低,杂交瘤细胞不稳定。成就科勒尔和米尔斯坦梦想的小鼠正是目前常用的 BALB/c 近交系小鼠。之后,BALB/c 与 CBA 杂交产生的 F1 代小鼠更多地用于单克隆研究,因为系统杂交的 F1 代

Notes

个体更强壮,脾脏比同日龄 BALB/c 小鼠的脾脏大,制备的细胞悬液中 B 淋巴母细胞比例较高,融合成功率也较高。

二、免疫缺陷小鼠与肿瘤移植

由于免疫识别和排斥,除了同一近交系的个体之间外,其余品种的个体之间以及异种之间进行组织或器官移植时都会出现排斥现象,这导致人类肿瘤一直不能在体外重构与复制。免疫缺陷动物的发现使得将人类肿瘤进行异种移植并保持其生物学特性不变的梦想得以实现,为研究淋巴细胞分化、肿瘤发病机制及抗肿瘤药物筛选、感染性疾病、器官移植等提供了新途径。1962 年英国格拉斯医院 Grist 在非近交的小鼠中偶然发现无毛小鼠,并伴有先天性胸腺发育不良,后来证实是由于第 11 对染色体上的 foxn1 基因突变造成,称为裸小鼠(Nude mice),裸小鼠仅有胸腺残迹或异常上皮,这种上皮不能使 T 细胞正常分化,缺乏成熟 T 细胞的辅助、抑制及杀伤功能,因而细胞免疫力低下。裸小鼠 B 淋巴细胞正常,但功能欠正常,免疫球蛋白主要是 IgM,只含少量 IgG。1969 年人类结肠腺癌移植裸小鼠成功,为免疫缺陷动物研究和应用开创了新局面。1983 年美国 Fox Chase 癌症中心的 Bomsa 在 BALB/c 小鼠的同源近交系 C. B-17 突变小鼠中发现严重联合免疫缺陷小鼠(SCID),由第 16 对染色体上的 scid 基因突变造成,SCID 小鼠外观与正常小鼠无异,但是胸腺、脾脏、淋巴结的重量为正常小鼠的 30%,T、B 细胞免疫功能均缺失。1988 年人外周血淋巴细胞和人胎肝移植于 SCID 小鼠的皮下及肾包膜下获得成功。

三、家兔与生殖生物学发现

精子获能:1978 年 7 月 25 日,世界上第一例"试管婴儿"露易丝·布朗在英国出生,标志着辅助生殖技术(assisted reproductive technology,ART)在人类身上取得成功。体外受精和胚胎移植(IVF-ET)是 ART 的关键环节,早在 1880 年,德国科学家 Schenk 就开始尝试兔子和豚鼠卵子的体外受精,但是没有成功。1891 年,英国科学家 Walter Heape 将兔子的受精卵从输卵管冲洗出来并移植到另一个代孕兔子的子宫获得成功。1934 年,法国科学家 Gregory Pincus 将兔子的精子和卵子进行输卵管移植的实验获得成功,但这还不是真正意义上的体外受精。直到 20 世纪 40 年代,包括美籍华人张明觉(Chang Min-chueh,1908—1991)在内的少数科学家成功地完成哺乳动物的体外受精实验,但是实验的成功带有很大的偶然性,重复性很差。1951 年,张明觉与澳大利亚的奥斯汀博士几乎同时发现只有在母兔生殖道停留一定时间的精子才能成功地与卵子融合,此过程被称为精子获能,国际学术界命名为"张—奥原理"。1959 年,张明觉获得世界上首例"试管动物"——试管兔,此后,IVF-ET 在多种哺乳动物得到成功。从 1880 年到 1978 年,利用兔子开展的动物实验对 ART 的最终诞生起到了不可或缺的作用。

前列腺素类物质分离与鉴定:前列腺素(prostaglandin,PG)是存在于动物和人体中的一类由不饱和脂肪酸组成的、具有多种生理作用的活性物质。它最早被发现于人的精液中,学者以为这一物质是由前列腺释放,因而定名为前列腺素。现已证明全身多种组织细胞都能产生前列腺素。不同的前列腺素及其类似物的生物学效应存在很大差异。1976 年英国科学家范恩(John Robert Vane,1927—2004)用表面灌流法检测出兔肺循环血液中存在令兔子动脉收缩的物质,命名为"兔动脉收缩物",这一物质具有类似前列腺素的生物活性,其释放过程能够被阿司匹林抑制,后来命名为凝血腺素。随后,他又发现了可以松弛兔子动脉却抑制血小板凝集的物质即前列腺环素,也称抗凝血素。这些前列腺素物质在血管组织局部相互对抗,参与调节止血、血栓形成等生理或病理过程。1982 年,诺贝尔生理学或医学奖授予范恩和另外两位科学家。

四、犬与临床医学进展

犬的体型比较大，神经、血液循环系统很发达，通过短期训练和调教就可以较好地配合实验研究，曾经广泛地应用于外科手术、断肢再植、组织和器官移植等探索性研究，此外，犬还在条件反射、过敏反应、贫血病的肝脏疗法、颈动脉窦和主动脉弓对呼吸调节作用、垂体激素对糖代谢作用等诸多成果中发挥了不可替代的作用。1904—1990 年期间的 11 次诺贝尔生理学或医学奖都有犬的付出。

1905 年，法国医生卡雷尔(Alexis Carrel，1873—1944)大胆地把一只犬的心脏移植到另一只犬的颈部血管，开始了现代器官移植的尝试，尽管被移植的心脏在两小时后因血液栓塞而停止跳动，但卡雷尔由此发明了新的血管吻合法——三线缝合法，这种方法不仅解决了器官移植中的供血问题，还可避免血管组织残留在血管腔内，防止形成新的血栓，今天医院里普及的血管缝合术正是源于卡雷尔的三线缝合法。

1921 年，任职于多伦多大学医学院的班廷(Frederick Grant Banting，1891—1941)向糖尿病研究权威麦克劳德(John James Richard Macleod，1876—1935)求助，希望成为麦克劳德的研究生，以便利用他的实验室进行糖尿病的防治研究。麦克劳德同意在暑假期间将自己的实验室和 10 只犬借给班廷。随着时间推移，实验用犬陆续死亡，最终从一只实验犬的胰腺制成提取物，并对另一条因摘除胰腺而患上糖尿病的犬进行静脉注射，结果已经昏迷的病犬情况好转，血糖和尿糖的含量下降。麦克劳德重复了班廷的实验，证明了班廷实验的正确性，并请生物化学家提纯了后来被称为"胰岛素"的这种物质。1923 年班廷与麦克劳德共同获得诺贝尔奖。

1950 年美国科学家托马斯(E. Donnall Thomas，1920—2012)用犬进行骨髓移植实验，他用药物及放射的方法破坏犬的骨髓和免疫系统，然后将另一只健康犬的骨髓通过静脉滴入犬体内，结果表明骨髓细胞可经静脉而在被破坏的骨髓中重新生长，此后，他开始尝试对人体进行类似实验。1955 年，托马斯大胆地将白血病患者的骨髓移植到实验犬的体内，但未获成功。托马斯认为骨髓移植比肾脏和其他器官移植难度更大，因为捐赠者的骨髓中含有免疫细胞，这些细胞会攻击受体的组织。经过多年努力，托马斯最终建立用于治疗急慢性白血病、再生障碍性贫血等免疫系统紊乱性疾病的方法。目前，骨髓移植的应用范围越来越广，已经涵盖淋巴瘤和实体瘤的治疗。

比较肿瘤学发现某些宠物狗的自发癌症与对应的人类癌症不论在形态上，还是细胞行为上都非常相似，例如，牧羊犬易发鼻癌、洛威犬易发骨癌、松狮犬易发胃癌、金毛寻回犬易发淋巴癌、拳师犬易发脑癌。金毛寻回犬淋巴癌与人类霍奇金淋巴瘤非常相似，在显微镜下很难区分青少年的骨肉瘤癌细胞与洛威犬的骨癌细胞。普通肿瘤细胞会随着宿主的死亡而消亡，但是在哈士奇犬的施蒂克氏肉瘤可以通过交配和接触而传播，是脊椎动物中发现的几种潜在的寄生肿瘤之一，已经存活了几个世纪。2003 年美国国家癌症研究所启动比较肿瘤计划(Comparative Oncology Program，COP)，主要研究对象是宠物狗，因为它们生命周期短，面临与人类相同的环境风险因素，更容易观察癌症的发生、发展，是癌症机制研究和治疗方案筛选的新模型。

五、非人灵长类与传染病研究

因与人类的亲缘关系较近，非人灵长类在各种危害人类健康的传染病研究中具有不可替代的地位。脊髓灰质炎曾是全球广泛传播、危害极大的烈性传染病，此前的医学界普遍认为，除神经组织外是不能体外培养脊髓灰质炎病毒的。美国医学家恩德斯(John Franklin Enders，1897—1985)及另外两名科学家后来研究发现脊髓灰质炎病毒虽然嗜神经性，但可以在人和猴的各种非神经组织如睾丸、肾脏等中生长，这一发现对病毒的分离、鉴定和疫苗等研究产生了深远的影

Notes

响,恩德斯因此获得 1954 年诺贝尔生理学或医学奖。采用恒河猴肾原代细胞进行病毒培养是制备脊髓灰质炎疫苗的经典方法,为了避免具有肿瘤原性的 SV40 病毒的污染,西方国家 20 世纪 60 年代后改用非洲绿猴肾原代细胞。甲型肝炎病毒(Hepatitis A virus,HAV)的宿主范围仅限于人类和几种非人灵长类,黑猩猩和狨猴是研究人类 HAV 最有价值的动物模型,黑猩猩濒于灭绝,价格昂贵,特别是动物福利与伦理的争议限制了其在研究中的应用。在人二倍体细胞株用于 HAV 分离和培养之前,一直是从感染 HAV 的狨猴肝或肾组织提取 HAV 抗原,用于制备甲肝的灭活疫苗。1988 年春季,上海等地暴发甲型肝炎,中国医学科学院医学生物学研究所通过世界野生动物基金会首次从南美洲引进棉顶狨猴,生产出甲型肝炎的灭活疫苗和减毒疫苗。产于我国云南、广西以及东南亚国家的树鼩是一种低等灵长类动物(尽管分类待定),它是除黑猩猩之外能感染人类丙型肝炎病毒(Hepatitis C virus,HCV)的动物,因此建立 HCV 树鼩模型可能成为研制丙型肝炎疫苗和药物的主要工具之一。而感染猴免疫缺陷病毒(Simian immunodeficiency virus,SIV)的恒河猴一直是研究人类 HIV 疫苗的主要动物模型之一。SIV 与 HIV 可以重组形成嵌合病毒 SHIV,用于检测 HIV 膜蛋白疫苗的保护效果。

　　21 世纪以来,随着生物医药的迅猛发展,对非人灵长类资源的需求日益增加,据不完全统计,每年全球对非人灵长类的需求量为 20 万只,广泛用于痢疾、霍乱、脊髓灰质炎、麻疹、黄热病、甲肝、艾滋病、鼠疫等疫苗的毒力和免疫力实验。

六、线虫与细胞凋亡发现

　　2002 年和 2006 年两届诺贝尔生理学或医学奖都提到一种新的模式动物——线虫。20 世纪 50 年代中期,刚刚获得牛津大学化学博士的布伦纳(Sydney Brenner,1927—)加盟剑桥大学分子生物学实验室,师从 DNA 双螺旋架构的发现者之一克里克。1962 年,克里克获得诺贝尔奖之后,克里克和布伦纳都认为分子遗传学的基本奥秘已被发现,生物学中还有发育生物学和神经生物学两个领域值得去开天辟地。克里克选择了神经生物学,而布伦纳则同时想研究发育和神经系统。单细胞生物例如细菌、酵母菌等容易培养,繁殖迅速,是进行遗传学的理想材料,但它们的基因数目相对较少,表型简单,显然不能用于研究发育和神经系统,但是一开始就用高等动物如小鼠,则难以入手。1963 年,布伦纳首次提出研究线虫,并选择秀丽隐杆线虫作为发育生物学的研究模型。秀丽隐杆线虫生活周期短,3 天后性成熟,平均寿命 13 天,在发育过程中,成虫通体透明,共生成 1090 个细胞,其中凋亡 131 个细胞,每一个细胞的命运都可以被标记后用显微镜追踪。秀丽隐杆线虫独特的进化位置和生物学特性使得细胞程序性死亡和 RNA 干扰现象在其身上得到完美的发现和证实,为生命科学研究开辟了一个全新的领域。

(谭毅　秦川)

参考文献

1. 林成滔.科学简史.北京:中国友谊出版公司,2005
2. 刘广发.现代生命科学概论.北京:科学出版社,2008
3. 矢仅科学事务所(日).诺贝尔奖中的科学.王沥,译.北京:科学出版社,2012
4. 卡特琳·布斯克.为科学献身的动物们.高煜,译.北京:中国人民大学出版社,2009
5. 秦川.医学实验动物学.北京:人民卫生出版社,2014
6. 中国科学技术协会.2008—2009 实验动物学学科发展报告.北京:中国科学技术出版社,2009
7. 施新猷.现代实验动物学.北京:人民军医出版社,2000
8. 杨增明,孙青原,夏国良.生殖生物学.北京:科学出版社,2005
9. 陈大元.受精生物学.北京:科学出版社,2003
10. James GF,Lynn CA,Franklin ML,et al. Laboratory animal medicine(2nd ed)(American College of Laboratory Animal Medicine Series). San Diego:Academic Press,2002

Notes

11. Andras N,Marina G,Kristina V. Manipulating the mouse Embryo A laboratory manual(3rd ed). New York：Cold Spring Harbor Laboratory Press,2003

12. James DF,Stephen B,Muriel D,et al. The mouse in biomedical research(American College of Laboratory Animal Medicine Series). San Diego：Academic Press,2004

13. Mark AS,Steven HW,Craig LF. The laboratory rat(American College of Laboratory Animal Medicine Series). San Diego：Academic Press,2002

第二章 实验动物学基本内容

实验动物学(laboratory animal science)即以实验动物为主要研究对象,并将其培育、应用于生命科学等研究领域的一门综合性学科。实验动物学的根本目的在于为医学生物学研究及产品评价提供标准化的实验动物,从而保证研究结果的科学性、准确性、重复性及可靠性。因此,实验动物是医学生物学研究的重要支撑条件之一,实验动物的质量控制是实验动物学的核心。

第一节 实验动物与动物实验

一、实 验 动 物

(一)实验动物是为实验研究专门培育、控制微生物背景和遗传背景的动物

实验动物(laboratory animals,LA):经人工培育或人工改造,对其携带的微生物和寄生虫实行控制、遗传背景明确或来源清楚,用于科学研究、教学、生物制品或药品检定以及其他科学实验的动物。生物医学(biomedicine)实验研究迫切需要高质量的实验动物和准确的动物实验(animal experiment),所以成为完全意义上的实验动物必须具备以下条件:

1. **实验动物培育方面** 一是以特定方法培育,二是新开发实验动物,以符合特定要求的方法严格培育。

2. **微生物控制方面** 所有实验动物所携带的微生物、寄生虫都是在人工严格的控制之下。由于实验动物携带的微生物和寄生虫不仅影响实验动物自身的健康,还可能影响到实验动物接触者(实验动物饲养人员及实验人员)的健康,同时对动物实验结果也会造成很大影响,因此为了保证人员健康、动物健康及动物实验结果的准确性、重复性等,实验动物的微生物控制也是非常重要的一个环节。

3. **遗传控制方面** 实验动物必须遗传背景明确或来源清楚。所以实验动物是一类遗传限定的动物(genetically defined animal)。可以分为遗传不确定(genetically undefined)动物、部分遗传确定(partially genetically defined)动物和同基因型(isogenic strains)动物三类。

4. **应用方面** 广泛应用于生物医学、制药、化工、农业、畜牧、环保、军工、航天等领域。

(二)实验用动物是在实验过程中使用的动物,包括实验动物和非实验动物

实验用动物(animals for research,或 experimental animals)是指一切用于实验的动物,其中除了符合严格要求的实验动物外,还包括家畜(产业家畜和社会家畜)和野生动物等,统称为实验用动物。实验动物基本概念所包含的几个要点使其与经济动物(如家畜、家禽)、观赏动物(如宠物)和野生动物等有着本质的区别。

经济动物(economical animals)或称家畜家禽(domestic animals and domestic fowl)是指作为人类社会生活需要(如肉用、乳用、蛋用、皮毛用等)而驯养、培育、繁殖生产的动物。转为实验用的有:产业家畜(猪、马、牛、羊、鸡、鸭、鹅、鸽、兔、鱼类等)和社会家畜(犬、猫、金鱼等),其中一部分虽已培育为实验动物,但同具有高标准水平的传统实验动物相比,其品质还有待提高。

观赏动物(exhibiting animals)是指作为人类玩赏和公园里供人观赏而饲养的动物,如踏车小白鼠、玩赏犬和猫等。

野生动物(wild animals)是指作为人类需要,从自然界捕获的动物,没有进行人工繁殖、饲养的动物。例如两栖类和爬虫类(青蛙、蟾蜍、蝾螈、水龟等),鱼类(鲫鱼、泥鳅等),无脊椎动物(蛤蜊类、墨鱼类、蟹类、海胆类、蝇类、蚊类、蟑螂等),鸟类,啮齿类(如黑线仓鼠、长爪沙鼠、黑线姬鼠等),灵长类(猿猴)等。

实验用动物来源于野生动物,从野生到家养,通过定向培育发展成多种实验动物。野生动物家养化,家畜动物品种化,实验动物纯化,是野生动物演变为实验动物的过程。

将实验用动物区分为实验动物,家畜和野生动物这三类动物很重要,也很必要,因为在动物实验上,特别重视反应的重复性,这三类动物有较大的差异。所谓反应的重复性就是指不同的实验工作者,在不同的实验地点,不同的时间,用同一品系动物所做的实验,几乎没有差异地均能获得相同的结果。这就希望动物实验能达到像化学分析天平称量那样的精确度,对实验动物来说,要求能达到化学试剂那样的纯度。为了达到这个目的,就必须同时进行极为严格的遗传和环境的控制,两者不能偏废。这对实验动物来说是可以做到,对野生动物几乎不可能。对家畜来说,并不具备这些条件。虽然家畜中某个品种的确立,亦有一定程度的遗传学控制和人工饲养管理条件,但同实验动物的严格要求相比,还是相差悬殊。

从育种的角度来看,家畜育种的遗传性质目标,不外乎是按畜产上要求的泌乳能力(乳牛),产蛋能力(家禽),肥育能力(肉用家畜),产毛能力(皮毛动物)等来进行,其选种的方法是择优除劣,即排除低生产性能的遗传形质和易感疾病形质。而实验动物育种的形质目标,是按研究上的需要来考虑,可利用的形质非常多,除了培育有高产优质性能的形质外,凡是在实验动物中发现的同人相类似的疾病,都要通过遗传学手段积极地把它培育后保留下来,建立"疾病模型"的品系。实验用动物区别于上述三类动物,其区别见表1-2-1。

表1-2-1　实验动物、野生动物、经济动物和观赏动物的区别

动物	人工培育	繁殖	遗传背景	物种来源	控制	用途
实验动物	严格	人工	明确	明确	人工控制	科学实验
野生动物	无	自然	不明确	不明确	自然选择	保护或经济目的
经济动物	一定程度	人工	一般	一般	优择劣汰	经济目的
观赏动物	一定程度	人工	一般	一般	优择劣汰	观赏宠物

二、实验动物学

实验动物学主要研究实验动物和动物实验,前者是以实验动物本身为对象,专门研究它的育种、保种(培育新品种、保持原有品系的遗传特性)、生物学特性(包括解剖、生理、生化、生殖及生态等特点)、繁殖生产、饲养管理以及疾病的诊断、治疗和预防,以期达到如何提供标准的实验动物;后者,是以实验动物为材料,采用各种方法在实验动物体内进行实验,研究动物实验过程中实验动物的反应、表现及其发生发展规律等问题,着重解决实验动物如何应用到各个科学领域中去,为生命科学及相关研究服务。

实验动物学诞生于20世纪50年代初期,现在已发展成为一门独立的、综合性的基础科学,它是融合生物学、动物学、兽医学和医学等科学,并引用了其他自然科学的成果而发展起来的。该学科不仅要以生物学、医学、药学、兽医学、畜牧学等为对象,以遗传学、育种学、病理学、生理学、营养学、微生物学等为基础,还要引用环境卫生学、建筑学等科学,对实验动物和动物实验方法进行开发和研究。它的内容主要包括:

1. **实验动物育种学**(laboratory animal breeding science)　主要研究实验动物遗传改良和遗传控制,以及野生动物和家畜的实验动物化。

Notes

2. **实验动物生物学**（biology of laboratory animal）　主要研究实验动物的解剖及生物学特性。

3. **实验动物医学**（laboratory animal medicine）　专门研究实验动物疾病的诊断、治疗、预防以及它在生物医学领域里如何应用的科学。

4. **比较医学**（comparative medicine）　研究动物基本生命现象和病理的科学。对动物和人的基本生命现象，特别是各种疾病进行类比研究是这门学科的主要特征。已形成比较解剖学、比较生理学、比较病理学、比较外科学等。

5. **实验动物生态学**（laboratory animal ecology）　研究实验动物生存的环境与条件，如动物房舍、动物设施、通风、温度、湿度、光照、噪声、笼具、饲料、饮水以及各种垫料等。

6. **动物实验方法学**（animal experiment techniques）　研究进行动物实验时的各种操作技术和实验方法，也包括实验动物本身的饲养管理技术和各种监测技术等。

（魏　泓）

三、动物实验

动物实验（animal experiment）是指在实验室内，为了获得有关生物学、医学等方面的新知识或解决具体问题而使用动物进行的科学研究。动物实验必须由经过培训的、具备研究学位或专业技术能力的人员进行或在其指导下进行。

生物医学研究的主要任务是预防与治疗人类的疾病，保障人民健康。它是通过临床研究和实验室研究两个基本途径来实现，而不论临床研究还是实验室研究均离不开使用实验动物。特别是医学科学从"经验医学"发展到"实验医学"阶段，动物实验就显得更加重要。实验医学的主要特点是不仅对正常人体或患者（在不损害患者的前提下），而且利用实验室条件，进行包括试管内、动物离体器官、组织、细胞的实验，尤其是整体动物的实验研究。动物实验方法的采用及发展，促进了医学科学的迅速发展，解决了许多以往不能解决的实际问题和重大理论问题。生理学家巴甫洛夫（Иван Петрович Павлов）曾经指出："整个医学，只有经过实验的火焰，才能成为它所应当成为的东西。""只有通过实验，医学才能获得最后的胜利。"这些论点，已经并且正在被医学发展的历程所证实。

医学上许多重大的发现均和动物实验紧密相关。特别是那些具有划时代意义的、里程碑式的、开拓新领域的、导致医学的某一方面突飞猛进的革命性发现，几乎都是通过动物实验，最先在实验室发现的，如传染病病原发现，预防接种，抗生素，麻醉剂，人工循环，激素的使用，脏器移植，肿瘤的病毒病原和化学致癌物的发现等都离不开动物实验。

四、模式动物

模式动物（model animal）是指能从分子水平到整体水平模拟人类生命活动的一类用于科学研究的动物，其特点是动物已完成或即将完成基因组测序，建立了相关数据库，通过生物信息学技术可以进行数据挖掘，进而使比较基因组学研究成为揭示生命本质的重要工具。所谓比较基因组学（comparative genomics）是在基因组图谱和测序基础上，对已知的基因和基因组结构进行比较，以了解基因的功能、表达机制和物种进化的学科。利用模式动物基因组与人类基因组之间编码顺序上和结构上的同源性，克隆人类疾病基因，揭示基因功能和疾病分子机制，阐明物种进化关系及基因组的内在结构。此外，模式动物还应具有饲养简单、经济易得、方便观察等特点。

1. **模式动物是用来研究生命基本现象和规律的一类实验动物，结构相对简单并易于研究**　模式动物是指能从分子水平到整体水平模拟人类生命活动的一类动物。秀丽线虫、黑腹果蝇、斑马鱼、小鼠是公认的常用模式动物。

Notes

2. **模式动物是研究基因功能和蛋白相互作用的主要动物模型**　模式动物在推动生命科学发展中发挥着极其重要的作用。海胆等低等动物模型的出现催生了现代受精生物学、发育生物学;果蝇模型的建立大大推进了遗传学和发育生物学的进展;酵母和大肠杆菌作为生物模型为现代分子生物学和基因工程技术提供了施展的舞台;线虫模型对基础和应用生物学产生了巨大的推动作用,并直接推动了细胞凋亡现象的发现。斑马鱼和非洲爪蟾是最常用的两种低等脊椎模式动物。斑马鱼产卵量多、繁殖迅速、胚胎通体透明,是进行胚胎发育机理和基因组研究的好材料。

（陈丙波）

第二节　动　物　模　型

一、动物模型的概念

动物模型(animal model)是指在生物医学科学研究中所建立的具有疾病模拟性表现的动物实验对象和材料。动物模型是现代医学生物学研究中的一个极其重要的实验方法和手段,有助于人们更方便、更有效地认识人类疾病的发生、发展规律和研究防治措施。动物模型也是验证实验假说和临床假说的实验基础。要深入探讨人类疾病的发病机制及疗效机制,大部分情况下不可能进行人体实验,只能通过对动物各种疾病和生命现象的研究,进而推用到人类,探索人类生命的奥秘,以控制人类的疾病和衰老,延长人类的寿命。

二、动物模型的分类

常用动物模型按产生原因分为以下五类:自发性动物模型(spontaneous animal model)、诱发性动物模型(induced animal model)、遗传工程动物模型(genetic engineering animal model)、生物医学动物模型(biomedical animal model)、阴性动物模型(negative animal model)。这些动物模型各有各的特点,各有各的用途。

（一）**自发性动物模型是指实验动物未经任何有意识的人工处理,在自然条件下或基因突变条件下产生疾病的动物模型**

自发性动物模型主要包括突变系的遗传疾病模型和近交系的肿瘤疾病模型。突变系的遗传疾病很多,如无胸腺裸鼠(nude mouse)、肌肉萎缩症小鼠(muscular dystrophy mouse)、肥胖症小鼠(obese mouse)、癫痫大鼠(epileptic rat)、高血压大鼠(hypertensive rat)、糖尿病地鼠(diabetes hamster)和青光眼兔(glaucoma rabbit)等。这些动物疾病模型的疾病发生发展与人类相应的疾病很相似,均是在自然条件下发生的疾病,是药效研究常用模型。

（二）**诱发性动物模型是使用物理、化学或生物致病因素诱导动物产生某些类似人类疾病表现而制备的动物模型**

诱发性动物模型(induced animal model)亦称实验性动物模型(experimental animal model),是指通过使用物理、化学或生物致病因素作用于动物,造成动物组织、器官或全身一定的损害,出现某些类似人类疾病的功能变化、代谢障碍或形态结构的病变,即人为地诱发动物形成类似人类疾病的模型。如用化学致癌剂、放射线、致癌病毒诱发动物的肿瘤。

（三）**遗传工程动物模型是利用遗传工程技术对动物的基因组进行修饰,用于研究基因功能或疾病机制的动物模型**

遗传工程动物模型(genetic engineering animal model)也称基因修饰动物模型(gene-modified animal model),是指利用胚胎工程和基因工程等现代生物技术有目的地干预动物的遗传组成,导致动物新的性状的出现,并使其能有效地遗传下去,形成新的可供生命科学研究和其他目的所

Notes

用的动物模型。

（四）生物医学动物模型是指利用健康动物的特定生物学特征，研究人类疾病相似表现的模型

有些种类的健康动物，具备一些特定的生物学特点，能够再现人类疾病的某些特征，这类动物可以用来研究人类疾病，称之为生物医学动物模型（biomedical animal model）或生理对照性动物模型。

（五）阴性动物模型是指不能复制某些疾病的动物品质或品系

有些动物品系对一些疾病具有抵抗能力或不敏感，可以用作疾病动物模型制作时的阴性对照，称之为阴性动物模型（negative animal model）也称抗疾病型动物模型。如哺乳类动物均可感染血吸虫病，而洞庭湖流域的东方田鼠却不能感染血吸虫病，因而可用于血吸虫感染和抗感染的研究。

三、动物模型复制的基本原则

进行疾病及疗效机制等生物医学研究时，常依赖于动物模型，动物模型复制一定要进行周密的设计，遵循相似性、重复性、可靠性、适用性和可控性、易行性和经济性原则。

1. **相似性原则**　疾病动物模型应尽可能再现所要研究的人类疾病，即在动物身上建立的疾病应在某个阶段或某个特征方面与相关人类疾病类似，相似程度要高。否则建立的疾病动物模型就毫无比较医学研究价值。

2. **可靠性原则**　复制疾病动物模型时，必须选用背景资料完整的实验动物，以避免所建立的疾病动物模型受到非实验因素的干扰。复制的动物模型应力求可靠地反映人类疾病，即特异地、可靠地反映某种疾病或某种功能、代谢、结构变化，应具备该种疾病的主要症状和体征，可经化验或 X 光片、心电图、病理切片等证实。易自发地出现某些相应病变的动物，就不应加以选用，易产生与复制疾病相混淆疾病的动物也不宜选用。

3. **重复性和标准化原则**　理想的动物模型应该是可重复的，甚至是可标准化的，最好选用学术界公认的经典动物模型，以保证实验结果的精确性。为了增强动物模型复制的重复性，必须在动物品种、品系、年龄、性别、体重、健康状况、饲养管理；实验条件、环境条件、季节、昼夜节律、应激、室温、湿度、气压、消毒灭菌；实验方法步骤；药品生产厂家、批号、纯度、规格、给药剂型、剂量、途径、方法；麻醉、镇静、镇痛等用药情况；仪器型号、灵敏度、精确度；实验者操作技术熟练程度等方面保持一致，因为一致性是重复性的可靠保证。

4. **适用性和可控性原则**　复制人类疾病动物模型时，应尽量考虑到今后临床应用和对疾病发展的可控性，以利于研究的开展。如雌激素能终止大鼠和小鼠的早期妊娠，但不能终止人的妊娠。因此，选用雌激素复制大鼠和小鼠终止早期妊娠的模型不适用于人类。

5. **易行性和经济性原则**　在复制动物模型时，采用的方法应尽量做到容易执行和合乎经济原则。灵长类动物与人类最近似，复制的疾病模型相似性好，但稀少昂贵，即使猕猴也不可多得，更不用说猩猩、长臂猿。幸好很多小动物如大鼠、小鼠、地鼠、豚鼠等也可以复制出十分近似的人类疾病模型。它们遗传背景明确，体内微生物可加控制，模型性显著且稳定，年龄、性别、体重等可任意选择，而且价廉易得，便于饲养管理，因此可尽量采用。除非不得已或一些特殊疾病（如脊髓灰质炎）研究需要外，尽量不用灵长类动物。除了在动物选择上要考虑易行性和经济性原则外，在模型复制的方法上、指标的观察上也都要注意这一原则。

6. **动物种群的选择原则**　动物种群的选择对模型复制的成功与否至关重要。在自然环境中观察野生动物有助于正确评价自然发病率和死亡率，但记录困难，难以在实验条件下维持，且对实验人员有直接和间接的威胁，使用时要特别加以注意。复制模型时必须注意动物种群的选择，了解各类动物种群的特点和对复制动物模型的影响。按遗传成分和环境控制程度，用于生

Notes

物医学研究的动物种群可分为三种基本类型：①实验室类型：可提供最大程度的遗传和环境操作；②家养类型：包括乡村或城市饲养，人类对家养型动物干扰程度不同，且动物环境与人类环境极为接近；③自然生态类型：几乎没有人为的干扰。可能某种动物（啮齿目、食肉目、兔形目）可按所有三类类型进行研究，这就增加了对环境和遗传因素作比较研究的可能性。在选用三类动物种群复制动物模型时，必须掌握它们各自的优点和缺点。

四、动物模型复制的注意事项

进行动物模型设计时，除了要掌握上述一些基本原则外，还要注意下列事项：

1. **模型要尽可能再现所要求的人类疾病**　复制模型时必须强调从研究目的出发，熟悉诱发条件、宿主特征、疾病表现和发病机制，充分了解所需动物模型的全部信息，分析是否能得到预期的结果。为了使所复制的动物疾病模型与人类疾病更加相似，应尽量选用与人类疾病相应的各种敏感动物模型。

2. **环境因素对模型动物的影响不容忽视**　模型复制的成败往往与环境的改变有密切关系，如拥挤、饮食改变、过度光照、噪声、屏障系统的破坏等，任何一项被忽视都可能给模型动物带来严重影响。此外，复制过程中动物的固定、出血、麻醉、手术、药物和并发症等因素处理不当，同样会产生难以估量的后果。因此，要尽可能使模型动物处于最小的变动和最少的干扰之中。

3. **动物进化程度的高低并不完全反映器官和功能与人类的接近程度**　复制动物模型时，在条件允许的情况下，应尽量考虑选用与人相似、进化程度高的动物作模型。但不能因此就认为进化程度越高的动物其所有器官和功能越接近人。例如非人灵长类诱发动脉粥样硬化时，病变部位经常在小动脉，即使出现在大动脉也与人类分布不同。而用鸽做这类模型时，胸主动脉出现的黄斑面积可达10%，镜下变化与人类也比较相似，因此也广泛被研究者使用。

4. **选用实用价值高的动物**　模型复制应用广泛，容易复制，便于实验操作和标本采集，所选动物易于饲养，来源充足，选用多胎分娩动物有益于扩大样本和重复实验，尤其对慢性疾病模型来说，动物须有一定的生存期，便于长期观察使用，以免模型完成时动物已濒于死亡或毙于并发症。自然环境中观察野生动物有助于正确评价自然发病率和死亡率，但记录困难，在实验条件下维持有一定难度，且对实验人员有直接和间接的威胁，使用时要特别加以注意。因此，复制模型时必须注意动物种群的选择，了解各类动物种群的特点和对复制动物的影响。

（陈丙波）

第三节　比　较　医　学

比较医学（comparative medicine）是对动物和人类之间健康与疾病状态进行对比研究，借以探讨和阐明人类疾病本质的一门新兴的边缘学科。比较医学是利用实验动物和动物疾病模型对人类疾病的机制和治疗进行探索的学科。

1. 比较医学是一门发展前景广阔、应用潜力巨大、生命力极强的学科，它是现代医学赖以发展的支柱，美国Jackson实验室的Snell博士说："比较医学是推动人类健康研究的焦点学科，比较医学家将永远站在生物医学发展的基础线上。"

比较医学是对不同种动物（包括人）之间健康和疾病现象进行类比研究的科学。通过对不同物种的同一病原（病因）所导致的疾病发生、发展和转归进行类比，以求得此病原（病因）所致疾病的四维立体全息图像，探索人类生命的奥秘，以控制人类的疾病、衰老，延长人类的寿命，直接为保护和增进人类健康服务。

2. 比较医学具有研究范围广和学术价值高的特点。比较医学研究范围广，包括基础性的比较生物学、比较解剖学、比较组织学、比较生理学等，也包括比较免疫学、比较流行病学、比较药

Notes

理学、比较毒理学、比较心理学、比较行为学等,还包括人类各系统疾病的比较医学。

（魏　泓）

第四节　实验动物质量管理

在医学生物学研究中,实验动物已被公认为不可或缺的"活的精密仪器"。要达到"精密"的标准,就必须制定并执行严格的遗传标准,对微生物、环境、营养等实验动物繁育、实验的关键因素进行严格的质量控制。

一、实验动物遗传质量控制的概念

实验动物遗传符合一般生物学遗传原理,只有在遗传学理论的指导下,才可能提供适应当今科研水平的实验动物。以遗传学观点审视,实验动物都是遗传学限定的动物。根据国家标准《实验动物哺乳类实验动物的遗传质量控制》(GB 14923—2010),将实验动物划分为近交系、封闭群、杂交群动物及遗传修饰动物等几大类。

(一) 近交系动物

在一个动物群体中,任何个体基因组中99%以上的等位位点为纯合时定义为近交系(inbred strain)。经典的近交系经过至少20代的全同胞兄妹交配培育而成,近交系数达99%以上,品系内所有个体都可追溯到起源于第20代或以后代数的一对共同祖先。经过20代以上亲子交配与全同胞兄妹交配有等同效果。近交系的近交系数(coefficient of inbreeding)应大于99%。

普通近交系小鼠命名参照国际小鼠标准化遗传命名委员会(International Committee on Standardized Genetic Nomenclature for Mice)的规则,其他近交系动物命名参照近交系小鼠国际命名法。近交系一般以大写英文字母命名,尽量简短,一般由1~4个字母组成,例如A、AE、DBA、STAR等;也可在大写字母之间添加阿拉伯数字,如C3H、C57BL等;近交系的近交世代数用大写的英文字母"F"表示,例如当一个近交系的近交代数为81时,写成(F81)。若资料不全,可以只写上已知的世代数,如AKR(F? +10)等;一些较早使用的非正规命名,已广泛为国际所共知,可继续沿用,如615、129、101等。

1. **近交系数**　近交系数是指根据近亲交配的世代数,将基因的纯化程度用百分比表示。一般采用Wright近交系数,以F表示,计算公式如下:

$$F_x = \sum \left[(1/2)^{n_1+n_2+1}(1+F_A) \right] \tag{2-1}$$

其中,F_x代表x的近交系数;A代表父系和母系的共同祖先;F_A代表A的近交系数;n_1代表父系中A至x的世代数;n_2代表母系中A至x的世代数;$\sum$代表总和。

理论上,近交系数(F)随着同胞交配或亲子交配世代数的增加而升高,近交20世代时,F可达98.6%,杂合基因仅剩余1.4%(见表1-2-2)。

表1-2-2　全同胞交配0-20世代的近交系数

世代数	近交系数 F(%)	世代数	近交系 F(%)	世代数	近交系 F(%)
0	0	7	78.5	14	95.1
1	25.0	8	82.6	15	96.1
2	37.5	9	85.9	16	96.8
3	50.0	10	88.6	17	97.4
4	59.4	11	90.8	18	97.9
5	67.2	12	92.5	19	98.3
6	73.4	13	94.0	20	98.6

Notes

2. 亚系 同一个近交系内,各分支动物之间,因遗传分化而产生差异,称为近交系的亚系(substrain)。一般在以下三种情况容易发生亚系分化:

1)在兄妹交配 40 代以前(20~40 代之间)形成的分支,多数因残留杂合而形成。

2)来自共同祖先的一个分支,独立繁殖 100 代以上出现差异,多数因残留杂合而形成。

3)一个分支与其他分支之间发生较大的遗传差异,形成原因可以为残留杂合、突变或遗传污染。

亚系的命名方法是在祖先品系名称后加一条斜线,斜线后标名亚系符号。可以用三种方法表示:数字,例如 C57BL/6、C57BL/10;用育成亚系的个人或实验室名字或名称的英文缩写命名,其中第一个字母大写,以后的字母小写,应与已发表的名称进行核对,避免重复,例如 CBA/J 为 CBA 品系的杰克逊(Jackson)实验室亚系;一个保持者维持的近交系具有两个以上亚系时,采用数字后面再加保持者的缩写英文名称,如 C57BL/6J、C57BL/10J。

若在一个近交系中产生连续变异而形成连续的亚系时,其亚系符号应该累积。如 CBA/HN,是国立卫生研究院(N)发现的一个亚系,是哈韦尔(Harwell)育成的 CBA/H 亚系中产生的。对一些建立和命名较早的近交系,亚系名称可用小写英文字母表示。如 BALB/c、C57BR/dc 虽与上术命名规则不一致,但仍可沿用其原名。

3. 重组近交系 重组近交系(recombinant inbred strain,RI)的培育与应用,是实验动物遗传学的重要进展之一。以两个无血缘关系的近交系进行交配,产生 F2 代后,再行全同胞交配达 20 代以上而育成的一个近交系列组动物。该品系动物既具有其双亲品系的特性,又具有重组后一组内和每个重组近交系的特征,因此已广泛应用于新的多态形基因位点和新的组织相容性位点的鉴定、多态形位点的多效性和多态形位点的连锁关系的研究和探测,以及临界特性的遗传分析。

重组近交系名称的书写方法是在两个亲本品系名称之间加一个"X"符号来表达,品系名称用缩写形式。例如 BALB/cByXC57BL/6By,记为 CXB;C57BL/6JXDBA/2J,记为 BXD;C57BL/6JXC3H/HeJ,记为 BXH;C57BL/6JXSJL/J,记为 BXJ。对于其一组内的不同品系应以"-"阿拉伯数字区分。如 BXD-5,BXD-30;BXH-19,BXH-2;BXJ-1,BXI-2 等。早年以大写英文字母来区分,如由两个无关的、近亲程度较高的 BALB/cBy(缩写为 C)和 C57BL/6By(缩写为 B6)品系之间的互交,经过 20 代以上的兄妹交配而育成的,并命名为 CXBD、CXBE、CXBG、CXBH、CXBI、CXBJ 和 CXBK。

4. 重组同类系 重组同类系(recombination congenic strain,RC),指由两近交系杂交后,子代与两个亲代近交系中的一个近交系进行数次回交(backcross)(通常 2 次),再经不对特殊基因选择的连续兄妹交配(通常大于 14 代)而育成的近交系。

在两个亲代近交系的缩写名称中间加小写英文字母 c 命名,用其中做回交的亲代近交系(称受体近交系)在前,供体近交在后。相同双亲育成的一组同类系用阿拉伯数字予以区分。如 CcS1,表示以 BALB/c(C)为亲代受体近交系,以 STS(S)品系为供体近交系,经 2 代回交育成的编号为 1 的重组同类系。同样,如果雄性亲代缩写数字,如 Cc8,为区分不同 RC 组,则用连接符表示 Cc8-1。

5. 同源突变近交系 同源突变近交系(coisogenic inbred strain),除了在一个特定位点等位基因不同外,其他遗传基因全部相同的两个近交系。一般由近交系发生基因突变或人工诱变(如基因剔除)形成。

在发生突变的近交系名称后加突变基因符号(用英文斜体印刷体)。两者之间以"-"号分开,如 C57BL/6J-*bg*,表示 C57BL/6J 携带了 *bg* 基因。当突变基因必须以杂合状态存在时,就要用"+"号表示野生型基因,例如 C57BL/6J-*bg*+。当突变基因必须以杂合状态存在时,也可以写成 C57BL/6J-*bg*/*bg*。同源突变系的代数可用 M 来表示,例如 C57BL/6J-*bg*/(F58+M+F23)表示

Notes

在第 58 代发生突变,然后经过 23 代近交。

6. 同源导入近交系　同源导入近交系(congenic inbred strains),指通过回交方式形成的一个与原来的近交系只是在一个很小的染色体片段上有所不同的新的近交系。要求回交 10 代以上,供体品系的基因组总量在 0.01 以下。

同源导入系名称由以下几部分组成:

a)　接受导入基因(或基因组片段)的近交系名称;

b)　提供导入基因(或基因组片段)的近交系名称缩写,并在 a 之间以英文句号分开;

c)　导入基因(或基因组片段)的符号(用英文斜体),与 b 之间以连字符分开;

d)　经第三个品系导入基因(或基因组片段)时,用括号表示;

e)　当染色体片段导入多个基因(或基因组片段),在括号内用最近和最远的标记表示出来。

如 B10. 129-H-12b 表示该同源导入近交系的遗传背景为 C57BL/10sn(B10),导入 B10 的基因为 H-12b,基因提供者为 129/J 近交系;C. 129P(B6)-I12tm1Hor 表示经过第三个品系 B6 导入。

7. 染色体置换系　染色体置换系(consomic strains or chromosome substitution strains),为把某一染色体全部导入到近交系中,反复进行回交而育成的近交系。与同类系相同,将 F1 代作为第一个世代,要求至少回交 10 代以上。

表示方法为 HOSTSTRAIN-Chr^{DONORSTRAIN},如 C57BL/6J-Chr19^{SPR} 为 M. spretus 的第 19 号染色体回交于 B6 的染色体置换系。

8. 核转移系　核转移系(conplastic strains),将某个品系的核基因组移到其他品系细胞而育成的品系。

表示方法为 UNCLEAR GENOME-mt$^{CYPTOPLASMIC\ GENOME}$,如 C57BL/6J-mt$^{BALB/c}$ 指带有 C57BL/6J 核基因组和 BALB/c 细胞系的品系。这样的品系是以雄的 C57BL/6J 小鼠和雌性 BALB/c 小鼠交配,子代雌鼠与 C57BL/6J 雄鼠反复回交 10 代而成。

9. 混合系　混合系(mixed inbred strains),由两个亲本品系(其中一个是重组基因的 ES 细胞株)混合制作的近交系。

两个系缩写之间用分号,如:B6;129-Acv2^{tmqZuk} 为 C57BL/6J 和敲除 Acvr2 基因的 129ES 细胞株制作的品系。由两个以上亲本品系制作的近交系,或者受不明遗传因素影响的突变系,作为混合系,用 STOCK 空格后加基因或染色体异常表示,如 STOCK Rb(16,17)5Bnr 为具有 Rb(16,17)5Bnr 的、含有未知或复杂遗传背景的混合系。

10. 互交系　互交系(advanced intercross lines),两个近交系间繁殖到 F2,采取避免兄妹交配的互交所得到的多个近交系。由于其较高的相近基因位点间的重组率而被应用于突变基因的精细定位分析。

由实验室缩写编码:母系亲本,父系亲本-G#表示。如 Pri:B6,D2-G#为 Priceton 研究所用 C57BL/6H 和 DBA/2 制作的互交品系,G#表示自 F2 代后交配的代数。

11. 近交系动物的特征

1)　遗传基因位点的纯合性(homozygosity):基因高度纯合化。纯合子的纯度在理论上接近最高点,基因已有 99% 以上完全纯合,因此近交品系动物的基因是一致的,遗传组成亦相同。在一个近交品系内所有动物的各个基因位点都应该是纯合子,这样的个体与该品系中任何一个动物交配所产生的后代也应该是纯合子,在这些动物中没有暗藏的隐性基因。实验时,不会因为隐性基因的暴露而影响实验结果。

2)　遗传组成的同源性(isogenicity):遗传组成的同源性指某近交系动物群体内所有个体在遗传上是同源的,即可追溯到一对共同的祖先。由于其基因高度纯合,基因型又相当稳定,因而个体间遗传组成极为相似。

3)　长期遗传稳定性(stability):近交系虽然在遗传上并不是绝对稳定不变的,但是其遗传

Notes

组成不受选择、近交和遗传漂变的影响,并且使遗传上发生变化的因素易受人为控制(主要是遗传污染),而且出现的概率很低(主要是残留杂合突变)。由于近交系遗传组成的高度纯合性和同源性,使其具备长期遗传稳定性的特征。

4) 遗传特征可辨性(identifiability):近交系动物群体内几乎不存在遗传多态性,即每个位点只有一种基因型,而不会存在其他等位基因。通过对各位点进行遗传检测,可得知有关位点的基因型。此后采用相同的遗传检测方法,可以对动物品系进行辨认,以确定其遗传可靠性。

5) 表型一致性(uniformity):由于近交系动物的遗传是均质的,所以在相同环境因素的作用下,其演出型是一致的。因此在实验中可用较少量的近交系动物,获得具有统计意义的结果。

6) 对外界因素的敏感性(sensitivity):由于高度近交,近交系动物某些生理功能的稳定性降低,因而对外界因素变化的反应更为敏感。该特征使近交系动物更容易被制备为疾病模型动物,供研究使用。

7) 遗传组成独特性(individuality):每个近交系从物种的整个基因库中,只获得极少部分基因,它们构成了该品系基因的遗传组成。因而,每个近交系在遗传组成上都是独一无二的,因而具有独特的表型。各近交系之间的差异或大或小,它们可作为相应的模型动物应用于形态学、生理学和行为学研究。由于每个近交系动物只代表种属的某些特质,采用某近交系获得的实验数据往往不直接代表整个种属的反应,必须利用多个近交系进行动物实验,以增加其代表性。

8) 背景资料可查性(accessibility):目前,小鼠、大鼠、豚鼠等动物的近交系均有详细资料可查。这对实验设计和结果分析非常重要。

9) 国际分布广泛性(extensity):由于近交系具有以上特性,因此各国实验室都可繁殖遗传特性几乎相同的近交系,以利于研究结果的交流。

10) 生活力弱(poor vigor):由于近交衰退,近交系一般具有较低的生育力和生活力,这给品系的维持、保种和繁殖生产带来极大的不利,所以近交系生产量较低,且容易断种。再者,这一特征也使近交系不能接受剧烈的实验处理,如高剂量的毒性实验。

11) 生产饲养成本高(high production cost):由于近交系繁殖力低,需要严格的饲养管理,对饲养环境、营养要求高,所以相对来说生产饲养成本高。

12. 近交系动物的遗传质量检测

1) 生化标记基因检测(biochemical markers):在动物体内存在不同异构蛋白(同工酶),它们在同一个遗传基因位点由不同等位基因控制,表现为不同的表型。同种异构蛋白经过电泳分离、显色后,根据泳动速度予以区分。最新的国家标准《实验动物哺乳类实验动物的遗传质量控制》(GB 14923—2010)规定对近交系小鼠位于 10 号染色体的 13 个生化位点和大鼠的 9 个生化位点进行检测。

2) 皮肤移植法(skin grafting):每个品系随机抽取至少 4 只相同性别的成年动物,进行同系异体皮肤移植。移植全部成功者判定为合格,发生非手术原因引起的移植物的排斥判为不合格。

3) 其他检测方法:此外,还可选用其他方法对近交系进行遗传质量检测,如毛色基因测试(coat color gene testing)、免疫标记基因检测(immunogenetic makers)、下颌骨测量法(mandible measurement)、染色体标记检测(cytogenetic techniques)、DNA 多态检测法(DNA markers)等。

(二)杂交群动物

杂交群(hybrid),指两个近交系间有计划的交配产生的后代群体,子一代简称 F1。需要注意的是,此处"F1"与一般遗传学上所谓的 F1 不大一样。一般的 F1 根本就是杂种,其个体之间差异很大,因为其亲本是杂种。杂交群 F1 代动物个体之间却很均一,也就是说,从遗传型上来看是异型接合体,而遗传差异小,这是由于它们的两个亲本就是纯种。所以,实验动物这种的 F1 虽然遗传型是杂合的,但个体间的遗传型与表现型是一致的,适用于一般实验研究,能获得正确

Notes

的实验结果。但 F1 动物是不能培育纯系的,因为在子二代(F2)时,会发生遗传上的性状分离。

F1 动物的生产比较简单,采用两个近交系进行杂交获得。在 F1 动物生产中,必须强调的是两个亲本的互交情况要表达所用品系的性别,因为虽然是用一样的两个近交系杂交,由于所用的雌雄不同,导致 F1 因母体环境的不同或性染色体的不同而有所不同。例如用 C57BL/6 和 C3H2 来生产杂种一代就有两种情况,即 C57BL/6 系的雌性和 C3H 系的雄性杂交,C3H 系的雌性和 C57BL/6 系雄性杂交。前者高发乳腺癌,而后者则低发乳腺癌。原因可能在于:一方面 B6D2F1 携带来自 C3H 的 Y 染色体,而 D2B6F1 携带 C57BL/6 的 Y 染色体;另一方面 B6D2F1 接受来自 C57BL/6 的母性因素,而 D2B6F1 接受来自 C3H 的母性因素。如图 1-2-1 所示。

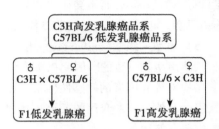

图 1-2-1　不同交配方式的 F1 代动物表型差异

1. **杂交群动物的命名**　杂交 F1 代小鼠命名的习惯写法是把亲代母系符号写在前面,以"X"连接,后边是亲代父系,再写上 F1。例如 C57BL/6XDBA/2F1 表示 C57BL/6 系的雌性和 DBA/2 系的雄性杂交后生的 F1。近交系小鼠常用的品系有一些缩写标记,也可将两个亲本近交品系的缩写按雌雄的顺序写在一起,再加"F1"即为 F1 代动物的标准命名,因此 C57BL/6XDBA/2F1 也可以缩写为 B6D2F1。

2. **杂交群动物的特点**

1)具有杂交优势,生命力强,适应性和抗病力强,繁殖旺盛等优点,在很大的程度上可以克服因近交繁殖所引起的近交衰退现象。

2)具有近交系基本相似的遗传均质性。虽然它的基因不是纯合子,但基因型是整齐一致的,遗传性是稳定的,表现型也一致,因此它基本上具有近交系动物的特点。

3)对各种实验结果重复性好。

4)具有亲代双亲的特点。

5)国际上分布广,已广泛用于各类实验研究,实验结果便于在国际间进行重复和交流。

(三)封闭群动物

根据 Hardy-Weiberg 定律,一个足够大的随机交配群体中,如果没有突变、选择和迁移等因素的影响,则该群体每一世代的基因频率和基因型频率总是保持不变,也就是说该群体遗传特异性保持相对稳定。因此,对于一个只进行群体内随机交配的群体而言,虽然群体内个体间因为等位基因差异而各有特征,但群体遗传特性又因基因频率不变而保持相对稳定,因此该群体既保持了一般遗传特征,个体间又具有杂合性。群体内个体之间差异程度主要取决于其祖先来源,若祖先来自一般杂种动物,则个体间差异较大,若祖先来自近交系动物,差异则小。这样的群体既不以近交形式进行交配,也不引入任何外来血缘,在封闭条件下交配繁殖,从而保持了群体的一般遗传特征,又具有杂合性,称之为封闭群。

我国《实验动物哺乳类实验动物的遗传质量控制》规定:"以非近亲交配方式进行繁殖生产的一个种群,在不从外部引入新血缘的条件下,至少连续繁殖 4 代以上称封闭群动物。"封闭群(closed colony)动物属不同基因型动物,又称远交群(outbred stock)。祖代来自近交系的远交群又称非近交系(non-inbred strain)和随机交配品系(random-bred strain)。封闭群是一个长时期与外界隔离,雌雄个体之间能够随机交配的动物群,其遗传组成比较接近于自然状态下的动物群体结构。由于在远交种群中,个体之间具有遗传杂合性且差异较大,但是从整个群体来看,封闭群状态和随机交配使群体基因频率基本保持稳定不变,从而使群体在一定范围内保持相对稳定的遗传特征。

1. **封闭群动物分类**根据来源和遗传背景不同,封闭群可分为以下两大类:

1)来源于近交系的繁殖群及其子代,不用兄弟姐妹交配方式保种进行生产的实验动物。

Notes

来源于近交系的封闭群,虽然对繁殖群的大小不作特殊规定,但应采取群体内不产生隔离状态的方法繁殖。

2)来源于非近交系,不是以培育近交系为目的而生产的实验动物群。来源于非近交系的封闭群,应经常保持"群体的有效大小",群体中个体数一般在 50 以上,同样应采取群内不产生隔离状态的方法繁殖。

上述两种封闭群,除了在选择时应考虑繁殖力外,均不采用特殊的淘汰方法进行选种。

2. 封闭群动物的特点

1)封闭群动物的遗传组成具有很高的杂合性:封闭群动物就整体而言,由于封闭状态没有引进新的血缘,其遗传特性以及其他反应性能保持相对稳定,但就群体中的个体而言,因其具有杂合性,所以个体间的反应性具有差异,某些个体反应性强,某些个体反应性弱。个体间的重复性和一致性低于近交系及杂交群动物。封闭群可作为实验的基础群体,用于对某些性状遗传的研究。同时因其可能携带大量的隐性有害突变基因,可用于估计群体对自发可诱发突变的遗传负荷能力。此外,封闭群与人群的遗传异质性类似,所以在应用于人类遗传研究、药物筛选、毒物试验、生物制品和化学制品评价等方面具有较大的优势。

2)封闭群动物具有较强的繁殖力和生产力:封闭群动物采用随机交配避免了近交,从而避免了近交衰退的出现,表现为每胎产仔数多、每胎间隔短、子代死亡率低、生产快、对疾病抵抗力强、寿命长,再加上饲养繁殖时无需详细谱系记录,因此封闭群动物容易生产,成本低,可大量生产,供应充足。

3)封闭群中突变种所携带的突变基因常导致动物某些方面的异常,从而可成为生理学、胚胎学等研究的模型:常见的封闭群动物有,昆明种小鼠、LACA 小鼠、Wistar 大鼠、NIH 小鼠、青紫兰兔、新西兰兔等,尤其是中国昆明种小鼠,是国内使用最多的动物,其祖先可能是 Swiss 小鼠,1946 年从印度引进中国昆明,以后又分送中国各地,因此得名"昆明种小鼠",而且已经为该动物的名称注册。

（四）遗传修饰动物

1. 分类与定义　遗传修饰动物(genetic modified animal)是指经人工诱发突变或特定类型基因组改造建立的动物。主要分为转基因、基因定位突变、诱发突变动物等。定义如下:

转基因动物(transgenic animal):通过非遗传重组(比如,原核显微注射)、反转录病毒感染插入等方法,把一个外源片段整合或者插入到目的动物的基因组中形成的动物。

基因定位突变动物(animal with targeted mutations):把外源性 DNA 或内源性的基因通过同源重组的方法介导基因破坏、置换或者重复到目的动物的基因组内建立的小鼠。具体步骤主要包括:首先在胚胎干细胞内实现定位突变,然后将经过遗传修饰的胚胎干细胞注射进宿主 8-细胞期胚胎中。注射完成后的胚胎移植到假孕宿主体内,产生嵌合体。如果生殖系配子带有定位突变,嵌合体和野生型交配后可以在子代得到杂合的突变体。

诱变动物(animal with induced mutations):使用各种化学、物理及生物试剂等,比如乙基亚硝基脲(ethynitrosourea,ENU)、X-射线、DNA 载体和转座子(transposon)等处理动物或其动物胚胎干细胞,造成携带突变生殖细胞的动物,通过遗传培育最终建立携带突变的动物品系。

2. 命名

(1)转基因动物命名:转基因动物命名遵循以下原则:背景品系加连接符,加转基因符号。一个转基因符号由以下 3 部分组成,以罗马字体表示:

TgX(YYYYYY)####Zzz

其中,TgX 代表转基因方式(mode),通常冠以 Tg 字头,代表转基因(transgene),随后的一个字母(X)表示 DNA 插入方式:H 代表同源重组,R 代表经过逆转录病毒载体感染插入,N 代表非同源插入。YYYYYY 代表插入片段标示(insert designation),指由研究者确定的表明插入基因显著特征的符号,通常由放在圆括号内的字符组成:可以是字母(大写或小写),也可以由字母与数字组合而成,不用斜体字、上标、下标、空格及标点等符号。研究者在确定插入标示时,应注意以下几点:标示应简短,一般不超过 6 个字符;如果插入序列源于已经命名的基因,应尽量在插入标记中使用基因的标准命名或缩写,但基因符号中的连字符应省去;确定插入片段指示时,推荐使用标准的命名缩写,目前包括:An 代表匿名序列、Ge 代表基因组、Im 代表插入突变、Nc 代表非编码序列、Rp 代表报告基因、Sn 代表合成序列、Et 代表增强子捕获装置、Pt 代表启动子捕获装置。插入片段标示只表示插入序列,并不表明其插入的位置或表型。####代表实验室制定序号(laboratory-assigned number),由实验室对已成功的转基因系给予的特定编号,最多不超过 5 位数字。而且,插入片段标示的字符与实验室指定序号的数字之和不能超过 11。Zzz 代表实验室注册代号(laboratory code),指对从事转基因动物研究生产的实验室给予的特定符号。例如,C57BL/6J-TgN(CD8Ge)23wg 来源于美国杰克逊研究所(J)的 C57BL/6 品系小鼠被转入人的 CD8 基因组(Ge);转基因在 Jon W. Gordon(Jwg)实验室完成,获取于一系列显微注射后得到的序号为 23 的小鼠。根据转基因动物命名原则,如果转基因动物的遗传背景是由不同的近交系或封闭群之间混合而成时,则该转基因符号应不适用动物品系或种群的名称。

此外,转基因符号可以缩写,即去掉插入片段标示部分,如 TgN(GPDHIm)1Bir 可缩写为 TgN1Bir。一般在文章中第一次出现时使用全称,以后再出现时可使用缩写名称。

(2)基因定位突变动物命名:以背景品系-基因名$^{tm[实验室序号][实验室代号]}$命名,其中 tm 代表定位突变基因。例如 129X1-Cftrtm1Unc 为北卡大学(UNC)利用 129X1 小鼠第 1 个制备的囊性纤维化 Cftr 基因敲出小鼠。

(3)诱变动物的命名:参照近交系、封闭群及杂交群动物命名。

二、实验动物微生物学质量控制的概念

《实验动物寄生虫学等级及监测》(GB 14922.1—2001)和《实验动物微生物学等级及监测》(GB 14922.2—2011)规定,将实验动物按微生物控制程度,划分为普通级、清洁级、无特定病原体级和无菌级 4 个等级。

(一)实验动物微生物学质量控制的重要性

实验动物如果有病原微生物、寄生虫污染,其正常状态的微生态平衡将受到破坏,引起动物发病,给动物的生产及实验的正常进行带来严重影响。有的感染不立即发病,处于可能发病的隐性感染状态,即机会致病因子的潜在性感染时,如再施加实验处理,动物可能发病。病原体在动物体内增殖,导致动物发病,动物生产效率降低且影响动物质量,使动物生产蒙受重大损失,影响实验的顺利进行。此外还存在许多人兽共患的传染病,导致从事动物生产的实验人员感染、发病的风险增加。实验动物微生物污染存在的风险如下:

1. 引起实验动物的疾病和死亡 不同的实验动物遗传背景不同,对某种疾病的易感性也有所差异,某些烈性传染病如鼠痘、兔出血症、犬细小病毒性肠炎等的流行,可导致动物大批死亡或质量下降,从而给动物的生产和实验的正常进行带来严重影响。例如小鼠的鼠痘(mouse pox)病毒对于小鼠是致命的,但不感染人,更不会引起人发病。

2. 干扰实验结果 实验动物微生物和寄生虫感染可不同程度干扰实验结果,从而影响研究工作的准确性和可靠性,甚至得出错误的结论。隐性感染常导致动物生理生化指标的改变,使实验得不到应有的结果。或因实验处理,动物抵抗力下降,使隐性感染显性化,导致疾病的发生。实验动物感染寄生虫后,不仅虫体对机体造成一定的损害,动物机体也对寄生虫产生反应,引起机体生理、生化及免疫学指标发生改变,从而影响实验结果。如仙台病毒(hemagglutinating virus of Japan,HVJ)感染后,能造成动物 B、T 淋巴细胞对抗原刺激的应答反应减弱,增加干扰素(interferon)产量,降低血清第三补体因子(3rd complement factor,C3)水平。感染小鼠肝炎病毒

Notes

（mouse hepatitis virus，MHV）后，网状内皮系统的吞噬细胞活性、淋巴细胞的细胞毒活性被抑制，诱导动物血清谷草转氨酶、谷丙转氨酶等多种肝酶水平升高。乳酸脱氢酶病毒（lactic dehydro-genase elevating virus，LDHV）是实验动物进行移植瘤（transplantable tumour）实验时经常感染的病原之一，能引起动物血浆乳酸脱氢酶和皮质类固醇急剧增高，延迟移植排异反应的发生。以上事例均充分说明病原体潜在感染能严重影响动物实验结果。

3. **人畜共患病**　许多实验动物传染病为人兽共患性疾病，可在人与动物之间传播流行，对实验动物工作和研究人员的健康造成威胁。特别是在动物隐性感染人类致死性感染的病原微生物（如流行性出血热病毒）时，应引起我们高度重视。如白假丝酵母菌（smoniliformis）是一种大鼠鼻咽中常见的细菌，人一旦被带菌的大鼠咬伤，可能引起鼠咬热（rat bite fever），饮用被其污染的水和牛奶可能会得哈佛希尔热（Haverhill fever），这两种疾病严重时可危及生命。

4. **影响生物制品的质量**　应用于人体的血清、疫苗及其它生物制品必须是安全、无污染的。如病原微生物污染了细胞培养物、肿瘤移植物或以动物组织和细胞为生产原料的生物制品，可将病原扩散，危害人类健康。因此，对用于生产生物制品的动物，必须排除此类微生物。

（二）实验动物的微生物等级分类

实验小鼠和大鼠的微生物等级分为清洁级、无特定病原体级和无菌级三个级别；豚鼠、地鼠和兔分为普通级、清洁级、无特定病原体级级和无菌级4个级别。犬和猴分为普通级和无特定病原体级2个级别。

1. **普通级动物（conventional animals）**　在微生物学控制上要求最低的动物，指不携带所规定的人畜共患病病原体和动物烈性传染病病原体的实验动物，简称普通动物。

2. **清洁级动物（clean animals）**　除普通动物应排除的病原体外，不携带对动物危害大和对科学研究干扰大的病原体的实验动物，简称清洁动物。

3. **无特殊病原体级动物（specific pathogen free animals，SPF）**　除清洁级动物应排除的病原体外，不携带主要潜在感染或条件致病和对科研实验干扰大的病原体的实验动物，简称无特定病原体动物或SPF动物。

4. **无菌级动物（germ free animals，GF）**　无可检出一切生命体的实验动物，简称无菌动物。

与无菌动物相关的还包括悉生动物和无抗原动物。悉生动物（gnotobiotic animals）是指用与无菌动物相同的方法取得饲养（剖腹取胎，在隔离器内饲养），但明确动物体内所给予的已知微生物的动物，即携带已知的单菌（monoxenie）、双菌（dixenie）、三菌（trixenie）或多菌（polyxenie）的动物。悉生动物需要在无菌隔离器内饲养，选用这类动物进行实验研究准确性很高，可排除动物体内带有的各种不明确的微生物对实验结果的干扰，常用于研究微生物和宿主动物之间的关系，并可按研究目的来选择某种微生物。无抗原动物（non-antigen animal）是未经过环境、饮食或人为抗原刺激，免疫系统未被激活的动物。无抗原动物源于无菌动物，没有接受任何抗原物质刺激，体内的IgG水平非常低，甚至无法检出。在无抗原的环境中饲喂无抗原饲料和无抗原水生存与维持。

（三）实验动物微生物质量检测

根据《实验动物微生物学等级及监测》（GB 14922.2—2011）和《实验动物寄生虫学等级及监测》（GB 14922.2—2001），定期对规定的微生物、寄生虫进行监测，以保证获得微生物质量合格的实验动物。

1. **病毒监测**　病毒监测的方法包括血清学监测和病原学检测两大类。其中血清学监测适用于各级各类实验动物的常规检查和疫情普查，常用方法包括血细胞凝集试验与血细胞凝集抑制试验、免疫荧光试验、免疫酶染试验和酶联免疫吸附试验；病原学检测适用于动物群体中有疾病流行、需要检出病毒和确诊病毒的情况，包括病毒分离培养与鉴定、病毒颗粒检测、抗原或核酸检测、潜在病毒激活、抗体产生试验等。

2. 细菌监测　细菌监测最常用的方法是进行病原菌的分离与培养。部分病原菌,如鼠沙门菌、鼠棒状杆菌、泰泽氏菌和霉形体等,已有血清学方法进行诊断的报道,但仍需结合分离培养结果最后做出诊断。也有一些病原菌,如泰泽氏菌,由于不能在培养基上生长,因此宜采用病变组织压片、镜检的方法进行筛查,并结合病理学检测结果最后做出诊断。

必要时,可进行分子微生物学检测。对于无菌动物的检测,除细菌培养外,还可以使用细菌 *16SrRNA* 基因的通用引物进行 PCR 扩增,进行检测。

3. 真菌监测　目前主要采用分离培养法,所用培养基为沙氏培养基。皮肤真菌一般在25℃培养,深部真菌在37℃培养。不同的真菌具有一定的菌落特征。结合菌落特征和镜检结果可进行种属鉴定,有时还需要借助生化和免疫学方法进行最后诊断。

4. 寄生虫监测　体外寄生虫可肉眼观察,也可用透明胶纸粘取毛样,检查体外寄生虫及虫卵。肠道寄生虫检查时,需要采集动物粪便,镜下观察有无可见虫体。血液寄生虫检查时,采集末梢血液,制成厚、薄涂片,染色后镜检。进行组织寄生虫检查时,需对疑似感染部位做组织压片、切片检查。

5. 监测频率　不同等级的实验动物监测频率略有差异,普通动物、清洁动物和 SPF 动物每3 个月至少监测 1 次,无菌动物每年监测 1 次,每 2 ~ 4 周监测一次动物的生活环境和粪便标本。

三、实验动物环境质量控制的概念

实验动物环境(laboratory animal environment)是指实验动物周围客观存在的,与动物相互依存、相互作用、相互影响、协调发展的一切外部事物的有机体系。

(一) 环境因素对实验动物的影响

1. 温度及湿度　在一定范围内的环境温度(temperature)缓慢变化,动物机体可以自行调节适应。但气温剧变化对动物的健康将产生不利影响。例如当温度超过 30℃ 时,雄性动物睾丸萎缩或精子形成能力下降,雌性动物性周期紊乱,泌乳能力下降或拒绝哺乳。

湿度过高,微生物易于繁殖,饲料和垫料易霉变,空气中的细菌数与氨浓度也明显增加,容易引起动物的呼吸系统疾病。湿度过低,可导致粉尘飞扬,对动物健康不利。如温度为 27℃,湿度在 40% 以下时,大鼠可发生尾部的环状坏死症,俗称环尾症。

温度、湿度对动物实验结果也有一定的影响。因此,为了得到可靠性、重复性高的实验结果,一般认为温度控制在 18 ~ 28℃ 之间,国家标准(GB 14925—2010)规定实验动物环境温度控制在 10 ~ 26℃ 之间,且日温差不超过 4℃、相对湿度 40% ~70% 范围内为宜。

2. 气流速度及换气次数　实验动物的气流以 0.13 ~ 0.18m/s 为宜。实验动物设施中气流分布普遍采用乱流式,目的是为了既保证新鲜空气的均匀分布,同时又可降低造价和运营费。保持合适的气流和速度,不仅可保持环境的均质性,而且有利于将污浊气体排出室外。

气流和速度与动物体热的扩散有很大关系。气流、速度、温度、湿度是在互相关联状态下影响动物的。当室内气温较高时,气流有利于对流散热,对动物有良好作用。当室温较低时,气流使动物的散热量增加,加剧寒冷的影响。

适当的换气次数可以为动物提供充足的新鲜空气,但换气次数过多,则会让动物大量消耗体能以弥补因空气快速流动引起的热量损失。我国《实验动物环境与设施标准》(GB 14925—2010)规定动物室气流风速≤0.18m/s,换气次数在每小时 10 ~ 20 次。

3. 噪声　噪声对动物的影响比较复杂,这主要与噪声的性质、动物的种类、体重、习性、年龄、性别等生理和心理状态有关。饲养室内噪声来源于外界传入、室内机器产生、动物自身产生等。

小鼠的听觉器官一般认为在出生后 14 天形成。人对 20 ~ 20 000Hz 频率范围的声音有感觉,其最佳值为2000Hz左右。小鼠、大鼠、地鼠、犬、猫等都能听到人类听不到的超声波。

噪声可以对动物产生许多影响,主要可使其产仔率下降、咬杀率增加、泌乳量减少,并且有些品系动物还会出现听源性痉挛。此外,噪声还可以影响动物实验的重复性,影响动物的心率、呼吸及血压。

4. 空气中的微生物、粉尘和有害气体 空气中漂浮的颗粒物、有害气体和微生物多附着在颗粒物上,它们对动物机体可造成不同程度的危害,也可能干扰动物实验。动物排泄物及垫料如不及时更换清除,将发酵分解产生恶臭气味。在饲养室内进行消毒、灭虫或对动物实验处理使用药物或化学品都有可能造成饲养室内空气污染,对实验动物产生影响。

动物粪尿等排泄物发酵分解产生氨、甲基硫醇、硫化氢、硫化甲基、三甲基、苯乙烯、乙醛和二硫化甲基。其中氨是浓度最高的一种,而且最容易被测出,因此,氨浓度常常是判断饲养室污染的监测指标。氨作为一种刺激性气体,可刺激动物眼结膜、鼻腔黏膜和呼吸道黏膜而引起流泪、咳嗽、呼吸道慢性炎症、严重者甚至产生急性肺水肿而引起动物死亡。

空气中浮游的微粒称为空气溶胶,分别按其状态、物理化学形成过程以及大小分为粉尘(dust)、烟尘(fume)、薄雾(mist)、浓雾(fog)、烟(smoke)。其中对动物室有影响的是从外界带入的粉尘和室内发生的动物被毛、皮屑、饲料渣、铺垫物等。空气中生存的微生物,一般均附着在5μm以上的微粒上,漂浮在空气中。

粉尘可以使人产生变态反应。变态反应中,像小鼠、大鼠、豚鼠、家兔的血清、皮毛、皮屑及尿均具有抗原性。

空气中的微生物主要包括致病性和非致病性微生物。实验动物设施中主要通过测定细菌和真菌来反映微生物学的清洁度指标。空气中致病性微生物多数通过附着在颗粒物上与粉尘粒子一起对实验动物产生危害。

5. 光照 光照度过强或过暗,时间过长或过短,对动物都不利。

动物的心跳、呼吸、体温、神经活动,以及发情、排卵、产仔等周期性节律,会受到多种环境因素的影响,其中最主要的是光照。如在自然条件下饲养金黄地鼠时,冬季血浆促性腺激素减少,生殖器退化。

（二）实验动物环境及设施

按照空气净化的控制程度,实验动物环境分为三类:普通环境、屏障环境、隔离环境。

1. 普通环境 普通环境(conventional environment)要求控制人员、动物出入,不能完全控制传染因子,适用于饲育基础级实验动物。该环境具备以下特点:饲育环境与外界相通;具备强力的通风设备;垫料要消毒,饲料及饮水符合城市饮用水的卫生标准。

2. 屏障环境 屏障环境(barrier environment)要求严格控制人员、物品和空气的进出,适用于饲育清洁级及SPF级实验动物。该环境具备以下特点:饲育环境是密闭的,经屏障装置与外界相通;送入新风经过1万级洁净度过滤;送入的一切物品都要进行严格的消毒后经特制传递装置送入;饲育人员要经严格的微生物控制。

独立通风笼盒(individual ventilated cages,IVC)指在密闭独立单元(笼盒或笼具)内,洁净气流高换气率独立通气,废气集中外排,并可在超净工作台内操作和实验的微型SPF级实验动物饲育与动物实验的设备。排气通风笼具系统(exhaust ventilated closed-system cage rack,EVC),是在IVC的基础上,发展的新技术,新成果,消除了传统IVC饲养系统中由于电机马达产生的噪音、振动给动物的生长、发育、繁殖带来的不良影响。

3. 隔离环境 隔离环境(isolation environment)采用无菌隔离装置以保持无菌状态或无外源污染物状态。隔离装置内的空气、饲料、水、垫料及设备应无菌,动物和物料的动态传递必须经特殊的传递系统,该系统既能保证与环境的绝对隔离,又能满足转运动物时保持与内环境一致。适用于饲育SPF、悉生及无菌级实验动物。该环境具备以下特点:饲育环境是密闭的,经隔离装

Notes

置与外界相通;送入新风经过100级洁净度过滤;送入的一切物品都要进行严格的灭菌剂无菌检测后经特制传递装置送入;饲育人员不得进入,通过手套间接操作。针对实验动物饲养环境设施,国内关于无菌隔离器的国家标准(GB 14925—2010)及江苏省地方标准(DB 32T1216—2008)。

（三）实验动物环境监测

对实验动物设施的环境条件,国家有标准化的规定,监测项目包括温度、相对湿度、气流速度、梯度压差、空气洁净度、空气落菌数、氨浓度、噪声、照度和换气量等。

空气洁净度的指标包括:空气落菌数,是检测空气生物洁净度的指标,用血琼脂培养基,置于被检房舍的空间,暴露30分钟后,计算培养基上的落菌数;尘埃粒子测定,是空气洁净级别的指标,10～20平米的房间布点3～5个,用专用仪器测定,数据作统计分析。

此外还有以下指标的测定:温度、湿度,包括日温差、温湿度的均匀性等;气流速度,使动物处在合理的风速区域;换气次数,测定送风口或出风口的风速,然后参照风口面积和房间容积计算;静压差,用压差计测定设施内各区域的压差,分析设施内气流走向的合理性;噪声,用噪声计,选取离墙壁1米,距地面1.2～1.5米的测点测定;照度,常用仪器是照度计,采用多测点测定,检测光照的均匀性;氨浓度,该检测项目通常是在设施运转后进行的检测项目,反映室内的换气情况、动物的合理密度和设施的管理水平。

四、实验动物营养概念

满足实验动物营养物质需要,对于维持生命,保证生长发育和种群特性,保证实验结果的准确性及重复性至关重要。动物饲料是动物摄入营养素的主要来源,饲料的质量对实验动物的质量和动物实验的结果均有直接影响。我国已制定了GB 14924系列的实验动物配合饲料质量标准及检测标准,为实验动物繁育及实验过程中进行营养控制提供了规范。

1. 动物所需营养素的种类及影响营养需要量的因素　实验动物和其他动物一样所需的营养物质,根据化学组成的不同共有约50种,主要包括脂肪、碳水化合物、蛋白质、矿物质、维生素、水几大类。各种实验动物对各种营养素(nutriment)的需要量是不同的,除受到遗传因素影响而有存在的明显的种间差异外,还因性别、年龄、生理状况而不同。

1）动物维持的营养需求:维持是指健康动物体重不发生变化,不进行生产时,体内各种营养物质处于平衡状态。维持需要量是指动物处于维持状态下对营养素的需要。从生理角度来讲,维持状态的动物处于合成代谢与分解代谢速度相等的"平衡"状态。维持需要就是用来满足这个动态平衡的需要,动物只有在维持需要得到满足之后,多余的营养物质才能用于生长和繁殖。

2）动物生长的营养需求:生长是指动物通过机体的同化作用进行物质积累、细胞数量增多和组织器官体积增大,从而使动物的整体体积及重量增加的过程。从生物化学角度看,生长是体内物质的合成代谢超过分解代谢的结果。从解剖学和组织学角度来看,即使同一动物由于在不同生长阶段由于不同组织和器官的生长不同,在不同的生长时期对营养的需要也不同。

3）动物繁殖的营养需求:动物的繁殖过程包括两性动物的性成熟、性功能的形成与维持,受精过程、妊娠及哺育后代等许多环节,要求在不同的繁殖过程提供适宜的营养物质。

2. 动物实验与饲料能量密度　相同品系、相同性别以及体重、年龄、健康状态相近的动物,不管饲料配方如何,在自由采食的情况下,它们消耗的能量几乎是相等的。这是因为实验动物一般通过调整它们的采食量来满足它们的能量需要,能量满足后将不再采食。因此,如果饲料的能量密度增加,动物饲料的消耗量将减少,反之亦然,这就要求:当某个动物实验中所选用的饲料包含不同的成分时,与能量有关成分的比例在各实验组中必须是相同的而不能有差异。

Notes

五、实验动物饲料概念

饲料是实验动物饲养的物质基础,了解饲料的类型和营养特点,合理利用饲料资源,对实验动物的饲养具有重要意义。

1. **配合饲料**　单一的饲料原料无法全面满足动物的营养需求,所以实验动物饲料一般采用配合饲料(formula feeds)进行饲喂,配合饲料是根据各种动物的营养要求,将多种原料互相搭配,经加工成为均匀的混合物。该类饲料营养物质全面均衡,能满足实验动物的各种营养需求,无需额外添加其他营养成分。

2. **饲料分类**　根据饲料的组分精细程度,分为天然原料日粮、提纯日粮、化学成分确切的日粮。其中天然原料日粮使用经过适当机械加工的谷物、牧草等原料和适当的添加剂配制成的日粮或全价配合饲料。根据适用的动物不同,可分为大鼠料、小鼠料、豚鼠料、兔料等;根据动物不同生理时期分为繁殖料、生产料、维持料;根据不同的饲养目的分类,如正常动物饲料、为某种动物模型所特制的饲料,不同微生物级别的普通饲料、^{60}Co 照射灭菌饲料、无菌饲料等。根据饲料加工的物理性状,分为粉状饲料、颗粒饲料、碎粒料、膨化饲料、半湿或胶状饲料、液体饲料、罐装饲料等。

3. **饲料消毒与灭菌**　对于加工后的饲料要经过消毒方可使之符合某一微生物控制级别的实验动物需要。

干热灭菌法:使饲料在 80～100℃ 的条件下烘烤 3～4 小时。此方法设备较简单,但温度不易掌握,灭菌不彻底,尤其是对饲料中营养成分的破坏较大。实验证明,若温度超过80℃,绝大多数维生素,尤其是维生素 C、B_1、B_6、A 就会受到破坏。因此在实践中多采用80℃的烘烤温度,增加烘烤时间的方法。

高温高压灭菌法:在 121℃,1.0kg/cm^2 的高湿高压下加热 15 分钟以上,从而达到彻底灭菌的目的。此种方法对于绝大多数维生素的破坏严重,且有使饲料蛋白质凝固变性的缺点,对动物适口性差,采食量也会降低。

药物熏蒸灭菌法:利用化学药品汽雾剂对饲料进行消毒。如用氧化乙烯进行灭菌,实验证明,即使熏蒸后将残余气体充分挥发,饲料中也还会残存一些对动物有害的化合物。

射线照射灭菌法:通常在对谷物类饲料灭菌时采用 5Mrad 的 ^{60}Co 照射,此方法对饲料的营养成分破坏最小。实验证明 γ 射线对于维生素 B_1 和 B_6 和维生素 A 仅有微小的破坏,对纯化学饲料则损失较大,应将剂量降至 3～5Mrad。一般建议,SPF 动物用饲料,可通过 3 Mrad 照射,无菌动物饲料可 5M rad 照射。

六、实验动物饲养方式

实验动物饲养方式的选择取决于实验目的和饲养方式的可操作性。主要有以下几种:

1. **自由采食(adlibitum feeding)**　在这个方法中,动物整日整夜可以自由接近食物。

2. **定时饲喂(meal feeding)**　在固定的时间内,即每天一个或多个时间段内饲喂,采食数量由动物自身决定。用于严格控制营养状态的实验。

3. **限制饲喂(restricted feeding)**　指限定采食量,但不等于营养不良或引起营养缺乏症的情况。限制一般指养分与能量的限制,这种方法用来使不同动物的采食量相同。

4. **配对饲喂(mated feeding)**　这是一种特殊类型的限制饲喂,这种方法包括测定低于正常采食量动物的饲料消耗量。

七、营养因素对动物实验结果的影响

营养因素对动物实验结果有很大影响,由于动物营养状况与生化指标、免疫反应等息息相

Notes

关,因此会影响实验结果。

1. 对动物采食量的影响　实验动物是为能而食,其采食量达到对能量的需求量为标准。如,当饲料能量密度高时,动物采食量就减少,如果某些药物实验的药物是掺拌到饲料中给予的,这时动物采食量变化就会影响动物所摄取药量的多少,最终影响实验结果。

2. 对动物生长发育的影响　动物的生长发育、繁殖情况能够直观的反映饲料的质量。在医学生物学研究中,采用动物生长发育作为衡量指标非常常见。日粮中的营养素,特别是蛋白质含量,不仅影响动物断奶体重、体长、尾长和生长曲线,而且影响各脏器的脏器重量和脏器指数,因此必然影响实验结果的准确性和重复性。

3. 对动物生理生化指标的影响　当饲料中某些营养素发生变化时,必然导致其血液、某些脏器及组织中该营养素含量改变,并对其生理生化指标造成影响。例如,蛋白质水平过高,引起肝脏谷草转氨酶(GPT)和苏氨酸脱氨酶(SDH)的活性升高。

4. 对动物免疫功能的影响　动物的营养状况影响动物的健康状况,也必然影响其免疫系统和功能。饲料中的某些营养素,如维生素 A、维生素 E、微量元素锌、锰、硒等含量,对动物的免疫系统和功能都有显著影响。例如饲料中维生素 A 不足时,动物的免疫功能明显下降,但对动物的生长发育及生化指标还未产生影响。

5. 对动物疾病发生、发展及转归的影响　某些营养因素与肿瘤、心血管疾病等非传染性疾病关系密切,营养因素对这些方面的研究造成直接影响。例如在家兔骨折实验中,使用全价营养颗粒料的家兔的骨骼愈合良好,而饲喂大麦青菜的家兔骨骼愈合速度较慢。

6. 对动物麻醉的影响　据报道,采用全价营养颗粒料的家兔在麻醉注射后约 10 分钟,绝大部分反射虽受不同程度抑制,但眼球活动、瞳孔的大小与麻醉前无显著变化,且术后恢复快。而采食营养失衡饲料的家兔,在麻药注射后 10 分钟左右,绝大部分都处于深度抑制状态。

7. 饲料中其他因素的影响　抗营养因子、毒素、农药残留、重金属污染等均可对研究结果产生直接影响。例如,豆饼中抗营养因子存在不仅影响蛋白质、氨基酸利用,而且使体内蛋白质丢失,严重影响实验动物的生长,特别是在生命早期这种影响往往是不可逆的。

(魏泓　曾本华)

参考文献

1. 秦川. 医学实验动物学. 北京:人民卫生出版社,2008
2. 孙靖. 实验动物学基础. 北京:北京科学技术出版社,2005
3. 王钜,陈振文. 现代医学实验动物学概论. 北京:中国协和医科大学出版社,2004
4. 刘恩岐,尹海林,顾为望. 医学实验动物学. 北京:科学出版社,2008
5. 邵义祥. 医学实验动物学教程. 南京:东南大学出版社,2008
6. 郑振辉,周淑佩,彭双清. 实用医学实验动物学. 北京:北京大学医学出版社,2008
7. 江朝光. 实用实验动物外科技术. 北京:人民军医出版社,2006
8. 张宾,王予辉. 常用动物实验操作指南. 上海:上海中医药大学出版社,2007
9. 魏泓. 医学实验动物学. 成都:四川科技出版社,2001
10. 秦川. 实验动物学. 北京:人民卫生出版社,2010
11. 萨晓婴,魏泓,李兰娟,等. 感染微生态学(无菌-悉生动物模型的制备与应用). 北京:人民卫生出版社,2012
12. 王荫槐,王钜. 悉生动物学. 沈阳:辽宁大学出版社,2007
13. James G. Fox. the Mouse in Biomedical Research:Normative Biology,Husbandry,and Models,VOLUME 3,2nd ed. Oxford:Elsevier press,2007.
14. GB 14923—2010,实验动物哺乳类实验动物的遗传质量控制
15. GB 14922.1—2001,实验动物寄生虫学等级及监测
16. GB 14922.2—2011,实验动物微生物学等级及监测
17. GB 14925—2010,实验动物环境及设施

Notes

18. GB 14925—2010/XG1—2011,《实验动物环境及设施》国家标准第 1 号修改单
19. DB32T12162008,江苏省地方标准.实验动物笼器具隔离器
20. GB 14924.1—2001,实验动物配合饲料通用质量标准
21. GB 14924.2—2001,实验动物配合饲料卫生标准
22. GB 14924.3—2010,实验动物配合饲料营养成分
23. GB 14924.9—2001,实验动物配合饲料常规营养成分的测定
24. GB 14924.10—2008,实验动物配合饲料氨基酸的测定
25. GB 14924.11—2001,实验动物配合饲料维生素的测定
26. GB 14924.12—2001,实验动物配合饲料矿物质和微量元素的测定

Notes

第三章 实验动物的多样性

第一节 常用啮齿类动物

生物医学研究中使用的实验动物,绝大多数是脊椎动物门的哺乳纲动物,而啮齿类动物是使用量最大的哺乳类实验动物。啮齿类动物在分类上属于脊椎动物门、哺乳动物纲、啮齿目,啮齿目动物的特征为上、下颚皆有一对开放性齿根的门齿,且都没有犬齿,因门齿持续不断的生长,必须借助啃食硬物来磨牙,因而得名,也因此常见其上下门牙咬合不正。它们的盲肠很大,内含大量微生物,在食物的消化上扮演很重要的角色,此外有食粪行为,啮齿类动物,多数为夜行性,其视觉退化,但其他的感觉器官相对发达,听觉与嗅觉敏锐,此外有非常灵敏而独特的触须,可有效地探触环境。

最常使用的实验动物如小鼠、大鼠、豚鼠、地鼠、沙鼠及土拨鼠等都属于啮齿目动物,啮齿类动物的使用量占整个脊椎动物的 80% 以上,而小鼠又占整个啮齿类实验动物的 70% 以上。

一、小　　鼠

小鼠(mouse,*mus musculus*)(图 1-3-1/文末彩图 1-3-1)在生物学分类上属哺乳纲、啮齿目、鼠科、鼠属、小家鼠,是野生鼷鼠经过长期人工饲养和定向选择培育出来。17 世纪科学家们应用小鼠进行比较解剖学研究及动物实验。1909 年 Little 等采用近亲繁殖的方法首次培育成功 DBA 纯系小鼠,1913 年 Bagg 培育成功 BALB/c 纯系小鼠,从而奠定了现代实验动物科学的基础,同时开创了小鼠在生命科学研究中应用的新纪元。经过长期选择培育,已育成各具特色的远交群和近交系 1000 多个,是当今世界上用量最大、用途最广、品种最多和研究最为彻底的实验动物。

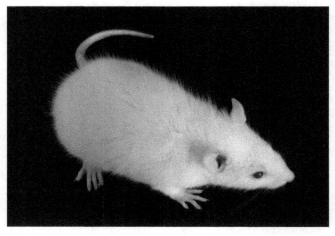

图 1-3-1　小鼠

（一）小鼠的生物学特性

1. 一般特性

（1）外貌:小鼠体形小、全身被毛,面部尖突,嘴鼻部有触须,尾部被有短毛和环状角质鳞片,尾与身体约等长,成年鼠体长约 10 ~ 15cm。

（2）繁殖力:小鼠性成熟早,怀孕期和哺乳期短;一年四季均有性活动,且有产后发情的特点,有利于繁殖生产。

（3）性情:小鼠性情温驯、胆小怕惊,对外界环境变化敏感,强光或噪声刺激时,有可能导致哺乳母鼠神经紊乱,发生吃仔现象。

（4）行为:小鼠昼伏夜动。小鼠进食、交配、分娩多发生在夜间。活动高峰有两次,一次在傍晚后 1 ~ 2 小时,另一次出现在黎明前;喜群居。

2. 解剖学特点

（1）牙齿:小鼠的齿式为 2(1003/1003)= 16,上下颌骨各有 2 个门齿和 6 个臼齿。门齿终身不断生长,因此小鼠只能靠啃咬物品磨损来维持门齿长度的恒定。

（2）消化系统:食管细长,约 2cm,食管内壁有一层厚的角质化鳞状上皮,有利于灌胃操作。胃为单室,容量约 1 ~ 1.5ml。

（3）呼吸系统:肺有 5 叶,右肺 4 叶,左肺为一整叶。气管及支气管腺不发达。

（4）心血管系统:心脏由 4 个腔组成,即左、右心房和左、右心室。小鼠尾部血管丰富,形成尾椎节段性分布和纵向贯通分布相结合的特点。2 点和 10 点部位两根静脉比较表浅粗大,适宜静脉注射。鼠尾具有平衡、调节体温的功能。

（5）泌尿系统:肾位于背部两侧,右肾稍前,肾脏呈赤褐色,蚕豆状。小鼠的肾小球小,其直径仅为大鼠肾小球的一半,但小鼠肾小球数量则为大鼠的 4 ~ 8 倍,因此每克肾组织过滤面积是大鼠的 2 倍。

（6）生殖系统:雌鼠子宫,呈 Y 形。卵巢外有卵巢系膜包绕,不与腹腔相通故不会发生宫外孕。乳腺 5 对,其中胸部 3 对,腹部 2 对。雄鼠幼年时睾丸藏于腹腔,性成熟后下降到阴囊。前列腺分背、腹两叶。

（7）淋巴系统和骨髓:小鼠的淋巴系统很发达,但腭或咽部无扁桃体,外界刺激可使淋巴系统增生,进而导致淋巴系统疾病。脾脏有明显造血功能,骨髓为红骨髓而无黄骨髓,终生造血。

3. 生理学特性

（1）生长发育(图 1-3-2/文末彩图 1-3-2):新生小鼠仅约 1.5g,赤裸无毛,全身为红色,闭眼,两耳与皮肤黏连。3 日龄脐带脱落,皮肤由红转白,开始长毛。4 ~ 6 日龄双耳张开耸立。7 ~ 8 日龄开始爬动,被毛逐渐浓密,下门齿长出。9 ~ 11 日龄听觉发育齐全,被毛长齐。12 ~ 14 日龄睁眼,长出上门齿,开始采食和饮水。3 周龄可离乳独立生活。4 周龄雌鼠阴腔张开。5 周龄雄鼠睾丸降落至阴囊,开始生成精子。成年小鼠体重随品系不同略有差别,体重范围在 18 ~

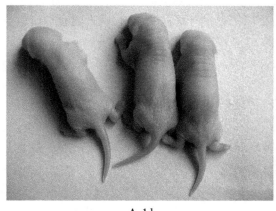

A. 1d

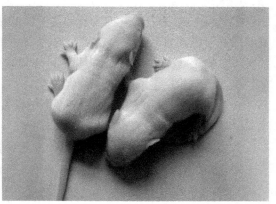

B. 7d 长出小绒毛

图 1-3-2 小鼠的生长发育

A. 1 天龄小鼠;B. 7 天龄小鼠,长出小绒毛

45g,体长为11cm左右。小鼠寿命2～3年。

（2）生殖生理：①性成熟与体成熟：小鼠的性成熟比较早,雄鼠35日龄开始产生精子,雌鼠37日龄可发情排卵,但体成熟雄鼠为70～80日龄,雌鼠65～75日龄,因此,小鼠的配种时间一般认为在65～90日龄较为合适;②性周期：雌鼠的性周期为4～5天,可分为4个阶段:即发情前期、发情期、发情后期、发情间期;③交配:成年雌鼠交配后10～12小时阴道口有白色的阴道栓。有阴道栓的雌鼠绝大部分(80%～95%)都能受孕;④妊娠及分娩:小鼠的妊娠期,因品种、年龄、产仔数等不同而存在差异,一般为19～21天。小鼠哺乳期一般为20～22天。一次排卵10～23个(视品种而定),每胎产仔8～15只,1年产仔胎数6～10胎,为全年多发情动物。小鼠繁殖能力可维持1年左右,寿命2～3年。⑤性别辨认:根据生殖器与肛门之间的距离(图1-3-3/文末彩图1-3-3)。

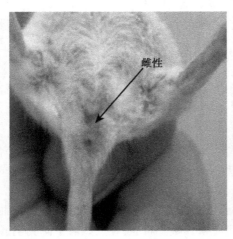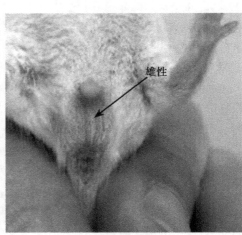

图1-3-3　20天性别辨认(左图为雌性;右图为雄性)

（3）体温与水的调节:小鼠的正常体温为37～39℃。按每克体重计算,小鼠的体表面积相对较大,故对环境温度的波动反应较为明显。小鼠汗腺不发达、不能加大喘气、唾液分泌能力有限,如果环境温度升高则通过体温升高、代谢率下降及耳血管扩张以加快散热。这表明小鼠不是一种真正的温血动物。因此,外界温度变化对小鼠的影响很大,低温可造成小鼠繁殖力和抗病力下降,持续高温(32℃以上)常引起小鼠死亡或产生不良反应,出现某些功能的不可逆损伤。小鼠有褐色脂肪组织,参与代谢和增加热能。

小鼠因体表蒸发面积与整个身体相比所占比例比其他动物大,因此,对饮水量不足更为敏感,有通过呼出的气体在鼻腔内冷却以及尿液的高度浓缩来保持水分的特性,因此小鼠尿量少,一次排尿仅1～2滴。与其他哺乳动物不同的是:小鼠尿中含有蛋白质和肌酸酐,禁食的时候,其肌酸酐与肌酸的比例约为1:1.4。需供给充足的饮水,小鼠的饮水量为4～7ml/d。

小鼠的正常生理参数以及对饲养环境要求见表1-3-1。

（二）小鼠在生物医药研究中的应用

1. 药物研究　小鼠广泛应用于药品的毒性及"三致"(致畸、致癌、致突变)实验、药物筛选实验、生物制品的效价测定等。

2. 病毒、细菌和寄生虫病学研究　小鼠对多种病原体和毒素敏感,因而适用于流感、脑炎、狂犬病、支原体、沙门菌、疟疾、血吸虫和锥虫等疾病的研究。

3. 肿瘤学研究

（1）自发肿瘤:近交系小鼠中大约有24个品系或亚系都有其特定的自发性肿瘤,这些自发性肿瘤与人体肿瘤在肿瘤发生学上相近,常选用小鼠自发的各种肿瘤模型进行肿瘤病因学、发病学和防治研究以及抗癌药物的筛选。

表 1-3-1 小鼠、大鼠、地鼠的饲养环境和生理参数

环境要求/生理参数	小鼠	大鼠	地鼠
环境要求			
温度(℃)	20~24	20~24	20~24
相对湿度(%)	50~60	60	50~60
换气次数(次/小时)	15	10~15	10~15
昼夜明暗交替时间(小时)	14/10	12/12,14/10	12/12,14/10
最小饲养空间			
单独饲养笼盒面积(cm²)	180	350	180
孵育期笼盒面积(cm²)	200	800	650
群养地面面积(cm²)	80	250	n/a
笼盒高(cm)	12	14	12
基本生理参数			
成年体重(g)			
雄性	20~40	300~500	120~140
雌性	25~40	250~300	140~160
寿命(年)	1~2	2~3	2~3
心率(次/分)	300~800	300~500	250~500
呼吸频率(次/分)	100~200	70~110	40~120
体温(℃)	36.5~38.0	37.5~38.5	37~38
染色体数(2n)	40	42	44
体表面积(cm²)	20g:36	50g:130	125g:260
		130g:250	
		200g:325	
饮水量[ml/(100g·d)]	15	10~12	8~10
青春期(周)			
雌性	5	6~8	4~6
雄性	—	—	7~9
繁殖期(周)			
雌性	8~10	12~16	6~8
雄性	8~10	12~16	10~12
发情周期(天)	4(2~9)	4~5	4
发情期(小时)	14	14	2~24
妊娠期(天)	19(18~21)	21~23	15~17
窝产仔数	6~12	6~12	6~8
新生鼠体重(g)	0.5~1.5	5	2~3
离乳体重(g)	10	40~50	30~40
离乳日龄(天)	21~28	21	20~22
血液参数			
血容量(ml/kg)	76~80	60	80
血红蛋白(g/100ml)	10~17	14~20	10~18
血细胞比容(百分比)	39~49	36~48	36~60
白细胞(×1000/mm³)	5~12	6~17	3~11
血糖(mg/100ml)	124~262	134~219	60~150

注:"n/a"表示无推荐标准;"—"表示不确定。资料来源于刘恩岐主编的《医学实验动物学》(2008)

Notes

（2）诱发肿瘤：小鼠对致癌物敏感，可诱发各种肿瘤模型。

（3）人癌细胞移植：各种免疫缺陷小鼠，接受各种人类肿瘤细胞的植入，是研究人类肿瘤生长发育、转移和治疗的最佳实验动物。

（4）肿瘤遗传学研究：小鼠常用于原病毒基因组学说和癌基因假说的研究，对小鼠乳腺癌、垂体肿瘤、肾上腺皮质肿瘤发生过程中基因成分的相互作用已进行了大量的研究分析。

4. 遗传学研究　小鼠一些品系有自发性遗传病，如小鼠黑色素病、白化病、尿崩症、家族性肥胖和遗传性贫血等与人发病相似，可以作为人类遗传性疾病的动物模型。

5. 免疫学研究　BALB/c、AKR、C57BL/6J 等小鼠常用于单克隆抗体的制备和研究，免疫缺陷小鼠可用于免疫机制的研究。

6. 其他

（1）计划生育研究：小鼠妊娠期短，繁殖力强，又有产后发情的特点，因此，适合于计划生育方面的研究。

（2）内分泌疾病研究：小鼠肾上腺皮质功能亢进，发生类似于人类的库欣综合征、肾上腺淀粉样变性造成肾上腺激素分泌不足，可导致艾迪生病症状。因此，常用小鼠复制内分泌疾病的动物模型，用于内分泌疾病方面的研究。

（3）老年病研究：小鼠寿命短，传代时间短，随着鼠龄的增加，机体内的一些生理、生化指标不断发生变化，特别是高龄鼠中老年病明显增多，是老年学研究的极好材料。

（三）小鼠的遗传学分类及主要品种（品系）

1. 封闭群小鼠

（1）NIH 小鼠：毛色为白色，由美国国立卫生研究所培育而成。品种特征：该品种小鼠体格健壮、繁殖力强、容易饲养。雄性好斗，容易打伤致残。免疫反应敏感性比昆明小鼠强，常用于药理、毒理研究和生物制品的检定，已被选为某些生物制品检定实验的法定动物。

（2）ICR 小鼠：由美国癌症研究所分送给各国饲养，命名为 ICR，毛色为白色。品种特征：适应性强，繁殖力强，生长快，实验重复性好。ICR/JCL 小鼠是进行免疫药物筛选、复制病理模型较常用的实验动物。该小鼠外周血象和骨髓细胞具有较好的稳定性，是良好的血液学实验用动物。另外还广泛用于药理、毒理、肿瘤、放射医学、食品、生物制品等领域。

（3）KM 小鼠：也称昆明小鼠，毛色为白色。1946 年我国从印度引入云南昆明而育成，1954年推广到全国各地。品种特征：产仔多，繁殖力强，对环境的适应性和对疾病的抵抗力强。目前广泛用于药理、毒理、病毒和细菌学的研究，以及生物制品、药品的检定。

2. 近交系小鼠

（1）BALB/c 小鼠：1923 年育成，毛色为白色，BALB/c 小鼠形成了许多亚系，如 BALB/cAnN，BALB/cJ 和 BALB/cCd。品系特征：乳腺癌发病率低，但对致癌因子敏感，血压较高，多有心脏损害，两性常有动脉硬化。对放射线极度敏感。常用于单克隆抗体和免疫学研究。BALB/c小鼠生产性能好，繁殖期长，一般无相互侵袭习性，比较容易群养。

（2）C57BL/6J 小鼠：1921 年由 Little 育成 C57BL，C57BL/6J 是其中一个亚系。毛色为黑色，是继人类之后第二个完成基因测序工程的哺乳动物。品系特征：乳腺癌发病率低，对放射物质耐受力强，眼畸形、口唇裂的发生率达20%，淋巴细胞性白血病发病率为6%，对结核分枝杆菌敏感，嗜酒精性高，是肿瘤学、生理学、遗传学研究常用品系。据统计，该小鼠是使用率最高的近交系小鼠。

（3）C3H 小鼠：1920 年育成，C3H 小鼠毛色为野生色。品系特征：乳腺癌发病率为97%，对致肝癌物质感受性强，对狂犬病毒敏感，对炭疽杆菌有抵抗力。14 月龄小鼠自发肝癌发病率达85%，自发乳腺肿瘤发病率高，繁殖雌鼠平均达 90%。主要用于免疫学、肿瘤学、生理学和核医学的研究。

Notes

（4）615 小鼠：1961 年中国医学科学院血液病研究所用 KM 小鼠雌鼠与前苏联引进的 C57BL 雄鼠杂交后培育成近交系。毛色为深褐色。品系特征：肿瘤发生率为 10% ~20%，雌性常发乳腺癌，雄性常发肺癌。对津 638 白血病病毒敏感。主要用于白血病和抗癌药物筛选，同时还应用于肿瘤免疫和肿瘤机制研究。

（5）DBA/2 小鼠：1909 年育成，是第一个培育成功的近交系小鼠，主要亚系 DBA/2、DBA/2J 等。毛色为淡巧克力色。品系特征：产仔数少，不易哺育，较难繁殖。36 日龄小鼠听源性癫痫发生率为 100%，55 日龄后为 5%。对鼠伤寒沙门菌有抗补体作用，对百日咳组织胺易感因子敏感。常用于肿瘤学、遗传学和免疫学的研究。

（6）CBA 小鼠：1920 年育成，主要亚系有 CBA/Br、CBA/Ca、CBA/J、CBA/st、CBA/H 等。毛色为野生色。品系特征：易诱发免疫耐受性，对维生素 K 缺乏高度敏感，雌鼠乳腺癌发生率为 33% ~65%，雄鼠肝癌发生率为 25% ~65%。对麻疹病毒高度敏感。

（7）A 小鼠：1921 年育成，主要亚系有 A/He、A/J、A/WySN 等。毛色为白色。品系特征：初生仔鼠 7.6% 有唇裂，0.5% 有后肢多趾症；44% 6 个月龄雌鼠红斑狼疮和抗核抗体均为阳性。经产鼠乳腺癌发生率高（30% ~80%），未产鼠发生率低。可的松极易诱发唇裂和腭裂。对麻疹病毒高度敏感，对 X 线非常敏感。在致癌物质作用下，肺肿瘤发病率高。常用于肿瘤学、免疫学等的研究。

（8）AKR 小鼠：1936 年育成，主要亚系有 AKR/A、AKR/J、AKR/N 等，毛色为白色。品系特征：体内缺乏补体，易诱发免疫耐受性。为高发白血病品系，淋巴性白血病发病率雄性为 76% ~99%，雌性为 68% ~90%。血液内过氧化氢酶活性高，肾上腺类固醇脂类浓度低。对百日咳组织胺易感因子敏感。常用于肿瘤学和免疫学等的研究。

3. 突变系小鼠

（1）裸小鼠（nude mouse）：1962 年英国格拉斯哥医院 Crist 在非近交系的小鼠中偶然发现个别无毛小鼠，并伴有先天性胸腺发育不良，研究证明是由第 11 对染色体突变引起，经过培育后形成独特的突变系裸小鼠，用"nu"表示裸基因符号。具有以下特点：①先天性胸腺缺陷；②胸腺依赖性免疫功能缺乏，其 T 细胞功能接近于零，但 B 细胞功能大致正常，NK 细胞活性与鼠龄有关（3~4 周龄比同龄普通小鼠活性低，而 6~8 周龄则比同龄普通小鼠活性高）；③人体肿瘤异种移植时无排斥反应，没有被毛，皮肤裸露，便于动态观察肿瘤的生长状态；④采用隐性纯合子雄鼠与杂合子雌鼠繁殖（♂nu/nu×♀nu/+）；⑤裸小鼠抵抗力差，易患病毒性肝炎和肺炎，因此必须饲养在屏障系统中；⑥裸鼠广泛用于肿瘤学、免疫学、微生物学和毒理学等领域的研究。

（2）T、B 细胞联合免疫缺陷小鼠：即 SCID 小鼠，SCID 是 severe combined immune deficiency 的英文缩写，其位于第 16 号染色体上的隐性基因突变。1988 年我国从美国 Jackson 实验室引进。SCID 小鼠有以下特点：①外观与普通小鼠无异，生长发育正常，但胸腺、脾脏、淋巴结的重量只有正常小鼠重量的 1/3；②T 细胞和 B 细胞数量大量减少，体液免疫和细胞免疫功能均缺陷，但巨噬细胞和 NK 细胞功能未受影响；少数 SCID 小鼠可出现一定程度的免疫功能恢复，称为 SCID 小鼠的渗漏现象；③纯合型雌鼠和纯合型雄鼠可进行繁殖生产（与裸小鼠不同）；④由于免疫系统有缺陷，故容易发生感染而造成死亡，因此必须饲养在屏障系统中；⑤SCID 小鼠每胎产仔数 3~5 只，寿命可达 1 年以上；⑥SCID 小鼠主要用于免疫学、肿瘤学和单克隆抗体制备。

（3）T、B、NK 细胞联合免疫缺陷小鼠：即 NOD SCID 小鼠，为 T、B 和 NK 三种细胞功能缺陷的动物，它是由 SCID 小鼠与具有 NK 细胞功能缺陷、循环补体缺乏、抗原呈递细胞分化及功能不良特点的 NOD/Lt 品系回交，得到的联合免疫缺陷动物。其免疫力更为低下，因而也更容易接受异种移植。有研究结果表明，NOD SCID 小鼠较 SCID 小鼠在人体肿瘤移植上占有优势，也有研究者认为，使用 T、B、NK 细胞联合免疫缺陷动物所建立的人体肿瘤移植模型能够更好地模拟人体肿瘤侵袭和转移的自然过程。

Notes

4. 杂交一代小鼠(F1 代)　F1 杂种(F1-hybrid)是指根据需要在两个品系动物之间有计划地进行交配所获得的第 1 代动物。F1 代小鼠具有清楚的遗传背景和双亲的特性,而且均一性比亲代好。从遗传学角度来说,它不能算一种品种或品系动物,但由于其生活力强、对各种实验重复性好等优势,而得到广泛的应用。

表 1-3-2　常用的小鼠杂交一代

亲本品系		杂交一代
♀	♂	
C57BL/6	DBA/2	B6D2Fl
C57BL	DBA	BDFl
NZB	NZW	NZBWFl
C57BL/6	C3H	B6C3Fl
C3H	DBA/2	C3D2Fl
C57BL/6	A	B6AFl
C57BL/6	CBA	B6CBFl
CBA	C57BL/6	CBB6Fl
C3H	C57BL/6	C3B6Fl
C57BL	C3H	BC3Fl
C57BL	CBA	BCBFl
BALB/c	DBA/2	CD2Fl
BALB/c	C57BL/6	CB6F1

(四)饲养管理

1. 环境　根据实验动物质量国家标准的要求,小鼠的生产繁殖和实验环境都必须是屏障系统或隔离系统。应严格按国家标准设计饲养室,温度、相对湿度、噪音、光照、换气次数、风速等各项指标都要控制在标准范围内(各项指标要求见环境设施章节)。

2. 笼具与垫料　一般采用无毒的耐高温高压的塑料笼具,垫料要求干燥、吸水性强、无毒、无味、无污染、动物不食,并需经高压消毒灭菌处理。

3. 饲料与饮水　一般饲喂全价营养颗粒饲料,以保证其正常生长发育需要,并要有一定的硬度,以便磨牙。饲料配方一经确定不要轻易改变。饲料消毒方法目前两种,一是预真空高压消毒,对营养成分有破坏;另一种是^{60}Co 照射,对营养破坏小,但成本高。饮水一般采用高温高压灭菌的方式消毒饮水。也有酸化处理灭菌的方法,即用盐酸将饮水酸化(pH 2.5 ~ 3)以达到灭菌要求。

4. 日常管理　饲养、管理和实验人员必须严格遵守相应操作规程做好相应的份内工作,保证动物福利,保证饲料饮水充足、清洁卫生和消毒、做好工作记录,合理的实验方案,才能获得满意的实验结果。

5. 运输　运输必须采用有空气过滤膜隔离窗的专用运输盒。保证空气在过滤后进入盒内,从而保证动物不受病原微生物的污染。运输车要能够保证适宜的温度,盒内动物不可太密集,以免造成运输途中死亡。

(叶明霞)

二、大　鼠

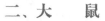

大鼠(rat,*rattus norvegicus*)(图 1-3-4/文末彩图 1-3-4)属哺乳纲,啮齿目,鼠科,大鼠属。由

野生褐色大鼠驯化而成。19 世纪初,美国费城的 Wistar 研究所开发大鼠作为实验动物,育成了 Wistar 大鼠,做出突出贡献。20 世纪以后,大鼠开始在生命科学领域广泛应用,尤其在肿瘤学、药理学、内分泌学和营养学方面应用最为广泛。大鼠是最常用的实验动物之一,其用量仅次于小鼠。

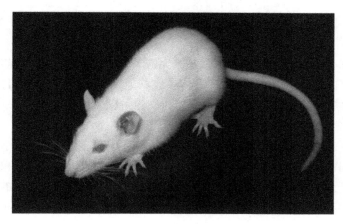

图 1-3-4 大鼠

（一）大鼠的生物学特性

1. 一般特性

（1）外貌特征:外观与小鼠相似,但体形较大。一般成年大鼠体长不小于 18 ~ 20cm。

（2）行为习性:与小鼠相似,习于昼伏夜动,噪音和不适光照对其繁殖影响很大,噪声能使其内分泌系统紊乱,性功能减退,食仔或死亡。

（3）大鼠性情:性情温顺,易于捕捉,行动较迟缓,一般不会主动攻击咬人,但当粗暴操作或营养缺乏时可发生攻击人或互相撕咬现象。尤其是哺乳期的母鼠更凶,特别容易咬人。

（4）嗅觉灵敏:对空气中的灰尘、氨、硫化氢极为敏感,易引发呼吸道疾病。当长期慢性刺激时,会引起大鼠肺炎或进行性肺组织坏死,一般开放系统饲养的大鼠死亡原因主要为呼吸道疾病引起。

（5）大鼠食性:大鼠食性较杂,以谷物为主兼食肉类,对营养缺乏敏感,特别对氨基酸、蛋白质、维生素的缺乏十分敏感,是研究营养学的良好实验动物。大鼠体内有合成维生素 C 的功能。

（6）对湿度的要求:大鼠对饲养环境中湿度敏感,相对湿度低于 40% 时,易发生环尾症,还会引起哺乳母鼠食仔现象发生,一般饲养室湿度应保持 50% ~ 65% 之间。

2. 解剖学特点

（1）骨骼和牙齿:大鼠的齿式为 2(1003/1003) = 16。上下颌各有 2 个门齿和 6 个臼齿,门齿终生不断生长,需经常磨损以维持其恒定。

（2）消化系统:大鼠胃分为前胃(非腺胃)和胃体(腺胃)两部分,两部分由一个界限嵴隔开,食管通过此嵴的一个褶进入胃小弯,此褶是大鼠不会呕吐的原因。大鼠肝再生能力很强,切除 60% ~ 70% 后可再生,适用于肝外科实验研究。大鼠无胆囊,来自各叶的胆管在肝门处汇集而成总胆管,长度 1.2 ~ 4.5cm,直径 0.1cm,总胆管几乎沿其全长都为胰腺组织所包围,并在其行程中接收若干条胰管。总胆管在距幽门括约肌 2.5cm 处通入十二指肠,适宜作胆管插管模型。

（3）呼吸系统:左肺为 1 个大叶,右肺分成 4 叶。支气管腺不发达,不宜作为慢性支气管炎模型和祛痰平喘药物研究。

（4）循环系统:大鼠心脏和外周循环与其他哺乳动物稍有不同,心脏的血液供给既来自冠

Notes

状动脉也来自冠状外动脉,后者起源于颈内动脉和锁骨下动脉。大鼠尾部血管丰富,形成尾椎节段性分布和纵向贯通分布相结合的特点。2 点和 10 点部位两根静脉比较表浅粗大,适宜静脉注射。尾有运动平衡、调节体温、自我保护等功能。

(5) 泌尿生殖系统:大鼠肾只有一个肾乳头和一个肾盏,可有效地进行肾套管插入研究。大鼠雄性生殖系统有许多高度发育的副性腺,包括大的精囊、尿道球腺、凝固腺和前列腺。腹股沟管终生保持开放,睾丸于出生后 30~35 天开始下降。雌性子宫为 Y 形双子宫,胸部和腹部各有 3 对乳头。

(6) 神经系统和内分泌系统:大鼠有发达的大脑半球,在背面盖住了间脑和中脑,间脑结构与兔相似;由大脑发出的脑神经共 13 对。垂体较脆弱地附着在漏斗下部,可用吸管吸除垂体,适宜制作垂体摘除模型。大鼠的垂体、肾上腺功能发达,应激反应灵敏。

3. 生理学特性

(1) 生长发育:新生大鼠体重约 5.5~10g,全身无毛,两耳关闭,四肢短小。3~4 天两耳张开,8~10 天长出门齿,14~17 天开眼,16 天被毛长齐,20~21 天可断奶。大鼠生长发育的快慢与其品系、营养状况、健康状况、环境条件以及母鼠的哺乳能力、生产胎次均有密切关系。一般成年雄鼠体重 300~600g,雌鼠 250~500g,大鼠的寿命一般为 2.5~3 年。Wistar 和 SD 封闭群大鼠周龄和体重的关系见表 1-3-3。

表 1-3-3 大鼠日龄与体重关系(g)

品系	性别	不同日龄体重							
		21	28	35	42	49	56	63	70(天)
Wistar	♂	56	97	134	187	233	297	325	370
	♀	54	91	134	166	209	214	232	246
SD	♂	52	101	150	206	262	318	365	399
	♀	50	86	130	172	210	240	258	272

(2) 生殖生理:大鼠妊娠期为 19~23 天,平均为 21 天,每胎产仔数平均为 8~13 只,雄鼠出生后 30~35 天睾丸下降进入阴囊,45~60 天产生精子,90 日龄后体成熟时才为最适繁殖期。雌鼠一般 70~75 天阴道开口,初次发情排卵是在阴道开口前后,80 日龄体成熟进入最适繁殖期。大鼠是自发排卵,雌鼠性周期为 4~5 天,与小鼠同。大鼠也存在产后发情,繁殖和生产使用期为 90~300 日龄。

(3) 水的调节:大鼠汗腺不发达,仅在爪垫上有汗腺,尾巴是散热器官,大鼠在高温环境下,靠流出大量的唾液来调节体温,在唾液腺功能失调时,易引起中暑死亡。

(4) 其他生理指标:成年大鼠的胃容量为 4~7ml,每只大鼠的食料量为 20~30g/d(妊娠泌乳期的大鼠食量加大),饮水量为 20~45ml/d,排粪量约为 7~14g/d,排尿量约为 5.5ml/100g 体重。

(二) 大鼠在生物医药研究中的应用

1. 药物学及药效学研究 大鼠广泛应用于药品的毒性及三致(致畸、致癌、致突变)实验、药物筛选实验、药代动力学实验等。

2. 行为学研究 大鼠行为表现多样,情绪反应灵敏,适应新环境快,探索性较小鼠强,可人为唤起和控制其动、视、触、嗅等感觉,神经系统反应方面与人有一定相似,所以在行为及行为异常的研究中用的很多。如:迷宫训练、奖励和惩罚效应、高级神经活动障碍等研究。

3. 老年病学研究 大鼠进行老年学研究与小鼠相比,从大鼠可得到足够量的血样和其他体液样品。

Notes

4. 心血管疾病研究 大鼠是研究高血压的首选动物。目前已培育出多种不同类型的高血压大鼠品系。还有自发性动脉硬化大鼠品系,通过诱发可使大鼠出现肺动脉高压症、心肌劳损、局部缺血心脏病等模型,用于进行发病机制和治疗研究,但其结构功能、代谢与人类不完全相同。

5. 内分泌疾病的研究 大鼠的内分泌腺容易手术摘除,尤其是垂体更易摘除。常用于研究各种腺体对全身生理、生化功能的调节;激素腺体和靶器官的相互作用;激素对生殖生理功能的调控作用及计划生育。肥胖品系大鼠用来研究高脂血症。大鼠还用于应激性胃溃疡、卒中、克汀病等与内分泌有关的研究。

6. 微生物学研究 大鼠对多种细菌、病毒和寄生虫敏感,适宜复制多种细菌性和病毒性疾病模型,是研究支气管肺炎、副伤寒的重要实验动物。

7. 营养代谢病研究 大鼠对营养物质缺乏敏感,可出现典型缺乏症状,是营养学研究使用最早、最多的实验动物。

8. 口腔医学研究 大鼠磨牙的解剖形态与人类相似,给其致龋齿丛和致龋食物可产生与人一样的龋损,适用于建立龋齿动物模型。适宜研究龋齿与微生物、唾液及食物的关系、牙垢产生的条件、牙周炎疾病实验。

9. 其他 大鼠可用于遗传学、计划生育、老年病学等其他方面的研究。

(三)大鼠的遗传学分类及主要品种(品系)

1. 封闭群大鼠

(1)Wistar 大鼠:1920 年由美国 Wistar 研究所培育成功,被毛白色,性情较温顺,繁殖力强,对环境适应性强,对肺炎有抵抗力,在国内外被广泛应用于医学、药学、生物学、营养学和毒理学等研究。

(2)SD 大鼠:1975 年由美国 Sprague Dawley 农场用 Wistar 大鼠培育而成。被毛白色,生长发育较 Wistar 大鼠快,对疾病的抵抗力尤以呼吸道疾病的抵抗力强。自发肿瘤率较低,对性激素感受性高。10 周龄雄鼠体重可达 300~400g,雌鼠可达 180~270g。SD 大鼠常用作营养学、内分泌学和毒理学研究。

(3)Long Evens 大鼠:该大鼠是 1915 年 Long 和 Evans 用野生褐家鼠(雄)与白化大鼠(雌)进行杂交而育成。该品系体形略小于前两个品系,最明显的特征是头和颈部呈黑色,背部有一条黑线。目前有用于视神经损伤修复、原位肾移植研究。

2. 近交系大鼠

(1)F344 大鼠:被毛白色,1920 年由哥伦比亚大学肿瘤研究所 Curtis 培育,我国从 NIH 引进。旋转运动性低,血清胰岛素含量低,免疫学上,原发和继发性脾红细胞免疫反应性低。广泛应用于毒理学、肿瘤学、生理学等研究领域。

(2)LEW 大鼠:由 Wistar 远交群大鼠培育而来,白化。血清中甲状腺素、胰岛素和生长激素含量高。接种豚鼠髓磷碱蛋白后,易产生实验过敏性脑脊髓炎,极易感染诱发自身免疫心肌炎,可诱发过敏性关节炎和自身免疫复合物血细胞性肾炎等。可移植多种肿瘤,高脂肪食物容易引起肥胖症。

(3)Lou/CN 和 Lou/MN 大鼠:被毛白色,由 Bazin 和 Beckers 培育出浆细胞瘤高发系 Lou/CN 和低发系 Lou/MN,两者组织相容性相同,Lou/CN 大鼠 8 月龄以上自发浆细胞瘤雄鼠 30%、雌鼠 16%,常发生于回盲部淋巴结。常用于单克隆抗体的研制,用其制备单抗,其腹水量较用 BALB/c 小鼠大几十倍,可大量生产。

3. 突变系大鼠

(1)SHR 大鼠:又称自发性高血压大鼠,被毛白色。1963 年由日本京都大学医学部从 Wistar 大鼠中选育而成。该鼠生育力及寿命无明显下降,繁殖时每代均应选择高血压大鼠为亲本。其特点是自发性高血压,且明显原发性肾脏或肾上腺损伤。在 10 周龄后雄鼠收缩压为 26.7 ~ 46.3kPa,雌鼠为 24.0 ~ 26.7kPa,心血管疾病发病率高。该鼠对抗高血压药物有反应,是筛选抗高血压药物的良好动物模型。

(2) WKY 大鼠:1971 年美国 NIH 从 Kyoto 医学院引进 Wistar 大鼠,以后通过近交培育而成,白化,为 SHR 正常血压对照动物,雄性动脉收缩压为 18.7 ~ 20.0kPa(140 ~ 150mmHg),雌性为 17.3kPa(130mmHg)。

(3) 裸大鼠:1953 年由英国阿伯 Rowett 研究所首先发现,体毛稀少,T 细胞缺失,免疫功能低下,B 细胞正常,NK 细胞活动增强,高于有胸腺大鼠。裸大鼠许多特性与裸小鼠相似,可参照。

(4) 癫痫大鼠:用铃声刺激会旋转起舞数秒钟,然后一侧倒地发作癫痫,与人的癫痫病很相似,可作研究人的癫痫病的动物模型。

4. 杂交一代(F1 代)

大鼠的杂交一代不如小鼠的杂交一代使用广泛,常用的有:AS×AS2F1,F344×WistarF1,LEW×BNF1,WAG×BNF1。

(四) 饲养管理要点

大鼠的饲养管理工作基本与小鼠相同。

(叶明霞)

三、豚　鼠

豚鼠(guinea pig)原产于南美,实验豚鼠由野生豚鼠(*Cavia porcellus*)之中的短毛种驯化而来,是较早用于生物医学研究的动物。

(一) 豚鼠的生物学特性

1. 外貌特征　豚鼠体形短粗、身圆、无尾、全身被毛、四肢较短。成年豚鼠体长一般在 225 ~ 355mm。头大颈粗两眼明亮,耳壳较薄,血管明显,上唇分裂。医学实验常用的为白色和三色(黑、棕、白)豚鼠。

2. 行为习性　性情温顺,基本不伤人,胆小易惊,喜群居和干燥清洁的生活环境。不善于攀登和跳跃。嗅觉、听觉较发达。对各种刺激有较高的反应性,如空气污浊、气温突变、寒冷或炎热等都会引起豚鼠体质量减轻、厌食、妊娠末期流产。仔鼠发育缓慢,甚至引发肺炎等多种疾病。受到惊吓,特别音响持续刺激会使动物出现一系列不良反应。

3. 对抗生素极为敏感　豚鼠对各种抗生素高度敏感,尤其是对青霉素及四环素族的致敏性更高。青霉素对豚鼠的毒性比其他动物大 100 ~ 1000 倍,给豚鼠注射 14 000U/kg(0.84mg/kg)就能使豚鼠在 7 天内死亡。因此治疗豚鼠感染性疾病不用抗生素而常用磺胺类药物。

4. 解剖学特点

(1) 骨骼和牙齿:由头骨、躯干骨和四肢骨组成。豚鼠的齿式为 2(1013/1013)= 20,门齿尖利呈弓形深入颌部,并能终生生长,臼齿也非常发达。

(2) 消化系统:胃壁非常薄,黏膜呈皱襞状,胃容量 20 ~ 30ml。肠管较长,约为体长的 10 倍。盲肠发达,约占腹腔的 1/3 并富有淋巴结。

(3) 呼吸系统和淋巴系统:气管及支气管不发达,只有喉部有气管腺体,支气管以下皆无。肺分 7 叶,右肺 4 叶,左肺 3 叶。豚鼠淋巴系统较发达,对入侵的病原微生物极为敏感。肺组织中的淋巴组织特别丰富,豚鼠呼吸系统抗病力差,最易患细菌性肺炎。

(4) 循环系统:心脏长约 2cm,心室周长 5 ~ 6cm,位于胸腔前部中央,分为左、右心房和左、右心室四个腔,为完全双循环。

(5) 生殖系统:雌雄豚鼠腹部皆有一对乳腺,但雌性乳头比较细长,雌性子宫有两个完全分

Notes

开的子宫角;具有无孔的阴道闭合膜,发情期张开,非发情期闭合。雄性有位于两侧突起的阴囊,内含睾丸,出生后睾丸并不下降到阴囊,但通过腹壁可以触摸到。

(6)神经系统:豚鼠大脑半球没有明显的回纹,只有原始深沟,属于平滑脑组织,脑在胚胎期42~45天就发育成熟,较其他同类动物发达。

5. 生理学特性

(1)生长发育:豚鼠属于晚成性动物,妊娠期比较长,出生后即能活动,体重量一般为50~115g,据窝产仔数多少而不同。生长发育较快,在出生后的两个月内平均每天增重2.5~3.5g。成年豚鼠体重量一般为350~600g。寿命一般为5~8年。5月龄体成熟时雌鼠体重量700g、雄鼠在750g左右。成年豚鼠长22.5~35.5cm,染色体2n=64。

(2)生殖生理:豚鼠性成熟早。雌性一般在14天时卵泡开始发育,60天左右开始排卵;雄性30天左右有性活动,90天后才具有生殖能力的射精。豚鼠一般在5月龄左右达到性成熟,才可配种繁殖。豚鼠性周期为13~20天(平均16天),发情时间可持续1~18小时,妊娠期长达65~70天,每胎产仔1~8只,多数为3或4只,仔鼠一般在15~21天离乳。豚鼠为全年多发情动物,并有产后性周期。雄性射出的精液含有精子和副性腺分泌物,分泌物在雌性阴道中凝固形成阴栓。此栓被脱落的阴道上皮覆盖,在阴道口停留数小时脱落,据此可确定交配受孕日期,准确率达80%~90%。

(3)血细胞特性:豚鼠的红细胞指数(红细胞、Hb和PCV)较其他啮齿类低,外周血和骨髓细胞的形态与人相似。

豚鼠的白细胞中有一种特化单核细胞,称为Kurloff细胞,该细胞含有一个由黏多糖组成的胞浆内包涵体,正常情况下,Kurloff细胞分布在血管和胸膜中,在妊娠期或外来刺激时,胎盘中的Kurloff细胞增多。

(4)营养代谢:豚鼠属草食性动物,喜食纤维素较多的禾本科嫩草。豚鼠体内缺乏合成维生素C的酶,故其肝脏和肠内不能合成维生素C,所需维生素C必须来源于饲料中,因此在日粮中应注意配给。

(5)体温调节:豚鼠自动调节体温的能力较差,易受外界温度变化的影响,新生仔鼠更为明显,主要依靠室内温度恒定和母体抚育来维持其正常体温。温度过高或过低都会降低豚鼠的抵抗力,严重者甚至会引起死亡。

豚鼠的基本生物学参数可参考附表4-2。

(二)豚鼠在生物医药研究中的应用

1. 免疫学研究 豚鼠是进行过敏性反应和变态反应的首选动物。如给豚鼠注射马血清,很容易复制成过敏性休克动物模型;豚鼠迟发型超敏反应与人相似。另外,豚鼠的血清可为免疫学补体结合试验提供所需要的补体。

2. 微生物感染试验 豚鼠对很多致病菌和病毒十分敏感,是微生物感染试验中常用的实验动物。如对结核杆菌、白喉杆菌、鼠疫杆菌、布氏杆菌、沙门菌、霍乱弧菌、Q热、淋巴细胞性脉络丛脑膜炎病毒、钩端螺旋体等易感,常用于上述传染病的研究,以及病原的分离、诊断和鉴别。

3. 皮肤毒物作用实验 豚鼠皮肤对毒物刺激反应灵敏,其反应近似人类,可用于局部皮肤毒物作用实验,如研究化妆品和外用药物对局部皮肤的刺激反应。

4. 药物研究 豚鼠由于妊娠期长,胚胎发育完全,适用于某些药物或毒物对胎儿后期发育影响的研究;由于豚鼠对组织胺很敏感,能引起支气管痉挛性哮喘,常用于平喘药和抗组织胺药物的研究;豚鼠吸入7%的氨气、二氧化硫、柠檬酸能引起咳嗽,所以豚鼠也适用于镇咳药物的研究,豚鼠也可用于局部麻醉药物的作用研究。

5. 耳科研究 因豚鼠听力特别敏锐,故常用作耳科研究,如研究噪声对人耳听力的影响;亦可用于抗生素耳毒性研究等。

Notes

6. **营养学研究**　豚鼠是研究维生素 C 生理功能的重要动物模型;由于豚鼠胎儿期大脑易受营养影响,它是大脑发育营养不良效应研究的最好对象。

7. **出血和血管通透性变化实验**　豚鼠切断颈部两侧迷走神经可以引起肺水肿,可用于复制典型的急性肺水肿动物模型,其症状比其他动物更明显。豚鼠的血管反应敏感,出血症状显著,适用于观察出血和血管通透性变化实验。

8. **缺氧耐受性和耗氧量研究**　豚鼠缺氧耐受力强,是缺氧耐受性和测量耗氧量研究的首选动物。

(三)豚鼠遗传分类及主要品系

根据 1985 年《国际实验动物索引》公布,豚鼠近交系有 8 种,部分近交系有 5 种,随机交配近交系有 2 种,突变系有 3 种,远交群有 30 种。使用最广泛的是近交系 2 和 13。

1. 封闭群豚鼠

(1) Dunkan-Hartley 豚鼠:Dunkan-Hartley 系、Hartley 系是与英国种相似的封闭群,毛色为白色。1973 年我国从英国实验动物中心引进的 DHP 封闭群豚鼠即属于 Dunkan-Hartley 系。

(2) FMMU 豚鼠:FMMU 豚鼠(图 1-3-5)是南方医科大学(原第一军医大学)实验动物中心在封闭状态下经过 15 年培育而成的,有其独特的特性。封闭群 FMMU 豚鼠与三色豚鼠比较,有以下特点:①FMMU 白化豚鼠听阈明显低于三色豚鼠,用于听功能研究,敏感性优于三色豚鼠;②是复制爆震性耳聋的理想动物模型;③FMMU 白化豚鼠缺氧耐受性优于三色豚鼠;④在脏器重量方面,FMMU 白化豚鼠的肾上腺和睾丸显著大于三色豚鼠,其他脏器相似;⑤在繁殖性能方面 FMMU 白化豚鼠不如三色豚鼠;⑥FMMU 白化豚鼠除具有独特的生物学特性外,同时还保持了原种的一些特性,如血液常规值和血液生化值等。

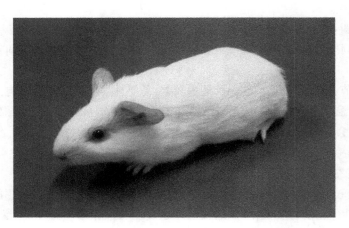

图 1-3-5　豚鼠

(3) Zmu 1:DHP 豚鼠:Zmu 1:DHP 豚鼠是浙江医科大学刘迪文、郭汉身等从 1984 年开始,经过 20 多年努力培育出的白化封闭群豚鼠。其特点是遗传稳定、个体一致性好、对组胺等化学介质敏感性较高等。

2. 近交系豚鼠

(1) 近交系 2(ST2)豚鼠:此品系 1906 年引自美国农业部,在 1951 年繁殖至 11 代时,Wright 采用兄妹交配繁殖到 1933 年的 33 代后,改为随机交配。1940 年,Heston 继续采用兄妹交配。1950 年,引入美国国立卫生研究院(NIH),并分布于世界各国。毛色为三色(黑、红、白),大部分在头部,体质量小于近交系 13(ST13)系;但脾脏、肾脏和肾上腺大于 ST13 系;老龄豚鼠胃大弯、直肠、肾、腹壁、横纹肌、肺和主动脉都有钙质沉着,对结核杆菌抵抗力强,并具有纯合 GDL-A(豚鼠主要组织相容性复合体)B-1 抗原,血清中缺乏诱发迟发超敏反应因子,对试验诱发自体免疫

Notes

的甲状腺炎比 ST13 系敏感。

（2）近交系 13 豚鼠：其育成历史与 2 系相同，所有的亚系都是从美国 NIH 输出的。毛色同 ST2 系，对结核杆菌抵抗力弱，性活动比 ST2 系差，体形较大；GDL-A 的 B-1 抗原与 ST2 系相同，主要是组织相容性复合体 I 区与 ST2 系不同，对诱发自体免疫甲状腺炎抵抗力强。一年龄豚鼠白血病自发率为 7%，流产率为 21%，死胎率为 45%，血清中缺乏诱发的迟发超敏反应因子。

（高 诚）

四、地 鼠

地鼠（hamster）是由野生仓鼠驯养后进入实验室的动物，作为实验动物的地鼠主要有金黄地鼠（golden hamster；*Mesocricetus auratus*）和被培育成实验动物并常用的还有 *Cricetulus barabensis*，它染色体大、数量少（仅 11 对）且易识别，特别适合细胞学研究，是研究染色体畸变和复制机制的极好材料；它睾丸也特大，约占体质量的 3.84%，是传染病学研究的良好接种器官。又因该鼠易产生真性糖尿病，更常用于此病研究。此种原本就是产于中国的黑线地鼠（又称背纹地鼠、花背地鼠、中国地鼠），系仓鼠亚科仓鼠属（*Cricetulus*，英文名 rat-like hamsters）动物。中国学者谢恩增 1919 年将捕自北京郊区的该野鼠用于医学实验，张昌颖等 1938 年开始人工繁育；1948 年，美国人 Schwentker 从华北取 10 对野生原种归美，由 Yerganina 完成实验动物化繁育，数年后即遍及美、欧、日等国的主要实验室，并通称此实验动物为中国仓鼠（Chinese hamster）。其中生物医学研究中 80% 以上使用金黄地鼠。

（一）地鼠的生物学特性

1. 行为特征　地鼠是昼伏夜行动物，行动不敏捷，巧于营巢；有嗜睡习惯；室温低（8～9℃）时出现冬眠；室温低于 13℃ 则幼仔易冻死，室温最好保持 20～25℃，相对湿度 40%～70%；雌鼠比雄鼠强壮，除发情期外，雌鼠不易与雄鼠同居，且雄鼠易被雌鼠咬伤；好斗，成群饲养应注意；金黄地鼠初胎时有食仔的习惯。

2. 外形、解剖特征　尾短，有颊囊，具有贮藏食物习性。地鼠颊囊是缺少组织相容性抗原的免疫学特殊区，是进行组织培养、人类肿瘤移植和观察微循环改变的良好区域。其颊囊可充分扩张，贮藏能力极强。

3. 生殖周期短　金黄地鼠妊娠期为 16（14～17）天，为啮齿类动物中妊娠期最短者。地鼠成熟期短。雌鼠一个月已性成熟，之后即可进行繁殖，雄鼠 2.5 个月可交配。哺乳期 20～25 天，离乳后雄鼠 2 月龄，雌鼠 1.5 月龄可配种。雄鼠成熟时体质量为 100g 左右，雌鼠 120g 左右。成熟期时除发情期以外雌鼠不许雄鼠靠近。

4. 生产能力旺盛，生长发育快　每年每只雌鼠可产 7～8 胎，每胎产仔 5～10 只，平均 7 只左右。幼仔出生后生长发育很快，出生时全身裸露。3～4 天耳壳开始突出体外，以后张开，4 天长毛，12 天可爬出窝外觅食，14 天眼睁开，一边觅食一边母鼠乳汁哺育。

5. 自发真性糖尿病　中国地鼠（非金黄地鼠）易产生真性糖尿病，血糖可比正常高出 2～8 倍，胰岛退化，β 细胞呈退行性变，易培育成糖尿病模型动物。

6. 皮肤移植反应特别　地鼠对皮肤移植的反应很特别，在许多情况下，非近交系封闭群地鼠个体之间的皮肤相互移植均可存活，并能长期成活下来，而不同种群动物之间的皮肤相互移植，则不能存活并被排斥。

地鼠的基本生物学参数可参考附表 4-2。

（二）地鼠在生物医药研究中的应用

1. 肿瘤移植、筛选、诱发和治疗等研究　地鼠是肿瘤学研究中常用的实验动物，广泛应用于研究肿瘤增殖、致癌、抗癌、移植、药物筛选、X 线治疗等。瘤组织接种于颊囊中易于生长，可利用颊囊观察对致癌物的反应。金黄地鼠对移植瘤接受性强，比其他实验动物易生长。

2. 细菌、病毒和寄生虫学的研究　如小儿麻疹病毒、溶组织性阿米巴、利氏曼原虫病、旋毛虫病等。

3. 生殖生理和遗传学研究　妊娠期短,仅16天,雌鼠出生后28天即可繁殖。性周期比较准,约4~5天,适合于计划生育的研究;选用近交品系地鼠进行遗传学研究。

4. 染色体畸变和染色体复制机制的研究　中国地鼠(注意:非金黄地鼠)染色体大,数量少,且易于相互鉴别,在小型哺乳动物中是难能可贵的,是研究染色体畸变和染色体复制机制的极好材料。

5. 其他老化、冬眠、行为等生理学方面的实验研究;内分泌学研究;糖尿病模型;营养学研究(维生素A、维生素E缺乏症,维生素B₂缺乏症);微循环和血管反应性的研究(选用颊囊黏膜观察淋巴细胞和血小板的变化及血管反应性变化)等。

（三）地鼠遗传分类及主要品系

1. 金黄地鼠　金黄地鼠(图1-3-6)又称叙利亚地鼠,金黄色,体质量150g,染色体$2n=44$,1930年自中东叙利亚引起,各实验室饲养有所不同,但遗传上比较一致,无大变异。应用最多,常用于肿瘤学研究,主要分布在东欧、南欧和亚洲的少数地区。

2. 中国地鼠　中国地鼠(图1-3-7/文末彩图1-3-7)(Chinese hamster, *Cricetulus griseus*)或称条背地鼠,灰色,体形小,体质量约40g。分布在中国的东海岸至里海的东海岸这一地区。中国地鼠与金黄地鼠解剖生理特点基本相似,但也存在一些差异,如中国地鼠的染色体少而大($2n=22$),大多数能相互鉴别,定位明确,尤其Y染色体在形态上是独特的,极易识别。无胆囊,大肠长度比金黄地鼠短一倍,但脑重、睾丸均比金黄地鼠重近一倍。中国地鼠常用作糖尿病研究,它是真性糖尿病的良好动物模型。

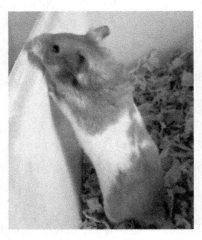

图1-3-6　金黄地鼠
(引自:陈安国.实验动物"地鼠"应正名为仓鼠.实验动物与比较医学,2013,33(6):415-417)

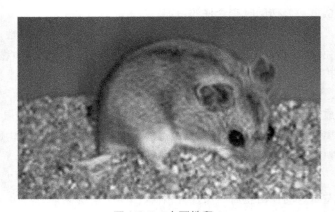

图1-3-7　中国地鼠

（高　诚）

第二节　非人灵长类动物

非人灵长类—猴(图1-3-8)具有许多与人类相似的解剖和生理学特征,所以在生物学、医学和药物学等科学研究中是很重要的实验动物。其应用从20世纪初开始,到20世纪50年代才用于普通研究。长期以来,实验用猴主要从野外捕获。近年来各国大力开展野生动物保护,来源日趋紧张,由于稀少及价格太贵,除非必需,一般用其他动物代替。

Notes

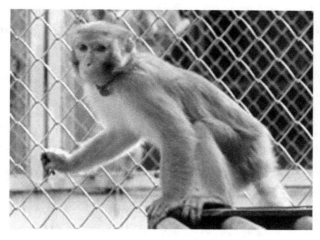

图 1-3-8　猴

一、非人灵长类动物的生物学特性

1. 生活习性　非人灵长类(猴)是热带、亚热带动物,群栖于接近水源的林区。猴类的生活规律与人类相似,一般是昼动夜眠,喜爱活动,猴群活动范围较固定,群体之间一般不相互跨越。同群之间或群与群之间发生吵、闹或撕咬。群居性强,每一群猴中都有自己的领袖即"猴王","猴王"是由体格强壮的雄猴充当。在"猴王"的严厉管制下,其他公猴或母猴随时都得乖乖地顺从;在吃食时一般是先让"猴王"吃饱吃足后剩下的才允许其他猴去吃;交配时节"猴王"霸占猴群中的全部母猴,其他较弱的雄猴根本不敢和母猴接近一步;同时"猴王"也负有保护整个猴群的安全不受侵犯的"天职"。猴王地位 4～5 年更换 1 次。猴群过大则分群,并产生新的猴王。在人工饲养条件下,也保持着野外猴类的生活习性。

猴属杂食性动物,在野外条件下喜欢植物各类块茎、嫩叶、野果等食物,也喜爱吃小鸟、鸟蛋和各种昆虫(如蝴蝶、飞蛾、蝗虫、蚂蚁等,甚至吃蚯蚓和苍蝇等)。在野外条件下食物不足或在严冬季节食物缺乏时,常成群结队地偷食农作物。在人工饲养管理条件下,猴的食谱很广,容易饲养。

猴善攀登、跳跃,会游泳,聪明伶俐,动作敏捷,同时也有较强的好奇心,模仿力很强,对其周围发生的事情都很感兴趣。猴喜爱清洁,夏季爱洗澡。每次吃完食后,常用嘴舐手或搓手,休息时相互非常认真地拨弄对方被毛。采食时(尤其是猕猴)一般先将食物送进颊囊里,不立即吞咽,待食物采尽后,再到一边以手指将颊囊内食物顶入口腔咀嚼。猴有较发达的智力和神经控制,能用前指操纵简单工具。猴之间经常打斗,受惊吓发出叫声。

此外,刚从野外捕捉的猴一般很胆小,最怕惊吓,难于驯养,常龇牙咧嘴,暴露野性,通常怕人,不容易接近。捕捉时必须小心谨慎,防止被猴抓伤、咬伤。

2. 解剖生理学特点

(1) 骨骼:①颅骨:前额倾斜,枕骨无粗隆。面部颌骨较发达,眶向前突出。颅骨的纵嵴和后嵴在颅上成为一条褶裂向上隆起,颅缝的愈合很不规则。眶窝向前通过骨板与额窝隔绝。鼻骨的构造与人类相同,但宽而尖、鼓室壁由颞骨的鼓部骨板构成,其骨板扩大成为软骨性耳囊而与听骨相连。这种软骨性耳囊具有蜂窝性结构。猕猴的枕骨大孔和人类相同,位于颅底的中央。

②脊椎:颈椎 7 个,胸椎、腰椎都为 19 个。整个脊椎是笔直的。猕猴的荐椎较人类的荐椎狭而弯曲度小,除两个荐椎外,尚有二个或三个假荐椎,这些假荐椎和两个真荐椎联合在一起构成荐椎。

Notes

③胸廓:猕猴的胸廓由十二对肋骨组成,两侧肋软骨端相互吻合,构成巩固的胸廓。

④四肢:四肢骨骼随上下肢长度比例而变化,其发达程度较人类差。猕猴的锁骨非常发达,无髁上窝。

⑤骨盆:由肠骨、耻骨和坐骨三部分组成,耻骨宽阔,坐骨具有宽阔的坐骨结节,后足的大拇趾较小而活动度较大,可以内展和外展。

(2)肌肉:猴的前肢肌肉比后肢肌肉发达。

(3)大脑:猴具有发达的大脑。大脑具有大量的脑回,脑回的丰富程度类似于猫和狗。猴的大脑有大脑外侧沟、大脑中央沟、罗朗德氏沟,由于这些脑沟的形成,把大脑分成四等,额叶和颞叶以大脑外侧沟为界,额叶与顶叶以大脑中央沟或罗朗德氏沟为界,这些脑沟是猴的特征。

(4)感觉器官:猴的视觉较人类敏感,它的视网膜具有黄斑,有中央沟。猴眼黄斑除锥体细胞外,还有杆状细胞;而人的黄斑仅由视网膜的锥体细胞组成。猴有立体视觉,能辨别物体的形状和空间位置。猴有色觉,能辨别各种颜色,猴能双目视物。猴视觉器官的缺陷是视神经交叉不甚完善,缺乏光觉层,眼的伸肌和瞬膜不甚发达。

猴的嗅觉器官则处于最低的发展阶段,嗅脑不发达,嗅球强度退化,上颌鼻甲骨形似三角板,但是嗅觉在猴子的生活中还是起着一定作用,无论接触到什么物品,都要小心地嗅一嗅。

猴有味觉,通常舌面上被覆着许多丝状乳头和散在的菌状乳头。猴的硬腭狭而长,而且几乎与齿槽缘相平行。

猴有敏锐的听觉、有发达的触觉。猴的听骨延伸为长条的沟状骨性装置(骨听道),这种骨性装置在背面与颞骨鳞部相连接,并与颞骨的鳞部一起构成骨性外耳道。

(5)消化器官:猴有颊囊,颊囊由口腔的上下黏膜侧壁构成。颊囊主要起贮存食物作用;这是由于摄食方式的改变而发生进化的结果。

猴的乳齿式为:$\dfrac{2102}{2102}$(门齿2/2,犬齿1/1,前臼齿0/0,白齿2/2)= 20,

猴的固定齿式为:$\dfrac{2123}{2123}$(门齿2/2,犬齿1/1,前臼齿2/2,臼齿3/3)= 32。

猴为单室胃,形似一个曲颈瓶。胃液呈中性。

猴的肠管长度与体长的比例为 5～8:1,肠管的构造基本上和人类相同。小肠横部较为发达,小肠降部与上部一起弯曲,形成扩大的马蹄形。盲肠是一个圆锥形的盲囊。空肠和十二指肠均有弯曲。胆囊位于肝脏的右中夹叶。

(6)呼吸器官:猴肺为不对称的肺叶,左右两肺的宽度超过长度,右肺多为 4 叶;左肺多为3 叶。

(7)血液循环系统:猴的血液循环系统的构造大体和人类相同;其后肢血管不甚发达。血型分两类,一类同人的 A、B、O 和 Rh 型相同,另一类是猕猴属特有的,有 Arh、Crh、Drh、Erh、Frh、Grh、Hrh、Irh、Xrh、Yrh、Zrh、Krh、Jrh 型。这些血型抗原可产生同族免疫,在同种异体间输血时要做血型配合试验,但不会发生新生仔溶血和成红细胞增多症,不必考虑同群中雌雄血型配合的繁殖问题。

(8)生殖器官:雄性猴的阴茎从耻骨弓向下悬垂,阴茎悬韧带固定在阴茎根部,尿道海绵体终于龟头。睾丸位于阴囊内。没有输精管腺,有精囊和很发达的不对称的前列腺。雄性 4～5岁性成熟。

雌性猴的卵巢不位于卵幕囊内,子宫为单角子宫。尿道开口于阴道前庭壁,其腹侧有阴蒂。阴道口有黏膜皱襞,如人类的处女膜。阴门的两侧有小阴唇,大阴唇不发达。母猴在性活动期这些部位即生殖器官周围极度肿胀(即所谓性皮肿),雌性生殖器附近以及整个臀部,在排卵期呈明显的肿胀,发红,年轻的猴最明显,月经之前消退。染色体21 对。雌性 3～5 岁性成熟,出现

Notes

月经,性周期 21～28 天,月经期 2～3 天,月经开始后 12～13 天排卵。有明显的繁殖季节,但一年到头发情。妊娠期 165 天左右。每胎产仔 1 个,极少 2 个,年产 1 胎。分娩时雌猴用前爪帮助胎猴娩出,舐仔并吃胎盘。初生仔猕猴体重 0.4～0.55kg,8 小时后睁眼。出生 7 周后,可离开母体。哺乳期半年以上。适配年龄,雄性 4～5 岁,雌性 3～5 岁,寿命为 15～30 年。

猴的基本生物学参数可参考附表 4-2。

(9) 猕猴体温、心率和血压:正常猕猴的体温白天为 38～39℃,夜间为 36～37℃;由于反抗捕捉、保定等引起肌肉运动,体温可很快上升,有时可达 40℃,所以在一般情况下,体温在临床上的参考价值不大。

正常猕猴的心率随年龄的增长而减慢,年龄大和体重大的动物,血压也较高;雄性比雌性高 10～15 毫米汞柱,同一种猴类在未麻醉的情况下,变化范围较大(表 1-3-4)。

表 1-3-4　正常猕猴的心率、血压和呼吸数

正常值(平均数±标准差)					备注
血压(毫米汞柱)			呼吸	心率	
收缩压	舒张压	平均值	(次/分)	(次/分)	动物以戊巴比妥钠麻醉,平均体重 7.6 公斤,血压以主动脉导管测量;动物以 Phencychnt 止痛,平均体重 5.3 公斤,血压以股动脉导管测量;动物未麻醉或镇痛,以间接法测量腘动脉血压
120±26	86±12	101±21	—	168±30	
158±18	101±10	127±12	42±7	174±30	
126	75	—	—	150	

(10) 重要脏器的重量:以平均体重为 3.3 公斤的雄猕猴统计,各脏器占体重之平均% 分别为:肝:2.66%、肺:0.53%、脾:0.29%、脑:2.78%、肾:0.61%、甲状腺:0.001%、心:0.34%、肾上腺:0.02%。

二、非人灵长类动物在生物医药研究中的应用

由于猴类在进化方面同人类的亲缘关系比较密切,解剖生理学特点与人类最近似,尤其高级神经活动比较发达,所以,在现代生物学、医学和药物学等科学研究中,应用猴类作为动物实验的越来越多。

1. 生物学研究　可用于生理学、心理学、遗传学的各种研究;生理学研究可用于脑功能、血液循环、血型、呼吸生理、内分泌、生殖生理、神经生理、行为学及老年学等各项实验研究。

2. 医学研究　可用于感染人类所特有的传染病,特别是其他动物不能复制的传染病和疫苗试验,非人灵长类动物是某些人类传染病病原除人以外的唯一易感动物,如肝炎病毒、脊髓灰质炎病毒、类鼻疽菌、B 病毒、大脑炎、痢疾和疟疾等,尤其是脊髓灰白质炎,猕猴对之最敏感,出现的临床症状也完全同人类相同。猕猴是肠道杆菌病和结核病研究中常用动物模型。在制造和评价脊髓灰质炎(小儿麻痹)疫苗时,猕猴是唯一的动物模型。

3. 其他疾病研究　可用猕猴复制动脉粥样硬化模型、慢性气管炎模型。进行实验肿瘤学、牙科疾病、放射医学研究和遗传代谢性疾病研究,如新生儿肠道脂肪沉积、蛋白缺乏症、胆石症、先天性伸舌白痴、酒精中毒性胰腺炎等。

4. 药理、毒理学研究　非人灵长类动物与人的生殖生理非常接近,是人类避孕药研究极为理想的实验动物。此外,可用电极损伤制造猴震颤动物模型,筛选抗震颤性麻痹药物。猴对镇静剂的依赖性与人较接近,症状较明显并易于观察,新镇静剂进入临床前要用猴进行实验。猴是药物新陈代谢研究的良好动物,在已研究的化合物中,证实 71% 药物在猴体内代谢和在人体内代谢的近似性,但不同灵长类动物对药物反应有一定差异。猴还可以用来进行祛痰平喘药的疗效实验、抗疟药物的筛选实验。

5. 器官移植研究　非人灵长类动物是研究人类器官移植的重要模型。猕猴的主要组织相容性抗原(RHLA)同人的 HLA 抗原相似,有高度的多态性,是灵长类动物组织相容性复合体基因区域的主要研究对象,基因位点排列同人类有很大的相似性。也常用于放射病出血和骨髓移植的实验。

三、非人灵长类动物主要品种(品系)

在医学科学研究中广泛应用的主要是猕猴属猴,主要有以下几种:

(一) 猕猴(*macaca mulatta*)

别名:恒河猴、广西猴。

分布:我国分布于长江以南各省(区),国外尼泊尔、印度、缅甸、泰国、越南有分布。

形态特征:体重雄性 5.5~10.5kg,雌性 4.5~10.5kg。颜面消瘦,肉色,头顶无"漩毛"。尾较长,约为体长的 1/2。颊部有供临时储食的颊囊。四肢几乎等长,体毛多棕灰色,后部呈棕黄色。有臀疣。

生活习性:喜住在石山,裸岩的树林中。常在傍水的崖壁地带活动。昼行性。夜宿崖洞或树上,无固定住所,有一定的巢域,常随食物而迁徙。群栖,群中以体壮者为"王"。视觉灵敏,好动,有惊、恐、哀、怒、乐等表情和声音信息。主食野果和嫩枝叶,亦觅食贝类和虾蟹等小动物。没有明显的繁殖季节,月经周期 28 天,发情期 9 天左右,妊娠期 164(148~180)天,仔猴出生季节多数在 3~6 月,少数在 9 月,初生的仔猴重 0.33~0.6kg,哺乳期 7~14 个月,一般年产一胎一仔,四五岁性成熟。

(二) 食蟹猴(*macaca fascicularis*)

别名:爪蛙猴、长尾猴

分布:马来半岛、印度尼西亚、缅甸南部、泰国、菲律宾

形态特征:体重雄性 3.5~8.2kg,雌性 2.5~5.8kg。体形比猕猴小,毛色黄、灰、褐不等,腹毛及四肢内侧毛色浅白;冠毛后披,面带须毛,眼围皮裸,眼睑上侧有白色三角区;耳直立目色黑。

生活习性:栖息于有红树的沼泽地,捕食水中小蟹或小昆虫,善游泳潜水等。食蟹猴体形小,性情温顺,便于实验操作。近年来食蟹猴应用逐渐增多,与猕猴用量相当。

恒河猴和食蟹猴是最常用的非人灵长类实验动物。绿猴、狒狒可用于艾滋病研究,狨猴可用于流感研究。在使用时,要根据其生物学特性加以选择。

(常　弘)

第三节　其他哺乳类动物

一、兔

生物医学研究应用的兔(rabbit)(图 1-3-9)是由野生穴兔经过驯化而育成,多为欧洲兔(*oryctolagus cuniculus*)的后代,染色体 2n=44。兔是生物医药实验研究中最常用的动物之一,广泛应用于心血管病、内分泌、脂质代谢、遗传学、药理学等研究领域。

(一) 兔的生物学特性

1. 行为习性

(1) 草食动物,性情温顺,喜欢独居,群居性差。如果群养,常发生斗殴咬伤,实验兔常常笼养。

(2) 听觉和嗅觉灵敏,胆小易惊,齿尖,喜磨牙,有啃土和扒土习惯。

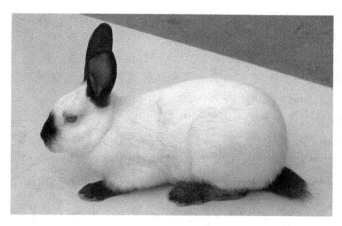

图 1-3-9　兔

（3）喜干厌湿：有良好的卫生习惯，由于汗腺不发达，当气温超 30℃以上或湿度过高时，易引起母兔厌食、流产、拒绝哺乳。

（4）夜行性和嗜睡性：白天兔表现安静，常处于假眠和休息状态，夜间活跃，晚间采食量占全天的 75%。若使其仰卧，全身肌肉松弛，顺毛抚摸其胸腹部并按摩太阳穴时，可使其进入睡眠状态。

（5）食粪特性：正常兔粪有两种，一种是常见到的圆形颗粒硬粪，另一种是表面附有黏液的小球状软粪。软粪在晚上排出，含有较丰富的粗蛋白和维生素，兔直接由肛门吞食软粪。兔的食粪行为是一种正常的生理行为，开始于 3 周龄。

（6）体温变化十分灵敏：兔正常体温在 38.0~39.6℃，兔的体温变化十分灵敏，最易产生发热反应，发热反应典型、恒定，人类临床热原反应与兔的热原反应阳性有着密切相关性，所以，实验兔热原质检查至今仍无理想的方法完全取代之。

2. 解剖学特点

（1）皮肤、牙齿和骨骼：兔的皮肤表皮较薄，真皮较厚。口腔小，上唇分开；齿式为 2（门 2/1，犬 0/0，前臼 3/2，臼齿 3/3）= 28；和其他啮齿目动物不同的是有 6 颗切齿，它多了 1 对小切齿；有发达的门齿，宽大的臼齿，上颌除一对大门齿外，其后还有一对小门齿，无犬齿；全身骨骼共275 块，小、轻、脆。

（2）消化系统：家兔为单胃，胃底特别大，小肠和大肠的总长度为体长的 10 倍。盲肠发达，占腹腔的 1/3。在回盲处有特有的圆小囊。兔有眶下腺（其他哺乳动物一般不具有）。

（3）循环系统、呼吸系统和神经系统：兔的胸腔构造与其他动物不同，由纵隔将胸腔分左右两室，互不相通。肺被肋胸膜和肺胸膜隔开，心脏呈锥圆形，介于两肺之间被心包膜隔开，开胸手术暴露心脏时，只要不损伤纵隔膜可不使用人工呼吸机。左肺 2 叶，右肺 4 叶。

（4）泌尿生殖系统：雄兔的腹股沟管宽短，终生不封闭，睾丸可以自由地下降到阴囊或缩回腹腔。雌兔为双子宫，有两个子宫角和两个子宫颈，无子宫体，乳头 3~6 对。兔为单乳头肾，尿液浑浊有结晶。

（5）耳朵和眼睛：兔耳廓大，血管清晰，便于血管注射和采血。兔眼球大，适于眼科研究。虹膜内色素细胞决定眼睛的颜色，白色兔眼睛的虹膜完全缺乏色素，由于眼球内血管的血液颜色折射，看起来是红色。

3. 生理学特点　兔生长发育迅速，仔兔初生无毛，全身裸露，眼睛紧闭，耳闭塞无孔，脚趾相连，体质量约为 50g。兔在正常生命活动中有两种换毛现象，一种是年龄性换毛，一种是季节性换毛。

不同品种兔的性成熟年龄有差异。一般雌性为 5~6 个月，雄性为 7~8 个月。一年四季均可交配繁殖,发情周期8~15天左右,发情持续期为3~5天。兔是刺激性排卵的动物,交配后10~13小时排卵。妊娠期29~36天,窝产仔数为4~10只,哺乳期40~45天。平均寿命8年。

兔具有产生阿托品酯酶的基因,即使吃了含有颠茄(阿托品是从颠茄、曼陀罗、莨菪等植物中提取的生物碱,而颠茄中的主要生物碱为阿托品和黑莨菪碱)的饲料后,亦不会出现中毒症状。这是由于阿托品酯酶破坏了生物碱所致。

兔的基本生物学参数可参考附表4-2。

(二)兔在生物医药研究中的应用

1. **发热研究及热原实验**　兔对各种细菌内毒素、化学药品、异种蛋白等热原物质反应灵敏,最易产生发热反应,发热反应典型、稳定,因此被广泛应用于制药和药检部门对各种制剂的热原质检定等。

2. **胆固醇代谢和动脉粥样硬化症的研究**　兔是最早应用于这方面研究的实验动物,兔对胆固醇膳食敏感,对胆固醇吸收率高,对高脂血症清除能力较低。如将纯胆固醇溶于植物油中饲喂兔,可以引发兔的典型高胆固醇血症、主动脉粥样硬化症和冠状动脉硬化症,且其病变与人类的病变基本相似。

3. **眼科学和免疫学研究**　兔的眼球甚大,几乎呈圆形,便于进行手术操作和观察,是眼科研究中最常用的动物;兔的免疫反应灵敏,免疫学研究中常用各种免疫血清,大多数是采用兔血制备。

4. **皮肤反应实验**　兔皮肤对刺激反应敏感,其反应近似于人,故常用实验兔进行毒物对皮肤局部作用的研究、化妆品对皮肤影响的研究等。

5. **心血管和肺心病研究**　兔颈部神经血管和胸腔的特殊结构很适合作急性心血管实验,如间接法测量冠状动脉、肺动脉、主动脉血流量和心搏量;直接法记录颈动脉压、中心静脉压;进行开胸和心脏实验,不需做人工呼吸;还适合复制心血管和肺心病的各种动物模型,如心肌梗死、心律失常等。

6. **生殖生理及胚胎学研究**　兔属刺激性排卵,如雄兔的交配动作或静脉注射绒毛膜促性腺激素(每只60~100U)均可诱发排卵,注射黄体酮及某些药物可抑制排卵。兔排卵数量多少以卵巢表面带有鲜红色的小突起个数显示,雌兔只能在交配后排卵,所以排卵的时间能够准确计算,同时胚胎材料很容易取得,故可用于生殖生理,胚胎学研究和避孕药物筛选。

7. **微生物研究**　兔对多种微生物都非常敏感,适用于各种微生物学的研究,因此可建立狂犬病、天花、脑炎、血吸虫、弓形虫的动物模型。

8. **抗体生产**　家兔在免疫学领域最大的用途是生产抗体。这是因为家兔耳静脉明显,易于注射抗原和采取血清,而且血清量较多,产生的抗体效价和特异性较高。免疫类疾病模型:在免疫系统方面,家兔比啮齿动物与人类更相近,而且非近交系的遗传背景更加贴近人类,因此,家兔更适合免疫疾病的研究。尤其是家兔的遗传图谱于2009年完成以后,其在免疫类疾病方面的作用更加凸显。

9. **其他方面的应用**　兔还应用于失血性休克、肠毒素休克、遗传性疾病和生理代谢紊乱等方面的研究。

(三)实验兔的主要品种(系)

1. **新西兰兔**　由美国加利福尼亚州选育而成的品种,已培育成近交系,毛纯白,早期生长快,成年体重量4kg;性情温和,繁殖力强,每胎产仔7~8只;易于饲养管理;除广泛应用于皮肤反应实验、药剂的热原实验、致畸实验、毒性实验和胰岛素检定外,亦常用于妊娠诊断、人工受胎实验、计划生育研究和制造诊断血清等。

2. **大耳白兔**　原产日本,用中国的白兔与日本兔杂交培育而成,体毛白、体形较大,一般4~6kg。繁殖力强,但抗病力差。每胎产仔7~9只,初生重60g左右。两耳大且直立,两耳端

Notes

细。中央宽呈柳叶状,血管清晰,便于取血注射,被广泛用于动物实验。因长期在我国饲养,形成了不同的封闭群。

（高　诚）

二、犬

犬(dog)属于动物界,脊索动物门,脊椎动物亚门,哺乳纲,食肉目,犬科,犬属,犬种动物,是已被驯养的动物,常用于动物实验。

（一）实验犬的一般生物学特性

1. 喜近人,易驯养,有服从人的天性,能领会人的简单意图,很好地配合实验。

2. 喜清洁,冬天喜晒太阳,夏天爱洗澡。对外界环境适应性强,易于饲养。

3. 犬习惯不停地运动,故要求饲养场有一定的活动范围。

4. 肉食性动物,善食肉类和脂肪,同时善啃咬骨头以利磨牙。

5. 成年雄犬爱打架,并有合群欺弱的特点,在犬群中可产生主从关系。

6. 犬由于神经类型不同导致性格各异,用途也不一样。一般将犬分成四种神经类型,即多血质（活泼型）——均衡的灵活型;黏液质（安静型）——均衡的迟钝型;胆汁质（不可抑制型）——不均衡兴奋占优势的兴奋型;忧郁质（衰弱型）——兴奋和抑制均不发达的类型。这对一些慢性实验研究,特别是高级神经活动以及行为学研究的动物选择很重要。

7. 犬视网膜上没有黄斑,因而视觉较差。每只眼睛有单独视野,视野不足 25°,并且无立体感,远处的东西看得较清楚,1～1.5 米近处的东西看不清楚。犬是红绿色盲,不能用红绿色作条件刺激进行条件反射实验。

听觉灵敏,比人灵敏 16 倍,能辨别声音频率的范围很广,可听范围 5～55 000Hz,不仅能分辨极为细微的声音,对声源的判断能力也很强,且能在 1/20s 内分辨出声音。犬听到声音时,由于耳与眼的交感作用,有注视声源的习性。

犬的嗅脑,嗅觉器官和嗅神经极为发达,所以嗅觉很灵敏,能够嗅出稀释千万分之一的有机酸,尤其对动物性脂肪酸更为敏感。犬的嗅觉能力是人的 1200 倍。

8. 正常的犬鼻尖呈油状滋润,人以手背触之有凉感,它能灵敏地反映动物全身的健康情况,如发现鼻尖无滋润状,以手背触之不凉或有热感,则犬即将得病或已经得病。

9. 犬属春秋季单发情动物,正常每年发情两次,多数在春季 3～5 月和秋季 9～11 月,性周期 180 天,发情期 8～14 天。性成熟在出生后 8～12 月龄,早的有 6 个月龄。雌犬有双角子宫,妊娠期 55～65 天,每胎产仔 1～14 只,平均 6 只,哺乳期 45～60 天。适配年龄雄犬 1.5～2 岁,雌犬 1～1.5 岁。寿命为 15～22 年。犬染色体 2n=78。

（二）实验犬在生物医药研究中的应用

由于犬的解剖生理特点较一般哺乳动物更接近于人,所以用犬来进行医学研究早在十七世纪就开始了。近几十年来,随着医学科学的迅速发展,犬作为实验动物已被广泛地应用。归纳起来主要用于以下几个方面:

1. **实验外科学**　犬被广泛应用于实验外科各个方面的研究,如心血管外科、脑外科、断肢再植、器官或组织移植等。

2. **基础医学实验研究**　犬是基础医学研究和教学中最常用的实验动物之一,尤其是在生理、病理生理等实验研究中。犬的神经系统和血液循环系统很发达,适合用于这方面的研究,如失血性休克,弥散性血管内凝血,动脉粥样硬化症,特别是研究脂质在动脉壁中的沉积等方面,是一个很好的动物模型;急性心肌梗死,心律失常,急性肺动脉高压,肾性高血压,脊髓传导实验,大脑皮层定位实验等均可用犬进行。

3. **慢性实验研究**　由于犬可以通过短期训练很好地配合实验,所以适合于进行慢性实验,如条件反射实验、各种实验治疗效果实验、毒理学实验、内分泌腺摘除实验等。又如犬的消化系统发达,与人有相同的消化过程,所以特别适合作消化系统的慢性实验,如以无菌手术方法做成食管瘘、肠瘘、胰液管瘘、胃瘘、胆管瘘来观察胃肠运动和消化吸收、分泌等变化。

4. 药理学和毒理学研究　犬对药物和毒理的反应性与人类接近。可用于磺胺类药物代谢的研究、各种新药临床前的毒性实验等。还可选用犬心肺装置实验观察药物对血压、心输出量、冠脉血流量、下腔静脉压等变化。

5. 人类传染性疾病研究　病毒性肝炎、狂犬病的动物模型;细菌性疾病如链球菌性心内膜炎、牛型或人型菌株所致结核病的动物模型;寄生虫病如犬恶丝虫、十二指肠钩虫、日本血吸虫、中华枝睾吸虫等的动物模型。

6. 营养学和生理学研究　在先天性白内障、胱胺酸尿、遗传性耳聋、血友病 A、先天性心脏病、先天性淋巴水肿、蛋白质营养不良、家庭性骨质疏松、视网膜发育不全、高胆固醇血症、动脉粥样硬化、糖原缺乏综合征等的研究中也常用实验犬。

7. 口腔医学研究　犬在口腔医学研究中应用很广泛,如犬 2、3、4 前磨牙拔除后,去除根间骨骼,颇似人类的拔牙创,可用于干槽症动物模型的研究。犬的牙周膜的组织学、牙周炎的组织病理学及牙周病的许多病因与人的相似,是理想的牙周病动物模型。在自体牙移植和放射治疗的研究上,犬是常用的动物。犬的一些先天性疾病,如唇裂、腭裂、下颌骨突出等,有一定的遗传因素,犬的下颌骨突出的方式相似于人下颌内突出,所以,犬也可作为颌面部畸形的动物模型。

8. 肿瘤学研究　制作淋巴肉瘤、甲状腺肿瘤、血管肿瘤等动物模型。

9. 行为学研究及其他　由于犬的神经系统高度发达,特别易于训练,非常适合行为学研究。此外,犬还可用于黑头粉刺病、红斑狼疮病、中性粒细胞减少症、肾盂性肾炎、青光眼等疾病模型研究。

(三) Beagle 犬简介

比格犬(Beagle dog)又称小猎兔犬,属中型犬,短毛,是猎犬中较小的一种。大耳朵,身上的黄、白、黑三色或黄、白两色,白鼻心、白脖子、四只白脚及白尾端的"七点白"标准和翘起的尾巴,都是它们的外形特点。成年体重 7～10kg,体长 30～40cm。

该犬原产于英国,1880 年传入美国后开始大量繁殖。1950 年美国极力推荐该犬为实验用犬,世界各国纷纷引进进行饲育繁殖,我国在 80 年代初,上海、北京等地相继引进,再引到各地繁殖饲养。在以犬为实验动物的研究成果中,只有应用比格犬才能被国际公认。

比格犬是国际公认的标准实验用犬,它具有以下特点:

(1) 亲近人,温驯易捕,对环境适应力强,抗病力强,性成熟早(约 8～12 个月),产仔多;

(2) 体型小,利于实验操作;

(3) 遗传性能稳定且优良,一般没有遗传性神经性疾病;

(4) 反应的一致性,形态和体质均一,由于它血液循环系统很发达,且器官功能也很一致,表现在体温稳定,又比杂种犬体温低 0.5℃,因此在实验中反应一致性好,尤其在中毒实验中可信度强。

在国外,该犬被广泛用于生物化学、微生物学、病理学、病毒学、药理学以及肿瘤学等基础医学的研究,比格犬也是新药、化合物安全性评价常用动物。

(王靖宇)

三、小 型 猪

小型猪属哺乳纲、偶蹄目、野猪科、猪属。一般生物学特性与普通家猪基本相同,主要的差别是成年体重较轻:国外小型猪的成熟体重通常稳定在 70～90kg,相当于人的体重;国内小型猪的成熟体重则可控制在 25～40kg。小型猪在解剖学、生理学、疾病发生机制等方面与人极其相似,目前已用于肿瘤、外科、口腔科、皮肤烧伤、代谢性疾病、新药评价、异种移植、转基因克隆等多个方面的研究。

（一）生物学特性

1. 一般特性　杂食性、食量大、耐粗饲、排泄有规律。不反刍,是单胃动物,但采食能力强,具有较强的消化吸收各种饲料的能力,且舌体味蕾能感觉甜味,喜食甜食。猪爱干净,通常不在吃睡处排粪尿,并呈一定的粪尿排泄规律。猪的汗腺不发达,皮下有脂肪层,因此不耐炎热。

2. 繁殖　小型猪因品(种)系不同、繁育条件等差异,生理学指标会有较大的差异。一般雌猪的性成熟为4~8月龄,雄猪的性成熟为6~10月龄,性周期21(16~30)天,妊娠期114(109~120)天,经产母猪窝产仔数4~12头,哺乳期60天左右,小型猪的胎盘类型属上皮绒毛膜型。初生仔猪体内没有母源抗体,只能从初乳中获得。由于妊娠期短,经产雌猪一年能产2胎。寿命最长达27年,平均为16年。

3. 行为学　小型猪喜群居,习惯于成群活动、居住和睡卧。小型猪易于调教,通过学习和训练,可形成一些非本能的后效行为,如服从人的指挥行为建立各种条件反射。另外,小型猪的活动大部分来源于探究行为(看、听、闻、嗅、啃、拱等),以获得对环境的认识和适应。

（二）起源和历史

我国是最早饲养猪的国家,早在新石器时代就开始驯化华北野猪和华南野猪。经过长期的选择和培育,猪在人工饲养条件下改变了猪的野性,运动器官的功能有了变化,性格也变得温顺,易于调教。

第二次世界大战后,猪开始成为研究人类疾病的实验动物;但因猪的躯体肥大,不利于实验处理和管理,且遗传质量控制也不符合实验动物的要求。为此,自20世纪50年代起,世界各国选育出用于动物实验的不同品种的小型猪。

（三）分类及分布

小型猪分类:动物界(Animalia),脊索动物门(Chordata),脊椎动物亚门(Vertebrata),哺乳纲(Mammalia),偶蹄目(Artiodactyla),野猪科(Suidae),猪属(Sus),猪种(Sus scrofa)。亚种包括:欧洲中部野猪(Sus scrofa)、东南亚野猪(Sus vittatus)和印度野猪(Sus cristatus),一般认为这三个亚种构成了家猪(Sus domesticus)的培育血缘。

中国的小型猪品种均产于交通闭塞、经济文化落后、农牧业生产低下的偏僻山区。如西藏小型猪来源于藏猪,主要分布于中国的西藏自治区及毗邻的四川、云南和甘肃省境内一些交通不便的半农半牧区;广西巴马小型猪源于香猪,主要产于我国广西环江、巴马等少数民族聚居地区;五指山小型猪来源于海南五指山山区的"老鼠猪"。在这些交通闭塞的地区,不仅其他猪种的血缘难以进入,而且当地人习惯于将猪进行亲子交配,同胞、半同胞交配等近亲交配的自繁自养方式,从而形成独特小型猪群体。

（四）主要品种与形态特征

近20年来,小型猪被开发成用途日趋广泛的研究用动物,在国内外均已培育成多个不同的品种,简单介绍如下。

1. 国外主要小型猪品种

（1）哥廷根小型猪:哥廷根小型猪由越南引入的小型野猪与明尼苏达·霍麦尔系小型猪杂交而成。该品系小型猪更加小型化,繁殖性能好,性情温和,耐粗饲,白色皮肤。12月龄平均体重30~35kg,成年猪(24月龄)平均体重40~60kg。常用于致畸性实验、各种药物代谢、异种移植、皮肤实验等研究,是目前世界上应用最广泛的实验用小型猪。

（2）明尼苏达·霍麦尔小型猪:明尼苏达大学L. M. Winters教授领导的小组经15年努力培育而成的小型猪。明尼苏达·霍麦尔小型猪毛色有黑白斑,6月龄平均体重22kg,12月龄平均48kg,遗传性状比较稳定,变异不大。

（3）皮特曼·摩尔小型猪：皮特曼·摩尔小型猪是由皮特曼·摩尔制药公司的研究室培育而成的小型猪。此猪以弗洛达野生的野猪为基础，与加利夫岛的猪等交配后所得的后代培育而成。主要用于日本脑炎、猪瘟、猪萎缩性鼻炎研究及皮肤、药理实验等。

（4）海福特系小型猪：由美国俄亥俄州海福特研究所育成。用于皮肤研究的实验用小型猪，其皮肤白色，体毛稀少，可供化妆品实验用。

（5）尤卡坦小型猪：尤卡坦小型猪原产于墨西哥和中美洲，70年代初期由美国科罗拉多州立大学实验室培育。多用于糖尿病研究。

（6）辛克莱型（Sinclair）小型猪：辛克莱型小型猪由明尼苏达的密苏里大学比较医学研究所选育出。它有较高的皮肤黑色素瘤发生率，其黑色素瘤在组织学上类似人的浅表扩散性黑色素瘤。

2. 国内主要小型猪品种

（1）西藏小型猪（图1-3-10/文末彩图1-3-10）：西藏小型猪来源于藏猪，是我国小型猪资源中最为稀缺的珍贵品种。2004年南方医科大学实验动物中心顾为望教授等人从西藏林芝地区引进藏猪，在广州进行实验动物化培育并将其命名为西藏小型猪。12月龄体重一般25~35kg，毛色纯黑，具有耐寒、耐粗饲、生长慢、体格小、性成熟早、抗感染及抗逆性强等独特的生物学特征。

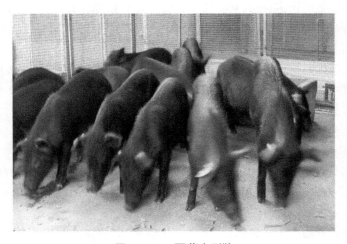

图1-3-10　西藏小型猪

（2）广西巴马小型猪（图1-3-11/文末彩图1-3-11）：从1987年开始，广西大学王爱德教授等人从原产地引入广西地方猪种巴马香猪。该小型猪头部和臀部黑色，全身其他部分白色，号称"两头乌"，具有体形矮小、性成熟早、多产等优点。

（3）五指山小型猪：又称老鼠猪，主产于海南省五指山区。被毛黑色或白色，或背部黑色腹部白色等，有头小、耳小、腰背平直、臀部不发达、四肢细长等特点。反应灵敏，善于奔跑。12月龄体重一般为35kg左右。冯玉堂等人经过近20年的时间培育成近交系，据称近交系数高达0.965以上。

（4）版纳微型猪：版纳微型猪由云南农业大学曾养志教授等以滇南小耳猪为基础经过17年、14代亲子或兄妹交配培育而成，据相关资料介绍，已初步培育成两个体形大小不同的品系，即

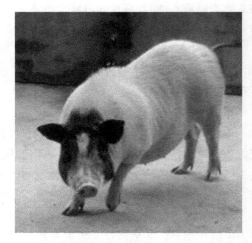

图1-3-11　广西巴马小型猪

Notes

JB(成年体重70kg)和JS(成年体重20kg)近交系,近交系数高达95.2%。具有抗逆性、抗病力较强、耐粗饲等特点。

（5）贵州小香猪:1985年,贵州中医学院甘世祥教授等以原产于贵州丛江县的丛江香猪为基础种群进行定向选育。成年体重一般为35~45kg。其有体躯小、被毛全黑、皮薄细嫩、耳小、四肢短细等特征,但繁殖力较低。

（五）解剖与生理特征

小型猪齿式(3143/3143)=44。有发达的门齿和犬齿,齿冠尖锐突出,也有发达的臼齿。颈椎17块,胸椎14块,腰椎14块(荐椎4块),尾椎21~22块。

唾液腺发达。胃为单室混合型,在近食管口端有一扁圆椎形突起,称憩室;贲门腺占胃的大部分,幽门腺比其他动物面积稍大。肝分5叶,胆汁浓缩能力很强且胆汁量少,消化特点介于食肉类和反刍类之间。

汗腺不发达,对外界温度和湿度变化敏感。小型猪的皮肤和人的皮肤组织结构十分相似,上皮修复再生性相似,皮下脂肪层以及烧伤后内分泌和代谢的改变也相似。

小型猪脏器重量、牙釉质和齿龈的结构与人颇相似。猪的心血管系统、消化系统、营养需要、骨骼发育以及矿物质代谢等均与人极为相似。猪的血液学和血液生化常数和人相当接近。猪正常体温39(38~40)℃,心率安静时55~60次/分,呼吸频率12~18次/分。

（六）生物医学研究中的应用

由于小型猪的心血管、消化器官、免疫系统及肾、皮肤、眼球、鼻软骨等在解剖、组织、生理和营养代谢等方面与人类极为相似,故目前已逐渐成为研究人类疾病常用实验动物。

1. 皮肤烧伤的研究 由于小型猪的皮肤与人非常相似(体表毛发的疏密、表皮厚薄、表皮形态学和增生动力学、烧伤皮肤的体液和代谢变化机制等),故小型猪是进行实验烧伤研究的较理想动物。小型猪的皮肤还可用于烧伤后创面敷盖,比常用的液状石蜡纱布要好,伤口愈合速度比后者快一倍,既能减少疼痛和感染,又有利于血管再生。

2. 肿瘤研究 辛克莱小型猪可作为研究人类黑色素瘤的良好动物模型。该品种猪80%可发生自发性皮肤黑色素瘤,有典型的皮肤自发性退行性变,与人黑色素瘤病变和演变方式完全相同。

3. 免疫学研究 刚出生的仔猪,体液内免疫球蛋白含量极少,但可从母猪的初乳中得到。无菌猪体内没有任何抗体,一经接触抗原就能产生极好的免疫反应。可利用这些特点进行免疫学研究。

4. 心血管研究 小型猪冠状动脉循环在解剖学、血流动力学方面与人类很相似,因而常用于老年性冠状动脉病研究。幼猪和成年猪也会自然发生动脉粥样硬化,其粥样变前期可与人相比,而且小型猪和人对高胆固醇饮食的反应是一样的,因此小型猪是研究动脉粥样硬化理想的动物模型。

5. 糖尿病研究 尤卡坦小型猪(墨西哥无毛猪)是糖尿病研究中的一个很好的模型动物。只需一次静脉注射水合阿脲(200mg/kg体重)就可以在这种动物中产生典型的急性糖尿病。国内常用链脲佐菌素和四氧嘧啶破坏小型猪胰岛β细胞而诱发糖尿病。

6. 发育生物学和畸形学的研究 新生仔猪和幼猪的呼吸系统、泌尿系统和血液系统与新生婴儿很相似,所以仔猪广泛应用于营养和婴儿食谱的研究。由于母猪泌乳期长短适中,一年多胎、每胎多仔,易获得和便于操作,所以仔猪成为发育生物学、畸形学、儿科学研究的理想动物模型。

7. 遗传性和营养性疾病的研究 猪可用于遗传性疾病如先天性红细胞病、先天性肌肉痉挛、先天性小眼病、先天性淋巴水肿等,营养代谢病如卟啉病、食物源性肝坏死等疾病的研究。

8. 悉生猪、无菌猪和SPF猪的应用 悉生猪和无菌猪可用于研究各种细菌、病毒感染性疾病,以及寄生虫病、血液病、代谢性疾病和其他疾病。应用剖腹取胎和药物净化技术可培育无特定病原体猪,SPF(Specefic pathogen free of pig)猪即 SPF 猪,用于兽用诊断试剂生产和兽用生物制品的检定研究,具有广泛的应用前景。利用猪的心脏瓣膜修补人的心脏瓣膜缺损,目前国外已普遍推广,每年可达数十万例,近年来我国临床上也已开始应用。供体最好是悉生猪或 SPF猪,以避免把某些猪体病原传播给人的风险。

9. 口腔学科研究　小型猪的牙齿解剖结构与人类相似,饲喂致龋齿食物可产生与人类一样的龋损,是复制龋齿的良好动物模型。

10. 药理学研究和新药研发及安全性评价　世界各国食品和药品管理局(Food and Drug Administration,FDA)规定,新药进入人体临床实验之前,必须要通过至少两种动物种类的安全性及毒性评估,其中至少一种是非啮齿类大型动物,通常为猴、犬和猪。小型猪因体型小、伦理关注度比犬和猴低、与人类生理功能较相似等优势,在新药研发中的用量逐年上升。

11. 异种移植研究　小型猪的肾脏结构、心脏结构等与人体相似,是最理想的异种移植器官供体。2002 年,赖良学等利用体细胞基因敲除技术与体细胞克隆技术,获得了世界上第一头敲除 α-1,3 半乳糖基转移酶基因的克隆猪,克服了猪器官移植到人体内所引起的超急性排斥反应,使异种器官移植成为可能。已有报道,基因敲除 α-1,3 半乳糖转移酶克隆猪的心或肾移植到狒狒体内,分别成活 179 天和 83 天,最新报道:经过基因改造的猪心脏移到狒狒体内存活已达 380天。目前,临床上猪胰岛细胞移植治疗胰岛素依赖性糖尿病已有数千例;用产多巴胺的猪脑细胞异种移植治疗帕金森病的动物实验也已取得成功,应用猪角膜治疗人的角膜损伤有望临床应用。

12. 外科学研究　由于小型猪体形矮小、体重轻,且其腹壁可安装拉链,拉链对其正常生理功能干扰不大,保留时间可达 40 天以上,这为腹腔内脏器功能科学研究和临床治疗中需反复手术的问题提供了较好的解决办法。

13. 其他领域的应用　应用小型猪进行医疗器械生物效能测试及安全性评价、生物制品研制(如甲型 H1N1 流感疫苗)以及应用猪血制备人用纤维蛋白封闭止血剂已获得成功,台湾有人应用转基因技术用猪生产人的 Ⅸ凝血因子。此外应用小型猪进行腔镜、内窥镜使用培训以及微创外科研究及外科手术训练日益受到重视。

综上所述,小型猪在生物医药研究中的应用日益广泛,随着时间的推移及生命科学的进步,其重要性愈加突出。

(岳敏　顾为望)

四、雪　貂

雪貂(Ferret),学名 Mustela putorius furo,是 Linnaeus 在 1758 年命名的一种家养鼬科肉食哺乳动物,在早期由于其凶猛的捕食动物天性,在很长的一段时间内,往往被人类作为工作貂饲养,用于狩猎和捕鼠工作。目前经过长时间的繁育和挑选,人们饲养雪貂目的也由单纯的狩猎捕鼠逐渐转变为宠物和实验用途。雪貂身体细长,身上布满褐色、黑色、白色或混色的毛。

(一) 雪貂的一般生物学特性

1. 解剖学特征　雪貂具有 12 颗门齿,4 颗犬齿,12 颗前臼齿和 6 颗后臼齿。除具备哺乳动物的一般解剖学特征外,作为鼬科动物的一种,雪貂的脊柱十分柔韧,很容易弯曲,雪貂的胸腔、腹腔比例较其他动物大,肺的脏器系数也较大。雪貂的肠道较短,具有少量多餐的进食特性,较短的肠道对水分的吸收能力也相对较弱,因此当雪貂大量摄入流质食物时,就有可能引发腹泻的危险。雪貂是肉食性动物,没有盲肠,雄貂没有前列腺,但是雪貂拥有对称排列的肛门腺,肛门腺能够分泌麝香,是包括雪貂在内的鼬科动物的防御器官,当其受到惊吓时,会排空腺体内的分泌物,依靠其独特的气味驱赶天敌。但雌貂在发情期时,肛门腺体也大量分泌,产生难闻的味

Notes

道,因此作为宠物和实验用途的雪貂,多采用外科手术的方法,摘除肛门腺。

雪貂体内缺乏汗腺,而毛皮的保暖性能又很好,因此雪貂的散热功能较差,对高温的适应能力低下,其最适宜的饲养温度18~22℃,湿度40%~60%。当温度超过摄氏30℃时,雪貂就容易表现烦躁不安,甚至有可能因热量无法散发引起中暑死亡。在正常情况下雪貂的肺脏通过呼吸作用排出体内热量,是雪貂重要的散热器官。

2. 生理学特征 雪貂的正常寿命介于6~10年,最长可达13年。雪貂6~9月龄进入性成熟阶段,是季节性繁殖动物,性活动持续5~6个月时间。繁殖期5~6年。成年雄性雪貂体重1000~2000g左右,体长平均38cm。雌性雪貂体重600~1200g左右,体长平均约35cm。

雌性雪貂是刺激排卵,发情期雌貂的主要表现为阴门红肿和外翻,性格格外温顺,接受雄貂交配,雌貂在受精后7天发情特征消失,怀孕期的雌貂喜欢黑暗安静的环境,活动量减少,体重快速增加。雪貂妊娠期平均42天,正常情况下每胎产仔2~14只(5岁之后产仔数下降),初生的雪貂体重介于8~12克之间。雪貂在2~3周龄时长出乳牙,在4~5周龄之间听觉发育并可以睁眼,6~8周龄时断奶,在4~5个月后就可发育至成年体重。自然状况下,成年后的雪貂体重波动相当大,这主要是由于季节的变化引起的,体重变化范围可达总体重的30%~40%,秋天雪貂皮下储存大量脂肪、体重增加,到春季时脂肪消耗后体重就会降低。每年秋天和春天进行季节性换毛。

雪貂一天中绝大多时间处于睡眠状态,不需要大量运动,且其自身喜欢安静的环境,对外界的异常变化保持高度的警惕。雪貂爱玩耍,喜欢群居。雪貂肠道无法消化过量的植物纤维,如要在食物中添加蔬菜和水果,不应超过其摄食量的5%。雪貂每日的饮水量约为75~100ml,尿量26~28ml。

正常雪貂的体温平均38.8℃,体温波动范围介于37.8~40℃之间。雪貂心律较快可达200~400次/分,呼吸频率每分钟介于33~36次之间。成年雪貂血压舒张压平均在110~125mmHg之间,收缩压因性别不同而有较大差异。

(二) 雪貂是良好的流感动物模型

雪貂除被作为宠物饲养外,还被当作各种实验动物模型广泛应用于各类疾病的研究,对人类健康的贡献十分重要。雪貂在早期用于传播病毒性疾病的研究,如犬瘟和人类流感,对其他一些病毒性疫病,雪貂也是较理想的模型,如麻疹、疱疹性口炎,牛鼻气管炎等。雪貂已应用于病毒学、生殖生理、药理学等研究。

自1935年以来雪貂就被作为研究流感(Influenza)的重要动物模型。因为雪貂的呼吸道上皮细胞受体与人类的类似,而且雪貂受流感病毒影响的方式与人类相同,症状、发病过程和机体反应与人体相似。在自然条件下,雪貂一般是通过呼吸道吸入病毒的方式感染流感病毒,在饲养条件下,雪貂感染流感病毒的途径是通过与人类的密切接触,尤其是在空气流通性差的环境内雪貂更容易被感染。

雪貂在感染流感病毒后,一般会出现体温上升,进食减少的症状,病变部位主要集中在下呼吸道和肺,病毒会引起肺脏发生各种炎症反应。目前雪貂作为理想的流感动物模型被广泛应用于流感发病机制的研究,以及相关抗流感疫苗、药物的研发,为人类流感研究做出重要贡献。

雪貂除对人流感病毒高度易感外,对禽流感病毒也十分敏感。雪貂对多株人类来源及禽类来源的禽流感毒株均易感,感染病毒后可出现典型的禽流感症状,可以作为理想的禽流感哺乳动物模型,对研究禽流感病毒在哺乳动物体内的复制情况,发病机制以及相关药物、疫苗的评价有着重要的意义。另外有研究报道,雪貂对其他的一些流感病毒比如猪流感,也高度易感,且感染后出现典型症状。

正是因为雪貂对多种流感病毒具有高度的易感性,且受流感病毒影响的方式与人类相同,发病过程和机体反应与人体相似。目前雪貂已被作为进行各类流感研究的理想实验动物,为人

Notes

类进行流感病毒的研究做出了重要贡献。

（高　虹）

五、土　拨　鼠

土拨鼠（woodchuck），又名旱獭。学名 Marmota monax，属哺乳纲，啮齿目，松鼠科，非洲地松鼠亚科（Xerinae）旱獭属（*Marmota*）。土拨鼠是松鼠科中体形最大的一种，主要分布于北美大草原至加拿大等地区。中国有 3 种分布于新疆、西藏、青海、内蒙古等部分地区。

（一）土拨鼠生物学特性

1. 解剖学特性　土拨鼠身体短粗，身长 37～63cm。无颈部，尾部和耳皆短小。头骨粗壮，上唇为豁唇，上下各有一对门齿露于唇外，两眼为圆形，眼眶间部宽而低平，眶上突发达，骨脊高起。毛短而粗，毛色因地区、季节和年龄变异。被毛多为棕、黄、灰色。

2. 生理学特性　土拨鼠是陆生和穴居的草食性、冬眠性野生动物，喜群居，擅长挖洞。它们通常以家族为单位，聚居在高原、草原和草甸等地区。土拨鼠的洞穴都会有两个以上的入口，也具备游泳及攀爬能力。多数在白天活动。

土拨鼠约 21 月龄达性成熟，成鼠体重 2～5 公斤。最大的土拨鼠体重可达 8 公斤。在冬眠（不进食、不进水）后，初春醒来时体重下降至 2 公斤左右，一直到秋季体重又会因进食而上升至 4～5 公斤，累积的皮下脂肪可提供冬眠所需的能量。冬眠醒来后交配，孕期 31～32 天，出生时体重为 26～34 克，6 周离乳，1 年分娩 1 次，产子数约 1～9 只，在实验室中饲养的土拨鼠，在没有生病的情况下可存活 9～12 年。土拨鼠主要以素食为主，食物大多为蔬菜、苜蓿草、莴苣、苹果、豌豆、玉米及其他蔬果为主，一天最多可以吃上五公斤的绿色蔬果。在实验室饲养时，除给予新鲜蔬菜、水果之外，饲喂家兔饲料而不使用鼠料，以减少其心血管、内分泌失调及体重过重等疾病。

（二）土拨鼠是鼠疫杆菌的主要传播者

鼠疫是由鼠疫耶尔森氏菌（Yersinia pestix）引起的自然疫源性烈性传染病。鼠疫在大多数的情况下是通过鼠、旱獭身上的跳蚤吮吸病鼠血液，然后再叮咬人，使人感染。感染后表现为局部淋巴结化脓性肿大和全身的中毒症状，被称为"腺鼠疫"。少数情况下鼠疫可通过呼吸道传播，引起肺部感染，成为"肺鼠疫"。腺鼠疫也会发展为肺鼠疫。由于呼吸困难、缺氧，导致病人口唇、颜面及四肢皮肤出现发绀，死亡的患者甚至全身发绀，皮肤呈黑色，故被称为"黑死病"。

另外，近些年来也有不少因剥食患有鼠疫的旱獭而直接感染皮肤伤口导致鼠疫的报道。无论哪一种感染途径，一旦鼠疫耶尔森氏菌进入到血液中就可以发展成"败血型鼠疫"，导致患者迅速死亡。

在我国，早在 1911 年，伍连德使用旱獭（蒙古土拨鼠）作为实验动物研究鼠疫。1910 年末，东三省暴发鼠疫，死亡 6 万余人。伍连德担负防控鼠疫的重任。1911 年他整理的《旱獭（蒙古土拨鼠）与鼠疫关系的调查》，发表在著名的英国医学期刊《柳叶刀》上。1926 年，国际联盟卫生组织出版了伍连德专著《肺鼠疫论述》，这部著作被国际学术界誉为"鼠疫防治理论的里程碑"，书中大量数据来自实验动物旱獭。1935 年伍连德入选诺贝尔奖候选人。

（三）土拨鼠是良好的肝炎动物模型

Summers 等人在 1978 年发现在费城动物园中的土拨鼠已连续 18 年有很高的慢性肝炎发生率，其中在尸解时发现 23% 有肝细胞癌，并且分离到一种不仅在基因体构造，而且生物学特性上皆与人类乙肝病毒（Hepatitis B virus，HBV）有高度相似性的病原，该病原称之为土拨鼠肝炎病毒（Woodchuck hepatitis virus，WHV）。

人类乙肝病毒只可以感染人类和黑猩猩，但由于黑猩猩除了可引起急性与慢性肝炎外，并不会引发肝细胞癌，且是国家保护动物，因此限制了其在乙肝研究上的应用。到目前为止已经有三种动物可以被类似乙型肝炎病毒的病毒（与人类 B 型肝炎病毒合称 hepadna 病毒，即引起肝

Notes

炎的 DNA 病毒)感染,即土拨鼠肝炎病毒(WHV)、松鼠肝炎病毒(Ground squirrel hepatitis virus, GSHV)和鸭肝炎病毒(Duck hepatitis virus,DHV)。其中 WHV 感染土拨鼠后,除引起土拨鼠的急性肝炎外,也会造成持续性感染、慢性肝炎、肝硬化和肝癌。在松鼠、鸭或黑猩猩则只有急性肝炎而不会引起肝癌。

WHV 和 HBV 非常接近,通过基因分析表明,WHV 与 HBV 都是双股开放的 DNA 链,前者的基因长度大约为 3200bp,后者大约为 3300bp,两者基因组中的核苷酸大约有 70% 相同的部分。它们在形态学、基因组结构和基因的产生、复制、流行病学上都有非常强的类似,它们对各自宿主的感染过程和疾病的发生过程也很相同,并且最终都可以发展为肝细胞癌(Hepatocellular carcinoma,HCC)。

土拨鼠肝炎病毒,具有宿主专一性,可垂直感染,只可以感染土拨鼠而不会感染人类。而土拨鼠感染该病毒(自然感染或实验室接种病毒感染)后的病程和人类感染型肝炎病毒非常类似,也会造成慢性肝炎和肝细胞癌。WHV 引起的土拨鼠肝损伤类似于 HBV 感染猩猩和人的肝损伤,肝脏中的小坏死灶与淋巴细胞、巨噬细胞以及少量中性粒细胞和浆细胞的聚集有关。WHV 引起的肝炎分为两种情况:一种肝门区肝炎,土拨鼠肝炎病毒核心抗原(WHcAg)聚集于细胞浆,而土拨鼠肝炎病毒表面抗原(WHsAg)位于肝细胞膜上;另一种门静脉周围肝炎,WHcAg 位于核内,WHsAg 主要分布于细胞浆中。由肝门区向门静脉周围扩散似乎是因抗 WHV 免疫应答的部分恢复不足以抑制病毒复制而引起的。在重症肝炎时,可见到肾脏、脾脏中 WHsAg 和免疫球蛋白的沉积。研究显示,初生土拨鼠经实验方式感染土拨鼠肝炎病毒后,约有 50% 以上的几率可成为终生慢性病毒携带者,同时这些慢性病毒携带者在 3 年内有近 100% 的几率会演变成 HCC。

由于 WHV 与 HBV 高度的相似性,且和黑猩猩比较,土拨鼠又有体形小,不是国家保护动物,因此,土拨鼠成为研究人类乙型肝炎病毒复制、自然病史、致病机转及防治方法最好的动物模型之一。此外,由于人类乙肝病毒携带者需十几年才发展成肝癌的过程在土拨鼠只需两年,大幅缩短了观察及研究的时间,所以土拨鼠也是研究肝癌成因及治疗很重要的动物模型。

(高　虹)

六、猫

猫和人类在一起已生活了很长时间,其祖先及演化史尚难下定论。猫(cat)自 19 世纪末开始用于实验,但直到今天大多数实验用猫仍来自市场。为提高实验用猫的质量,近年来不少国家开始以供实验使用为目的,进行专门的繁殖饲养。有的国家已经进行纯化和培育出了无菌猫、SPF 猫,我国也有个别单位专门培育饲养实验用猫。

(一)猫的一般生物学特性

1. **行为习性**　喜爱孤独而自由的生活,追求舒适、明亮、干燥的环境,有在固定地点大、小便的习惯,便后立即掩埋。牙齿和爪十分尖锐,善捕捉、攀登,经过驯养的猫比较温顺。每年春秋两季,各换毛 1 次。喜食鱼、肉,能用舌舔附在骨上的肉。猫对环境变化敏感,有对良好食物和适宜生活环境的追求,经调教对人有亲切感。

2. **解剖学特点**　齿式为 2(3131/3131)= 30。舌上有无数突起的丝状乳头,被有较厚的角质层,成倒钩状,这个特点是猫科动物特有的。大脑和小脑发达,头盖骨和脑有一定的形态特征。猫眼和其他动物不同,能按照光线的强弱灵敏地调节瞳孔,白天光线强时瞳孔可收缩成线状,晚上瞳孔可变得很大,视力良好。口边有触须,具有感觉性能。

爪发达而尖锐,呈三角钩形,能伸开缩回,趾垫间有少量汗腺。胸腔较小,腹腔很大。单胃,肠较短。盲肠小,肠壁较厚。大网膜非常发达,连着胃、肠、脾、胰,有固定作用和保护作用。肝分 5 叶,肺分 7 叶(右 4,左 3)。双角子宫,腹部有 4 对乳头,雄猫排尿向后方,有阴茎骨。

3. **生理学特点**　刚出生小猫全身被毛,闭眼。10 日龄睁眼,20 日龄可独立生活。3 个月内

Notes

雌、雄生长发育差不多,3月龄后雄性明显大于雌性。

性成熟6~10月龄,季节性多发情动物,除夏季外,全年均可发情,但多发于春季和秋季,属典型的刺激性排卵,即只有经过交配刺激,才能排卵。发情时,雌猫发出类似婴儿啼哭的声音(俗称叫春),骚动不安,手压猫背,有踏足举尾动作。可以用阴道涂片方法判断性周期不同阶段。一般性周期14天。发情期阴道涂片出现角质化细胞,持续3~7天,此期适宜交配。求偶期2~3天,交配时发出特有叫声,交配后可见雌猫在地上打滚的行为,交配后24小时开始排卵。妊娠期63(60~68)天,窝产仔数3~5只。哺乳期60天。适配年龄雄性1岁,雌性10~12月龄。雄性育龄6年,雌性育龄8年,寿命8~14年。

猫对呕吐反应灵敏,受机械和化学刺激易发生咳嗽。平衡感好、瞬膜反应敏感。血压稳定,血管壁较坚韧。红细胞大小不均,边缘有一环形灰白结构,称红细胞折射体,正常情况下,占红细胞总数的10%。不能在体内将β-胡萝卜素转化为维生素A,需食物供给。

猫的基本生物学参数可参考附表4-2。

(二)猫在生物医药研究中的应用

1. **生理学研究** 猫具有极敏感的神经系统,头盖骨和脑的形状固定,是脑神经生理学研究的绝好实验动物。常用于睡眠、体温调节和条件反射及周围神经和中枢神经的联系、去大脑强直、交感神经瞬膜及虹膜反应研究等。

2. **药理学研究** 观察用药后呼吸,心血管系统的功能效应和药物代谢过程对血压的影响;猫血压恒定,血管壁坚韧,心搏力强,便于手术操作,能描绘完好的血压曲线,适合进行药物对循环系统作用机制的分析。

3. **疾病研究和疾病动物模型** 用于诊断炭疽病,进行阿米巴痢疾,白血病、血液恶病质的研究;用猫可复制很多疾病动物模型,如弓形虫病(其为终宿主,而其他感染弓形虫的哺乳动物包括人均为中间宿主)、Klinefelter综合征、先天性吡咯紫质沉着症、白化病、耳聋症、脊柱裂、病毒引起的营养不良、急性幼儿死亡综合征、先天性心脏病、草酸尿、卟啉病等。

(三)主要品种——实验用虎斑猫

虎斑猫(图1-3-12),原产美国,中国传统称呼花狸猫。特点:①虎斑猫大部分毛色是黑色、灰色相互掺杂的条纹,和虎皮非常相似;②繁殖力强;③惧怕寒冷的天气,抗病力差;④雄虎斑猫到了成熟期一般都有射尿行为,以固定自己的"据点";⑤虎斑猫有非常独立的性格,爱运动、爱清洁、性格活泼;⑥对周围的环境改变表现十分敏感;⑦虎斑猫耳朵向后翻,由前看只能见到身背,表示恐惧及自卫;如恐惧感加强,双耳还会向下垂,头部向后缩,弓起背脊全身皮毛竖起侧身蜷起目光盯着敌人,"张牙舞爪"的状态经常在夜间两雄相遇,在竞逐同一异性

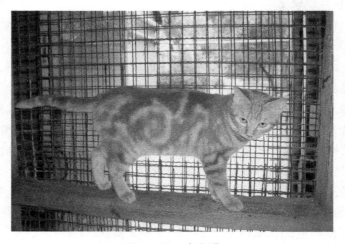

图1-3-12   虎斑猫

Notes

时发生,打斗时尖叫声可将人从甜睡中惊醒。

(高 诚)

第四节 水生及昆虫类动物

一、斑 马 鱼

斑马鱼(Danio rerio)(图 1-3-13/文末彩图 1-3-13、图 1-3-14)是原产于印度东部、孟加拉国等地的一种热带淡水硬骨鱼。成鱼仅长 4~5cm,因其体侧具有 5 条延伸至尾部的水平蓝褐色条纹而得名。斑马鱼很容易在实验室饲养,3 个月左右就可以达到性成熟,雌鱼每次产卵 200 枚左右,受精后 24 小时大部分器官发育成熟。更独特的是,斑马鱼的卵是透明的,整个胚胎发育在体外完成,这就使得人们不仅可以很容易得到胚胎,而且还可以在显微镜下直接观察斑马鱼胚胎发育的过程,不仅可作为脊椎动物模型来研究脊椎动物的胚胎发育过程,还是一种可用于人类疾病的研究的模式生物,这些特点使其成为后基因组时代生命科学研究中重要的模式动物之一。

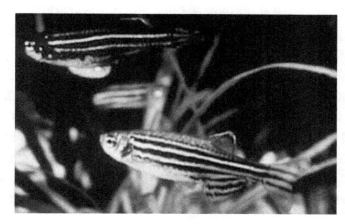

图 1-3-13 斑马鱼

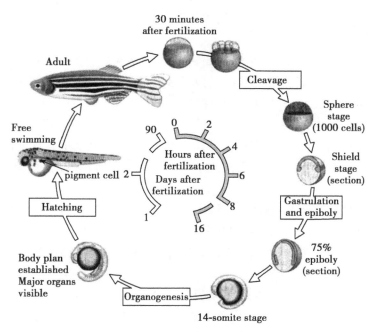

图 1-3-14 斑马鱼生长发育过程

Notes

（一）斑马鱼一般生物学特性

1. 解剖学特性　体小,成鱼体长 3~4cm。雌雄鉴别较容易,雄斑马鱼鱼体修长,鳍大,蓝色条纹偏黄,间以柠檬色条纹;雌鱼的蓝色条纹偏蓝而鲜艳,间以银灰色条纹,臀鳍呈淡黄色,身体比雄鱼丰满粗壮,各鳍均比雄鱼短小,怀卵期鱼腹膨大明显。有较完整的消化、泌尿系统,泌尿系末端是尿生殖孔,也是生殖细胞排出体外的通道。鱼的心脏只有一个心房和一个心室,单核吞噬细胞系统无淋巴结,肝、脾、肾中有巨噬细胞积聚。

2. 生理学特性　耐热性和耐寒性都很强,属低温低氧鱼。幼鱼约 2 个月后可辨雌雄,斑马鱼的繁殖周期约 7 天左右,5 个月可达性成熟,每年可繁殖 6~8 次。雌鱼性成熟后可产几百个卵子,卵子体外受精和发育,速度很快,孵出的卵子 3 个月后可达性成熟。卵子和受精卵完全透明,有利于研究细胞谱系、跟踪细胞发育命运。

（二）斑马鱼在生物医药研究中的应用及前景

由于斑马鱼基因与人类基因的相似度达到 87%,这意味着在其身上做实验所得到的结果在多数情况下也适用于人体,因此它受到生物学家的重视。

1. 斑马鱼与发育生物学　斑马鱼由于发育早期细胞分裂速度快,胚体透明,特定的细胞类型易于识别等有利因素,成为脊椎动物中最适于做发育生物学研究的模式生物。利用斑马鱼开展的胚胎发育研究主要包括以下方面:母体产生的因子(如蛋白质和 mRNA)对启动胚胎发育的影响、体轴的形成机制、胚层的诱导与分化、胚胎中细胞运动机制、神经系统发育、器官的形成、左右不对称发育、原始生殖细胞的起源和迁移等。同时,由于斑马鱼诱导产生单倍体后代的可能性较大,因此可以暴露出隐性基因决定的胚胎表现型,也可以快速培育成二倍体斑马鱼的同基因品系。

2. 斑马鱼与毒性实验　由于鱼类动物在毒性实验上的应用优势,国际标准化组织在 20 世纪 80 年代推荐斑马鱼为毒性试验的标准实验用鱼。斑马鱼急性毒性试验是检测工业污染及水体污染的重要手段之一。斑马鱼也被经济合作开发组织(http://www.oecd.org/home/)的指导手册列为健康毒性和环境毒性检测实验的标准鱼类,试验得出的数据可以在国际上认证。

新加坡国立大学利用甾类激素诱导启动控制表达荧光蛋白的转基因斑马鱼监测水环境中甾类激素及其类似物;利用重金属诱导启动控制表达荧光蛋白的转基因斑马鱼,监测水环境中的重金属锌、铜、镉和汞。

3. 斑马鱼与免疫学研究　斑马鱼同人类一样具有先天免疫和获得性免疫系统,且两系统的功能与人类极为相近,因而斑马鱼可以应用到人类免疫系统相关的疾病研究中。斑马鱼作为免疫学新模式生物的优点在于:①与传统的免疫学模式生物—小鼠相比,斑马鱼有体形小,子代数量多,培育要求低,成本低,便于开展大规模研究。②斑马鱼早期个体发育过程是身体完全透明,利于完整追踪发育过程。③在目前已知生物中,斑马鱼是最早具备获得性免疫系统的动物。④其成体可以在没有胸腺、淋巴细胞生成的情况下存活传代,这又是小鼠模型无法比拟的。

4. 斑马鱼与人类疾病研究　据估计,斑马鱼的基因组中约有 30 000 个基因,这个数目与人差不多,而且它的许多基因与人类存在对应关系。斑马鱼的神经系统、内脏器官、血液以及视觉系统,在分子水平上与人类相似,尤其是心血管系统的早期发育与人类甚为相似,故斑马鱼是研究心血管疾病基因的最佳模式生物。

近年来,借鉴果蝇、小鼠"饱和诱变"筛选突变体的策略,通过利用 ENU、γ 或 X 射线照射、以反转录病毒为载体的插入诱变等办法,尤其是 ENU 化学诱导法,可以得到大量发生的单基因突变斑马鱼。目前,已有许多大规模的突变体筛选计划正在斑马鱼中进行,数千种各式各样的突

Notes

变体已经被筛选出来。以下是研究相对热门的疾病：

（1）肿瘤：斑马鱼能像人类一样患癌症且具有稳定遗传性，其体内的致癌基因、抑癌基因等也与人类有高度的保守性。通过诱变、转基因或移植的方法可使斑马鱼体内产生具有高度转移性的肿瘤细胞，并使斑马鱼罹患癌症，且其后代也具有癌症的表型。Langenau 等人通过将与人类白血病和淋巴瘤发生密切相关的鼠源性的 *c-Myc* 基因与一个存在于斑马鱼淋巴细胞内的 *Rag2* 基因启动子相融合，再将融合基因的末端连上 *GFP* 报告基因，随后将融合基因注射到斑马鱼的受精卵单细胞中，从而建立起了白血病模型。目前，已经建立了白血病、黑色素瘤、横纹肌肉瘤，淋巴肉瘤，肝癌，乳腺癌等疾病的斑马鱼模型，斑马鱼体内和人体内的肿瘤在组织学上的相似性使得这些肿瘤模型在其相应人类疾病的研究中有着重要的意义。

（2）器官再生：斑马鱼具有强大的再生能力，它的多个组织和器官如尾鳍、心脏、血管、神经细胞和肝脏等都能再生。目前，一系列造成组织或器官特异性损伤的方法和技术在斑马鱼中已经建立，这些方法主要包括：①组织或器官切除；②激光损伤；③化学损伤；④利用转基因转入外源致死蛋白或相关化合物等。通过这些技术的应用，关于斑马鱼再生器官的细胞来源和分子机制等问题已开始被初步探明。显而易见，斑马鱼的自身特点为深入研究器官发育与再生的过程和机制提供了理想的平台。

（3）药物筛选：近年来，基于斑马鱼模型的药物筛选进展迅速，科学家们不断的建立新的疾病模型，发明新的自动化筛选技术，现在已经有比较实用的自动胚胎转移平台和自动表型分析平台。哈佛大学医学院的 Zon 课题组以造血干细胞分子标记 runx1/cmyb 为指标，用斑马鱼胚胎来筛选调节造血的化合物，发现了前列腺素 E2（Prostaglandin E2，PGE2）能显著增加造血干细胞的数量，同时又不引起胚胎发育异常。

二、剑 尾 鱼

除斑马鱼外，国外利用鱼类作为实验材料在生理学、发育学、遗传学、环境监测等方面开展了大量工作，并已育成虹鳟、新月鱼等纯系，并运用于衰老、致癌机制等研究。

剑尾鱼（Swordtail）（图 1-3-15/文末彩图 1-3-15），产于墨西哥、危地马拉等地的江河流域。以水蚯蚓、水蚤以及人工合成饵料为食。性情温和，很活泼，可与小型鱼混养。剑尾鱼是银汉鱼目胎鳉科常见的热带鱼。学名为 *Xiphophorus helleri*（剑尾鱼）。体长形，特点是雄鱼尾鳍下叶有呈长剑状的延伸突。原为绿色，体侧各具一条红色条纹，但已培育出许多花色品种。与新月鱼近缘。

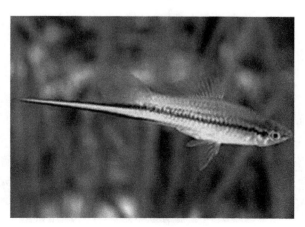

图 1-3-15　剑尾鱼

Notes

（一）剑尾鱼一般生物学特性

剑鱼的体长可达 10cm。人工饲养后小型化，只有 7～8cm，体呈橄榄色或红色，两侧中部有一条深红色条纹，从鳃盖后起直至尾部，条纹上下有浅蓝色镶边。背鳍上有红斑。剑鱼最突出的标志是雄鱼尾鳍下端延长似剑，剑长超过体长，由此得名。剑鱼绿色或橙色，边缘黑色。雌鱼的色泽较雄鱼逊色，无剑尾。剑鱼容易杂交，与月光鱼杂交以及经过人工不断的优选培育，现有红剑、黄剑、鸳鸯剑等不同花色的品种。

剑鱼的适应能力很强，在水温为 20～25℃，弱酸性、中性或微碱性水中，都能生长和繁殖，最适生长水温 24℃。杂食，饵料、人工饲料均可摄食。剑鱼 6～8 月龄性成熟，雌雄鱼体态特征差异较明显，易识别，雌鱼除无剑状尾鳍外较雄性个体略为肥大；雄鱼各鳍较尖，臀鳍前部分鳍条演化成为输精器。成熟剑尾鱼在适温时期，每隔 4～5 周繁殖一次，每次产幼鱼 20～30 尾，多的近百尾，适宜繁殖的水质硬度 6～9℃、pH 7～7.2。刚孵出的剑尾鱼幼鱼呈淡黄色，在解剖镜下可见到跳动的心脏，流动的血液，腹部有一很大的、未吸收的卵黄囊。头 2～3 天仔鱼静卧于水底，此时不需要饲喂。3～4 日龄时仔鱼可自由游泳（平游）并开始觅食。

（二）剑尾鱼在生物医药研究中的应用及前景

1. 药物试验和水质监测模型　国外最早有关剑尾鱼的研究报道见于 1934 年。1987 年，国内珠江水产研究所开始了剑尾鱼的定向培育和相关的实验动物化研究工作，目前主要有三个不同体征的剑尾鱼近交系（群），RW-H（红眼白体），BY-F（黑眼橘红体），和 RR-B（红眼红体）。剑尾鱼被选作实验用鱼，与其对多种农药、重金属毒性敏感有关，因此可用于建立水质监测动物模型。RR-B（红眼红体）系已经被确认为适用于水环境监测、水产药物安全性评价、化学品毒性检测、动物疾病模型等领域的水生实验动物。

2. 经典模型　剑尾鱼和新月鱼杂交后易产生黑色素瘤，剑尾鱼因其属内有不同鱼型和表型，体色各异，所以通过杂交、回交等手段可以进行基因遗传连锁模型，剑尾鱼的杂交黑色素瘤模型在肿瘤研究中是经典的模型，被应用于黑色素瘤的发病机制及其转录因子调控的研究中。

三、爪　蟾

爪蟾（图 1-3-16）是脊椎动物，其发育模型和调控机制与人类及其他高等动物更接近，有关脊椎动物卵子发生、受精、卵裂、原肠形成、器官发生、核移植、体细胞克隆等知识都来自爪蟾和其他两栖类动物的研究结果。国外最常用的爪蟾是非洲爪蟾（学名：Xenopus laevis）又名光滑爪

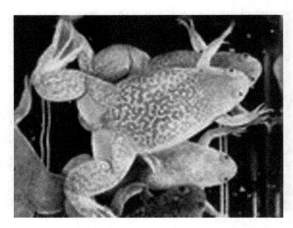

图 1-3-16　爪蟾

蟾,负子蟾科,是南非的一种水生青蛙,是一种重要的模式生物。非洲爪蟾分布在撒哈拉以南非洲东南部的池塘及河流,它们是水生的,呈灰绿色,另有白化作为宠物售卖,在一般的水族馆里,它们普遍以"白化水生蛙"为主。

（一）爪蟾一般生物学特性

非洲爪蟾的平均寿命为5~15岁,一些还可以活到20岁。它们每年会脱皮一次,并且会吃下脱下的皮。非洲爪蟾游得很快,会吃小型的鱼类(如米诺鱼及孔雀鱼)及昆虫(如蚯蚓、蜡虫及蟋蟀)。

爪蟾的眼小且位于头上方,身体两侧各有一条白色带状条纹,这种蛙的特点在于前肢较小,三趾末端有明显的爪,故而得名爪蟾。后肢粗壮,发达的趾蹼利于游泳;头三角形,嘴巴两侧有触手状突起;游离指,没有蹼,手指前端有分支成4星状突起,是感觉器官。体长6~13cm,身体扁平、流线型。体色可由灰色变成黑色,以配合环境(图1-3-17)。身体两侧各有一条白色带状条纹,属于感觉系统,由于没有舌头,只能利用其前肢搅食水中的脊椎动物。体长雄性会比雌性小一截,雄性约10~15cm,雌性约10~17cm,最大可达20cm。后趾间的蹼发达,后肢具有3对角质脚爪。雄蛙泄殖腔比雌蛙泄殖腔小,不利于小青蛙的生长发育。雄性成蛙体长7~11cm,雌性成蛙体长9~14cm。形态扁扁的如同树叶;全身金黄色。性成熟的成蛙前肢有黑色婚垫,为了便于交配,雄蛙泄殖腔比雌蛙泄殖腔小。从外形上,雄性会比雌性小一截,后肢具有3对角质脚爪。

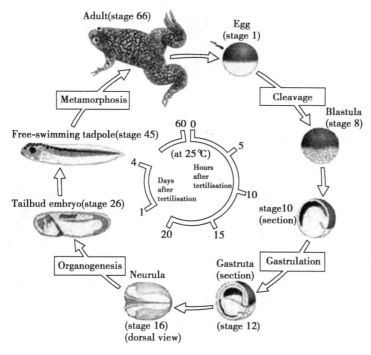

图1-3-17 爪蟾的生长发育过程

（二）爪蟾在生物医药研究中的应用及前景

非洲爪蟾(south African clawed toad,*Xenopus laevis*)是发育生物学的重要模式生物。以非洲爪蟾为代表物种的两栖类动物因易于实验室养殖、可诱导产卵、胚胎体外发育、产卵量大(一次几千枚)、胚胎体积大(直径约1.2mm)而易于显微操作等优点,仍然被认为是发育生物学研究的几大模式生物之一,为脊椎动物发育生物学研究,特别是早期胚胎发育研究做出了非常重要的贡献。

1. 非洲爪蟾及其他爪蟾属的卵母细胞是分子生物学的重要表达系统 只要将DNA或

Notes

mRNA 注入卵母细胞或发育中的胚胎,科学家就可以在对照下研究蛋白质。这可以让操控的 DNA(或 mRNA)有频密的表达,并轻易记录卵母细胞。注入吗啉基反义核酸到卵母细胞中,就可以阻碍蛋白质的翻译或改善 mRNA 前体的剪接。

2. 在胚胎学研究中非洲爪蟾是主要的两栖类动物模型　由于非洲爪蟾的卵子和胚胎个体较大,很方便进行实验胚胎学研究,如显微注射、胚胎切割和移植等。其早期胚胎发育很快,在 24℃ 下受精后 2 天左右就可以孵化成可以自由游动的幼虫。

3. 非洲爪蟾在人类疾病方面的应用　由于爪蟾具有胚胎发育全过程可以体外观察容易对胚胎进行显微注射等优点,同时很多重要的基因与人的基因具有同源性,因此可以利用爪蟾来建立恶性肿瘤、心血管疾病、遗传病等许多人类重大疾病的动物模型。例如,一些科学家进行爪蟾轴索诱导研究,首先运用 cDNA 文库筛选、PCR 扩增及染色体定位等技术进行 *FRAT-2* 基因的克隆和上调表达,发现 *FRAT-2* 是 WNT 信号通路的正调控因子,其高表达可以诱导产生第二条轴索。因为 *FRAT-2* 同源基因在人类癌细胞株 *MKN45*(胃癌)、*hela S3*(宫颈癌)和 *K562*(慢性髓性白血病)相对高表达,暗示着恶性肿瘤的发生与 WNT 信号通路激活有关,因此利用爪蟾作为动物模型来研究和确定肿瘤的发生与 WNT 信号通路的关系

4. 在药物筛选方面的研究及应用　有研究者利用 *FGFR1* 的化学抑制剂 SU5402 处理爪蟾胚胎,然后进行微阵列(microarray)分析,共识别了 26 个新的蛋白。也有研究将爪蟾卵的非细胞凋亡体系(XS-200)作为药物高通量筛选的技术平台,他们将爪蟾受精卵用激素、中药提取物、小分子化合物、维生素、细胞色素 C、重组蛋白等进行处理,可以观察药物阈剂量对受精卵发育的影响,同时还可以利用这一"凋亡体系"观察这些药物对凋亡过程的影响。

四、果　蝇

果蝇(图 1-3-18/文末彩图 1-3-18)广泛地存在于全球温带及热带气候区,隶属于节肢动物门(Arthropoda)、真节肢动物亚门(Euarthropoda)、昆虫纲(Insecta)、有翅亚纲(Pterygota)、双翅目(Diptera)、果蝇科(D-rosophilidae)。果蝇英文俗名 fruit fly 或 vinegar fly,目前至少有 1000 个以上的果蝇物种被发现,广泛用作遗传和演化的室内外研究材料,尤其是黑腹果蝇(*Drosophila melanogaster*)易于培育。其生活史短,在室温下不到 2 周。黑腹果蝇作为一种常见的模式生物(model organism),已经大量使用在遗传学(genetics)和发育生物学(developmental biology)上的研究。20 世纪以来,果蝇遗传学在各个层次的研究中积累了十分丰富的资料,为进一步阐明基因、神经(脑)、行为之间关系的研究提供了理想的动物模型,其在遗传学研究中发挥着巨大而不可替代的作用。

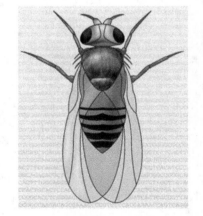

图 1-3-18　果蝇

(一)果蝇一般生物学特性

1. 果蝇体形较小,雌性体长 2.5mm,雄性较之还要小。雄性有深色后肢,可以此来与雌性鉴别。

2. **雌雄识别**　雌雄鉴别方法:雌果蝇体形大,末端尖。背面:环纹 5 节,无黑斑。腹面:腹片 7 节。第一对足跗节基部无性梳。雄果蝇体形小,末端钝。背面:环纹 7 节,延续到末端呈黑斑。腹面:腹片 5 节。第一对足跗节基部有黑色鬃毛状性梳。

3. **生理学特性**生命周期短,2 周左右完成一次世代交替。果蝇的整个生命周期为 2~3 周,果蝇的生活周期包括卵、幼虫、蛹和成虫四个完全变态的发育阶段,其中幼虫又分为一龄、二龄

Notes

及三龄 3 个时期。从初生卵发育至新羽化的成虫为一个完整的发育周期,在 25℃,60% 相对湿度条件下,大约为 10 天。通过控制养殖的温度,可以加速和减缓果蝇的发育。果蝇个体很小,幼虫在三龄时达到最大,约 2mm,新羽化的雌性成虫大约 8 小时之后即可进行交配,交配之后大约 40 小时开始产卵,第 4~5 天出现产卵高峰。性成熟雌性果蝇生殖能力很强,产卵初期每天可达 50~70 枚,累计产卵可达上千枚。胚胎快速发育,前 13 次细胞核分裂只间隔 9 分钟,一天内形成能孵化的幼虫,是观察早期胚胎发生和躯体模式形成的绝佳材料(图 1-3-19)。染色体数量少,只有 4 对,唾腺细胞中含巨大的多线染色体。幼虫存在变态过程,是观察细胞增殖、凋亡等调控机制的理想模型。

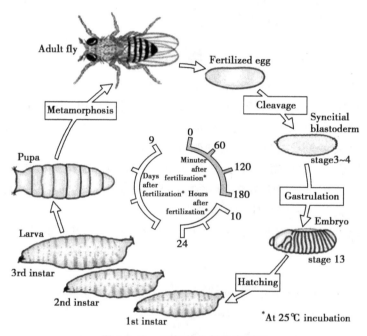

图 1-3-19 果蝇的生长发育过程

(二)果蝇在生物医药研究中的应用及前景

1. **遗传学和发育生物学的实验材料** 摩根在 1933 年因发现了果蝇白眼突变的性连锁遗传,提出了基因在染色体上直线排列以及连锁互换定律被授予诺贝尔奖。1946 年,摩根的学生,被誉为"果蝇突变大师"的米勒,证明 X 射线能使果蝇突变率提高 150 倍,因而成为诺贝尔奖获得者。在近代发育生物学研究领域中,果蝇的发生遗传学独领风骚。1995 年,诺贝尔奖再次授予三位在果蝇研究中辛勤耕耘的科学家。果蝇为进一步阐明基因神经(脑)行为之间关系的研究,提供了理想的动物模型。

2. **神经系统研究** 果蝇的神经系统相对于脊椎动物等其他物种来说相对简单,因而对其生理、生化及解剖的研究相对简单易行。但是它的神经系统又具有一定的复杂性,使得果蝇可以完成觅食、交配、求偶、学习记忆以及昼夜节律等复杂行为。果蝇无论在蛋白质分子基础还是信号传导通路,无论是神经编码方式还是突触传递机制,以及神经疾病的发生和病症上,都与哺乳动物有高度的相似性。因此,以果蝇为模型,研究神经系统的一些基本问题,是一个简捷而有效的途径。

3. **人类疾病研究的模型** 在利用果蝇研究的人类疾病中,目前研究较多的是神经退行性疾病,包括帕金森病、阿尔茨海默病、多聚谷氨酰胺病及脆性 X 综合征等。许多人类疾病基因最初鉴定为果蝇基因的同源基因,以后才发现它们参与人类发育过程的调控,如 *SHH*(*sonic*

Notes

hedgehog)基因最早作为果蝇 *Hedgehog* 基因的直系同源基因而鉴定出来,后来才发现该基因在人前脑无裂畸形中发生突变。

虽然果蝇与人类相差悬殊,但在果蝇身上开发出的帕金森病模型却能很好地重现人类帕金森病的主要特征。家族性帕金森病患者的 α-synuclein(一种丰富的、功能未知的神经蛋白)编码基因发生突变,而在果蝇身上产生这一动物模型的正是同样的基因突变。运用现代的基因技术新手段,人们可以通过对果蝇的研究加深对神经疾病的了解,并由此发现根治帕金森病的方法。

总之,近一个世纪以来,果蝇遗传学在各个层次的研究中积累了十分丰富的资料。人们对它的遗传背景有着比其他生物更全面更深入的了解。作为经典的模式生物,果蝇在未来的遗传学研究中将发挥更加巨大而不可替代的作用。

五、线 虫

秀丽隐杆线虫(caenorhabditis elegans)(图 1-3-20/文末彩图 1-3-20),又称 C. elegans,属于线形动物门(nemathelminthes),线虫纲(nematoda),小杆线虫目(rhabditida),广杆线虫属(*caenorhabditis*),是一种体长 1mm 左右、生活在土壤中、以细菌为食的小线虫,线虫家族中除蛔虫、绦虫外,绝大多数与人类的生活和健康关系不大。近 30 年来,秀丽广杆线虫逐渐成为分子发育生物学、细胞生物学、神经生物学研究的模型。细胞凋亡和 RNA 干扰均是以线虫为模型得以发现从而分别于 2002 年、2006 年获得了诺贝尔奖。秀丽隐杆线虫是人类第一次完成的多细胞动物基因组序列测定的动物,为后来测定果蝇、人类和小鼠等基因组序列提供了基因技术实践和完善的机会,为科学家研究基因组的功能提供了一个强有力的工具。

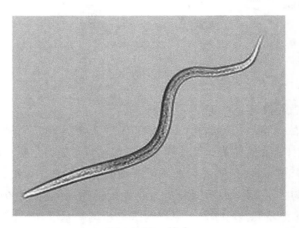

图 1-3-20 线虫

(一)线虫一般生物学特性

1. **解剖学特性** 生命周期短,一般 20℃下 3.5 天,个体小,成虫体长 1mm 左右。体细胞数量少,产出的幼虫含 556 个体细胞和 2 个原始生殖细胞,经过持续 3 天的四次蜕皮分离的幼虫期,发育结束时,若是雌雄同体,成虫含有 959 个体细胞和 2000 个生殖细胞,若是雄性成虫则有 1031 个体细胞和 1000 个生殖细胞。神经系统由 302 个神经细胞组成,它们来自 407 个前体细胞,在发育过程中,有 105 个细胞发生了凋亡(图 1-3-21)。母体和胚胎透明,研究时不需染色,即可在显微镜下看到线虫体内的器官如肠道、生殖腺等;若使用高倍相位差显微镜,还可达到单一细胞的分辨率,易于追踪细胞的分裂谱系,能观察到体细胞和生殖细胞的发生过程。例如在胚胎中注入荧光物质、标记抗体或报告基因(绿色荧光蛋白),被注射的细胞及子代细胞都能被标

Notes

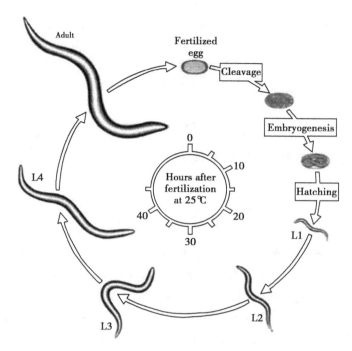

图 1-3-21　线虫的生长发育过程

记,包括那些最终凋亡了的细胞。

2. 生理学特性　染色体数很少,2n=12,基因组为97Mb,编码19 099个基因,其基因量是人类的1/5~1/3。线虫的胚胎发生是以一种精确、忠实重复、代代相传的物种遗传特异模式进行的。每个体细胞都可以重建其个体发生树,每个个体发育到相等数量细胞后终止。线虫是两性的,有 XX 性染色体,外形和解剖学上看是雌性的,既可产生卵子,也可产生精子,自体受精。偶尔 XX 不分离,产生 XO 和 XXX 型,XXX 胚胎不能存活,XO 是雄性体,可与 XX 两性体交配。线虫细胞分裂是不对称的,主要是细胞质成分不均等,因此,最终的命运不同。

（二）线虫在生物医药研究中的应用及展望

研究秀丽隐杆线虫基因功能时,可以将绿色荧光蛋白(green fluorescent protein)作为报告基因与目的基因融合,导入到线虫体内,通过在显微镜下观察绿色荧光蛋白发出的荧光,可以推断与之紧密相连的目的基因的表达时间、表达部位和表达数量。自 Brenner 开始,40 多年来,以秀丽线虫为模式的生物研究几乎涉及生命科学的各个领域并取得了重大突破,如 MAPK 信号传导、细胞程序性死亡、TGF-β 信号传递途径、RNA 干扰、脂肪代谢等。

1. 细胞凋亡及其作用机制　秀丽线虫的一生中,有12%（131/1090）的细胞经程序性死亡而消失,其中多于80%（113/131）的细胞凋亡发生在胚的发育阶段。正是在线虫的突变体中发现并验证了一系列凋亡因子和凋亡抑制因子,并且在哺乳动物中找到了对应基因,如线虫的 ced9 和 ced3 基因产物分别对应于哺乳动物中的凋亡抑制因子 Bcl2 和执行凋亡的一类酶——caspase。秀丽线虫细胞凋亡遗传调控机制的研究结果,与哺乳动物细胞凋亡的生化和细胞机制的研究成果相互印证、相互促进,极大地增进了人们对细胞凋亡这一重要生命现象的认识。

2. 药物筛选　基于秀丽线虫与人在多种生命活动调控机制上的相似性,可以用秀丽线虫为动物模型进行药物筛选。美国有多家药物公司正在进行这一方面的研究。加拿大的研究人员利用秀丽线虫筛选了 14 100 种小分子化合物,找到一个叫 NemadipineA 物质,它能够引起线虫形

Notes

态和产卵异常。这种化合物与被广泛使用的抗压药1,4-二氢吡啶（DHPs）非常相似，具有很好的临床应用前景。科罗拉多大学薛定（XueDing）实验室发现樟脑丸的一种代谢产物1,4-萘醌（1,4-naphthoquinone）可抑制线虫的促凋亡蛋白CED3的活性，从而抑制细胞凋亡。这一发现表明，人们日常生活中使用的樟脑丸极有可能通过抑制细胞凋亡而引发癌症。这些研究表明，以线虫为动物模型进行药物筛选具有很高的可行性。

（张文清）

第五节　限定病原体动物（无菌动物、悉生动物和无抗原动物）

一、限定病原体动物

病原体（pathogen）指能引起疾病的微生物和寄生虫的统称。微生物占绝大多数，包括病毒、衣原体、立克次氏体、支原体、细菌、螺旋体和真菌；寄生虫主要有原虫和蠕虫。病原体属于寄生性生物，所寄生的自然宿主为动植物和人。能感染人的微生物超过400种，它们广泛存在于人的口、鼻、咽、消化道、泌尿生殖道以及皮肤中。每个人一生中可能感染150种以上的病原体，在人体免疫功能正常的条件下并不引起疾病，有些甚至对人体有益，如肠道菌群（大肠埃希菌等）可以合成多种维生素。这些菌群的存在还可抑制某些致病性较强的细菌的繁殖，因而这些微生物被称为正常微生物群（正常菌群）。但当机体免疫力降低，人与微生物之间的平衡关系被破坏时，正常菌群也可引起疾病，故又称它们为条件致病微生物（条件致病病原体）。机体遭病原体侵袭后是否发病，一方面与其自身免疫力有关，另一方面也取决于病原体致病性的强弱和侵入数量的多寡。通常数量愈大，发病的可能性愈大。尤其是致病性较弱的病原体，需较大的数量才有可能致病。少数微生物致病性相当强，微量感染即可致病，如鼠疫、天花、狂犬病等。限定病原体动物是指根据特殊研究的需要，人为限定动物体内的病原体，使其达到或无菌、或存在特定菌、或无抗原产生的一类动物，这类动物统称为限定病原体动物，主要包括无菌动物、悉生动物和无抗原动物。

二、无　菌　动　物

无菌动物是指利用现有的检测方法和检测手段，在动物体内外不能检出任何活的微生物和寄生虫的动物。

无菌动物（germ free animal）是通过无菌操作法，利用子宫的天然屏障功能，经剖宫产（或药物净化）获得，用现代检测技术在其体内外检测不到任何生物体（包括病毒、细菌、寄生虫、原虫、节肢动物）。这种动物饲养于无菌的隔离器中，饲料和饮用水经过严格灭菌处理。

无菌动物可排除任何生物和环境因素对实验结果的干扰，具有实验结果准确、动物用量少、统计学价值高以及长期实验存活率高等优点，已广泛应用于生命科学的各个领域。

利用无菌动物可进行宿主与微生物、微生物与微生物，以及寄生虫与宿主、微生物与寄生虫间相互关系的研究；使用无菌动物可把多因素分解成单因素，整体反应分解成局部反应；无菌动物无外源微生物的刺激，利用无菌动物可制备高纯度的抗体；无菌动物寿命比普通动物的寿命长1/3，被广泛应用于老年病学研究；无菌动物淋巴组织不发达，抗体水平低，适合组织移植研究；无菌动物也可用作营养吸收与菌群的关系及微生物所致的口腔疾病研究。

Notes

三、悉 生 动 物

悉生动物是一类体内除了人为植入的已知微生物外，没有其他微生物的动物。悉生动物（gnotobiotic animal）因携带已知微生物，可彻底排除未知生物和环境因素的干扰，能对实验结果进行正确评估，是研究宿主与其他生物体相互关系，或以宿主为载体研究两种或多种生物体相互关系的最佳动物。

四、无抗原动物

抗原，是能够刺激机体产生（特异性）免疫应答，并能与免疫应答产物抗体和致敏淋巴细胞在体内外结合，发生免疫效应（特异性反应）的物质。抗原的基本特性有两种，一是诱导免疫应答的能力，也就是免疫原性，二是与免疫应答的产物发生反应，也就是反应原性。

所谓抗原的反应原性是指能与由它刺激所产生的抗体或致敏淋巴细胞发生特异性反应。具备免疫原性和反应原性两种能力的物质称为完全抗原，如病原体、异种动物血清等。只具有反应原性而没有免疫原性的物质，称为半抗原，如青霉素、磺胺等。

无抗原动物是未经过环境、饮食或人为抗原刺激，免疫系统未被激活的动物。无抗原动物（non antigen animal）源于无菌动物，没有接受任何抗原物质刺激，体内 IgG 水平非常低，甚至无法检出。在无抗原环境中饲喂无抗原饲料和无抗原水以便维持生存。无抗原动物是比无菌动物具有更高质量的动物，它是在无菌动物的基础上，除了控制微生物的侵袭之外，还控制了生存环境中的具有抗原性的大分子物质，包括食物蛋白及分子量超过 10 000 的物质进入动物体内，用化学合成的低分子量食物来饲养无菌动物。

无抗原动物在医学研究中的应用很广，除了具有与无菌动物相同的应用外，还在疾病诊断、单克隆抗体制备、生物制品的研制中具有明显优势。

无抗原动物制备的诊断试剂还可用于细菌性疾病、寄生虫性疾病、肿瘤性疾病的诊断与治疗。用无抗原小鼠制备出的纤维蛋白特异性单克隆抗体（MH1）就是一个例子，可满足临床上快速、安全、有效的诊断要求。

（陈丙波）

参考文献

1. Amatruda JF, Shepard JL, Strem HM, et al. Zebrafish as a cancer model system. Cancer Cell, 2002, 1 (3): 229-231

2. Tennant BC, Toshkov IA, Peek SF, et al. Hepatocellular carcinoma in the woodchuck model of hepatitis B virus infection. Gastroenterology, 2004, 127 (5): S283-S293 Bustad L K, McClellan R O. Swine in biomedical research. [J]. Science, 1996, 152 (3728): 1526-1530

3. Chung HA, Hyodo MJ, Kitayama A, et al. Screening of FGF target genes in Xenopus by microarray: Temporal dissection of the signaling pathway using a chemical inhibitor. Genes to Cells, 2004, 9: 749-761

4. Fukuda K, Kikuchi Y. Endoderm development in vertebrates: fate mapping, induction and regional specification. Dev Growth Differ, 2005, 47 (6): 343-355

5. Hsu QK. Pig model for biomedical research. Taiwan: Pig Research Institute, 1982: 3-10

6. John H. Lewington Ferrt Husbandry Medicine and Surgery, 2nd ed. Elsevier imited, 2007

7. Langenau D. Meta1. Science, 2003, 299 (5608): 887-890

8. Lessman CA. The developing zebrafish (Danio rerio): a vertebrate model for high-throughput screening of chemical libraries. Birth Defects Res C Embryo Today, 2011, 93 (3): 268-280

Notes

9. McManus C. Reversed bodies, reversed brains, and（some）reversed behaviors：of zebrafish and men. DevCell, 2005, 8(6)：796-797

10. Menne S, Cote P. The woodchuck as an animal model for pathogenesis and therapy of chronic hepatitis B virus infection, World J Gastroenterol, 2007, 13(1)：104-124

11. Miller GS. Mammals of Western Europe（catalogue）. London：British useum, 1912

12. Montero JA, Heisenberg CP. Gastrulation dynamics：cells move into focus. Trends CellBiol, 2004, 14（11）：620-627

13. Novoa B, Fiqueras A. Zebrafish：model for the study of inflammation and the innate immune response to infectious diseases. 2012, 946：253-275

14. Pelegri F. Maternal factors in zebrafish development. DevDyn, 2003, 228（3）：535-554

15. Richard Tinsley, Leslie Minter, JohnMeasey, et al（2009）. Xenopus laevis. IUCN Red List of Threatened Species. IUCN.

16. Roggendorf M, Tolle TK. The Woodchuck：An Animal Model for Hepatitis B Virus Infection in Man. Intervirology, 1995, 38：100-112

17. Stephan Menne & Bud C. Tennant ：Unraveling hepatitis B virus infection of mice and men（and woodchucks and ducks）, Nature Medcine. 1999, 5(10)：1125-1126

18. Talwar PK, Jhingran AG. Inland fishes of India and adjacent countries. Oxford：Oxford & IBH Pub, 1991

19. Taronna R. Transmission and Pathogenesis of Swine-Origin 2009 A（H1N1）Influenza Viruses in Ferrets and Mice. Science, 2009, 325：484-487

20. Wilson SW, Houart C. Early steps in the development of the forebrain. DevCell, 2004, 6(2)：167-181

21. 鲍琳琳, 占玲俊, 邓巍, 等. 建立 H5N1 流感病毒感染雪貂动物模型. 中国比较医学杂志, 2011, 21(9)：40-44

22. 北京农业大学实验动物研究所. 中国实验用小型猪的培育、开发与应用. 中国实验动物学杂志, 1991, 1(1)：13-16

23. 崔淑芳. 实验动物学. 上海：第二军医大学出版社, 2013

24. 邓巍, 许黎黎, 鲍琳琳, 等. 雪貂感染 H7N9 禽流感病毒动物模型的建立. 中国比较医学杂志, 2014, 24(1)：68-71

25. 冯书堂, 褚武军, 王雅春, 等. 中国五指山猪. 北京：中国农业科技出版社, 1991

26. 冯书堂. 我国小型猪资源实验化培育及开发利用. 实验动物科学, 2007, 24(6)：111-118

27. 郝光荣. 实验动物学（第二版）[M]. 上海：第二军医大学出版社, 2004

28. 胡建华, 姚明, 崔淑芳。实验动物学教程. 上海：上海科技出版社, 2009

29. 江朝光. 实用实验动物外科技术. 北京：人民军医出版社, 2006

30. 孔琪. 禽流感研究中实验动物的选择—小鼠和雪貂可作为禽流感研究动物模型. 中国实验动物学报, 2005, 13(4)：60-60

31. 林琇玲、陈培哲, 刘俊人等：B 型肝炎及相关肝病动物模式—土拨鼠之饲养管理及实验技术。台湾兽医志, 2006, 32(2)：116-122

32. 刘恩歧, 尹海林, 顾为望. 医学实验动物学. 北京：科学出版社, 2008

33. 刘民, 朱孝荣. 医学实验动物学. 合肥：安徽大学出版社, 2012

34. 罗刚, 张乐, 刘连生, 等. 我国实验用小型猪的应用研究前景. 实验动物科学与管理, 2004, 21(2)：37-39

35. 秦川, 张连峰, 魏泓, 等. 医学实验动物学. 北京：人民卫生出版社, 2010

36. 秦少青. 我国实验动物-小型猪资源. 畜牧兽医科技信息, 2010,（5）：54-55

37. 邵义祥. 医学实验动物学教程. 南京：东南大学出版社, 2008

38. 孙靖, 陈振文. 实验动物学基础. 北京：北京科学技术出版社, 2005

39. 滕岳峰. 我国的小型猪与香猪. 广东畜牧兽医科技, 1999, 24(1)：30-32

40. 王爱德. 小型猪的利用价值及其品系繁育的进展. 上海实验动物科学, 1990, 10(2)：127-128

41. 王钜, 陈振文. 现代医学实验动物学概论. 北京：中国协和医科大学出版社, 2004

Notes

42. 魏泓. 医学实验动物学. 成都:四川科学技术出版社,1997

43. 张宾,王予辉. 常用动物实验操作指南. 上海:上海中医药大学出版社,2007.116

44. 张德福,丁卫星. 小型猪研究的现状及其进展. 国外畜牧学(猪与禽),1997,1:28-31

45. 郑振辉,周淑佩,彭双清. 实用医学实验动物学. 北京:北京大学医学出版社,2008

第四章 实验动物的选择与动物实验的设计

第一节 实验动物选择基本原则

一、实验动物选择的基本原则

（一）尽量选用与人体结构、功能、代谢及疾病特征相似的动物

医学科学研究的根本目的是要解决人类疾病的预防和治疗问题。因此，动物的进化程度在选择实验动物时应是优先考虑的问题。在实验可能的条件下，尽量选择那些功能、代谢、结构及疾病特点和人类相似的实验动物。一般来说，实验动物的进化程度愈高，功能、代谢、结构愈复杂，愈接近人类，在实际应用中主要考虑与实验目的一致。人们利用实验动物的某些与人类近似的特性，通过动物试验对人类疾病、病理生理进行推断和探索，所以掌握实验动物与人的异同点在动物种属的选择上很重要。为了增加所复制动物疾病模型与人类疾病的相似性，应尽量选用各种敏感动物作为与人类疾病相应的动物模型，尽量避免选用与人类对应器官相似性很小的动物疾病模型作为模型材料。

（二）尽量选用符合国家标准的实验动物

医学科研实验研究中的一个关键问题，就是怎样使动物实验的结果正确可靠，有规律，从而精确判定实验结果，得出正确的结论。因此，要尽量选用经遗传学、微生物学、营养学、环境卫生学控制而培育的标准化实验动物。排除因实验动物带细菌、病毒、寄生虫和潜在疾病对实验结果的影响；排除因实验动物杂交，遗传上不均质，个体差异，反应不一致等对实验结果的影响。

标准化实验动物主要是指遗传背景明确，具有已知菌丛和模型性状显著且稳定的动物。实验动物质量合格证一致，是标准化实验动物的标志，如目前普遍使用的 SPF 级大鼠、小鼠。选用的动物应到具有动物生产条件及质量合格证的单位购买，并应向供应动物者索取其标有动物级别、合格证编号等的动物质量合格证明单据，以保证标准化实验动物的选用。所用动物的质量合格证明单据在论文中、成果鉴定时，是一个重要的证明材料，国家有关部门及国内外一些杂志编辑部将此作为论文能否发表、成果是否被承认的基本条件之一。一些部门已明确规定，缺乏所用动物的质量合格证明或科技成果查新报告，均不能上报成果奖，一些论文在投稿时也因之被有关编辑部退回，而且此项规定正在全面推广。

医学实验研究中一般应尽量不选用曾经交配、已繁殖饲养的杂种动物，或在开放条件下繁殖饲养的带细菌、病毒和寄生虫的普通动物。根据研究目的要求，可选择采用遗传学控制方法培育出的近交系动物、突变系动物、系统杂交培养的无菌动物、悉生动物、无特定病原体动物和清洁级动物。

近交系动物由于具有遗传均质性、反应一致性、实验结果精确可靠等优点，已被广泛应用于医学科学研究的各个领域。许多自发性或诱发性疾病可局部或全部地反映人类的疾病过程，这些疾病有的可经遗传学方法固定于动物品系之中，有的可在动物身上诱发复制。选用适当的动物模型研究疾病是非常必要的。

许多突变品系动物具有与人类相似的疾病或缺陷，如糖尿病伴肥胖症小鼠、侏儒症小鼠、骨骼硬化症小鼠、高血压大鼠、癫痫大鼠、青光眼兔等具有实验模型性状显著且稳定的特征，是研

究人类这些疾病的重要实验模型和动物材料。有些突变系动物如无脾小鼠是研究中医药的重要动物模型,也是研究血吸虫病的良好实验材料。还培育了供肿瘤和免疫研究的突变品系小鼠,如 T 细胞免疫缺陷小鼠和 T、B、NK 联合免疫缺陷小鼠等。

（三）尽量选用解剖、生理特点符合实验目的要求的动物

选用解剖、生理特点符合实验目的要求的实验动物,是保证实验成功的关键因素。很多实验动物具有某些解剖生理特点,为实验所要观察的器官或组织等提供了很多便利条件,如能适当使用,将减少实验准备方面的麻烦,降低操作难度,使实验容易成功。

家犬的甲状旁腺位于甲状腺的表面,位置比较固定,大多数在两个甲状腺相对应的两端上。家兔的甲状旁腺分布比较散,位置不固定,除甲状腺周围外,有的甚至分布到主动脉弓附近,因此做甲状旁腺摘除实验,应选用家犬而不能选用兔,但做甲状腺摘除实验,为使摘除甲状腺之后,还保留甲状旁腺的功能,则应选用兔而不能选用家犬。犬为红绿色盲,不能以红绿作为条件刺激来进行条件反射实验。家犬的汗腺不发达,不宜选作发汗实验。家犬胃小,相当于胃长径的一半,容易作胃导管,便于进行胃肠道生理的研究。家犬的嗅觉特别灵敏,喜近人,易于驯养,经短期训练能很好地配合实验。国外常选用一种小猎兔家犬(beagle)作研究,此种动物由于毛短,体形小。性温驯、易于抓捕、毛色为黄、黑、白三色,最适用于毒物学、药物学和生理研究,特别适用于长期的慢性实验。

家兔的交感神经、迷走神经和主动脉减压神经是分别存在、独立行走的;而马、牛、猪、犬、猫、蛙等其他动物的减压神经并不单独行走,而是行走于迷走、交感干或迷走神经中。因此,如要观察减压神经对心脏等作用时,就必须选用家兔。家兔的胸腔结构与其他动物不同,胸膜中央有一层很薄的纵隔膜将胸腔分为左右两部,互不相通,两肺被肋胸膜隔开,心脏又有心包胸膜隔开,当开胸和打开心包胸膜,暴露心脏做实验操作时,只要不弄破纵隔膜,动物就不需要人工呼吸,给实验操作带来很多方便,很适合做开胸和心脏实验。

（四）充分利用不同品系实验动物存在的某些特殊反应

不同种系实验动物对同一因素的反应往往是相似的,即共同性,但也会出现特殊反应情况,有它的特殊性。实验研究中常选用那些对实验因素最敏感的动物作为实验对象,因此不同实验动物存在的某些特殊反应性在选择实验动物时更为重要。

家兔对体温变化十分灵敏,适于发热、解热和检查致热原等实验研究。小鼠和大鼠体温调节不稳定,不宜选用。

鸽子、家犬、猴和猫的呕吐反应敏感,适宜做呕吐实验;而家兔、豚鼠等草食动物呕吐反应不敏感,小鼠和大鼠无呕吐反应,不宜选用。豚鼠易于致敏,适用于过敏性实验研究。豚鼠有两种类型的变态反应抗体,即 IgG 和 IgE,适于研究细胞毒性型和速发型过敏反应,在全身的变态反应中,肺是休克器官、肥大细胞靶器官,组织胺是主要的药理介质。豚鼠的耳蜗对声波变化十分敏感,适用于听觉方面的实验研究。豚鼠对维生素 C 缺乏很敏感,可出现坏血症,其症状之一是后肢出现半瘫痪,尤其在冬季易患,补给维生素 C 则症状消失。这是因为豚鼠体内不能合成维生素 C,必须来源于饲料中。灵长类及豚鼠体内缺乏合成维生素 C 的酶,因此适于维生素 C 的实验研究。

（五）尽量选用对刺激敏感、反应明显的动物

各种实验动物在基因型、组织型、代谢型、易感性等方面有较大的差异。因此,医学科学研究中选用的动物除了要注意上述的特殊反应外,应选择符合实验目的和要求、最敏感的实验动物。医学科学研究应选择最敏感、最适宜的动物,例如:①过敏反应或变态反应宜选用豚鼠;②以呕吐为指标的研究选用犬、猫为宜;③机体致热反应、热原检测应选家兔;④诱发性高血压病理模型选用犬、大鼠、家兔;⑤研究物质的致癌作用,常选用大鼠、小鼠;⑥研究气体、蒸汽对黏膜的刺激作用选用猫;⑦研究毒物对皮肤局部作用选用豚鼠和兔;⑧研究实质性脏器病时,宜选

Notes

用小鼠;⑨复制动脉粥样硬化常用兔、鸡、鸽子、猴;⑩研究放射性病时常选用犬、猴、大鼠、小鼠。

（六）尽量选用结构与功能简单又能反映研究指标的动物

医学科学研究中最常用的方法是复制人类疾病动物模型,来研究人类疾病的病因学、发病学、治疗学和预防学。复制动物模型时,在条件允许的情况下,应尽量考虑用与人相似、进化程度高的动物作模型。但不能因此就认为进化程度越高等的动物其所有器官和功能越接近人类。例如,非人灵长类诱发动脉粥样硬化时,病变部位经常在小动脉,即使出现在动脉也与人类分布不同。据报道用鸽子做这类模型时,胸主动脉出现的黄斑面积可达10%,镜下变化与人也较相似。因此也广泛被研究者使用。又如果蝇具有生活史短（12天左右）、饲养简便、染色体数少（只有4对）、唾液腺染色体制作容易等诸多优点,所以是遗传学研究的绝好材料,而同样方法若以灵长目动物为实验材料,其难度是无法想象的。因此,科学研究中,在不影响实验的前提下,应选用易获得、最经济、最易饲养管理的动物。

（七）符合实验动物的福利伦理

动物福利伦理的基本出发点是让动物在健康、快乐的状态下生存,也就是为了使动物健康、快乐、舒适而采取的一系列行为和给动物提供的相应的外部条件。所谓健康、快乐的状态,是指动物心理愉快的感受状态,包括无任何疾病、无行为异常、无心理紧张压抑和痛苦等。因此,在动物实验设计中,我们必须了解动物在实验过程中可能产生的应激、疼痛和痛苦等,并知道采取正确和规范的措施避免或减轻这些不良反应。国家科技部发布的《关于善待实验动物的指导意见》对于动物的使用具有明确的要求,在符合科学原则的条件下,应积极开展动物实验替代方法的研究和应用。

二、疾病研究中实验动物的选择

（一）心脑血管疾病研究中实验动物的选择

心脑血管系统的疾病,在人类普遍发生,给人类带来严重的恶果。由于在病人体内进行各项实验研究是十分有限的,而且对病变的广度和深度也无法进行活体定量检测,因此,人们广泛利用相应的动物模型进行研究。

1. 动脉粥样硬化症研究　有关动脉粥样硬化症研究,早期选用的实验动物是禽类（鸡、鸽等）和兔。鸡和鸽子能自发主动脉粥样硬化,主要是形成脂纹期病变。在短期喂胆固醇后,会有主动脉的可预测区域发生病变。因而,这类动物在研究与病变发生有关的早期代谢变化方面具有重要价值。兔在高脂饲料的诱导下可发生粥样硬化病灶,但病变的局部解剖学情况与人类不同。另外,兔作为草食动物,与人类的胆固醇代谢不完全一致。

已有多种实验动物被应用于动脉粥样硬化症研究,包括大鼠、鸽、猪、小鼠、犬、火鸡、非人灵长类。其中非人灵长类,特别是恒河猴,可发生广泛的动脉粥样硬化,广泛的心、脑、肾和股等处动脉粥样硬化症,而且它还是心肌梗死常发的少数动物之一。在病变研究方面,该类动物是动脉粥样硬化研究的良好模型动物。

小型猪可自发动脉粥样硬化,在用高脂饲料诱发下,可加速粥样硬化的形成。其病变特点及分布情况与人类相似,主要分布在主动脉、冠状动脉和脑动脉,由增生的血管平滑肌细胞、少量泡沫细胞、胆固醇结晶、纤维帽和灶性钙化组织构成。由于小型猪在生理解剖和粥样硬化病变的特点方面接近于人类,近年来常被用作动脉粥样硬化研究的模型动物。

2. 高血压研究　对于高血压的研究,虽然有时使用猪、猴、羊等,但常选用的动物是犬和大鼠。犬与人类的高血压有许多相似之处:①高血压早期血压波动大,以后逐渐升高,并维持在高水平;②环境和紧张刺激引起血压明显升高;③高血压发展过程中出现高级神经活动障碍;④部分动物血中儿茶酚胺含量增加。特别是对神经精神性高血压研究,犬极为合适。大鼠的饲养繁殖、手术和血压测定比其他动物方便,对药物的反应与人类相似,故也常被选用。兔因血压不够

Notes

稳定,一般不用。

若是研究高血压病理、生理和药理,自发性高血压大鼠(SHR)是良好的模型,因它和人类的自发性高血压有很多相似之处,表现在:①遗传因素占主要地位;②在高血压早期无明显器质性改变;③病程相似,血压升高随年龄增加而加剧,到 6 个月时,上升到最高水平;④紧张刺激和大量食盐等环境因素加重高血压的发展;⑤血压上升早期或高血压前期有高血流动力的特征,即血压波动、心率加快、心排出量增加、左心室压力变化速率增加、肾血流量减少等;⑥发生继发性心血管损害,出现心脑肾合并症。降压治疗,可防止或减轻病变的进展和并发症的发生。除自发性高血压大鼠外,现在世界上还培育出许多类型的高血压大鼠模型,如遗传性高血压大鼠(GH)、易发生卒中的自发性高血压大鼠(SHRSP)、自发性血栓形成大鼠(STR)、米兰种高血压大鼠(MHS)、蒙斯特种高血压大鼠、以色列种高血压大鼠(SBH)(DOCA 盐敏感高血压)、里昂种高血压大鼠(LH)。

实验性高血压通常以刺激中枢神经系统反射性而形成,或注射加压物质以及分次手术结扎肾动脉,诱发肾源性高血压。不过,要根据实验目的的不同进行选择。

3. 心肌缺血实验研究　无论是对冠心病还是心肌梗塞的研究,犬、猪、猫、兔和大鼠都可用做冠状动脉阻塞实验。

犬是心肌缺血实验良好的模型动物。犬的心脏解剖与人类近似,占体重的比例很大,冠状血管容易操作,心脏抗紊乱的能力较强。此外,犬较容易驯服,可供慢性观察。

猪心脏的侧支循环和传导系统血液供应类似于人,侧支循环不如犬丰富,易于形成心肌梗死,室颤发生率高,如在左冠状动脉前降支起点 1～2cm 处,部分闭塞约有1/3 的动物发生室颤,完全闭塞则有1/2 的动物发生室颤。

家兔开胸进行冠状动脉结扎不需人工呼吸,可大量进行。但由于将动脉伴行的静脉一起结扎,难以从冠状静脉取血做生化测定。测试心肌耐缺氧实验时,大鼠优于小鼠和兔。小鼠和家兔的离体心脏耐缺氧实验特异性虽然高,但不能同时测定心脏各种血流动力学变化,如心输出量、血压、静脉压、心房压等,难以分析耐缺氧与血流动力学改变的关系。而大鼠心肺灌流测定心肌耐缺氧,可以克服以上缺点。大鼠心肌梗死后存活率较低,结扎大鼠左冠状动脉死亡率为42%。猫耐受心肌梗死能力较强。

(二)免疫学研究中实验动物的选择

免疫学的发展与实验动物科学兴起有密切关系。免疫学研究,包括从预防感染到区别机体自身或非自身的基本生物现象的研究,一般多选用实验动物作对象,而且免疫学上的大量知识是通过动物实验获得的。特别是各种近交系和突变系动物、无菌动物、悉生动物及无特定病原体动物的培育,为免疫学研究提供了重要手段,大大地促进了免疫学发展。

根据研究表明小鼠、豚鼠、家兔等动物对特异性抗原的免疫反应受遗传控制。动物体内免疫反应的基因决定着动物对各种疾病的易感性,决定着自身免疫病和体液免疫反应。这种免疫反应的基因紧密连接在这些动物体内主要组织相容系统上。如带等位基因 H-2^b 的小鼠(如 C57L,129/J)比带有等位基因 H-2^k 的小鼠(如 C58,AKR,C3H)的抵抗力强,后者对小鼠白血病病毒和肿瘤病毒十分易感。由于遗传因素的影响,不同品系动物的免疫反应是有明显差异的。此外,不同种类动物的免疫反应也有差异,如研究第Ⅳ型变态反应(Arthus 反应),家兔是首选实验动物,而豚鼠和大鼠则不能采用。豚鼠通常产生少量的 IgM。

1. 各种实验动物的免疫学特性及应用

(1) 小鼠:建立了 MHC(主要组织适合性基因群,H-2)同类品系。对遗传学特性已做了详细的分析,对免疫活性细胞的亚类也进行详细的分析。先天缺乏补体成分(C4、C5 等)的品系有多种,如 K/HeN、AKR/N、B10、DZ/DsnN。免疫球蛋白有 IgM、IgA、IgE、IgG1、IgG2a 和 IgG2b。近交系小鼠对不同抗原的免疫反应是在常染色体遗传控制之下的,这种常染色体上有支配免疫反

Notes

应的基因(Ir),基因连接在主要组织相容位点(H-2)上。基因 Ir 可能与 T 细胞功能有关,而与 B 细胞的关系不大。

(2) 大鼠:大鼠中 MHC 称作 RTl,连接在主要组织相容综合体(H)上的免疫反应基因(Ir)控制着对 GT(L-谷氨酸和 L-酪氨酸)和 GA(L-谷氨酰胺和 L-氨基丙酸)的免疫反应豚鼠与其相似。大鼠和豚鼠的免疫反应基因 Ir 控制着体液抗原-抗体反应和细胞免疫。已经证明,大鼠对绵羊红细胞(SRBC)和牛 γ-球蛋白(BGG)的免疫反应有品系的差异。大鼠有反应抗体 IgE,蠕虫感染常能诱发大量的 IgE 抗体,它们存在于血液循环之中。常规的免疫法只能使大鼠产生少量反应抗体,在体内存在的时间较短。有些品系大鼠,Hooded Lister 和 Spragus-Dawley,能产生较多的 IgE,再次注射抗原,IgE 也随之上升。百日咳嗜血杆菌免疫大鼠主要产生 IgE,如在此抗原中加入弗氏完全佐剂,免疫大鼠则产生 IgGa。

(3) 豚鼠:建立了几种近交系,容易引起迟发型过敏反应,是自身免疫病(如实验性变态反应性脑脊髓膜炎)的有用动物模型。血清中的补体效价很高。胸腺存在于颈部。在大部分成熟的 T 细胞膜上存在着 MHC II 类抗原(免疫应答遗传基因相关 I a 抗原)。MHC 被称为 GPL-A。豚鼠已确定的免疫球蛋白有:IgG(IgG1、IgG2)、IgA、IgE。IgG1 是变态反应的媒介,IgG2 与小鼠 IgG1 和 IgG2 相似,在抗原抗体作用中起结合补体的作用。选用 2~3 月龄或体重为 350~400g 的豚鼠用作迟发型变态反应最合适。豚鼠 13 系对结核菌素型变态反应比豚鼠 2 系敏感。相反,豚鼠 2 系对接触性过敏反应比豚鼠 13 系敏感。

2. **各种免疫缺陷动物特性及应用**

(1) 裸小鼠(Nude mouse):T 细胞缺损,B 细胞正常,NK 细胞略有升高,T 细胞缺损表现为脾细胞膜表面的 θ 抗原和丧失对有丝分裂刺激物反应的能力。不产生细胞毒效应细胞,对刀豆素 A 或植物凝集素 P 亦无促分裂原应答,无接触敏感性,无移植排斥,无移植抗宿主反应及无辅助 T 细胞或抑制 T 细胞的生成。

(2) SCID 小鼠:T 细胞及 B 细胞数极少,其结果是抗体产生应答和细胞性免疫应答的缺陷。血中的免疫球蛋白量也极少,T 细胞和 B 细胞缺少抗原受体。T 细胞受体和免疫球蛋白遗传基因再构成有关重组酶的活性低下。SCID 小鼠的巨噬细胞和 NK 细胞功能基本正常。腺嘌呤核苷脱氢酶活性属正常。还可使其他种类动物或者其他品系小鼠的杂交瘤在腹水中增殖。因此,SCID 小鼠作为严重联合免疫缺陷症的模型动物,具有极高的应用价值。

(3) NOD/scid 小鼠:将 SCID 突变基因导入到非肥胖糖尿病背景小鼠身上获得该品系动物,SCID 突变基因的纯合影响了 T、B 淋巴细胞的正常发育。Jax 实验室用非肥胖糖尿病小鼠 NOD/Lt 与 SCID 小鼠杂交降低了 NK 细胞活性,杂交双突变 NOD/Lt-SCID 小鼠表达了 NK 细胞活性相对低的特性。

(4) NPG 小鼠:即 NOD/Prkdc^{scid}/IL2rg^{null} 小鼠,是 NOD(Non-obese diabetes)遗传背景的小鼠,其 $Prkdc$ 基因突变,同时 IL2 受体蛋白的 γ 链基因被敲除。也有人称其为 NSG 或 NOG 小鼠。由于 $Prkdc$ 基因在 T 淋巴细胞受体合成的基因重排阶段以及 B 淋巴细胞抗体合成的基因重排阶段具有不可或缺的功能,因而此基因突变后造成小鼠的 T、B 细胞缺失,表现为细胞免疫和体液免疫的重度联合免疫缺陷。IL-2 receptor 的 γ 链是具有重要免疫功能的细胞因子 IL-2、IL-4、IL-7、IL-9、IL-15、IL-21 的共同受体亚基,基因敲除后机体免疫功能严重降低,尤其是 NK 细胞的活性几乎丧失。所以 NPG 小鼠既缺乏 T、B 淋巴细胞,也缺乏功能性的 NK 细胞,是迄今世界上免疫缺陷程度最高的小鼠模型。同时,NPG 小鼠被公认为世界上最好的进行人源异种移植的受体。目前这种小鼠已被广泛用于造血,免疫,药物,病毒和肿瘤等多方面的人源化模型的研究。

(5) BRG 小鼠模型:即 BALB/c Rag2 IL2rg 小鼠模型。这是一种超级免疫缺陷小鼠,对开展人源化研究、传染病研究、自身免疫性疾病研究以及异种移植试验研究非常有用。该类小鼠为了有效达到无血清免疫球蛋白和无正常功能的 B 细胞和 T 细胞,使用 RAG-1 与 RAG-2 基因缺陷

Notes

的小鼠杂交,由于此两种 *RAG* 基因所表现的蛋白在 V(D)J 重组中占重要的角色,因此 *RAG* 基因缺陷小鼠,就能达到无血清免疫球蛋白和无正常功能的 B 细胞和 T 细胞,不存在渗漏的个体,也可能是未来取代 SCID 小鼠成为理想细胞移植接受者的动物模型。

3. 各种动物补体缺损症或补体异常特性及应用

(1) 小鼠 C5 缺损症:存在于第 2 号染色体上 *HC*(Hemolytic complement)基因位点的 *Hc*。基因为纯合子的小鼠缺少 C5,近交系小鼠中有 30% 的品系缺少 C5。C5 缺损小鼠在通常的饱饲养环境中健康生存,但据报道,它对多种传染病的易感性高,中性粒细胞的趋化性弱,对肿瘤细胞或移植物的排斥反应弱,易于发生自身免疫病等。C5 缺损小鼠的品系有 A/meJ、AKR、DBA/2J、B10、D2(old)、A. BY2、CA6 等。日本纯系化的小鼠如 DDD、KK、SII、RR、SS、NC 等均属 C5 缺损小鼠。

(2) 大鼠 C4 缺损症:有报道,仅 Wistar 品系雄性大鼠出现高百分率 C4 活性低的个体。C4 缺损大鼠,C4 的数量为正常血清的 20% 以下。

(3) 豚鼠 C3 缺损症:1919 年有报道说,常染色体性隐性基因引发了豚鼠 C3 缺损症,后来这个品系灭绝,也未再进行研究。近来有报道,品系 2 豚鼠的 C3 缺损症发生率为 47%,此种 C3 缺损症表现为常染色体性共显性遗传方式。

(4) 兔 C6 缺损症:目前,有 2 个品系的 C6 缺损症是由常染色体性隐性基因所致。C6 缺损兔表现健康,但它欠缺杀菌作用,被动皮肤过敏(passive cutaneous anaphylaxis,PCA)反应降低、移植物排斥反应降低、血液凝固障碍等。

(三) 传染病研究中实验动物的选择

病毒学研究常选用的实验动物有金黄地鼠、小鼠、豚鼠、家兔、绵羊、禽类、猴等。分离病毒广泛使用的是乳鼠,它对柯萨奇病毒、呼吸道、肠道病毒和虫媒病毒感染有高度易感性。许多病毒诸如柯萨奇病毒 A 型直到目前仍然不能在 1 月龄小鼠以外的任何非人的宿主中培养。因此,目前研究虫媒病毒常选用小鼠乳鼠及刚断乳的幼鼠,柯萨奇病毒 A 型需用出生一天内的小鼠培养。用感染乳鼠脑制备补体结合抗原,滴度较高且非特异性反应较少。

其他实验动物,如成年小鼠、兔、豚鼠、雪貂在人类病毒学的发展史上曾起过关键性作用,但目前它们主要用来研究病理机制、制备诊断用品等,并不用于分离病毒。灵长类动物广泛用于致病性研究,特别是可能由"慢病毒"感染引起的一些疾病。

选用病毒学研究的实验动物,应首先考虑采用该病毒的易感动物。

病毒敏感动物的研究,一直是病毒学中的重要内容之一。实验动物在人类病毒学发展史上曾起过重要作用,主要用作分离病毒、研究发病机制、抗病毒药物筛选、疫苗效果及完全性鉴定、制备诊断用品等。

实验动物选择,应注意影响动物实验效果的各种因素。不同种属动物对同一致病因素的易感性不同,对一种动物是病原体,对另一动物可能并不致病。即使是同一种属动物的不同品系,对同一刺激的反应也有很大差异。此外,病毒学研究中,接种途径的改变往往导致不同的感染结果。实验中,应尽量利用经微生物控制的动物和纯种动物。

(四) 肿瘤学研究中实验动物的选择

肿瘤学动物实验技术是实验肿瘤学研究的重要手段。通过建立肿瘤动物模型可以探索肿瘤生长的本质及其发生发展的规律,为寻找对肿瘤成长及发展有抑制作用的药物及治疗方法应用于临床提供实验依据,为研究人类肿瘤的病因学、发病学、实验治疗和新抗癌药物的发现提供重要条件。

1. 自发性肿瘤动物实验方法 动物自发性肿瘤(spontaneous tumors in animals)是指实验动物未经任何有意识的人工处置,在自然情况下所发生的肿瘤。动物自发性肿瘤发生于近交系动物,随实验动物种属、品系的不同,肿瘤发生类型和发病率有很大差异。其中,小鼠的各种自发

Notes

性肿瘤在肿瘤发生、发展的研究中具有重要意义。目前,可用于肿瘤研究的小鼠品系或亚系就有 200 多个。在近交系小鼠中,各种肿瘤的发生率因品系不同而存在很大差异。

肿瘤实验研究中选用自发性肿瘤模型为对象进行研究有一定优点:首先是自发性肿瘤通常比用实验方法诱发的肿瘤与人类所患的肿瘤更为相似,有利于将动物实验结果应用到人;其次是这一类肿瘤发生的条件比较自然,有可能通过细致观察和统计分析发现原来没有发现的环境或其他的因素,可以观察遗传因素在肿瘤发生上的作用。但应用自发性肿瘤模型也存在一些缺点:肿瘤的发生情况可能参差不齐,不可能在短时间内获得大量肿瘤学材料,观察时间可能较长,实验耗费较大。

2. 诱发性肿瘤动物实验方法   利用化学致癌物质来诱发实验性肿瘤的动物模型,也是进行肿瘤实验研究的常用方法。使用较多的化学致癌物有多环碳氢化合物、亚硝胺和偶氮、染料等。强烈的致癌物诱发出来的肿瘤,恶性程度高,容易成功(可移植的动物肿瘤)。常用诱发肿瘤动物实验方法:

(1) 经口给药法:本法是将化学致癌物溶于水或以某种方式混合于动物食物中自然喂养或灌喂动物而使之发生肿瘤。食管癌、胃癌、大肠癌等肿瘤常用此方法。

(2) 涂抹法:将致癌物涂抹于动物背侧及耳部皮肤,主要用于诱发皮肤肿瘤(如乳头状瘤、鳞癌等)。常用于此法的致癌物有煤焦油、3,4-苯并芘及 2-甲基胆蒽等。

(3) 注射法:此法是将化学致癌物制成溶液或悬浮物,经皮下、肌肉、静脉或体腔等途径注入体内而诱发肿瘤。本法亦很常用,其中皮下和静脉注射是最常用的途径。

(4) 气管灌注法:常用于诱发肺癌。将颗粒性致癌物制成悬浮液直接注入或用导液管注入动物气管内。多使用金仓鼠和大鼠为实验动物。

3. 移植性肿瘤动物实验方法   世界上现存的动物移植性肿瘤约有 400 余种,肿瘤移植一般分为同系式同种与异种移植两大类,自体式同系动物肿瘤移植不产生排斥现象,移植肿瘤的稳定性至关重要,为了达到可靠的稳定性,通常需连续传代 15 代以上,其侵袭和转移的生物学特征,以及对化疗药物的敏感程度均不稳定。根据瘤源需要,选用纯种或杂种动物。一般用杂种动物即可,但有的瘤源必须用纯种动物才能接种成功,如小鼠白血病模型的复制就需用 L615 纯种小鼠。实验用小鼠体重以 18 ~ 24g,大鼠以 50 ~ 80g 为宜。所用动物必须发育良好,身体健康。

4. 肿瘤转移模型的实验方法   肿瘤转移模型的分类目前尚不统一,多数人认为分两大类,即自发性转移模型和实验性转移模型,自发性转移模型又分为血道转移、淋巴道转移及特异性器官转移模型;实验性转移模型,根据裸鼠体内血流特点,形成血运性转移模型,常用脾-肝循环和尾静脉注射,前者是将肿瘤细胞悬液在动物脾内注射,在肝脏形成转移癌细胞,后者是在尾静脉注射肿瘤细胞,在肺脏形成肿瘤。

(五) 神经性疾病研究中实验动物的选择

神经系统实验中实验动物的选择,应根据动物神经系统方面特性而进行。

DBA/2N 小鼠在 35 日龄时,听源性癫痫发生率为 100%,是研究癫痫的良好模型。C3H/eN 小鼠对脊髓灰质炎病毒 Lan-sing 株敏感。C57BL/KalWN 小鼠有先天性脑积水。

沙鼠是研究脑梗死所呈现的中风、术后脑贫血以及脑血流量的良好的实验动物,因为它的脑血管不同于其他动物,其脑椎底动脉环后交通支缺损。结扎沙鼠的一侧颈总动脉,数小时后,就有 20% ~65% 的沙鼠出现脑梗死。另外,癫痫沙鼠还具有类似人类自发性癫痫发作的特点。

高原鼠兔对吗啡不敏感,可用于神经系统方面研究。研究吗啡对人的中枢作用,应注意吗啡对小鼠和猫主要表现为中枢兴奋,而犬、兔、猴、大鼠与人类一致,表现为中枢抑制。

豚鼠对实验性变态反应性脑脊髓炎,较兔、大鼠、小鼠、羊、猫、猴更为敏感,该病与人类脱髓鞘病相似。因此,豚鼠常用作脱髓鞘疾病研究的动物模型。

兔颈部的交感神经、迷走神经和主动脉减压神经是独立行走的。如果观察减压神经对心脏的作用,就必须选用兔。

犬与猫具有发达的神经系统,是神经研究的良好模型。猫在研究冲动传导、知觉以及机体各系统对接触化学刺激因素如药物、工业废料等各种反应方面普遍使用。犬是红、绿色盲,因而以红绿色刺激进行的条件反射实验不能选择犬。不过,灵活型和迟钝型的神经实验常选用犬。

绵羊的蓝舌病和人的脑积水相似,适宜于脑积水研究。

黑猩猩的智力发育和人类幼儿及智能低下的成年人相近,对黑猩猩学习行为所取得的数据,可应用于人类幼儿教育,对智力低下成年人的教育也有参考价值。猴的高级神经活动发达,常用于行为学的研究。研究小儿麻痹症,猴也是优选动物。

(六) 老年病研究中实验动物的选择

随着社会的发展、经济卫生状况的改善和科学技术的日益进步,人类的平均寿命亦越来越长,老年人在总人口中的比例不断增加。目前有些发达国家老年人口已占总人口的15%,甚至更多。发展中国家老年人口虽然一般为10%左右,但老年人口比总人口的增长更快。因此老年病研究已成为生物医学研究的重要课题。老年病研究中,对实验动物来说,应重点解决建立研究人类老龄化实验的动物模型;积累各种实验动物正确而详细的生物学资料;供应为老化研究的实验动物,特别是老龄实验动物。

1. 老年病实验研究中实验动物选择的原则　①有明确的生命期限,确知使用时的寿命,其变动应很小;②具有与人类相似的生长发育、繁殖和衰老的生命阶段,解剖学、生理学上的相似性;③对感染和传染病有一定的抵抗能力,尤其是对引起死亡的传染病感染的抵抗力;④食物内容和营养条件与人类相似;⑤能够施行多种检测指标检验;⑥染色体组型、染色体分析简便易行,干细胞、免疫系统的资料已经很清楚;⑦动物来源容易,饲养管理简便,价格便宜;⑧从实验动物获得的资料可以推断到人类。

2. 老年病研究中常用实验动物的选择　目前,用于老年医学研究的实验动物以哺乳类动物为主体,有小鼠、大鼠、豚鼠、兔、犬、猪、猴等,其中大鼠使用最多,并广泛用于各种项目的研究,其中以细胞生化学、消化器官、激素、酶等研究为主。小鼠的使用数虽比大鼠低,但用途广泛,以放射线、消化器官、免疫、酶等的研究为主。鸟类的使用率不高,但涉及的研究项目却很广。鱼类、两栖类、爬虫类以及无脊椎动物等,绝大多数被用于比较生物学的研究。对于各研究项目每年所使用的实验动物种类进行了调查,结果发现在核酸、染色体、放射线、细胞生化学、培养细胞、脑神经、循环器官、肾脏、呼吸器官、消化器官、内分泌、运动器官、皮肤、感觉器官、结缔组织等众多项目研究中,大鼠、小鼠的用量最高;而在糖质、脂质、胶原和免疫研究项目中,小鼠的使用率比大鼠高;在比较生物学的研究中,各动物的使用数量差不多。

非哺乳类动物在老年医学研究中也被选用,如果蝇、蚯蚓、轮虫、线虫、水螅、原虫等。天津医学院老年实验室推荐以果蝇作为老年学实验动物模型,果蝇的生存期短、繁殖快、高度纯种、饲养管理简便。

3. 老年病研究中实验动物选择应注意的问题

(1) 应注意实验动物寿命和人类寿命相应时间的选择:人的寿命较一般实验动物的寿命要长得多,对人体的老化研究,须进行长达70年的现象分析,因此,采用寿命短的实验动物进行研究是必要的。但大鼠、小鼠等寿命较短,仅2~3年,与人老化过程相比有较大差异,在分析老化本质时应当谨慎。在人工致癌使用大鼠和猴时,达到致癌期需10~12个月时间,对大鼠来说,已占其生命的一半时间,而对猴而言仅是生命的1/20~1/10。在分析老化和致癌的机制关系上,必须充分考虑。

在老年病研究中选择实验动物时一般不强求实验动物年龄与人类相同,而只要求年龄时期上的对应。在研究如老年性或胚胎发育的实验课题时,若选择生命或生殖周期长的动物,无论

Notes

从动物的来源或从实验周期的安排上都容易遇到困难,若选择生殖和生命周期短的动物,就能解决这类问题。

(2) 应注意选择标准化的实验动物:在进行老年医学研究中应充分考虑所用实验动物的生物学状态,即遗传基因型、表现型、反应型。应尽量选择经遗传检测、微生物检测、营养检测、环境检测合格的标准化实验动物。最常被选用的是各种品系的小鼠和大鼠。在选用时要了解各品系小鼠或大鼠的生物学特性和寿命期限。

(3) 应注意选择适合老年病研究特殊需要的实验动物:老化研究的小型猪:早在 18 世纪初期,已认为猪在生理学研究,特别是在循环系统的研究上,是极好的模型动物。但由于猪体形过大,给实验操作带来不便。1949 年美国明尼苏达大学 Hormel 研究所首次开发了小型猪。小型猪基本上达到了老化研究用实验动物的要求,成为理想的实验动物。小型猪的寿命大致和普通猪相同,其生理学性质与人相似。由于小型猪早期就可患自发性动脉硬化症,故已成为研究动脉硬化症极为理想的实验动物。已有充分的实验证明,人的冠状动脉分布同猪极为相似,猪同样有脑血栓症和动脉硬化症病变。另外,猪还常用作包括心律不齐研究在内的人体循环系统的模型。并可用于功能、胰、皮肤、繁殖、体温调节等的研究,它在风湿性关节炎及自发性胃溃疡方面与人类极为相似。由此可知,小型猪和一般猪的确是老化研究上极为理想的实验动物。

老化机制研究的豚鼠:关于老化的游离基学说——过氧化脂质学说,虽也常用大鼠和小鼠,但必须根据研究目的选择合适的实验动物。例如,研究肾上腺脂质过氧化物时,几乎不可能在大鼠的肾上腺中证实;而在豚鼠中,却能随着年龄的增长,检测到其脂质过氧化物的增加状况。

第二节 动物实验设计的要求

一、动物实验设计的基本原则

1. 创新性和科学性原则 选择前人没有解决或没有完全解决的问题,善于捕捉有价值的线索,勇于探索、深化。选题必须有依据,要符合客观规律,科研设计必须科学,符合逻辑(手段、方法、实验)。

2. 相似性原则 动物实验的目的在于从中找到可以推演应用于患者的有关规律。如在动物身上无效的药物不等于临床无效,反之亦然。因此设计的动物实验应尽可能反映人类疾病的情况,复制的动物模型应力求可靠地反映人类疾病的主要症状和体征。

3. 重复性原则 理想的动物实验应该是可重复的,甚至是可以标准化的。为了增强动物实验的重复性,必须在动物品种、品系、年龄、性别、体重、健康状况、饲养管理;实验及环境条件,季节、昼夜节律、应激、室温、湿度、气压;实验方法;药品生产厂家、批号、规格、剂量、途径、方法;麻醉、镇静、镇痛等用药情况;仪器设备等方面保持一致。

4. 可行性原则 要求科研设计方案、技术路线和指标的观察上科学可行外,还必须具备一定的条件,如人员、仪器、动物、试剂等。

二、动物实验设计的步骤和内容

对于任何研究课题来说,实验设计是成功的关键,如果实验设计时,各方面没有考虑周全或没有充分考虑,研究者可能会得出一个错误的结论,造成研究时间和资源的浪费,动物实验更是如此。因此,科学正确地设计实验和标准地进行实验操作才可能得到可重复有效的数据。实验的设计直接关系到实验数据的质量,也直接关系到研究文章的水平。下面我们就动物实验设计的实际过程和主要包括的内容作简单的介绍。

Notes

1. **查阅文献**　现在研究工作可查阅文献的方式和渠道是很多的,通过查阅数据库可以查阅各个时期的书刊杂志,如 Medline、Toxline、NCBI、SOCPUS 等。一个研究项目开始前广泛查阅文献是为了明确研究焦点问题的背景,明确相关研究使用的方法,明确选择的动物模型,以及排除不必要的重复研究。另外,这个阶段动物实验的以减少(reduction)、替代(replacement)和优化(refinement)为核心的"3R"原则也应纳入考虑,文献查阅也为证明替代动物实验的方法是否可行、引起动物疼痛的操作已经得到评估认可并提供证据。

2. **提出假设**　实际上,一个完整假设的提出必须经过以下 3 个阶段:观察和记录所有的相关信息;分析和归类这些信息;在这些信息的基础上提出假设。在实践中,判断哪些信息是相关信息是很困难的。我们必须查阅大量的文献资料,这时借助于计算机和文献库就显得特别有效。

通过对相关信息进行分析和归类,就形成一个初步的假设。

(1) 实验设计:一个好的实验设计,应该具有足够多的对于生物医学研究显得很重要的证据,从而保证实验结果的可靠性。在实验设计中,尽可能避免忽略一些可能对生物医学研究显得非常重要的席位因素,不仅要有大胆的假设,而且又要有严格的、具有独创性地证实这个假设的想法。①一般假设包含对观察到的现象和可能发生的现象两者间关系的一种推测。大胆的设想非常重要,特别是当提出的假设已经打破了传统观念时,有可能会有伟大的发现,但这就需要通过一些动物实验来验证;②证实假设的方法很多,但必须经过严格的、公认的程序进行检验。

(2) 专业化的条件:通过选择几种不同品系的实验动物、实验过程、给药方式、饲养管理条件等,保证实验结果的一致性。

3. **验证假设包括动物模型的确立和实验方法的确定**

(1) 动物模型的确立:在选择最佳动物模型方面,我们提供以下几点建议:①使用系统发育水平最低的动物,符合 3R 原则中的替代原则;②使用的动物具有研究要求的种属或品系专一特点,或者具有符合特定研究目的的特点;③考虑在实验期间动物模型维持的条件;④充分查阅文献,与同一研究领域的同事讨论,与供应商或动物模型资源库联系,确定动物模型的来源渠道;⑤在最终确定动物模型前征询实验动物兽医的意见。

(2) 实验方法的确定:实验方法即研究方案,是针对提出的问题、研究目标和假说,提出实验操作安排的计划并文字化。它包括确定研究的变量、可控的实验操作、适合的测定参数(可准确反映实验变量控制的效应)、获得样品和产生试验数据的最佳方法等,以及研究中所有实物和数据的收集及测定的时间安排。

需要讨论的实际操作问题包括动物模型的持续时间、模型中预期疾病的进程(确定测定的最适时间点)、人员参加项目的时间、实验花费。如果动物接受化学或生物学处理,首先必须确定给药的最适方法(如通过饲料口服或可溶性物质通过饮水口服,通过强制性灌胃或注射),然后确定已知或潜在的危害因子是否存在,采用危害因子最小风险措施预防。所有实验操作步骤应通过 SOP 详细规定,满足 GLP 标准的要求。最后数据分析方法应该明确,如果组间差异必须通过统计学计算,这便要求在实验设计阶段确定相应的统计学检验方法。

三、动物实验设计中注意的问题

1. **动物样本的确立**　在实验设计中确定样本大小即每组动物数量是非常重要的,它既要满足科学研究有效性的要求,又要符合各国法律法规对使用动物数量的限制。在美国和大多数欧洲国家,一个科研人员在申请项目时,必须提供给动物管理委员会关于实验中动物使用数量的解释,以保证恰当的动物数量被应用。由于科研目的不一样,采用的实验种类就不一样,计算实验样本大小的方法也就不一样。

（1）小规模预试验：小规模预实验是为探索一个新的研究领域，确定不同的实验条件下研究的变量，同时检查进行实验的必备条件。如假定某科研人员要确定 X 因子是否在炎症动物模型中升高。已具备的条件是实验室有测定 X 因子的技术方法，现在需确定一群小鼠中 X 因子的差异。研究预实验中，该研究人员设计用 10 只小鼠分别在诱发炎症前、后测定 X 因子的浓度。像这样的小规模预实验，由于没有任何前期数据可用来估算实验中所需动物的数量，使用动物的数量只能是根据经验和推测来定。而这个预实验的结果可以为正式实验提供对实验标准误差和炎症效应程度的一个粗略估算，为计算正式实验样本量的大小提供依据。如果 10 只动物测得 X 因子浓度的标准方差比起该因子的浓度来说较小，再假如在炎症诱发后 X 因子的平均浓度增加了 2 倍，这种情况下，说明实验进行下去的意义和可能性非常大，X 因子的变化很容易被检测出来。研究者可以进一步研究追踪 X 因子全程增加的情况，并测定不同治疗方法中这个因子浓度的变化。另外，通常在操作和测试新的化合物时，小规模预实验的重要性更能体现出来，这里预实验的数据是申请资助项目时证明其合理性的重要依据，从而增加中标的机会。值得提醒的是，所有预实验也要经过实验动物管理和使用委员会（IACUC）确认同意。

（2）基于目标成功或失败的实验：由于实验过程成功的几率相当不稳定，因此这类实验所用动物数量很难计算。例如，通过基因插入到受精卵或 ES 细胞制作转基因动物，就需要大量的动物。其原因之一是基因或 DNA 片段整合到细胞基因组中的成功率变化很大，二是移植后受精卵着床的成功率不一，三是 DNA 随机整合到基因组时，其表达随整合位置和拷贝数的不同变化也很大。这些不同因素使得不同品系小鼠对此操作的反应表现不一致，不同基因整合到基因组中的百分率不一。而用 ES 细胞同源重组制作基因敲除或敲入小鼠，结果变异性要小，比起基因插入转基因动物制作的方法，需要较少的动物。

（3）检验假说的正式实验：大多数动物实验属于检验一个假说的正式实验，与上面描述的实验不同，一般实验前都可以得到一些有用的信息，可以用来计算实验所需要的动物数量。在这类实验中，科研人员可以测定 3 种类型的变量：①二分变量，表现为"是/否"两种结果各自的百分率，如在某一给定时间疾病或死亡的发生率；②连续变量，如某一物质在体液中的浓度或生理功能（如血液流速或排尿量）；③一个事件的发生时刻，如疾病或死亡出现的时间。

2. 对照的设定　过多的变量（如遗传、环境、感染因子等）对动物实验的结果产生影响，因此为消除这些外来变量或可能存在的未知变量的影响而设置对照动物。对照的设置应符合以下三个方面的要求：①对等：除处理因素外，对照组具备与实验组对等的一切非处理因素，具有高度的可比性。②同步：对照组与实验组设立之后，在整个研究进程中始终处于同一空间和同一时间。③专设：任何一个对照组都是为相应的实验组专门设立的。不得借用文献上的记载或以往的结果或其他研究的资料作为本研究之对照。

总之，每个实验都应使对照组动物与实验组动物有一个直接对应的关系。对照的种类包括：阳性对照、阴性对照、空白对照、安慰剂对照和自身对照等。

（1）阳性对照：一般在阳性对照组希望有变化。阳性对照的作用是作为一个标准测量各实验组间差异的程度。例如，动物给予毒物作为对照，其结果是产生可重复的生理学改变或损伤，然后采取处理手段的实验组可用来测定是否这些毒物引起的改变或损伤能被阻止或治愈。阳性对照也用来证明动物反应是可探测的，为实验方法提供质量控制。

（2）阴性对照：阴性对照的目的是保证未知变量对实验动物引起相反的效应不存在，即排除假阳性结果。例如，上面例子中阴性对照组的动物不给予毒物处理。

（3）空白对照：空白对照是模拟处理组的过程而实际上没有给予动物受试物或处理。例如，将物质 X 植入动物腹腔测试其特性的实验，处理组动物植入 X 受试物，而空白对照一样进行

Notes

了打开腹腔的手术操作,但无受试物 X 的植入。

（4）安慰剂对照:安慰剂,无药理作用,其外观如剂型、大小、颜色、重量、气味及口味等与试验药物一致,不为受试动物所识别。设置安慰剂对照的目的是为克服研究者、受试对象、评价者等由于心理因素所形成的偏倚;还可消除疾病自然进程的影响。

（5）实验条件对照:对照组不施加处理因素,但施加某种与处理因素相同的实验条件。包括操作技术、被试因素溶媒或其他载体等。凡对实验效应产生影响的实验条件宜采用此法。

（6）自身对照:在同一个体身上观察实验处理前后某种指标的变化,即把实验处理前的观察指标作为实验处理后同一指标变化的对照,可有效减少个体差异对实验处理反应的影响。如,研究某治疗烧伤新药的疗效,就可选用有对称部位被烧伤(如双前肢或双后肢等)的受试对象,一部位用烧伤新药,另一部位用其他公认有效药物。

3. **实验分组**　实验分组应遵循随机化(randomization)的原则,即除了处理因素外,其他所有可能产生混杂效应的非处理因素在各组中(对照和实验组)尽可能保持一致,保证和提高各组的均衡性,也是资料统计分析时进行统计推断的前提。随机化包括了抽样随机、分组随机和实验顺序随机。

（1）抽样随机:每一个符合条件的实验对象参加实验的机会相同,即总体中每个个体有相同的机会被抽到样本中来;保证样本的代表性。

（2）分组随机:每个实验对象分配到不同处理组的机会相同,保证其他因素在对比组间的均衡性。

（3）实验顺序随机:每个实验对象接受处理先后的机会相同;使实验顺序的影响也达到均衡。

在实验分组中一方面可采取完全随机化的方法,即直接对受试对象进行随机化分组,其基本步骤包括①编号:将 n 个受试对象编号,动物可按体重大小进行编号。②取随机数:可从随机数字表或计算器或计算机获得。每个受试对象获得的随机数可是一位数,也可是两位数或三位数,一般要求与 n 的位数相同。③确定组别:根据受试对象获得的随机数决定受试对象在哪一组。分两组可按随机数的奇偶;分 k 组可按随机数除以 k 后的余数进行分组。

也可采取分层随机化的方法,即先对可能影响实验过程和结果的混杂因素进行分层,然后在每一层内进行完全随机化。其基本步骤包括①按因素分层。②编号排序:将每层的受试对象编号排序,如体重从轻到重,时间由前至后等。③取随机数:同样可从随机数字表或计算器或计算机获得。④确定组别:根据每层受试对象获得的随机数的大小顺序决定受试对象在哪一组。

第三节　动物实验数据的收集、整理和分析

一、实验数据的记录

将实验中涉及的各种数据尽可能详细地记录,不仅仅是动物实验的数据,还包括所用试剂、实验环境条件等原始实验数据。记录的数据应有较高的精确度和准确度,同时为了便于以后的识别、归类和分析,可编制出用于记录原始实验数据的表格。

二、实验数据的保存

原始实验数据需要录入计算机进行备份保存,录入的文件类型大致有:数据库文件,如 dBASE、FoxBASE、Lotus、EPI info 等;Excel 文件;文本文件,如 Word 文件、WPS 文件等;统计应用软件的相应文件,如 SPSS 数据文件、SAS 数据文件、Stata 数据文件等。目前,上述文件类型绝大

多数都可以相互转换。

录入数据时,应遵循便于录入、便于核查、便于转换、便于分析的原则。便于录入是指尽可能地减少录入工作量,例如用数值变量取代字符变量,可以大大地节约录入的时间和费用。便于核查是指一定要设有标示变量,以方便数据核查。便于转换是指录入数据时要考虑不同软件对字节和字符的要求,例如,文本文件的变量名字节可不受限制,但 SPSS 软件 12.0 以前的版本、Stata 软件等的变量名要求不超过 8 个字节;又如,有的软件不识别中文。因此,数据录入时,定义变量名时尽可能用英文,且不超过 8 个字节,而中文名可用标记的方式表示,如 SPSS 数据文件"CH29-1. sav"中将性别标记为 1 = "男",2 = "女"。便于分析是指每项研究最好录成一个数据文件,录入的格式满足各种统计分析的需要,这样才能保证分析数据时的高效和全面。

三、实验数据的核对与处理

1. **实验数据的核对**   数据录入后,首先须对录入的数据进行核查,以确保录入数据的准确性和真实性。核查准确性可分两步进行。第一步逻辑检查,通过运行统计软件中的基本统计量过程,列出每个变量的最大和最小值,如果其变量的最大或最小值不符合逻辑,则数据有误。例如,在 SPSS 数据文件"CH29-1. sav"中,当变量"年龄"的最大值为"300"时,一定有误。利用软件的查找功能可立即找到该数据,然后根据该数据对应的标示值找出原始记录,更正该数据。第二步数据核对,将原始数据与录入的数据一一核对,错者更正。有时,为慎重起见,采用双份录入的方式,然后用程序作一一比较,不一致者一定是录错的数据。

数据核查的另一项任务是对数据的真实性做出初步判断。例如,用流式细胞仪测量蛋白质的分子量时,通常这类数据的变异系数 CV 较大,多会大于 20% ,如果为 50% 甚至更大都不罕见。如若某一实验此类指标的数据算得的 CV 小于 5% ,应考虑其真实性。

2. **实验数据的处理**

(1) 离群数据的处理:当个别数据与群体数据严重偏离时,被称为离群数据(outlier)或极端数据(extreme value)。统计软件一般都有判断离群数据的方法。判断离群数据有多种方法,例如,SPSS 软件对其的定义为:观察值距箱式图(Box plot)的箱体底线(第 25 百分位数)或顶线(第 75 百分位数)的距离为箱体高度(四分位数间距)的 1.5 ~ 3 倍时被视为离群点;观察值距箱体底线或顶线的距离超过 3 倍的箱体高度时被视为极端值。

若有离群数据出现,可分为两种情况处理。一种是,如果确认数据有逻辑错误,又无法纠正,可直接删除该数据。例如,若某一数据中某病例的身高变量为"1755"cm,且原始记录也如此,又无法找到该病例时,显然这是一个错误的记录,只能删除。另一种是,若数据并无明显的逻辑错误,可将该数据剔除前后各做一次分析,若结果不矛盾,则不删除;若结果矛盾,则需要删除,必须给予充分并合理的解释,例如用何种方法确定偏离数据,该数据在实验何种干扰下产生等。

(2) 统计方法前提条件的检验:应用参数方法进行假设检验往往要求数据满足某些前提条件,如两个独立样本比较 t 检验或多个独立样本比较的方差分析,均要求方差齐性,因此需要做方差齐性检验。如果要用正态分布法估计参考值范围,首先要检验资料是否服从正态分布。在建立各种多重回归方程时,常需检验变量间的多重共线性和残差分布的正态性。

四、实验数据的分类

在进行实验数据分析之前,需要将实验数据进行分类,方能选择正确的统计方法进行分析。而实验数据的分类依据如下步骤:

第一层面看反应变量是单变量、双变量还是多变量;对于前者,第二个层面看属于 3 种资料

Notes

类型中的哪一种;第三个层面看单因素还是多因素;第四个层面看单样本、两样本或多样本;第五个层面看是否是配对或配伍设计;第六个层面看是否满足检验方法所需的前提条件。

最后根据数据分类情况确定使用对应的统计方法进行实验结果分析。

(师长宏)

第四节　影响动物实验结果的因素

实验动物及动物实验是生命科学研究领域中不可或缺的一个环节,也是非常重要的实验条件和研究基础,其研究结果的正确性、准确性、可靠性和重复性甚至关系到人类生命的存亡。而实验动物又是一个活的有机体,与人一样存在着多样性、复杂性、变异性。动物实验又有许多自然因素、人为因素及未知因素的干扰与影响。因此在开始进行动物实验之前,我们应先充分了解有哪些因素能够干扰动物实验的结果,进而采取有效的措施加以控制,以保证动物实验研究结果的正确性、准确性、可靠性和重复性。本章就从实验动物本身、实验动物所处环境、施加在实验动物身上的操作与药物等三个方面讨论影响动物实验结果的因素。

一、动物本身对实验结果的影响

(一)实验动物种属和品系对实验结果的影响

不同种属与品系的实验动物,其基本的生命过程均具有一定的共性。故医学实验中有机体基本生命过程的反应可用动物实验来代替。但不同种属与品系的动物,不仅不同个体之间的基因型千差万别,表现型也同样参差不齐,因而各自具有不同的解剖、生理特点,这些不同的特点可以导致动物体内的药效学、药动学和毒性反应各不相同。熟悉并掌握这些种属与品系的差异,有助于获得理想的动物实验结果,否则可能导致整个实验的失败或错误的结果。例如磺胺药和异烟肼在犬体内不能乙酰化,多以原形从尿排出;在兔和豚鼠体内能够乙酰化,多以乙酰化形式由尿排出;而在人体内部分乙酰化,大部分是与葡萄糖醛酸结合,随尿排出。药物在肝脏乙酰化后不但失去了药理活性,而且不良反应也增加。可见这两种药物对不同种属动物的药效和毒性都有差别。又如大鼠、小鼠、豚鼠和兔对催吐药不产生呕吐反应,在猫、犬和人则容易产生呕吐。同一种属中的不同品系小鼠体内肿瘤的发生率也各不相同,如 C3H 小鼠自发乳腺癌高达 90%,AKR 小鼠白血病自发率很高。又如 100% 的 DBA/2 小鼠发生听源性癫痫发作;而 C57BL 小鼠根本不出现这种反应。因此根据实验要求选择正确的种属与品系的动物进行实验是获得理想实验结果的重要前提。

(二)实验动物性别、年龄和体重等指标对实验结果的影响

1. 实验动物性别对实验结果的影响　　不同性别动物对同一药物的反应差异较大,对各种刺激的反应也不完全相同。例如麦角新碱用于 5～6 周龄的雄性大白鼠,可见到镇痛效果,但给予雌性大白鼠,则没有镇痛效果。肾上腺素对雄性大鼠的感受性强于雌鼠,而对于巴比妥酸盐类,雌性大鼠的感受则强于雄性。雌性动物在性周期不同阶段和怀孕、授乳时,机体对药物的反应也会有较大的变化。当需要了解药物对妊娠及胎儿在宫内及产后的影响时,可以选用处于不同生理时期的雌性动物。但在科研工作中经常优先选用雄性动物或雌雄各半做实验,以减少性别对实验研究的影响。

2. 动物年龄对实验结果的影响　　动物的解剖生理特点和反应性随年龄的增长而出现明显的改变。如胎儿、新生儿、幼儿、青年、壮年、老年等,其对致病因素、药物、毒物的反应也各不相同。幼年动物一般比成年动物更为敏感。而老年动物又因组织衰退、代谢及功能低下,反应不灵敏。因此,动物实验最常选用的是成年动物。一些慢性实验,观察时间较长,可酌情选择年

Notes

幼、体重较小的动物。如吩噻嗪类药物产生锥体外系症状随年龄增加而增加。咖啡因对老年大鼠的毒性较大,对幼年大鼠毒性较小。由此可见,年龄因素可直接影响动物实验的结果。

3. 动物体重对实验结果的影响　实验动物年龄与体重基本上呈正比关系,小鼠和大鼠常根据体重来推算其年龄。但其体重的大小和饲养管理又有着密切的关系。所以,动物体重也可影响动物实验结果。动物正确年龄应以查其出生日期为准。常用几种实验动物成年时的年龄和体重的比较可见表1-4-1。

表 1-4-1　成年动物的年龄、体重和寿命比较

	小鼠	大鼠	豚鼠	兔	狗
成年日龄(天)	65～90	85～110	90～120	120～180	250～360
成年体重(g)	20～28	200～280	350～600	2000～3500	8000～15 000

（三）实验动物的健康和疾病状态对实验结果的影响

1. 实验动物的健康和疾病状态对实验结果的影响　一般而言,健康动物常常对药效或药物的毒副作用有比较强的耐受性,而处于疾病状态的实验动物的耐受性要差得多。健康动物对各种刺激的耐受性也比不健康或有病的动物强,所得到的实验结果比较稳定,具有较好的一致性和重现性。因此在医学实验研究中一定要选用健康动物进行实验,患有疾病或处于衰竭、饥饿、寒冷、炎热等条件下的动物,均会影响实验结果。所以在科研实验中要选用具有国家认证资质的动物繁育饲养室饲养的健康动物,应用这样的实验动物进行研究所得到的实验数据和实验结果才具有科学性和可靠性。否则,应用患病动物尤其是患有潜在疾病的动物所得到的实验数据是不可信和不科学的。一般情况下,当实验动物机体处于功能增强或功能抑制的状态时对药物的反应也会出现偏差,只有在机体功能处于正常状态时才能获得准确、可靠、科学的实验结果。

2. 动物病原体感染对实验结果的影响　不同的实验动物常具有各自不同的易感病原体,在群体饲养的条件下极易造成疾病的暴发和流行,对实验研究产生严重的干扰和影响,甚至导致实验动物全部死亡的严重后果。病原体感染实验动物的形式是多种多样的。有的呈隐性感染,一般不导致死亡,但却影响动物机体的内环境稳定性和反应性,改变机体正常的免疫功能状态,或与其他病原体产生协同、激发或拮抗作用,使实验研究和结果受到干扰及严重影响。有的感染不仅引起动物发病,出现临床症状和组织病理改变,甚至引起动物大量死亡。如小鼠的脱脚病(鼠痘)、病毒性肝炎等;大鼠的沙门氏菌病、病毒性肺炎等;豚鼠的维生素C缺乏症、沙门氏菌病等;家兔的球虫病、巴氏杆菌病;狗的狂犬病、犬瘟热;猫的传染性白细胞减少症、肺炎;猕猴的结核病、痢疾等。受病原微生物、寄生虫等自然感染的动物,如果用于实验,特别是进行病原微生物的感染实验,其结果会出现很大的偏差,当然也很难得到正确的结论。

二、环境及营养等因素对实验结果的影响

在实际动物饲养和实验过程中,环境因素比较复杂,各种环境因素共存并相互联系产生影响,进而影响科研结果的可靠性、正确性、准确性和重复性。多种环境因素,包括饲养条件如动物饲料及所含营养成分、同笼动物数量,环境的温度、湿度、空气流速、清洁度、光照、音响噪音等和实验条件,都会影响动物的情绪和行为,而这些因素也会影响动物实验的结果,尤其是神经精神系统药物作用,更易于受到影响而使结果的可靠性降低。

（一）环境的温度、湿度、气流速度与换气次数等对实验结果的影响

科研常用的哺乳类实验动物大多属于恒温动物,机体自身具有体温调节功能。一般情况下,动物饲养与实验时最适宜的环境温度为:普通环境16～29℃、屏障环境20～26℃。当环境温

度过高或过低时,都能导致机体生理、生化功能发生改变,从而影响实验结果的正确性,甚至造成动物死亡。所以饲养环境的室温应保持在各种动物最适宜温度±3℃范围内。

空气湿度的高低与动物的体温调节有着非常密切的关系,尤其是在高温情况下其影响更为明显。例如在高湿度情况下可明显增加过敏性休克的大、小鼠死亡率。又如在低湿度条件下,小鼠和大鼠的哺乳雌鼠常发生吃仔现象,仔鼠也常出现发育不良。因此,一般动物饲养和实验环境的相对湿度应控制在40%~70%之间。

环境与笼具中空气清新是保证实验动物健康的必需条件之一。在屏障与隔离环境内饲养的实验动物,大多置于密闭的笼具内,动物、垫料及动物排泄物混于笼内,而且按单位体重的体表面积计算,实验动物的比值一般均比人大,因此实验动物对通气的要求比人更高,环境与笼具中气流速度与换气次数的改变对实验动物的影响比较大。气流速度过大或过小、换气次数过多或过少都会影响动物的健康,同样影响实验结果的准确性。值得注意的是,环境与笼具内的温度、湿度、气流速度与换气次数均不是各自以单一的因素影响实验动物,而是相互关联、共同作用而产生影响的。此外,空气中氨的含量通常被作为衡量空气是否清洁的一个重要的质量指标,实验观察可见,随着空气中氨含量的增多,动物可分别出现流泪、咳嗽、黏膜发炎、肺水肿、肺炎等,严重的甚至可导致动物死亡。所以动物饲养室和动物实验室的空气应尽量保持新鲜,注意通风换气。国家对此作出了明确的规定,要求氨浓度小于 $14mg/m^3$,气流速度为 $0.1~0.2m/s$,换气次数为 $10~20$ 次/h 为宜。

（二）环境的光照、音响噪音等对实验结果的影响

环境的光照包括光照的亮度、波长和光照时间。光照亮度过强或过暗、光照时间过长或过短都会对动物产生不利的影响。此外,光照时间还与动物的性周期有密切的关系,在明暗各 12 小时的条件下,大鼠可呈现每 4 天一次的最稳定的发情周期。否则,则出现性周期长短不规律现象。光照波长和灯光颜色也可影响动物的生理学特性,如蓝色照明下大鼠的阴道开口日期比红色照明下要早 3 天。因此,国家规定完全依靠灯光照明的动物室,应该实行明暗各 12 小时或明 10 小时,暗 14 小时的照明制度。室内工作照明应为 $150~300lx$,动物照度为 $50~100lx$。

舒缓、优美、动听的音乐可以使动物身心愉悦,有利于动物的繁殖和生长发育,而噪音尤其是激烈、尖锐、持续性的噪音不仅会妨碍动物的怀孕、受精卵的着床,或者导致流产,甚至出现食仔现象,从而使动物的繁殖率下降;还会引起动物心跳、呼吸次数及血压增加,使动物产生烦躁不安,食欲减退或发生听源性痉挛,严重者可导致动物死亡。因此国家规定,实验动物室的音响噪音应控制在 60 分贝以下。

（三）动物饲养密度及营养等因素对实验结果的影响

动物饲养密度是指在一定饲养面积内所饲养的动物数量。通常,动物在一定环境条件下饲养时,群体的增殖情况基本上是呈 S 型曲线,即在饲养的群体达到一定密度以后,动物增殖的速度就会受到抑制。因此,动物饲养笼具（或饲养室）内应有一定的活动面积,不能过分拥挤,否则会影响动物的健康,对实验结果产生直接影响。不同种属的实验动物所需笼具的面积和体积因饲养目的不同而有所差异,动物在哺乳期时所需饲养面积比较大。通常将饲养密度对实验动物生活的影响称为密度效应,密度增加可使群体生长和增殖下降、对疾病和感染的抵抗力降低、动物的死亡率升高。但有研究表明,单笼饲养猕猴所产生的恐惧、无聊、寂寞等负面情绪会导致发生拔毛等异常行为。

实验动物的生长、发育、繁殖、增强体质、抵抗外界有害刺激和防止疾病的发生以及一切生命活动无不依赖于饲料所提供的营养物质。实验动物对外界环境条件的变化极为敏感,动物的某些系统和器官,特别是消化系统的机能和形态是随着饲料的品种而变异的。此外,实验动物品种不同,对饲料中提供的各种营养物质的要求也不同,对其生长、发育和生理状况的

Notes

影响也会有较大的差异。例如小鼠饲料中的蛋白质含量不得低于20%，否则就容易产生肠道疾病。家兔饲料中要加入一定量的干草，用以提高饲料中粗纤维的含量，可以防治家兔发生腹泻。猴和豚鼠的饲料中应特别注意要加入足够量的维生素C，否则就可因缺乏维生素C而出现坏血病。

三、实验技术、药物等因素对实验结果的影响

（一）不同动物或不同方法制备的模型对实验结果的影响

不同实验的研究目的和要求不同，不同种类的实验动物的各自生物学特点和解剖生理特征亦不同，我们选择实验动物首先应根据实验目的和要求来选择，其次再参考是否容易获得、是否经济，是否容易饲养和管理等情况。在实验动物的选择上要注意以下三点，即①实验动物的种类；②品种或品系；③质量和实验动物的健康状态。如作肿瘤的研究工作，就必须了解哪种动物是高癌品系，哪种是低癌品系，各种动物自发性肿瘤的发生率是多少。如A系、C3H系、AKR系、津白Ⅱ等是高癌品系小鼠。C57BL系、津白Ⅰ等是低癌品系小鼠。

（二）实验季节和时辰对实验结果的影响

生存于自然环境中的生物有机体，必然要受到自然环境变化的影响，如地球自转所引起的明暗、温度等的昼夜变化，地球公转所引起的寒暑交替及光周期的季节变化。不仅生物机体的生命活动会发生相应的周期性变化，连实验中应用的药物作用包括毒性反应及治疗作用也会受到这种节律性的影响而产生不同。例如各种抗炎药物的疗效会受到这种节律的影响而发生不同。因此，这种季节的波动在进行跨季度的慢性实验时必须要注意。

（三）麻醉及实验药物对实验结果的影响

动物实验中往往需要将动物麻醉后才能进行各种手术和实验。不同的手术要求、不同的实验目的、不同的动物种属或品系对麻醉药的要求是不同的。当对动物进行局部小手术或微创手术时，应用局部麻醉药即可满足手术要求，而当进行大手术或创伤较大的动物模型制备时，则必须要应用全身麻醉药。此时还要根据实验观察指标或实验目的不同选择不同的全身麻醉药，如要进行观察心血管系统指标的实验时应该选择对心血管系统影响较小的麻醉药，如苯巴比妥钠或戊巴比妥钠。如要进行观察呼吸系统指标的实验时应尽可能选择对呼吸道影响小的巴比妥类麻醉药。选择好适宜的麻醉药后，应用正确的麻醉浓度和麻醉方法就是顺利完成实验获得正确实验结果的良好保证。如果浓度不对或方法错误，也会影响实验结果的正确性和可靠性。

药效学实验是最常应用实验动物的项目之一，实验中给动物应用的药物、给药途径、给药剂量、给药次数等的不同均可对动物实验的结果产生显著影响。中药制剂还因其所含成分复杂，在消化道或被破坏或不吸收等因素的影响，可使实验结果出现较大差异。在动物实验中确定给药剂量时还经常遇到动物和人的给药剂量换算的问题。通常采用的简便粗略的换算方法是按体重换算给药剂量，但这种方法不如按体表面积换算的方法更精确。现在许多相关书籍中均给出了按体重换算和按体表面积换算时不同的换算系数表和计算公式，方便使用者查阅和计算，使动物与人之间给药剂量的换算更快捷准确。

（四）手术技巧或手术方法对实验结果的影响

有研究显示，对动物的常规实验操作，如不同途径给药、采血、固定动物等，可引起动物显著的应激反应，并造成其神经内分泌系统的紊乱及免疫功能的抑制。所以在动物实验中手术技巧即操作技术的熟练程度和手术方法是否得当对能否获得正确可靠的实验结果具有至关重要的影响。好的手术方法和熟练的手术操作可以减少对动物的疼痛刺激，使动物所受创伤减轻，甚至可以使动物在手术过程中极少出血，从而提高动物实验的成功率和实验结果的正确性、可靠

Notes

性。较好的手术方法可以通过大量查阅文献并进行归纳和比较而作出选择,也可以向有经验的实验人员请教,熟练的手术技巧是需要一定的时间反复练习以及相关知识和经验的积累,当操作者真正达到了手术方法正确,手术技巧娴熟的程度时,其完成的动物实验结果大多能够达到误差小、一致性好的程度。

（五）实验对照对实验结果的影响

在动物实验中选择对照要遵守"齐同对比"的原则才能使实验结果具有更高的可信度,如空白对照、实验操作对照、阳性(或标准)对照、阴性对照等,正确设置好实验对照可以达到事半功倍的效果。因此在实验之前周密而全面的设计实验对照,就可以在观察到实验所需结果的同时尽可能多地排除各种干扰因素对实验结果的影响。如空白对照是在不施加任何措施的情况下观察到动物自身所具有的自发变化,排除动物自身变化对实验结果的干扰。实验操作对照是在实验中采用所有相同的实验操作,如手术方法、注射途径、捕拿或抚摸方式,甚至药物应用的溶剂等均相同,也就是尽可能造成一切相同的条件下进行比较和对照,得到真实可靠的实验结果。阳性(或标准)对照和阴性对照常用于药物效应或毒性研究实验,观察某一个新药的疗效时可用一个已知的有效药物或众人公认的标准药物做阳性(或标准)对照,用不具有药效的生理盐水或溶剂(溶媒)作为阴性对照,这样既可以检查实验方法的可靠性,又可以比较出新药的疗效和特点,还可以排除溶剂或溶媒的干扰。需要注意的是,如果进行抗菌和消毒疗效观察时,生理盐水也可以显示出一定的抗菌和消毒的作用。此外,动物实验通常需要重复进行多次,不仅是在一种动物身上重复两到三次相同的实验,而且还要在几种动物身上重复相同的实验,这不仅可以比较不同动物的差别,而且可以在不同动物实验中发现新问题,提供新线索,同时也可以观察到该动物实验结果是否具有更高的可信度、更真实的正确性、更广泛的适应性。但是无论结果如何,都绝对不能主观地将动物实验结果直接推论或应用到临床上。历史上许多实例已经证明,这样做不仅是错误的而且是十分危险的。

（张京玲）

参考文献

1. 施新猷. 现代医学实验动物学. 北京:人民军医出版社,2000
2. 魏泓. 医学实验动物学. 成都:四川科学技术出版社,2001
3. 孙振球. 医学统计学. 北京:人民卫生出版社,2002
4. 孙振球. 医学统计学. 第2版. 北京:人民卫生出版社,2005
5. 刘恩岐,尹海林,顾为望. 医学实验动物. 北京:科学出版社,2008.132
6. 刘恩岐. 人类疾病动物模型. 第2版. 北京:人民卫生出版社,2014
7. 施新猷. 现代医学实验动物学. 北京:人民军医出版社,2000
8. 孙敬方. 动物实验方法学. 北京:人民卫生出版社,2002
9. 郝光荣. 实验动物学. 第2版. 上海:第二军医大学出版社,2002
10. 徐淑云. 药理实验方法学. 第3版. 北京:人民卫生出版社,2002
11. 恽时锋,朱虹. 在生命科学研究中影响动物实验结果的多因素分析. 医学研究生学报,2003,16(5):372-378
12. 田庆锷,李玛琳. 人肿瘤细胞悬液裸鼠皮下接种及影响移植成功的因素. 实验动物科学与管理,2004,21(3):47-50
13. 魏庆信,郑新民,李莉,等. 小鼠转基因及传代研究. 实验动物科学与管理,2005,22(1):35-39
14. 张庆玲,贺莉,杨玉芳,等. 小鼠品系影响胚胎移植成功率的比较研究. 第四军医大学学报,2006,27(14):1249-1252
15. 吴帮启,刘存志,于建春,等. 水合氯醛对大鼠脑血流量的影响. 实验动物科学,2009,26(3):5-6
16. 潘军,漆松涛,陈庆,等. 犬静脉注射戊巴比妥钠全麻效果观察及技术改进. 实验动物科学,2009,126(1):55-57
17. 吴剑平,杨斐,胡樱. 常规实验操作对 Wistar 大鼠的影响. 中国实验动物学报,2010,18(4):312-317

Notes

18. 宁磊,高雪军.影响实验动物质量和动物试验结果的因素分析.微生物学免疫学进展,2011,39(1):48-52

19. 杜冠华.药物临床前研究与转化医学-实验动物的应用与动物实验.中国比较医学杂志,2011,21(10,11):24-26

20. 肖冰,杨倩,周振雷.试验用猕猴的脱毛情况及原因调查研究.畜牧与兽医,2012,44(增刊):109.

21. 高峰,张琨,孟令仪,等.实验大鼠生化指标测定的影响因素.中国卫生工程学,2013,2(5):413-416

第五章　实验动物的饲养管理

实验动物的饲养管理不仅仅只是为了满足实验动物的营养需要和生理需要,而更应该贯穿于整个动物实验的过程当中,从而提高动物实验结果的准确性、可靠性和可重复性。

第一节　实验动物的营养

实验动物通过摄取饲料获得营养,而营养则是动物机体摄取饲料后进行消化、代谢、吸收和利用,以满足自身生理需要的生物学过程。

一、实验动物饲料中的养分及其营养功能

动物为维持生命而从外界以饲料形式摄入的必需营养物质称之为养分或营养素。主要包括粗蛋白、粗脂肪、碳水化合物、矿物质、维生素和水分。

二、营养素的营养作用

（一）蛋白质的营养功能

粗蛋白质是纯蛋白质和非蛋白氮的总称。蛋白质是构成机体组织和细胞的组织成分,又是修补组织的必需物质,也可脱氨基作供能物质。蛋白质的基本单位是氨基酸,已知氨基酸有20多种,以不同的组合形成不同的蛋白质。饲料中的蛋白质只有被消化分解为简单的氨基酸才能被动物吸收利用,形成动物的蛋白质。氨基酸通常分为必需氨基酸和非必需氨基酸两大类。前者在动物体内不能合成或合成的速度及数量不能满足正常生长需要,必须由饲料来供给;后者在动物体内能合成,不需要由饲料供给。

蛋白质的生物学价值高低主要取决于其氨基酸组成。在饲养实践中通常用多种蛋白质搭配或添加部分必需氨基酸,通过氨基酸的互补作用来提高蛋白质的生物学价值。

（二）脂肪的营养功能

脂肪是供给动物热能的主要来源,也是构成动物组织的重要成分。饲料中的脂溶性维生素A、维生素D、维生素E、维生素K又必须溶解在脂肪中才能被动物消化、吸收、利用。脂肪是由饱和脂肪酸及不饱和脂肪酸两大类组成。某些脂肪酸,如亚麻酸、亚油酸和花生四烯酸等对幼龄动物的生长、发育是必需的,故称必需脂肪酸,必须由饲料供给。

（三）碳水化合物的营养功能

碳水化合物包括无氮浸出物和粗纤维。无氮浸出物除主要供给动物所需热能外,多余的部分可转化为体脂和糖原,贮存在机体中以备需要时利用。粗纤维包括纤维素、半纤维素和木质素3个部分,是动物比较难利用的部分,尽管粗纤维的营养价值较低,它却是某些草食性动物所不可缺少的。如家兔和豚鼠的饲料中粗纤维不能低于10%。

（四）矿物质的营养功能

饲料分析中的粗灰分即矿物质,它是实验动物进行正常生长发育和繁殖等生命活动不可缺少的一些金属和非金属元素,包括钙、磷、钾、钠、镁、铁、氯、锰、锌等,现已知道越来越多的元素与动物生命活动有关。

（五）维生素的营养功能

维生素（vitamin）是动物进行正常代谢活动所必需的营养素，属于小分子有机化合物，以辅酶或辅酶前体参与酶系统工作。动物虽然需要量甚微，但其对调节代谢的作用甚大。除个别维生素外，大多数在动物体内不能合成，必须由饲料或肠道寄生细菌提供。现在已知的维生素有20多种，可分为脂溶性维生素 A、维生素 D、维生素 E、维生素 K 和水溶性 B 族维生素、维生素 C 两大类。

（六）水的营养功能

水是动物体的重要组成部分，一般占动物体重的 70% 以上，是多种营养物质代谢产物的载体，是不容忽视的营养要素之一。

三、实验动物的营养需要

营养需要指的是每只动物每天对能量、蛋白质、矿物质和维生素等营养素的基本需要量。饲养标准是动物所需的一种或多种营养素在数量上的规定或说明。在实际应用中，饲养标准是设计饲料配方、制作配合饲料和饲料营养性添加剂及规定动物采食量等的重要依据，而营养需要量又是制定饲养标准的依据。影响实验动物营养需要量的因素很多，不仅受遗传因素影响而有明显的种间差异，还因性别、年龄、季节、生理状况及生产性能而不同。实验动物营养需要由 3 部分组成，即营养需要 = 维持需要 + 生长需要 + 繁殖需要。

（一）动物维持的营养需要

维持是指健康动物体重不增不减，不进行生产，体内各种营养处于平衡的状态。动物处于维持状态对能量、蛋白质、矿物质、维生素等的需要，称为维持需要。

从生理上讲，处于维持状态动物体内的养分处于合成代谢与分解代谢速度相等的"平衡"状态。维持营养需要就是用来满足这个动态平衡的需要，动物只有在维持需要得到满足之后，多余的营养物质方可用于生产。

（二）动物生长的营养需要

生长是指动物通过机体的同化作用进行物质积累、细胞数量增多和组织器官体积增大，从而使动物的整体体积及重量增加的过程。从生物化学角度看，生长是体内物质的合成代谢超过分解代谢的结果。从组织和解剖学角度看，在不同生长阶段，不同组织和器官（或部位）的生长强度和占总体生长的比重都不同。在生长早期，骨组织及头和腿的生长较快；生长中期，体长和肌肉生长的幅度较大；到后期，身体的增长和脂肪的贮积则为生长重点。因此，即使同一动物在不同生长时期对饲料组合和营养的需要也不同。

（三）动物繁殖的营养需要

动物繁殖过程包括雌雄两性动物的性成熟、性欲与性功能的形成，维持精子与卵子的形成、受精过程、妊娠（胚胎发育）及雌性动物哺养后代、产前准备等许多环节，任何一个环节都可因营养不适而受到影响。很多繁殖障碍，诸如性成熟期延迟，雄性动物配种能力差，精液数量少或质量低、雌性动物发情不正常、排卵少、受胎率低，流产、胚胎发育受阻和泌乳力低等都可由营养问题而引起。所以不同的繁殖过程，有不同的营养需要，提供适宜的营养条件，是保证和提高动物繁殖能力的基础。

四、实验动物饲料的加工与储存

（一）实验动物饲料的分类

1. 按配合饲料或日粮组分的精细程度分类

（1）天然原料日粮：用经过适当机械加工的谷物、牧草、水果、蔬菜和色粉、骨粉等原料和适当的添加剂配成的日粮或全价配合饲料。在正常情况下，繁育生产各种实验动物都是使用这类饲料。

（2）提纯日粮：原料经精炼后配制的日粮称提纯日粮（或称提纯全价配合饲料）。如酪蛋白作蛋白质来源，糖或淀粉作碳水化合物来源，植物或动物油作脂肪的来源，纤维素作粗纤维来源，再加上化学提纯的无机盐和维生素。这类饲料只适用于做某种研究的实验动物。

（3）化学成分确切的日粮：采用化学上纯净的化合物如氨基酸、糖、甘油、必需脂肪酸、无机盐和维生素制备的日粮称化学成分确切的日粮或称化学成分确切的配合饲料。这类饲料只适用于有特殊营养素限定的实验。

2. 按饲料加工的物理性状分类

（1）粉状饲料：是把所用原料按需要粉碎成大小均匀的颗粒再按比例混合好的一种料型。这种料加工简单、成本低，便于实验时随时加入一些药品。但容易引起动物挑食，造成浪费，比重不同的原料在运输中容易分离。

（2）颗粒饲料：是以粉料为基础经过蒸汽加压处理而制成的块状饲料。这种料密度大、体积小，改善了动物的适口性。因而可增加动物的采食量，避免挑食，保证了饲料的全价性，压制过程中能破坏部分有毒成分，起到一定的杀虫灭菌作用。但成本较高，一部分维生素和酶的活性受到破坏。

（3）碎粒料：是将加工的颗粒料再经破碎加工提供一种小颗粒饲料的方法，多用于鱼料或雏鸡料。

（4）膨化饲料：是在高温、高压下强迫湿粉通过模孔而形成，这种料适用于鱼类、非人灵长类、狗、猫等动物。

（5）烘烤饲料：烘烤方法的成本较高，但在其他方法不利于实行灭菌，或成形时使用本方法烘制饲料并起到一定消灭微生物的作用。

（6）半湿或胶状饲料：这类饲料是在粉料中加入水和琼脂、明胶或其他凝胶剂。当实验中加入有毒化合物或粉尘成为问题时，可采用这类日粮。其适口性比干日粮好，而且便于测量动物的采食量。但易受微生物生长的影响，必须冷藏。

（7）液体饲料：是为适应实验动物特定需要而加工配制的。如过滤、灭菌和剖宫产幼仔及非人灵长类新生儿等。

（8）罐装饲料：这类饲料含水量较高（通常72%～78%），这些饲料的营养一般是调配完全的，或者是充作调味但营养并不完全的"补充剂"。多用于猫、狗饲料。

（二）实验动物饲料的加工

实验动物饲料的营养价值不仅取决于饲料本身的成分，而且也受加工调制的影响。饲料经过加工调制，能改变饲料原来的理化性状，增加适口性；消除饲料中有害有毒因素，提高饲料的消化率；同时便于饲喂和贮存。因而饲料的加工调制是充分利用各种饲料，科学的饲养实验动物的有效途径。

饲料加工调制的方法很多，因加工调制的目的不同，方法也各异。这里介绍几种常用的实验动物饲料加工调制方法。

1. 粉碎 切碎各种饲料原粮进行粉碎，其目的首先在于配制饲料时，使各种原料能充分混合均匀，便于动物采食，减少浪费。

2. 蒸煮 焙炒或烘烤豆类籽实中含有一种抗胰蛋白酶素，经蒸煮处理，可使其破坏，从而提高蛋白质的消化率。禾谷类籽实经130～150℃焙炒后，其中一部分淀粉变为糊精，产生一种香味，可刺激食欲、增加适口性，对消化率也有提高，也可杀灭一部分病原微生物。

3. 颗粒饲料的调制 颗粒饲料是根据动物营养需要配制的混合粉料，经颗粒饲料机或膨化颗粒饲料机压制成颗粒形状的饲料。根据不同动物的采食特点，使其具有不同大小的颗粒和适当的硬度。一般来说，小鼠、大鼠、仓鼠的颗粒饲料直径以8～12mm为宜。豚鼠、家兔的颗粒料以 3 ~ 5mm 为宜。颗粒料能使饲料充分混匀,防止动物挑食,适口性良好,便于饲喂和贮存等。

4. 发芽饲料的调制   发芽饲料是将禾谷类籽实在适宜的温湿度下,使其发芽而成,是一种优良的维生素补充饲料。籽实在发芽过程中,部分淀粉转化为麦芽糖,蛋白质部分分解为氨化物,含有较多的维生素。

（三）实验动物饲料的贮存

实验动物饲料在原料采购、原料贮存、成品料贮存等各个环节对其质量影响很大。

1. 做好登记   做好登记对每批购进的饲料清点登记,登记饲料的生产日期,保证先购进的饲料和先生产的饲料先使用。

2. 保持清洁   保持饲料存放区的清洁干净,避免饲料污染而导致动物感染疾病。

饲料存放区域应使用隔板、架子或台车,保证存储的饲料架离开地面,防止潮湿、霉变。

3. 防止养分损失   饲料灭菌后某些营养成分会破坏,应在饲料灭菌前补足。每次灭菌的时间、日期需记录清楚,且要即刻使用完毕。放射线照射处理灭菌方法,对饲料的营养成分破坏比高温高压灭菌小。

4. 特殊饲料,特殊管理   在制作及储存高脂肪的特殊饲料时,要特别注意下列因素

（1）不饱和脂肪酸极易被氧化,造成必需脂肪酸的不足,每隔 24 小时应更换新鲜饲料。

（2）脂肪氧化酸败后饲料适口性变差。喂给高脂肪酸饲料,宜额外添加维生素,以减少体内过氧化反应。

（3）高脂肪饲料在制作时应添加抗氧化剂、密封、冷藏储存,以降低氧化、变异的几率。

五、实验动物饲料的消毒

由于实验动物的饲料在收获、加工、贮存及运输过程中都有被病菌污染的可能,另外,清洁级以上动物的饲料要求消毒处理。因此要通过适当的消毒方法使其达到灭菌的目的。用于饲料消毒的常用方法有干热、湿热、辐照及药物熏蒸等,应按饲养动物的不同要求和饲料种类以及所具备的条件来选择。

灭菌(sterilization):杀灭所有活微生物叫做灭菌。主要的灭菌方法有热灭菌法、冷灭菌法和 ^{60}Co 辐照灭菌法。

消毒(disinfection):驱除或杀灭有害微生物叫消毒,主要的消毒法有化学药液浸泡、清洗、熏蒸消毒法和热消毒法。

消毒比灭菌的范围窄,消毒剂不能用于灭菌。

1. 干热灭菌   干热灭菌采用 100℃蒸汽 2 ~ 3 小时,故营养成分破坏较多,现多不采用。

2. 高压蒸汽灭菌   高压蒸汽灭菌是将饲料置于 121℃、15 磅的蒸汽消毒锅内 20 分钟,本法营养成分破坏较干热灭菌少,目前应用较广。

3. 放射线灭菌   放射线(^{60}Co)灭菌,即辐照灭菌,又称冷灭菌。故营养成分破坏极少,灭菌效果好,但费用较高。

第二节   实验过程中实验动物的饲养

实验过程中实验动物的饲养管理主要包括普通动物实验过程中的饲养管理;清洁动物和 SPF 动物实验过程中的饲养管理;无菌动物和悉生动物实验过程中的饲养管理;手术动物实验过程中的饲养管理等内容。

一、普通动物实验过程中的饲养管理

普通动物对环境设施要求较低,饲养于普通环境,即开放系统。对普通动物实验过程中动

物管理主要满足两点要求:第一,动物来源清楚和背景资料明确;第二,实验饲养环境要符合普通环境标准,对动物进行严格防疫管理。

在普通实验动物管理的过程中,重点注意以下几个方面:

1. **动物的接收、健康检查和环境适应及观察**　实验动物必须购自有实验动物生产许可证的单位,并附有实验动物质量合格证。根据实验目的、方法不同将新购入的实验动物放到标准化的普通动物实验室内,进行适应观察,适应观察时间因动物的品种、品系不同而各异,一般为3～10天。

2. **实验动物在实验期间的日常管理**

(1) 饲养密度:实验中的实验动物尽量做到单笼饲养,特别大的动物和术后动物更应如此,防止雄雌混居而相互咬伤,影响动物实验结果。

(2) 饲料供应:每天保证每只动物有足够的饲料自由采食,但不宜过多造成浪费。动物食量因品种不同而差异较大,以满足每天每只动物营养需要为准。

(3) 饮水供应:每天检查饮水装置,防止管道堵塞或漏水,保证有足量的新鲜自来水,水质符合城市饮用水要求。如果不用自动饮水器,应根据需要,给予足量饮用水,并及时换洗水瓶。特别是夏季和运输途中更应供给充足的饮用水,防止因脱水而影响动物质量。

(4) 粪便清洗:粪便每天至少冲洗2次(如果是自动冲水架,应每天检查自动冲水的运行情况)或视实际情况而定,尿碱应及时清洗,室内地面每天打扫、拖洗1次。饲养室每周全面清扫和消毒2次,保持清洁、干燥的环境。

(5) 清洗消毒:一批实验结束后,实验室应彻底清洗消毒。凡接触死亡动物或有害实验的食具、饮水器具和用具、笼具,都要单独洗刷消毒,防止交叉感染。

(6) 物品摆放:动物室内用具、物品应分别定位摆放,保持室内整齐、清洁卫生。

(7) 实验记录:每天做好实验记录,包括每只动物一般状况,饲料采食量,排便、排尿情况,饲养室内温度、湿度情况,坚持每天向实验负责人汇报,如遇动物死亡或明显异常情况,应立即向实验动物室负责人和该实验负责人报告,不得擅自处理。

二、清洁动物和SPF动物实验过程中的饲养管理

清洁动物和SPF动物同属洁净动物,按国家标准要求均应饲养于屏障环境中。屏障环境分为实验室整体净化屏障环境和通过实验设备达到局部净化要求的屏障环境。

1. **清洁动物和SPF动物管理的基本要求**　进入屏障设施内的各类人员都要同进入SPF动物繁育室一样,严格遵守操作规程,要经过一更、淋浴、二更、穿着无菌服,按固定路线进入SPF动物屏障环境。遵循洁净与污染彻底分开的原则,严格按SPF级动物实验室的操作规程进行实验操作。并按固定线路将动物实验废弃物包装后一并带出。保持SPF级动物屏障环境标准,执行SPF级动物饲养操作规程。认为动物实验室管理和环境控制要低于同级实验动物繁育室的观念是不科学的,因为实验中和实验后的动物更需要加强环境控制和管理。

2. **清洁动物和SPF动物的日常管理要求**

(1) 动物来源:清洁动物和SPF动物主要指实验大鼠、小鼠、地鼠、兔、豚鼠和少量的鸡和犬。这些动物必须购自具有实验动物生产许可证的实验动物饲养繁殖单位。动物的包装、运输应符合清洁动物和SPF动物的要求,并索要和保存相应等级的动物质量合格证备查。雌雄动物、不同实验、不同处理的实验动物要分开饲养;不同种属、不同级别的动物严禁混养。

(2) 日常饲养管理:必须饲养于屏障环境中,执行清洁级和SPF级实验动物室操作规程。在进入屏障环境实验室时,换上经过消毒的特制防护服、手套和口罩。所有接触实验动物的各类物品均按消毒规程消毒。饲料、饮用水都要经过消毒处理,并补充消毒过程中损失的维生素及其他营养素。按照预定的人流、物流、动物流操作规程进行操作,根据不同种系实验动物的饲

养操作规程进行日常管理。动物应供给充足的消毒饲料和饮用水。每个屏障环境动物室都要根据各自的结构和实际情况,本着系统消毒防疫、清洁污染完全分开,按规范化质量管理原则进行日常的动物实验室管理。

（3）记录:每天观察和记录实验动物的精神状态、活动情况、被毛、粪便、食欲情况和死亡数量,如有死亡应立即通知实验负责人和课题负责人,找出死亡原因,严禁私自处理动物尸体。实验之后通过污染通道传出动物实验饲养室,进行病理观察并详细记录。按时测定和记录动物实验室温湿度、气压、落下菌数、氨浓度,如发现异常及时报告实验动物室负责人并查明原因。

（4）特殊实验要求:在正压屏障环境实验室内不得进行大鼠、小鼠传染病和人畜共患病的病原体实验研究,而应在 P 级动物实验室进行。如进行放射性核素等处理,应有防护措施。药理、毒理、代谢实验,动物要采用笼养,使动物与排泄物分开,利于动物卫生防疫。

三、悉生动物和无菌动物实验过程中的饲养管理

悉生动物和无菌动物来源于剖宫产,利用子宫的天然屏障作用而获得,故其实验管理要求极为严格。必须饲养于隔离环境中,操作和饲育难度比较大,一般只应用于小鼠、大鼠、豚鼠等易控制的小型实验动物,其饲养和实验必须在无菌隔离器内完成。饲料、垫料、饮用水、各种用具、器械都必须经过严格消毒后,按照规范程序传入隔离器内。无菌动物的运输、传递等过程难度都很大,多为繁育和实验在同一环境中进行,或是通过两个隔离器的对接来传递(饲育隔离器和动物实验隔离器)。饲喂和更换垫料的频度根据实际需要而定,原则是保证动物舒适、符合国家标准。无菌动物运输应有专用的运输隔离器,无菌动物实验过程中应定期进行动物和环境的无菌检测,检测结果要保存并记入实验报告中。

无菌动物实验记录与 SPF 级动物实验的记录基本相同,每次实验完成后应彻底消毒隔离器和动物实验环境,更换隔离器的高效过滤器,通过测漏检查隔离器和高效过滤器的密封情况。

四、外科手术动物实验过程中的饲养管理

生物医学研究进展常常依赖于使用动物模型作为实验和临床假说的实验基础。人类各种疾病的发生、发展的机制是十分复杂的,为探索人类疾病的发病机制和治疗效果,不能也不应该直接在患者身上进行,应借助于对动物各种疾病和生命现象的研究,进而推广应用到人类,探索人类生命的奥秘,以控制人类的疾病和衰老,延长人类的寿命。

手术模型也属诱发性或实验性动物模型,通常是人为地采用手术方法造成动物组织、器官或全身一定的损害,出现某些类似人类疾病时的功能、代谢或形态结构方面的病变,即人为使动物产生类似人类疾病的模型,并应用于药理学、行为学、组织与器官功能学等方面的研究。虽然通过手术方法在短时间内可以复制大量的动物模型,但与自然产生的疾病模型在某些方面还是有所不同,有一定的局限性,研究者在使用时应进行比较分析,从而有助于更方便、更有效地认识人类疾病的发生、发展规律,制定防治措施。

手术是复制外科疾病模型的重要手段。然而在手术后,受试动物机体受到不同程度的外界刺激或损伤,引起动物机体的生理功能紊乱,削弱了机体的防御能力和对手术的耐受力,若管理不当,可能因动物意外死亡而对实验结果造成严重影响。此外,可能使动物受试部位发生不利于实验目标的变化。因此,加强实验后动物管理非常重要。管理工作成效,直接关系到实验的成败,故围术期护理极为重要。

围术期(the perioperative period)包括 3 个阶段,即手术前期、手术期及手术后期,每个阶段都有各自不同的护理内容。手术前期是从决定动物接受手术到将动物送至手术台;手术期是从动物被送上手术台到动物手术后被送入动物实验室(观察室);手术后期则是从动物被送到动物实验室(观察室)到动物康复。

Notes

　　围术期护理旨在加强术前至术后整个期间动物的护理,通过全面评估,充分作好术前准备,并采取有效措施维护机体功能,提高手术的安全性,减少术后并发症,促使动物尽早康复。

（一）外科手术前动物的护理

　　完善的术前准备是手术成功的重要条件。手术前护理(preoperative nursing care)的重点是在全面评估的基础上,做好必要的术前准备,一定要考虑年龄因素、身体状况因素、饮食和信息因素等对手术效果的影响,提高动物对手术和麻醉的耐受能力,使手术危险性减至最低限度。

　　1. 年龄　新生动物和婴幼动物对手术的耐受力较差、危险大,手术时容易并发误吸、呼吸道不通畅、药物及液体过量等。老年动物器官功能衰竭、代谢调节和组织愈合能力差,常伴有心血管疾病等,易发生代谢紊乱、休克和切口愈合不良,手术造模时应选用健康、体壮的成年动物。

　　2. 身体状况　通过外观检查和必要的实验室检查,评估生命体征和主要体征;了解各主要内脏器官功能情况,有无心、肺、肝及肾等器官的功能不全,有无营养不良、肥胖,有无水、电解质失衡等高危因素,评估手术的安全性。

　　3. 饮食和休息　术前准备期间根据动物的手术种类、方式、部位和范围,加强饮食指导,鼓励其多摄入营养素丰富、易消化的食物,减少明显的体力消耗。

（二）外科手术后动物的护理

　　手术创伤导致动物防御能力下降,术后禁食、切口疼痛和应激反应等加重了动物的生理、心理负担,不仅影响创伤愈合和康复过程,而且可导致多种并发症的发生。发热是术后动物最常见的症状,由于手术创伤反应,术后动物的体温可略升高,变化幅度在0.5～1℃,但一般不超过38℃,称之为外科手术热,于术后1～2天体温逐渐恢复正常。术后24小时内体温过高(>39℃),常为代谢性或内分泌异常、低血压、肺不张和输血反应等,术后3～6天发热或体温降至正常后再度发热,则要警惕继发感染的可能。对于发热动物,除了应用退热药物或物理降温对症处理外,更应结合实验室检查,寻找原因并采取针对性治疗。术后早期的恶心、呕吐常常是麻醉反应所致,待麻醉作用消失后,即自然停止。若腹部手术后反复呕吐,有可能是急性胃扩张或肠梗阻。若持续性呕吐,应查明原因,进行相应处理。部分动物需给予镇静、止吐药物以减轻症状。术后早期腹胀常是由于胃肠道蠕动受抑制,肠腔内积气无法排出所致。随着胃肠功能恢复、肛门排气后症状可缓解。若手术后数日仍无肛门排气、腹胀明显或伴有肠梗阻症状,应作进一步检查和处理。

　　手术后护理的重点是根据动物的手术情况,确定护理方案,采取切实有效的术后监护,预见性地实施护理措施,尽可能减轻动物的痛苦和不适,防治并发症,特别要注意保温护理,随时观察动物的身体状况,促进动物尽快康复。

　　动物的术后护理必须考虑以下内容:

　　1. 人工喂水与喂食　动物术后较虚弱,工作人员需要用人工喂水与喂食以弥补术后动物的无力进水和进食。其优点在于可保护动物在术后的恢复期间能够得到不断的监护,同时也可防止单靠使用自动饮水,及自供饲喂装置而极易出现的营养不良现象。

　　2. 辅助加温　根据动物实验的类型、动物种类、估计恢复时间的长短,以及动物的生理状况等的不同而异,进行辅助加温。应避免动物术后出现高温、烧伤及受到穿堂风侵袭。

　　3. 呼吸畅通　在实验后的恢复早期,通常都使用气管内插管,以保证手术后动物呼吸畅通。对大型动物,尤其是进行胸腔内手术后,应该使用通气辅助装置,如人工呼吸器等。

　　4. 及时补液　对大型实验用动物(例如犬),通常根据需要在手术及术后期间补充液体。一般建议通过静脉途径补充液体;对于小动物有必要使用其他一些途径。动物外科手术的成功,取决于手术及术后期间能否保持正确的体液平衡。对液体缺失动物实施成功管理,只需要简单评价健康动物和患病动物两者间体液的容积、成分和分布等情况,然后立即开始实施水、酸碱平衡和(或)电解质等治疗。

Notes

动物术后护理应注意以下事项:

1. 一般护理

(1) 生命体征:评估动物回到动物实验室(观察室)的神志、血压、脉搏、呼吸。

(2) 切口状况:了解切口部位及敷料包扎情况。

(3) 引流管/引流物:了解所置引流管的种类、数目、引流部位和引流液性状,尤其注意胃管引流液的量和性状,导尿管引流尿液的量和色泽。

(4) 麻醉苏醒:苏醒前后保温,专人看管,禁止饮水、喂饲。

(5) 监护:术后 24 小时内严密观察动物的体温、呼吸和心血管体征的变化,若发现异常,要尽快找出原因。

(6) 术后并发症:注意早期休克、出血、窒息等严重并发症。

(7) 安静和活动:术后要保持安静。能活动的动物,2～3 天后就可以进行户外活动。

(8) 肢体功能:了解感知觉恢复情况和四肢活动度、体温。

(9) 辅助检查:了解术后血常规、生化检查结果,尤其注意血清电解质水平的变化。

2. 实验后动物护理的环境要求　实验后,动物室要求清洁、安静、温暖、光线柔和。室温适当提高,以保持在 25～30℃为宜。

3. 预防和控制感染　保持动物房干燥,勤换垫料,清除粪便,尽一切努力保持清洁,尽可能减少继发感染。对蚊蝇滋生季节和多发地区,要杀蝇灭蚊。对大面积或深度创伤也要预防破伤风感染。防止动物自伤、咬、啃、舔、摩擦。使用必要的抗生素和磺胺类药物,对预防和控制术后感染是有效的。必须充分注意动物的营养和饮食。

五、实验动物指标的观察

在动物实验过程中,对实验指标的检查至关重要,主要包括一般检查、血液检查、尿液检查、病理检查等。

(一) 一般检查

一般观察内容主要包括外观体征和行为活动,如精神状况、活动情况、皮毛质量以及粪便性状与颜色、食量及体重变化等。大动物观察内容还应增加瞳孔、肛温、腹泻、呕吐、流涎、尿、皮肤黏膜(充血、发绀、苍白)、眼、鼻、外阴部的异常分泌物以及叫声等。有些简单指标,如体重被公认为是反映机体整个情况的最灵敏的指标。采食量的变化在大多数情况下与体重变化是一致的,但它出现得更早,反应更灵敏。所以在实验中应认真称重,记录采食量。消化系统和运动系统的反应也都可以通过一般观察而发现。这些方面的变化在大动物容易被发现,而小动物中则需要进行专门、细致的检查。

(二) 血液检查

1. 血液学指标　通常检测红细胞或网织红细胞数、血红蛋白、白细胞总数及分类、血小板计数、凝血时间。特殊要求时,可做动物胸椎的骨髓象检查。血液学指标检查时,不能忽视网织红细胞数计数检查。网织红细胞数计数是一个很敏感指标,其计数下降提示造血障碍,增高提示溶血现象。

2. 血液生化指标　血液生化指标较易受采血方法影响,一般检查天冬氨酸氨基转氨酶(AST 或 SGOT)、丙氨酸氨基转氨酶(ALT 或 SGPT)、碱性磷酸酶(ALP 或 AKP)、尿素氮(BUN)、总蛋白(TP)、白蛋白(ALB)、血糖(GLU)、总胆红素(TBIL)、肌酐(CR)、总胆固醇(TCHO)。

(三) 尿液检查

尿液一般检查内容包括 24 小时尿量、颜色、pH、尿糖、尿蛋白。显微镜检查内容包括管型、WBC、RBC。大鼠一般放入代谢笼中收集尿液。不可将饲料、粪便混入尿液。应保持室内温度,防止寒冷造成动物功能性蛋白尿。

（四）病理检查

1. **系统尸检**　应全面、细致，为组织学检查提供依据。肉眼见异常应详细记录。必要时可拍摄留片，和病理切片相对照分析。若见肿块应记录发生部位、大小、质地、有无包膜、色泽，是否属该动物品系自发性肿瘤、发生例数等。若尸检发现腹水，可抽取腹水做检验，确诊是渗出液还是漏出液，再结合生化等其他指标，综合评价该现象。

2. **脏器系数**　解剖后取出心、肝、脾、肺、肾、肾上腺、甲状腺、胸腺、睾丸、子宫、脑和前列腺称重，计算脏器系数。取出以上脏器时，脏器应放在生理盐水药棉上，以防干燥。

3. **组织学检查**　对照组和高剂量组及尸检异常时要详细检查，其他剂量组在高剂量组有异常时才进行检查。检查器官有心、肝、脾、肺、肾、肾上腺、胰腺、胃、十二指肠、回肠、结肠、垂体、前列腺、脊髓、胸骨（骨和骨髓）、淋巴结、膀胱、甲状腺、胸腺、睾丸（连附睾）、子宫（连及卵巢）和视神经。

第三节　动物实验的质量控制

动物实验是根据研究目的，恰当地选用标准的并符合实验要求的实验动物，通过科学的动物实验，观察并记录动物的反应过程或反应结果，探讨或检验生命科学中未知和已知的难题，最终为生命科学的发展、人类的生存和健康服务。动物实验质量管理的主要目的是通过严格执行国家关于动物实验的各项标准，对整个实验过程和实验细节进行监督，获得可在国际上广泛交流和公认的稳定、正确和可重复的实验结果。动物实验质量的管理主要包括三个基本环节：实验动物的质量管理、实验人员的质量管理和动物实验条件的质量管理。三个环节相辅相成，相互制约，共同影响动物实验的质量。

一、质量管理的基本程序

（一）质量监督管理机构的建立

按照国家《实验动物管理条例》和各部门、各系统有关动物实验的法规规定的操作规范，根据不同的实验内容，由实验单位组建独立的、有科技人员参加的动物实验质量保证监督管理机构，负责规范本单位动物实验工作。质量监督管理人员不能参加被管理的项目。

（二）质量管理的内容和职责

1. 收集保存有关动物实验的资料、实验方案、总结报告的副本。

2. 根据实验动物法规，对动物实验全过程进行全面审核。主要内容有实验记录、伦理审查、总结报告、项目实施条件、检测方法、实验制度。对实验的软硬件按规范要求进行管理，实施实验档案管理与检查制度。

3. 对每项动物实验实施检查和监督，并制定检查计划，详细记录检查的内容、存在的问题、采取的措施等，并在检查记录上签名，保存备查。

4. 定期现场检查动物实验设施、仪器设备、动物实验室管理情况。

5. 及时向单位负责人和项目负责人报告检查发现的问题，并提出解决问题的建议和报告。

6. 参与标准操作规程的制定，保存其副本。

7. 协助上级质量监督机构进行工作。

（三）质量管理的组织实施

质量监督方案由质量管理负责人主持起草，经单位批准后，由质量监督机构（人员）组织实施。负责收集、整理、核对有关数据，并起草阶段性和最终结论性的质量监督管理报告。

动物实验质量监督管理报告主要包括以下内容：

1. 动物实验环境的全面运行管理状况。

Notes

2. 实验动物饲养人员、动物实验人员的上岗证件。

3. 仪器、设备完好运行的确认。

4. 项目计划书、实验方案、标准操作程序与执行情况的核对。

5. 实验报告书的检查核对。

6. 实验过程中原始资料、标本、样品数据与实验报告书的核对。

7. 实验方法、测试、分析、统计方法等与实验报告的核对。

8. 实验中所有动物死亡、剖检记录的核对。

9. 实验过程中对影响实验因素纠正方法与实验报告的核对。

10. 实验动物及其饲料合格证及与项目计划书要求的核对。

11. 其他必须检查和说明的内容，加上动物的保护与动物实验的伦理监督等。

12. 国家或地方实验动物管理机构对本动物实验室最近一次的检测结果。

13. 动物实验质量监督的综合评价。

（四）质量监督的综合评价

根据我国《实验动物管理条例》和实验动物国家标准及地方或部门法规制定的标准化的操作规程（SOP），在质量监督管理报告的基础上，按 A、B、C、D 四级评审标准进行评价。A 级代表优秀；B 级代表合格；C 级代表基本合格；D 级代表不合格。

A 级：完全符合我国《实验动物管理条例》和实验动物国家标准及地方或部门法规、标准化的操作规程，动物实验结果的总结报告完整可信。

B 级：虽然有少部分不符合我国《实验动物管理条例》和实验动物国家标准及地方或部门法规，但该部分对实验结果的可信性影响在允许范围内。动物实验结果总结报告较完整可信。

C 级：虽然有一部分不符合我国《实验动物管理条例》和实验动物国家标准及地方或部门法规，但对该部分采取了改善措施，使实验结果的可信性在允许范围内。动物实验结果的总结报告基本上完整可信。

D 级：全部或大部分不符合我国《实验动物管理条例》和实验动物国家标准及地方或部门法规，动物实验项目总结报告不完整、数据不真实，或对本单位质检部门提出的质量问题没有解决，该实验结果的可信度已超出允许范围。

（五）质量监督报告的审批

将质量监督报告提交单位科技主管领导审核批准。对 A、B 级结果通过审核，C 级结果经改善后，提出可信性证明材料及说明，经审核确认可信性影响在允许范围内后，可以发放本单位的动物实验质量可信证明书。对 D 级报告不发放动物实验质量可信证明书，并按照我国有关实验动物法规宣布该动物实验结果无效。

二、动物实验中实验动物的质量管理

在生命科学和医学的研究中，普遍以动物作为实验研究的对象，但是由于实验动物是特殊材料，是有生命的物质，不同种动物具有不同生物学特性，即使同品种不同亚系间也存在一定的差异，因此实验前应了解实验动物品种、品系、等级、许可证、动物质量合格证情况，必须根据动物实验课题的要求和目的选择合适的动物。实验动物的选择，在动物实验中起着至关重要的作用，可直接关系到实验的成功与否。

（一）实验动物选择的基本原则

1. 选择具有生产资质单位供应的标准化的实验动物　标准化的实验动物是指遗传背景清楚，微生物学和寄生虫学质量得到控制，饲养环境及其饲料营养均得以控制，并符合相应国家标准的实验动物。在医学动物实验中，一定要选择具有生产资质单位供应的标准化的实验动物，否则，其动物实验结果将得不到承认。

Notes

2. 选择在结构、功能、代谢以及发病机制与人相似的实验动物 非人灵长类动物（猴、狒狒、长臂猿、黑猩猩等）与人同属哺乳纲灵长目，从理论上讲，是最理想的选择。人类乙型肝炎病毒（HBV），在自然情况下只感染人和黑猩猩。黑猩猩就成了动物实验对象。然而，黑猩猩不但数量有限、体形大；而且还是濒危保护动物，目前常使用转基因动物进行 HBV 的研究。

犬类的神经系统和血液循环系统较发达，尤其是嗅觉特别灵敏。其消化系统以及对大多数药物的反应也与人相似，因此犬常被用作嗅觉反射、生理学、药理学、毒理学、营养学和实验外科学等方面的研究。

猪是 20 世纪新开发的实验动物。猪的皮肤结构与人十分相似，经处理后的猪皮片，常被用作严重烧伤病人的过渡性皮肤。此外，猪的心血管系统与人类也较为接近，尤其是小型猪的开发成功，为猪的大规模实验提供了有利条件。

3. 选用解剖、生理上特异性强的动物 外科实验通常选用体形稍大、耐受力较强的动物，如大鼠、犬等动物。这将对实验的成功起着重要作用。

兔颈部的交感神经、迷走神经和减压神经是单独平行地行走，而人、犬、猫、猪等减压神经是行走在交感神经和迷走神经之内而且不易分开，故用兔观察减压神经对心脏影响较为合适。

大鼠没有胆囊，不适合做胆囊功能的研究，适合作胆道插管和收集胆汁实验。

兔和猫是典型的刺激性排卵动物，即经交配刺激后才排卵。成年母兔常被作为诱发排卵观察和避孕药物的研究。

4. 选用特殊生理反应敏感的动物 豚鼠体内缺乏合成维生素 C 的酶，只能从饲料中得以补充；当维生素 C 缺乏时，很快出现维生素 C 缺乏症的症状，一旦予以补充则症状消失。由于豚鼠补体和 IgE 含量较多易于作过敏性试验。此外，豚鼠的耳蜗对声波变化十分敏感，常可引起听源性休克，在听觉研究方面除了犬以外，豚鼠是理想的动物。

鸽、犬、猴和猫的呕吐反射十分灵敏，适合于作呕吐反射试验；而啮齿类动物，尤其是大鼠、小鼠则基本没有呕吐反射，故需灌胃的实验选择大鼠、小鼠为合适。

兔的体温变化十分灵敏，适合做致热原试验。而大鼠、小鼠体温调节差，不适合做致热原试验。

（二）实验动物选择注意事项

1. 实验动物质量 实验动物的质量包括遗传学质量和微生物学质量。特别是啮齿类实验动物都需有清楚的遗传背景，根据实验的要求选择不同遗传学质量的近交系、封闭群或杂交群实验动物。同样，实验动物微生物学质量的选择也取决于实验的要求，可选择普通级（实验大鼠、小鼠除外）、清洁级、SPF 级或无菌实验动物进行动物实验。

2. 年龄和体重 幼龄动物对毒理、感染等实验较成年动物敏感性高。若无特殊要求一般选用成年鼠。在同品种或同品系的实验动物中，年龄与体重基本上是成正比的（排除环境不稳定、营养不良等外界因素）。如发现体重超过 10% 以上，则动物本身就存在差异，不宜选用。实验动物的年龄不同，其生物学特性也会发生相应的变化，在接受实验处理时反应也各不一样，除特殊实验外，一般动物实验均选择已性成熟的青壮年动物。不同性别对实验处理也产生不同的结果，除与性别有关的实验外，一般动物实验选择雌雄各半为宜。

3. 动物性别 同品种或同品系的不同性别动物，对同一实验的反应不完全一致。雄性动物反应较均匀，雌性动物易受性周期、怀孕、哺乳等影响。一般情况下，常采用雌雄各半的原则，也有用同一性别进行实验，大多用雄性动物。

4. 生理状况 雌性动物在怀孕、哺乳期和动物换毛季节，对外界刺激的反应会有所改变，因此不适合做实验。

5. 健康状况 健康动物对各种刺激的耐受性比同种或同品系的患病动物要大，实验时应剔除瘦弱、营养不良和患病的动物。对于大型实验动物，经过治疗待其康复后再考虑是否可用作

Notes

实验;对于发病的啮齿类动物则不提倡药物治疗,通常予以及时淘汰。

6. **品种、品系**　不同品种、品系动物种类的实验动物有各自的生物学特性,对实验处理也有不同的反应。根据科研项目或实验课题的目的,选择合适的实验动物是动物实验取得成功的关键。在实验设计时,可通过查阅参考文献或向实验动物科学方面的专家进行咨询,选择合适的实验动物品种(或品系)。对一些新开展的研究项目,为避免不必要的浪费,可通过选择不同种类的实验动物先进行预实验,根据预实验的情况,最终来确定所使用的实验动物品种(或品系)。

7. **实验动物数量**　动物的品种(或品系)确定后,需确定动物的使用数量。一般来说,动物实验中使用动物的数量是越多越好,其实验结果的准确性也越高。但由于实验经费、人力和其他实验条件的限制,应贯彻实验动物的"3R"原则,尽可能减少实验动物的使用数量。根据生物学实验统计的要求,确定合适的动物数量,既可以减少经费支出,又保证实验结果的科学性和准确性。

8. **经济实用**　在选择实验动物时,尽可能做到经济实用。灵长类实验动物与人类最相似,但其繁殖的周期长,数量少,猕猴如此,猩猩和长臂猿则更甚,且灵长类实验动物价格昂贵,客观上限制了对这类动物的普遍使用。目前已有为数众多的实验小鼠、大鼠、豚鼠和地鼠能复制成十分近似人类疾病的动物模型。它们的遗传背景明确,体内外微生物和寄生虫得以控制,模型特性显著且稳定,其年龄、性别、体重等可根据课题需要而选择,价格显著低于灵长类实验动物,便于饲养管理和实验操作,可按需使用。选用实验方法和观察指标也应根据客观、易行、科学、经济而定。

9. **不同品种动物同时用于动物实验**　实验中使用一种动物所获得的结果总是有限的,同时用两种或两种以上动物所得到的实验结果更有利于作出正确的判断。在新药的临床前研究中,就规定必须使用一种啮齿类动物(大鼠),一种大型动物(犬或猴)。

三、动物实验中人员的质量管理

实验人员是实验成败的关键因素。是否取得动物实验上岗资格证书、对实验内容是否熟悉、实验操作是否熟练、时间安排是否有保证都关系到实验能否顺利进行,必须事先准备充分,做好周密安排。从事实验动物工作的技术人员、管理人员、饲养人员、动物实验人员等实验动物从业人员,必须通过省(市)级实验动物管理机构举办的特定技术培训,且持有上岗证方可上岗。进入屏障设施内的工作人员还要经过标准化设施运行管理的技术培训。这是保证屏障设施内实验动物生产管理和标准化运行的前提。

(一) 设施内工作人员的卫生及健康管理

1. 与动物接触的人员每年应进行一次健康状况检查。了解工作人员及其家庭有无过敏史,尤其是对动物的皮屑、血液、尿液等有无过敏反应。从事动物饲养工作的人员应没有明显的运动、呼吸、循环等系统障碍。

2. 控制好设施内人员的清洁卫生,避免通过人员进出设施而带来污染。

3. 设施内作业人员要养成无菌观念和清洁习惯,勤洗头、勤修剪指甲及胡须等。

4. 皮肤有损伤、炎症、瘙痒症者,对化学纤维、化学试剂、药品及动物等有过敏反应者、出汗严重者不宜进入洁净区。

5. 患流感、感冒、咳嗽、喷嚏者、腹泻者、头皮多者,有抓头挖鼻、摸脸搓皮肤等习惯者,等待其恢复健康后方可进入洁净区。

6. 个人物品如钥匙、手表、饰品及未按规定处理的任何物品,禁止带入洁净区。

7. 在屏障设施内操作的人员动作幅度要小,不能拖步行走和跳跃。

8. 禁止化妆后、吸烟后30分钟内或饮酒后进入洁净区,女性经期不宜进入屏障设施工作。禁止在洁净区内吸烟、进食和饮水。

9. 禁止在洁净区内解(拉)开工作服暴露身体,戒除在操作中用手摸口、鼻、眼睛和头发的习惯,手更不得接触暴露部位。

10. 任何手动工具、器械、笔、纸用后放入有盖的密闭容器中。洁净区内不能使用粉笔黑板,不得使用铅笔和非记录用纸张记录。

11. 要尽量减少进入洁净区的人次。进入设施内,首先戴上手套并将双手泡进消毒液 5 分钟后,方可进行其他操作。消毒液为 1:100 倍稀释的百毒杀或过氧乙酸等,每周配制一次。

12. 严格执行人流、物流、动物流的走向和顺序,不同区域的饲养人员要随手关门,不得互相串房间。

（二）屏障设施工作人员操作要求

1. 工作人员进入洁净区之前,必须把在洁净动物房使用的消毒好的物品和用具放在消毒柜或缓冲间(传递舱),以便进去后使用。

2. 工作人员在洁净区内工作时,途经所有的门都必须随开随关,不允许有敞门现象。污物走廊的门必须上锁。

3. 工作人员按规定进入清洁走廊后,去消毒后室把当天使用的东西放在运输车上一次推到饲育间。

4. 工作人员进入饲养间关好通往清洁走廊的门,然后巡视房间的所有设施和动物,试通电话,如发现问题及时汇报并进行处理。

5. 饲育间的一切工作均应轻柔,抓取动物不得粗暴。例如,抓大鼠和小鼠时要抓鼠的尾部,然后轻轻地提起放到预定的位置,整个抓取过程做到准、快、轻。

6. 换垫料时把经灭菌消毒的鼠盒放在操作车上,然后把要换的鼠盒也放在车上,工作人员可直接把鼠放入新盒里,用原来的网罩盖上,换下的脏盒用运输车运出饲育间。

7. 加水加料时按清洁动物的要求一律添加灭菌的水和饲料。掉在地上的饲料一律丢弃。

8. 分窝一般在换垫料的同时进行。当仔鼠哺乳 20 天后须分窝断奶,断奶时先把种鼠提出放入灭菌好的盒子里,仍用原来的网罩盖好。断奶的仔鼠按雌雄分别放在灭菌的育成盒里育成,待实验用。

9. 工作人员每次进入饲育间都要进行工作记录和卡片记录,卡片记录须按卡上的内容认真填写,如果发现缺损要及时补充。同时也要对饲育间环境设施状况作记录,特别是对异常问题发现及处理的情况,要认真记录。

10. 在工作中或其他情况下逃离的动物一律淘汰,不得再放回笼内。

四、动物实验中设施的质量管理

根据微生物的控制程度不同,动物实验设施分为普通环境设施、屏障环境设施、隔离环境设施等。普通环境设施微生物控制要求最低,易于达到;隔离环境设施微生物控制要求最高,但需求极少,在此不做赘述。重点介绍屏障环境设施的运行管理。

（一）动物实验设施的控制要求

1. 我国医药部门实验动物管理法规规定:研究生毕业论文以及省部级正式科学实验和正规的生物检验,必须应用清洁级或以上级别的实验动物。国家级课题和国际合作项目必须使用 SPF 或以上级别的动物。动物实验的设施应与实验动物等级相匹配。应在屏障环境进行清洁级和 SPF 级动物实验。必须严格控制人员和物品的进出。隔离环境用于无菌动物、悉生动物或 SPF 级动物实验,该系统既要保证与环境的绝对隔离,又要满足动物、物品进出时隔离环境不被破坏。

2. 凡从事动物实验的单位和个人,必须取得国家或地方省级实验动物管理机构统一颁发的等级动物实验设施许可证,并严格按照许可证上规定的许可范围进行实验。

Notes

3. 动物实验所需用的动物饲料,应根据动物种类、级别和不同生理阶段饲喂相应的全价饲料。生产饲料必须取得实验动物管理机构颁发的实验动物饲料生产许可证。购买饲料必须到有许可证的单位去购买并索要和保存每一批饲料的合格证备查。要注意饲料的储藏保质期,消毒要按有关规范进行。严格控制实验动物的饮用水质量,普通级动物应符合人的饮用水标准。屏障系统、隔离系统实验动物的饮用水要净化或灭菌。

（二）实验动物室的人流走向

工作人员→一更→二更→缓冲→风淋→清洁走廊→内准备室→动物实验室→污物走廊→缓冲→屏障外。

（三）实验动物室的物流走向

消毒物品→高压灭菌器或传递窗→内准备室→清洁走廊→动物实验室→污走廊→缓冲→外准备室（清洗消毒室）。

（四）实验动物室的动物流走向

动物→传递窗→动物观察室→传递窗→清洁走廊→动物实验室→污走廊→缓冲→动物尸体处置室→无害化处理。

五、动物实验中资料的质量管理

文件、资料的管理是动物实验质量管理体系的重要部分,其目的是保证动物实验全过程按国家、部门或行业的规范(GLP 是英文 Good Laboratory Practice 的缩写,中文直译为优良实验室规范)。GLP 是就实验室实验研究从计划、实验、监督、记录到实验报告等一系列管理而制定的法规性文件,涉及实验室工作的所有方面。它主要是针对医药、农药、食品添加剂、化妆品、兽药等进行的安全性评价实验而制定的规范。制定 GLP 的主要目的是严格控制化学品安全性评价实验的各个环节,即严格控制可能影响实验结果准确性的各种主客观因素,降低实验误差,确保实验结果的真实性。

动物实验室文件、资料的管理,应符合科技档案管理要求。实验人员要及时、准确、真实、认真、清楚地记录动物的反应、表现以及有否异常情况发生,努力使记录的实验资料能较好地反映动物实验的结果。实验记录的资料最好及时存入电脑,以便于数据的利用、汇总、查询,同时应做好数据的备份。

实验资料的整理是通过科学的分组归纳,使收集到的资料系统化,更好地反映被研究事物的规律性。通常分为以下 4 个步骤:

1. 资料检查   对所得到的原始资料要仔细检查,以确认资料的完整性、准确性、及时性,对资料的检查应经常进行,边记录边检查,可以随时纠正错误。对于存在缺失和错误的资料,应当给予补充、修正以及合理的剔除。当然,这种修正或剔除要尊重事实,切忌随心所欲。

2. 分组设计   分组是设计的基本问题。不同性质的资料必须分开分析,否则没有意义。分组有质量分组与数量分组两种类型,质量分组就是按事物的类型或质量来分组,如消化系统疾病与呼吸系统疾病、原发性肿瘤与继发性肿瘤、白内障与青光眼、近交系动物与封闭群动物、雌性与雄性等。数量分组就是在质量分组的基础上,再按表示数的特征变量值大小来分组,如动物的日龄、体重、血压、心率、体温等。

3. 表格整理   表格整理就是把原始实验数据整理归组。表格要能把各个项目之间的相互关系表达出来,将关系密切的项目放在同一个表格中。表格没有固定格式,以能清楚表达实验资料为前提。

4. 统计分析   资料整理后,即可进行统计指标的计算和分析,列出统计表或绘制出统计图,利用统计软件对数据资料进行统计学处理。

实验资料的记录整理,是一个细致有序的工作,研究者从实验设计到实验过程再到实验结束以后,都应高度重视。尽可能取得完整的资料,并在此基础上进行科学的分析,才能圆满完成动物实验。

（陈丙波）

参考文献

1. 秦川.医学实验动物学.北京:人民卫生出版社,2008

2. 孙靖.实验动物学基础.北京:北京科学技术出版社,2005

3. 王钜,陈振文.现代医学实验动物学概论.北京:中国协和医科大学出版社,2004

4. 刘恩岐,尹海林,顾为望.医学实验动物学.北京:科学出版社,2008

5. 邵义祥.医学实验动物学教程.南京:东南大学出版社,2008

6. 郑振辉,周淑佩,彭双清.实用医学实验动物学.北京:北京大学医学出版社,2008

7. 孙德明,李根平,陈振文.实验动物从业人员上岗培训教材.北京:中国农业大学出版社,2011

8. 江朝光.实用实验动物外科技术.北京:人民军医出版社,2006

9. 张宾,王予辉.常用动物实验操作指南.上海:上海中医药大学出版社,2007

10. 魏泓.医学实验动物学.成都:四川科技出版社,2002

11. 姜安丽.护理学基础.北京:人民卫生出版社,2005

12. 胡建华,姚明,崔淑芳.实验动物学教程.上海:上海科技出版社,2009

13. 刘民,朱孝荣.医学实验动物学.合肥:安徽大学出版社,2012

14. 崔淑芳.实验动物学.上海:第二军医大学出版社,2013

第六章　实验动物福利和伦理原则

第一节　实验动物福利和伦理概论

随着人类社会的发展和进步,善待和关爱动物的观念和意识逐渐渗透到各个相关的研究领域并得到了发展。实验动物作为特殊的动物群体,在医学发展中起到了重要的不可或缺的作用,伴随医学研究的发展,实验动物福利与伦理作为一个"新奇"而敏感的科学问题成为被关注的热点。

实验动物福利(laboratory animal welfare)指人类保障实验动物健康和快乐生存的权利及其所提供的相应的外部条件的总合。动物的福利是和动物的康乐联系在一起的,所谓动物的康乐,是指动物"内心愉快"的感受状态,包括无任何疾病,无任何行为异常,无心理的紧张、压抑和痛苦等。伦理原指处理人们相互关系所应遵循的道德和标准,伦理学就是研究人类道德以及人与人之间关系的学科。随着社会的进步和人类文明程度的不断提高,人与自然、人与动物的关系都被纳入到伦理学研究的范畴,因而出现环境伦理、生命伦理和动物伦理等学科,当将人们相互关系扩展到人类处理与实验动物相互关系中应遵循的道德和标准时,就是实验动物伦理(laboratory animal ethics)。

西方发达国家较早关注动物的福利和伦理问题,实验动物福利与伦理原则是在解决动物福利与伦理问题的过程中逐渐形成并发展的。在美国动物福利立法是从1866年开始起步的,1966年出台了第一部专门针对实验动物福利的法规《实验室动物福利法》,1970年又进一步将《实验动物福利法》扩大且更名为《动物福利法》,使之涵盖所有温血动物,之后又进行了大规模的修订。全世界已有100多个国家制定了动物福利法规,其中有相当数量是针对实验动物的,如在《欧洲宪法(草案)》、WTO《关贸总协定》《服务贸易总协定》欧盟《REACH法规》等一些国际组织文件中都有关于实验动物福利的规定。这些法规在为本国动物福利提供保障的同时,也纷纷作用于国际贸易中的技术壁垒和国家科学技术交流中的学术壁垒。我国在实验动物福利、伦理和替代方法研究方面取得了一定的进展,但在实验动物立法方面还相当滞后,需要全社会的关注和共同推进。

第二节　实验动物伦理、福利和3Rs原则

一、实验动物伦理

实验动物伦理学提出了诸如人类应该如何认识动物、对待动物、利用动物、保护动物等一系列问题,该伦理总的原则是"尊重生命,科学、合理、仁道地使用动物",在具体工作中,则应遵循以下原则。

(一)尊重动物生命的原则

充分考虑动物的权益,善待动物,防止或减少动物的应激、痛苦、伤害和死亡。制止针对动物的野蛮行为、采取痛苦最少的方法处置动物。

(二)保证人员安全的原则

实验动物项目要确实保证从业人员的安全和社会公众的安全。

（三）遵守人类道德标准的原则

动物实验方法和目的要符合人类的道德伦理标准和国际惯例。

（四）必要性原则

各类实验动物的饲养和应用或处置必须有充分的理由为前提,实验动物或动物实验项目应通过伦理审查。

（五）利益平衡原则

动物实验应以当代社会公认的道德伦理价值观,兼顾动物和人类利益;在全面、客观地评估动物所受的伤害和应用者由此可能获取的利益基础上,进行动物实验。

（六）与国际接轨应坚持动物与人法律地位不能平等和坚持分类、分步实施的原则

反对极端的动物权利保护主义。与国际接轨应遵守我国法规、规定,采取符合我国国情的分类逐步实施的原则,反对盲目效法和崇洋媚外的各类激进的做法。

二、实验动物福利

"动物福利"（animal welfare）最初是由休斯于 1976 年提出的,是指饲养农场中的动物与其环境协调一致的精神和生理完全健康的状态。国际上较为公认的动物福利有五项基本权利或称五大自由。

（一）动物福利的五项基本权利

1. 生理福利方面　享有不受饥渴的权利。

2. 环境福利方面　享有生活舒适的权利。

3. 卫生福利方面　享有不受痛苦伤害和疾病的权利。

4. 心理福利方面　享有生活无恐惧和悲伤感的权利。

5. 行为福利方面　应保证动物表达天性的权利。

（二）动物福利的内涵

1. 从伦理学的角度来看　人必须善待动物,必须尊重和珍惜生命,避免给动物带来损伤和痛苦,在一切可能的条件下为动物提供更多的福利,这是动物福利理念的基本观点。

2. 从社会学的角度看　动物福利是建立和谐社会的需要,是人类文明的标志。和谐社会不仅仅是人与人之间的和谐,也包括人与自然、人与环境、人与动物之间的和谐。一个国家的国民对待动物态度如何,是衡量一个社会文明程度的重要标志,虐待动物是道德败坏的表现,同时也反映出一个社会的虚伪与冷漠,与人类追求的文明背道而驰。

3. 从环境学的角度看　善待动物,就是善待人类自身。经过无数的实践和教训,人类已经充分认识到,保护环境就是保护人类自己。我们人类赖以生存的地球,不但包括大自然的山山水水,更包括种类繁多的动物、植物,这些有生命的机体与人类共同生存在这个相互依赖的系统里。历史已充分地证实了这一点,重视动物福利,保护好动物,就是保护人类自己。

4. 从哲学的角度看　动物福利和动物的利用是对立统一的两个方面。提倡动物福利,不等于人类不能利用动物,不能做任何的动物实验。重要的是应该怎样合理、人道地利用动物。要尽量保证那些为人类做出贡献和牺牲的实验动物享有最基本的权利,避免对其造成不必要的伤害。

5. 从实验动物学的角度看　动物福利是影响动物实验结果科学性和准确性的重要因素。实验动物是为了科学研究的目的而在符合一定要求的环境条件下饲养的动物,其整个生命过程完全受到人为的控制,并在人为控制的条件下承受实验处理。因此,如何保证实验动物福利,不仅是实验动物自身的需要,也是保证动物实验结果科学、可靠的基本要求。

6. 从经济学的角度看　动物福利是经济发展到了一定阶段的必然产物。它的出现对诸多方面产生了影响。特别是对我国的经济发展起着越来越显著的正向推动和反向遏制作用。我

Notes

国已加入了世界贸易组织,在享受世贸组织各项权利的同时,也受到各项规则的制约。世界贸易组织的规则中有多处关于动物福利条款。如果我们不重视动物福利方面的立法,在今后的国际贸易中可能会遇到更大的麻烦和更大的损失。

7. 从动物保护的角度看　动物福利与"动物权利""动物解放"有本质区别。"动物权利"和"动物解放"是世界上一些动物保护组织和个人在动物保护问题上提出的一种苛刻的观点,他们强烈反对进行动物实验。认为动物实验是非人道的做法,主张取消动物实验,只有这样才能达到保护动物的目的。我们主张的是动物福利,而不是动物权利。这是一个关键性的立场问题。

(三) 影响实验动物福利的因素

影响实验动物福利的因素很多,主要有环境因素、设施因素、运输过程中的各种因素、实验过程中的各种因素、从业人员素质因素、监督管理因素等。另外,实验动物的饮食和饮水、疾病的预防和治疗、处死的方法和场合、保定的方法、麻醉方案、统计学的应用等,对实验动物福利都有不同程度的影响。总之,实验动物福利涉及面非常广泛,是一项具体、复杂的系统性工作,做好实验动物福利工作需要许多相关方面的共同努力。

三、"3R"原则

"3R"原则即替换(Replacement)、减少(Reduction)、优化(Refinement)的原则。"3R"原则是"尊重生命,科学、合理、仁道地使用动物"的具体体现。1959 年,英国动物学家 Wiliiam M. S. Russell 和微生物学家 Rex L. Burch 出版了《人道主义实验技术原理》(The Principles of Human Experimental Technique),其中他们提出了"3R"概念,并为研究人员定下了三个目标:①以试管法替代动物;②借助统计方法减少动物的数量;③使实验更优化给动物带来较小的痛苦。"3R"概念对一些西方发达国家有关动物实验法规的制定与修正,以及生物医学研究中科研计划与实验程序的论证和实施,产生深远的影响。"3R"原则的具体内容如下:

替换(Replacement)是指避免使用动物的方法,即用无生命的,如计算机系统取代动物的绝对替换或用进化程度低等的脊椎动物取代高等脊椎动物的相对替代。对于替代方法,应该有科学的认识和评价。有些实验,应用体外方法不仅能够获得与动物实验一致的结果,而且还可能是最佳的实验方法。有些新的替代方法和技术可作为动物实验研究的补充,有助于减少使用动物的数量。但是,在目前科研中的动物实验尚不可能完全被取代,需要进行深入的研究和探索。

减少(Reduction)是指在科学研究中,使用较少量的动物获取同样多的实验数据或使用一定数量的动物能获得更多实验数据的方法。要达到这一目的,实验前必须在充分调研的基础上,进行科学合理的设计。减少动物使用数量是在尊重科学原则和技术规程的前提下进行的。减少动物的使用量,应根据实验目的要求,也应遵守有关的技术规范。在一些科研工作中,减少动物的使用量有时是比较容易做到的。很多研究方案是可调整的,也可以选取不同的研究路线。相反,有些实验例如药品的法定检验的动物数量是不允许减少的。

优化(Refinement)是指通过改进和完善实验程序,减轻或减少给动物造成的疼痛和不安,尽量减低非人道方法的使用频率或危害程度,提高动物福利的方法。疼痛和不安可由实验或非实验因素引起,而这些都可通过良好的实验方案设计得以解决。近代科学技术和实验动物医学的最新成就可为进一步降低和避免给动物造成的疼痛和不安提供新的途径。

"3R"原则已经在世界范围内成为动物实验共同遵守的原则,同时也成为各国际组织和各国实验动物法规的重要内容。

Notes

第三节　实验动物管理和使用委员会

实验动物生产、使用单位应成立实验动物管理和使用委员会（Institutional Animal Care and Use Committee，IACUC），具体负责本单位有关实验动物的福利伦理审查和监督管理工作。不具备成立 IACUC 条件的单位和个人，应委托其他单位的 IACUC 进行审查。任何其他组织不得代替该委员会的职责。

一、IACUC 的组成

根据美国《实验动物饲养管理和使用指南》（以下简称《指南》）的要求，IACUC 评价和监督单位内的动物相关程序内容和设施，委员会必须有足够的授权和资源利用。其成员应该包括一名兽医学博士；至少一名在动物管理和使用方面有经验的科学家代表；至少一名没有科学研究背景的非科学家代表，此代表可以是，也可以不是本单位的；还应包括至少一名公众代表，此代表是来自非动物实验部门的代表，公众代表必须不是实验动物使用者，不属于本单位，也不能是本单位任何人的直系家属。委员会的组成必须与研究单位或部门的需求相吻合。根据《指南》的要求，IACUC 成员至少需要四名成员，但每个国家的要求并不一样，比如荷兰要求每个动物实验委员会（Animal Experiments Committees，AEC）至少由 7 名成员组成，而我们国家目前还没有具体的规定和要求。

二、IACUC 的任务

一般来说，IACUC 的任务是对本单位使用实验动物情况进行管理，保证本单位实验动物设施符合要求，让有关人员得到必要培训，使实验设计合理并综合考虑了"3R"原则，用尊重的态度对待动物，用遵守伦理道德的原则对待动物。任何动物实验的计划书必须经过 IACUC 审批，只有得到批准后才可以安排动物实验。

三、动物实验的申请和 IACUC 审批

（一）动物实验申请和 IACUC 审批程序

1. 研究者向 IACUC 递交申请表。

2. IACUC 指定人员对申请表进行初审（一般三个工作日），必要时向研究者提出补充材料要求，研究者应在规定时间内（一般五个工作日）提交补充材料。

3. IACUC 指定人员将通过初审的申请表发送给各委员进行审查，并在例会上审议投票决定是否同意。

4. 常规项目可由主席指定人员审批签发。指定人员只能签发常规项目，只能签发同意审批件。有争议项目在例会上讨论审议，必要时可聘请顾问。审议完毕后由主席或指定人员签发，在指定工作日内（一般三个工作日）送达。审批表可按同意、小量修改后同意、修改后再审、不同意四个类别编排批准号，应阐述各种决定的说明。小量修改的方案在修改后递交给 IACUC 指定人员进行审批，修改后再审及不同意的方案须按程序重新递交申请。审批表一般一式三份，申请者、IACUC 及机构负责人各保留一份。

（二）方案评审要点

《指南》中规定了动物管理和使用方案评审的要点，这些要点分别是：

1. 申请使用动物的理由和目的。

2. 清晰简明地描述动物使用的程序，能很容易被所有 IACUC 成员理解。

3. 使用较少侵害性的操作措施、其他动物种类、离体器官制品、细胞或组织培养物或计算机

Notes

模拟等代用方法的可行性或适宜性。

4. 阐明申请的动物种类和数量的理由;对申请的动物数量应尽可能按统计学方法阐述。

5. 实验项目不必要的重复。

6. 不标准的饲养和喂养要求。

7. 所申请的操作程序对于动物福利的影响。

8. 适当的镇静、镇痛和麻醉措施。

9. 外科手术,包括多项手术操作的实施。

10. 术后的护理和观察(包括术后治疗或术后动物评估测定)。

11. 预期或选择的实验终点的描述和理由。

12. 预先设想有关适时干预、从研究项目中撤换动物或剧痛或精神紧张而采取安乐术等的判断准则和处理方式。

13. 动物安乐死或处置的方法,包括实验结束后对一些存活期比较长的动物的饲养管理规划。

14. 实施程序的员工接受充分的培训,具备相关经验,了解自己的角色和职责。

15. 危险物品的使用以及工作环境的安全。

（三）IACUC 审议中的特殊考虑

某些动物使用方案会涉及一些操作或方法,这些操作可引起动物产生无法减轻的疼痛、不适或其他动物福利相关的问题,这就需要 IACUC 审核时给予特殊考虑,在实验目的和可能引起的动物福利问题之间权衡利害。在方案设计和实际实验中,通过实行"3R"原则寻求优化的机会、考虑使用非动物的替代方案以及尽可能地减少动物使用,机构和课题负责人共同承担对于人道的管理和使用动物的义务。

1. **实验和仁慈终点**   实验终点发生在达到科学目标和目的后。仁慈终点是指实验中动物的疼痛或不适得到阻止、终止或缓解。在某些实验临近实验终点时,动物即将遭受无法减轻的剧痛和不适,有时可能是死亡,此时应采用仁慈终点代替实验终点。在开展以下实验时,仁慈终点的实施需要给予特殊关注:肿瘤模型、感染性疾病、疫苗激发、疼痛模型、创伤、单抗制备、毒理学反应评估、器官或系统故障以及心血管休克等。有些情况仁慈终点方法的选用需由课题负责人、兽医人员和 IACUC 共同讨论得出,并且应该在实验开展之前就应决定好。

2. **非预期的结果**   科研的根本在于探索和创新。当科研探索中有可能出现产生对动物福利有影响的意料之外的结果时,需要对动物进行更为频繁的监护。基因改变动物因为具有潜在的无法预知的表现型,因此更需要密切观察以监测其意料之外的结果,而这些结果会影响动物福利或动物的存活。例如,某些情况下基因的改变将导致无法预料的免疫缺陷,其后代必须饲养在专门的微生物隔离环境;引导目的基因在特定组织表达的启动子序列具有不同程度的特异性(泄露程度),这将导致转基因动物产生无法预知的表型。这些实例说明了非预期结果的多样性,强调了频繁的监护和专业的判断对于确保动物福利的必要性。

3. **动物保定**   动物保定就是用手工或器械的手段,部分或全部限制动物的正常活动能力,以达到检查、采集样本、施用药物、治疗或实验操作等目的。在大多数科研项目中,动物保定的时间不长,通常只是数分钟。

保定装置的规格、设计和操作应当适宜,以尽量减少对动物引起不适、疼痛、或对动物及实验人员造成伤害。多数犬、非人灵长类及其他动物通过"正向强化"(positive reinforcement)训练,会配合研究操作或保持安静,接受简易的操作。

除非对于达到科研目的十分重要,并且经 IACUC 核准的情况下,一般应避免进行长时间保定,包括对灵长类的椅式保定。在与动物使用方案目的相一致的情况下,应使用不妨碍动物调整正常体位的、限制性较少的保定方式,对于不能适宜必要的保定方式的动物,必须从实验中撤换。所用的保定装置都应按照用其他手段不可能或无法完成的科研目标进行专门设计,还要防止伤害动物或工作人员。

4. **多项活体外科手术操作**　实验中的手术可以分为大型或小型手术。某一手术属于大型还是小型手术应由兽医师和 IACUC 根据每个操作的不同来评估。在单个动物体实施多项外科手术时,必须评定其对动物福利的影响。仅仅在下列几种情况下才允许在单个动物体开展多项大型外科手术:①这类手术是单个科研课题或方案的主要组成部分;②经课题负责人阐明理由;③为临床诊疗所必需。为了保护稀有的动物资源而在单个动物体实施多项大型外科手术,也可作为其中的一点理由,但是不提倡在不同的不相关的动物使用方案中均提出此提议,如果这种情况发生,IACUC 应对这些提议进行严格审核。某些操作虽然被划分为小型手术,但是仍然能引起机体产生术后疼痛或损伤,如果此手术需多次在单个动物体内开展,那么开展此手术之前,也需要提供与多项大型手术类似的科学理由。

5. **饮食和饮水的限制**　在开展某些生理学、神经学和行为学实验时,可能需要控制动物的饮食和饮水量。这些控制可能是规定动物饮食饮水的时间,以确保动物在规定间隔内充分消耗摄入的食物和饮水,或是限制动物的饮食饮水,以确保动物摄入的食物和水量被严格控制。在设计和开展这些实验时应符合使用尽可能少的限制达到科学研究的目的,同时保证动物福利这一原则。

6. **非医用级别化学药品和物质的使用**　医用级别化学药品和物质的使用能避免实验过程中毒素的引入和其他不必要的副作用的产生,在所有动物实验中,如果有医用级别的化学物尽量用医用级别的,如需使用非医用级别的化学药品或物质需在动物使用方案中解释理由,并经IACUC 批准。

四、动物使用方案批准后的监督

IACUC 对于动物实验持续监督确保了动物福利,也有利于优化实验操作。方案批准后的监督包括持续的动物使用方案评审、实验室检查、兽医或 IACUC 对某些操作进行选择性观察、动物饲养管理员、兽医人员和 IACUC 成员观察动物、外部管理部门检查和评估。IACUC、兽医人员、饲养管理人员以及符合规定的监督人员均可开展方案批准后监督,而这也是一个很好的教学机会。

(郑志红)

参考文献

1. 贺争鸣. 实验动物福利与动物实验科学. 北京:科学出版社,2011
2. 程水生. 兽医实验动物学. 北京:中国农业出版社,2012
3. J. 西尔弗曼. 实验动物管理与使用委员会工作手册. 北京:科学出版社,2013
4. 李厚达. 实验动物学. 北京:中国农业出版社,2002
5. Committee for the Update of the Guide for the Care and Use of Laboratory Animals(王建飞,等译). 实验动物饲养管理和使用指南. 上海:上海科学技术出版社,2012

Notes

第七章　实验动物生物安全管理

全世界每年死于各种传染性疾病的患者大约有 2400 万,是导致人类死亡的第一位病因。实验动物除了自身会携带一定病原体之外,还常用于传染病研究。在使用实验动物和进行感染动物实验研究,甚至病原培养等方面,我国有十分严格的操作规范,以保证研究者和环境的安全。国内外实验室意外感染事故并不少见,有时甚至导致实验室工作人员死亡。

第一节　常见安全问题预见与措施

一、实验动物源性生物危害

1. **动物咬伤、抓伤**　所有动物对人类都可能造成咬伤和抓伤。小动物如啮齿类和兔,通常导致相对轻微的伤口。较大动物如猫、犬和非人灵长类动物可以引起严重的创伤。叮咬和抓伤可以导致伤口感染。为防止动物的咬伤和抓伤,在处理动物时要使用正确的捕捉、固定方式。戴手套、长袖实验衣可以保护手臂。受伤后,要及时对伤口使用大量清水和肥皂清洗,并视情况就医。

2. **病原微生物感染**　不合格的实验动物可能携带一定病原体。用来做实验研究的野生动物、实验用动物等也可能携带对人类产生严重威胁的人畜共患病病原微生物。动物感染实验从接种病原体到实验结束的整个过程,包括动物喂食、给水、更换垫料及笼具等,病原体随尿、粪、唾液排出,都会有接触感染的危险。解剖动物时,操作者还会有接触体液、脏器等标本中病原体的危险。这就要求操作者要配备防护装备,包括防护衣帽、口罩、手套等,并按照操作规范要求完成每个步骤。

3. **实验动物致敏原**　大鼠、小鼠、豚鼠、兔和猫很可能是其中最重要的致敏原诱导剂。致敏原主要存在于尿液、唾液、皮毛、毛屑、垫料中或其他不明来源。常在处理动物、剪毛、更换饲养笼和垫料,以及清理动物房时形成气溶胶而引起过敏反应。为了减少致敏原的危害,要配备个人防护设备,如实验衣、手套、面罩、呼吸设备、生物安全柜和垃圾回收站。

二、物理性危害

1. **注射器针头等尖锐品**　针头、刀片和碎玻璃等尖锐品刺伤引起的实验室感染是较为常见的因素。在实行感染性材料操作时,使用针头等尖锐品要防止意外接种、产生气溶胶或有害物质溢出,并注意采取以下措施:使用针头固定型注射器,以避免针头和注射器分离,或使用针头和注射器为一体的一次性注射器。采用规范的实验室操作技术,如注射器抽液时要小心,尽可能减少气泡形成;避免用注射器混合感染性液体。

2. **匀浆机、组织研磨器**　使用时要防止产生气溶胶、泄漏和容器破裂。感染性材料应在生物安全柜中操作。在打开匀浆器前先等候 30 分钟或冷却,以便使气溶胶凝聚沉积。如果使用手动组织研磨器,应用可吸收材料包裹。

3. **超声处理器、超声波清洗仪**　使用时要防止产生气溶胶、听力损伤、皮肤炎症。在生物安全柜中操作,以确保完全隔离以免受超声波的伤害。戴上手套以防止清洁剂对皮肤造成的化学危害。

三、生物性危害

主要包括各种病原体对人的危害,特别是人畜共患病通过各种实验活动传染给人。常见的感染途径包括吸入气溶胶,感染性材料飞溅到皮肤或黏膜上,或针刺、切伤和其他锐器损伤。

1. **接触感染**　受伤或接触感染性材料后,要紧急使用大量清水和肥皂清洗,并接受专家的现场救助。由于饲养方式、贸易全球化、气候变化等原因,人畜共患病在全球范围内频繁出现,我国也不例外。因其种类繁多、传播迅速、极易造成大流行,又无特效疗法,因此需要重点防范。

2. **气溶胶感染**　气溶胶(aerosol)是由固体或液体小质点分散并悬浮在气体介质中形成的胶体分散体系。气溶胶由于可能含有致病微生物而成为发生实验室感染的常见方式之一。在以往的实验室感染中,以细菌性感染最常见。在 Pike1976 年报告的 3921 例实验室感染中,细菌及螺旋体感染占 1669 例。随着实验室设施设备的改进和防护措施的提高,现在细菌性感染已经退居第二位,仅次于病毒感染。

四、基因工程相关危害

基因工程技术常用于实验动物。基因工程动物逃逸破坏生态环境,影响生物多样性。

1. **基因污染**　利用基因修饰技术已建立了许多理想的人类疾病动物模型。在生态方面,如果基因修饰动物的外源基因向野生群转移,就会污染到整个种子资源基因库。应采取相应的预防措施,防止基因修饰动物和正常野生群动物交配,发生基因污染。

2. **环境安全**　转基因生物的环境安全问题技术性很强,风险的出现具有长期的滞后性,必须通过系统的研究,积累充分的数据,才能为转基因生物安全性的正确评价和有效管理提供科学依据。然而,我国生物安全研究的经费短缺、许多研究工作难以开展,对转基因生物释放后在环境中的情况,对环境和生物多样性的影响,都未进行跟踪监测,无法系统了解转基因生物释放到外界环境后可能带来的问题。

3. **生态平衡**　转基因生物已经突破了传统的界、门的概念,具有普通物种不具备的优势特征,若释放到环境,会改变物种间的竞争关系,破坏原有自然生态平衡,导致物种灭绝和生物多样性的丧失。

第二节　实验动物和动物实验的生物安全

实验动物和动物实验的安全依赖严格的管理。管理应按国家相关法规、条例、标准、指南进行,针对性识别可能的危害,制定严格的管理措施。实验动物研究机构应不断完善检疫制度,制订详细的管理措施,把实验与高致病性微生物操作、安全性设备及单位规定的生物安全制度相结合。

一、实验动物饲养中的生物安全

1. **隔离检疫**　新引进实验动物,应经过隔离检疫。新进动物检疫时间,啮齿类动物一般实行 2 周隔离,犬猫为 3 周,兔类为 2 周,灵长类动物为 3 周。检疫就是应用各种动物传染病的诊断方法,对实验动物及其产品进行疫病检查。检疫项目根据相关实验动物微生物检查要求进行。具体检疫时间应遵照我国动植物检验检疫法的规定执行。新引进的啮齿类动物,应有供应商提供的实验动物质量合格证书,最新健康检测报告,检查运输的包装、注意运输途中是否被病原污染。兔、犬和猫等动物也要有供应商提供的健康报告,并应接种过常见传染病疫苗。有些灵长类动物是从野外直接捕获的,检疫要特别注意。

Notes

2. 饲养繁育

(1) 饮用水:不同级别的实验动物,其饮用水的卫生标准是不一样的。对普通级来说,符合卫生标准的城市居民饮用水即可供其直接饮用。对于清洁级及其以上级别的实验动物来说,其饮用水必须经过高温高压灭菌处理。给水设备必须按各级别实验动物的管理要求定期清洗消毒。饮水瓶应每天更换,不要将饮水瓶由一个鼠盒随意移到另一个鼠盒。

(2) 垫料:垫料是实验动物最直接的生活环境,必须按照各种动物对垫料的不同要求提供。使用前要除尘灭菌。经常更换垫料以保持动物的清洁、干爽。更换的频度视动物的大小、密度、粪、尿排出量和垫料的脏污程度,一般每周更换 2 次,如发现垫料浸水或有死鼠,必须及时更换垫料。清理垫料应在污物走廊或处理间进行,清理处理出来的垫料必须及时焚烧处理。

(3) 消毒:应制订严格的清洁卫生制度,由专人负责,定期检查,搞好动物房内外清洁卫生管理。动物笼架、笼盒、饮水瓶和饲槽等设备使用前要消毒,定期更换清洗。常用的灭菌方法包括:热灭菌法、冷灭菌法和^{60}Co 辐照灭菌法。消毒方法包括:化学药液浸泡法,清洗、熏蒸消毒法和热消毒法。饲料、物料、水、空气、房舍和设施等都要定期灭菌。

(4) 防虫:屏障环境实验动物房,在设计时应考虑到动物房的昆虫和野鼠的控制,并备有防虫防鼠的设备。开放的动物房要定期在其地板的四边、墙角等处喷杀虫剂、灭鼠剂,搞好环境卫生。

3. 变应原管理   变应原是引发人和动物过敏反应,甚至超敏反应的抗原性物质,它是从事实验动物工作人员的严重职业病。其主要特征为患者的皮肤和呼吸道反应,包括鼻充血、鼻溢、喷嚏、眼部发痒、血管性水肿、哮喘和各式各样的皮肤症状,有人甚至出现超敏反应。为了防止变应原因素引发的过敏反应,要审查进入实验室的工作人员,了解其家庭和个人的过敏史,对长期工作人员应定期作健康检查。

4. 危险性评估   实验室负责人应对其管理的动物实验安全性负责。应具有评估职业性疾病风险、采取相应安全防护措施、减少危险性事件发生的知识和判断能力。在进行危险性的评估和选择安全防护措施时,应充分考虑有关实验动物的特点、感染性病原、工作人员的专业素养及经验、实施项目的具体活动和程序等因素,方能做出决策。

5. 实验动物分级   实验动物的品种、来源不同,危害也不同。也有等级不同,如普通级、清洁级、SPF 级和无菌动物。每一种动物都可能具有当地或外来的病原,都可能被诱发或自然感染,从而构成对工作人员或同群其他动物的威胁。

6. 安全措施   实行严格的门禁制度,实验室或动物设施的主管人员负责决定哪些人可以进入实验室或动物实验区域,并要向他们说明这类工作区内可能存在的危害因素。生物安全实验室的门均须向内开启,并设有自动闭锁装置,在关养感染动物时可保持关闭状态。对于使用特定感染性病原的项目,实验室或动物设施的主管人员可制订专门规定,进入人员应作相应检查或免疫接种。在实验室或动物房的入口处,设置国际通用生物安全符号。

7. 个人卫生和防护衣着

(1) 洗手:是实验室和动物房工作人员必须执行的卫生措施,也是防止职业性疾病的最重要措施,它最根本的要求是,每次接触培养物和实验动物后或离开实验室或动物房之前,都要彻底洗手。

(2) 戴手套:工作人员的手十分容易受到污染,而且能有效地将污染物四处播散。因此,在对感染动物进行饲喂、供水、捕捉或搬动等操作时,以及皮肤不可避免地要接触感染性材料的情况下,均需戴上手套。工作人员还必须养成不以双手触及面、鼻、眼或口部的习惯,以免发生黏膜感染。

(3) 戴口罩:气溶胶的存在是难以避免的,因而进入动物房的人员都必须戴口罩,以减少接触变应原或可能有感染性的气溶胶。

（4）穿防护衣着：穿着实验衣，有助于保护个人的服装不落上气溶胶微粒，或者直接接触被污染的表面和材料所引起的污染。这类工作服能大大减少因为感染性材料的意外溅洒所造成的污染。

（5）发生意外的紧急救护：首先应立即离开污染区，关闭出入口，发出警告或作出危险性标志；脱下防护服，将受污染部位向内折叠，放入塑料袋，做消除污染处理或弃置。对身体接触部位用肥皂和大量清水冲洗。

8. 实验室清扫

（1）日常清扫：动物设施和实验区域在设计和建筑方面应当便于日常清扫和整理。日常清扫对防止尘埃、污物和污染因素的堆积具有重要作用。

（2）清扫地面：清扫地面时须注意防止气溶胶的形成，故应避免使用高压水龙冲洗笼具、粪盘和地面。最好采用轻便的带过滤器的真空吸尘装置或湿抹的方式。

（3）操作台面：在使用后或有感染性材料溅洒时，操作台面必须用适宜消毒液清洗。

9. 防鼠防虫 动物设施中要认真执行防治昆虫和啮齿类动物的制度。杀虫剂的使用必须谨慎，只能在迫不得已时使用。任何化学药剂的使用都必须在兽医师的指导下，以减少可能对实验过程产生的不利影响。有开启式外窗的动物设施，可安装防蚊、蝇纱窗，作为防止昆虫侵入的物理屏障。

10. 气溶胶的控制 任何有关病原微生物的操作都必须小心，以尽量减少气溶胶的产生。有较大可能产生气溶胶的各种操作，都必须在生物安全罩或其他负压装置中进行；或者使用个人防护装置，如面罩式呼吸器。这类操作包括对感染动物尸检，倾倒污染垫料，从动物体取材感染组织或体液，以及做高浓度或大容量感染性材料的操作等。

二、动物实验中的生物安全

1. 给药 动物的给药方法很多，常用的有经口给药、皮下注射、皮内注射、腹腔注射、肌内注射和静脉注射等。给药前要固定好动物，给药过程中所有操作要严格按照操作规范进行，特别注意在感染性病原实验中的生物污染问题。

2. 注射 在动物实验中，注射器和针头是危险性最大的用具。文献中记载的由针头引发的意外自身接种，导致了大量由各种感染性病原引起的职业性疾病。从动物皮肤上或瓶塞上拔出针头时的振荡作用，可产生气溶胶。注射时须将动物保定或镇静，以免误刺或振荡。针头不得弯折、截短。

3. 麻醉 对动物麻醉是一项常用的措施，其方法有吸入麻醉法、注射麻醉法、灌胃法和针刺麻醉法等。对动物麻醉时，要掌握最常用的吸入麻醉法和注射麻醉法，以及不同种类动物、不同麻醉药品的使用方法和使用剂量。进行抓取及固定动物等操作时，要注意生物安全问题。避免环境污染及感染动物。

4. 安乐死 在实验动物繁殖生产和研究实验中，必须处死的实验动物应采用安死术，以减少动物不必要的痛苦。在动物安乐死过程中，要注意不要被动物咬伤、抓伤，并尽可能减少动物的痛苦。

5. 尸体处理 动物尸体是实验动物设施产生的主要废弃物之一。动物房中必须设置容量充足的冷藏设备以暂时储存尸体。无害性动物尸体，是指未投药、感染病原微生物或放射性物质的动物尸体，可以直接作掩埋处理或焚烧。感染性的动物尸体应该用装载生物危害物质的塑胶袋妥善包装，经高温高压灭菌后，再以一般处理无害性动物尸体方法如置入冷冻库保存。

6. 动物运输 为防止动物在离开动物设施送往实验室的途中暴露，应使用设有滤网的运送箱或有空气过滤帽的笼盒，同时使用专用电梯或走廊。要确实遵守标准操作程序，避免人为因素造成病原微生物外流。要尽量避免将动物带离动物房,应设置动物处理室。使研究人员在动物房有工作空间,减少动物往返运送的机会。

三、动物生物安全实验室

实验动物在生产、使用过程中,存在感染、繁殖病原体及向环境扩散的危险,产生生物安全问题,我国对动物实验的生物安全问题有严格的管理要求,特别是 SARS 流行之后。我国对从事动物实验或利用实验动物进行病原微生物研究,利用实验动物进行转基因、克隆、重组基因等不同级别的感染性实验,要求其必须在符合相应等级的生物安全实验室内进行,未经许可的实验室不得开展相关实验。

1. **国家标准** 《实验室生物安全通用要求》(GB 19489—2004)中对动物实验室的生物安全要求:动物实验室的生物安全防护设施应参照 BSL1-4 实验室的要求,还应考虑对动物呼吸、排泄、毛发、抓咬、挣扎、逃逸、动物实验(如染毒、医学检查、取样、解剖、检验等)、动物饲养、动物尸体及排泄物的处置等过程产生的潜在生物危害的防护。

应特别注意对动物源性气溶胶的防护,例如对感染动物的剖检应在负压解剖台上进行。应根据动物的种类、身体大小、生活习性、实验目的等选择具有适当防护水平的、专用于动物的、符合国家相关标准的生物安全柜、动物饲养设施、动物实验设施、消毒设施和清洗设施等。

2. **防护要求** 和生物安全实验室一样,动物生物安全实验室主要根据所研究病原微生物的危害评估结果和危害程度分类命名为一级、二级、三级和四级动物生物安全水平(表 1-7-1)。根据动物生物安全等级,在设计、设备、防范措施方面的要求的严格程度也逐渐增加,下表汇总了有关的要求,其所有指标具有累加性,即高等级标准中包括低等级的标准。

表 1-7-1　动物生物安全实验室的防护要求

危害程度分类	防护水平	实验室操作和安全设施
第四类	ABSL-1	限制出入,穿戴防护服和手套
第三类	ABSL-2	ABSL-1 的操作内容加上:危险警告标志。可产生气溶胶的操作应使用 I 级或 II 级 BSC。废弃物和饲养笼具在清洗前先清除污染
第二类	ABSL-3	ABSL-2 的操作内容加上:进入控制。所有操作均在 BSC 内进行,并穿着特殊防护服
第一类	ABSL-4	ABSL-3 的操作内容加上:严格限制出入。进入前更衣。配备 III 级 BSC 或正压防护服。离开时淋浴。所有废弃物在清除出设施前需先清除污染

3. **保护措施** 动物生物安全实验室主要通过设施(facilities)、设备(equipment)、人员素质(practices)的有效结合实现三保护原则。

(1) **防护设施(二级屏障,secondary barrier)**:实验室的设施结构和通风设计构成二级物理防护。二级防护的能力取决于实验室分区和室内气压,要根据实验室的安全要求进行设计。一般把实验室分为洁净、半污染和污染三个区。实验室的墙壁保持密闭,空调通风的气流方向永远保持一致:外界→HEPA→洁净区→半污染区→污染区→HEPA→外界。

(2) **防护设备(一级屏障,primary barrier)**:包括各级生物安全柜和个人防护器材。个人防护器材包括口罩、面罩、护目镜、各类防护衣、帽、裤、鞋、靴、袜、手套等。

(3) **人员素质**:良好的专业训练和技术能力对保证实验室生物安全具有重要的作用。研究人员一定要严格按照标准操作规程进行工作,避免侥幸心理和麻痹大意。

4. **危害评估** 由于实验内容不同,尤其是进行微生物实验研究,使用的动物及相关危害评

Notes

估也有具体要求。关于动物实验室中使用微生物的危害评估,需要考虑以下因素:①病原微生物的传播途径;②病原微生物标本使用的容量和浓度;③病原微生物接种途径和方法;④病原微生物能否和以何种途径被排出体外;⑤病原微生物的总体危险程度。

对于使用的实验动物,需要考虑的因素包括:①动物的自然特性,包括动物的攻击性和抓咬倾向性;②自然存在的体内外微生物和寄生虫等;③易感的动物性疾病;④动物接种病原微生物后可能产生的结果等。

5. **管理要求**　生物安全实验室要按照规定严格分级管理,一些通过呼吸途径使人传染上严重的甚至是致死疾病的致病微生物或其毒素,对人体具有高危险性、通过气溶胶途径传播或传播途径不明、目前尚无有效疫苗或治疗方法的致病微生物或其毒素一定要在 ABSL-3 级和 ABSL-4 级实验室进行研究,其他单位不得随意开展。

6. **实验环境与设施管理**　为防止感染病原微生物的动物实验可能对正常实验动物以及其他实验室造成污染,要求此类动物实验室应是一个相对独立的区域。如果与普通动物实验室毗连,则设计上应当同实验室的公共部分分开,并便于清除污染。

四、实验动物废弃物

实验动物废弃物包括使用过的垫料、动物排泄物、动物尸体、纸张及其他物品。不同污染程度的废弃垫料,应以不同方式处理。废弃物应定期清理,不做长期储存。

1. **废气的环保管理**　动物室设置独立的空调系统或除臭设备,利用气压差控制废气排放。啮齿类动物要保证适合饲养密度,确保换气次数,使用具有辅助换气功能的隔离饲养盒(如 IVC等)。大中型动物应及时清洗排泄物。

2. **污水的环保管理**　一般清洗动物设施的污水可排入一般废水处理系统。感染性微生物动物实验所产生的污水,可能威胁人体健康及环境卫生,需经化学处理(例如次氯酸钠)或加热高压蒸气灭菌,才能排放。

3. **垫料的环保管理**　设置负压式废弃垫料收集装置,避免垫料在清理过程中随空气散播。一般废弃垫料多以掩埋、焚烧方式处理,最好消毒灭菌后处理。感染性物质污染垫料必须经消毒灭菌后再行处理。具放射性物质垫料以印有"放射性物质标志"的塑胶袋包装,贮存于特定容器与场所,再由专门人员收集处理。

4. **动物尸体环保管理**　使用专门盛放容器,冷藏防止腐败。感染性动物尸体,经密封包装后,高温高压灭菌,再贮存。具有放射性物质的动物尸体,经特殊包装后,以烘箱 60～70℃将尸体烘干,再按照废弃放射性材料处理。所有尸体必须严格按医学生物材料处理。

5. **感染材料环保管理**　所有排放的空气需经过空气过滤装置。所有污染的材料必须经消毒、灭菌处理。

五、安全教育与个人防护

1. **安全教育**　实验人员、饲养人员和管理人员应具备基本的安全意识和知识,做好实验室人员的安全教育是防止安全事故的重要措施。实验室的安全教育、培训内容通常包括下述内容:实验室设施、设备的正确使用,安全问题出现的原因、途径及方式;实验动物和实验用动物的正确操作,可能造成的危害;实验操作的专业技能掌握,操作不当引起的危害;物理、化学、药品等正确使用,可能的危害和对策;病原微生物的防护操作,可能导致的环境、人员危害;处理感染性生物样本的原则及方法;实验室废物的危害及其处理方法;实验室的消毒灭菌方法及其效果监测;意外事故处置等。

2. **安全措施**　安全措施是生物安全的重要保证。实验动物和实验动物操作时,必须进行人员防护。根据实验活动的不同风险,应有相应的防护措施。安全防护装备主要有实验服、手套、各种口罩、眼镜、面具、胶靴、鞋罩、隔离服、特殊呼吸防护器等。

六、实验室污染事故及处理原则

实验室内由于实验人员不慎或技术不熟练而发生事故时，必须及时采取应急措施，免除事故伤害或将伤害降到最低水平。一般遵循原则：及时处理、治疗暴露部位或伤口；有效阻断暴露源或危险源；实验室全面进行消除、消毒整体处置；逐级报告，进行评估。

1. **培养物渗漏或容器破损的处理** 盛有感染性标本的容器渗漏，或溅落在工作台上，或污染地面时，应用 0.5% 次氯酸钠或过氧乙酸浸泡的布覆盖至少 1 小时，再用擦布擦去渗漏物，并将擦布放在污染物容器内高压灭菌。如果手和脚被微生物污染，可用碘伏洗涤消毒；受污染的工作服应立即更换。

如果发生大量烈性传染病的致病菌污染，除采取以上应急措施外，必须立即封闭现场，并报主管防疫部门，请专职防疫人员参加研讨和采取相应的处理方法。若发生盛有培养物的器皿破碎，要用消毒液浸泡的布覆盖，至少半小时后才能将破碎物和用过的布放在容器中高压消毒。然后，用消毒液浸泡的布擦洗污染的台面或地面，擦布使用后也必须高压消毒，处理者要戴手套。

2. **事故性刺伤、划伤或擦伤的处理** 可引起严重的实验室感染。一旦发生这样的意外，必须立即报告有关部门，按不同病原体采取相应的应急措施，包括预防接种和抗生素治疗等。类似的事故必须予以较详细的记录。

3. **误服或接触微生物悬液的处理** 因实验操作或使用口吸吸管而误服微生物悬液并引起感染者曾有过许多报道，对于误服者必须立即用含漱、洗胃和催吐等方式处理，严重者应送往急救室。根据摄入的病原体，采取必要的预防及治疗措施，并做好事故登记。若悬液溅入眼内，应先以生理盐水冲洗，然后每隔 1 小时以抗生素眼药水滴眼，再根据具体情况，决定有无必要做针对性的预防注射。

4. **装有病原体悬液的离心管破碎后处理**

（1）如果离心沉淀过程中发现离心管破碎，应立即停机，并于 30 分钟后打开。假如停机后才发现离心管破碎，要重新盖好盖子，30 分钟后打开；

（2）戴上厚橡皮手套，必要时外面再套上一层塑料手套，用镊子取出离心管碎片；

（3）全部碎管和套管等应放入无腐蚀性的消毒液中浸泡 24 小时，或采用高压灭菌；

（4）离心机转筒应采用无腐蚀性的消毒液擦拭干净，擦布也需经高压灭菌。

5. **气溶胶污染室内空气的处理** 实验室内因操作不慎，含有感染性液体大量喷出而形成气溶胶并污染室内空气时，室内所有人员应马上撤离污染区域，并报告主管部门。至少在 1 小时内任何人员均不能进入污染区。待气溶胶排出和感染性微粒沉淀下来，即 1 小时后再在安全员的监督下进行消毒。遭到气溶胶感染的人员应做相应的预防注射和抗生素等治疗。

七、工作人员的健康管理

对实验室工作人员要有详细的病史记录，包括所有职业病、外伤和一般疾病的记录，并定期进行健康检查，做各种预防接种和结核菌素试验等。对从事麻疹、风疹、鼠疫和狂犬病病原体处理的实验室人员均需做相应的预防接种。孕妇不适宜在病毒室工作，因为怀孕期间较易感染某些病毒性疾病，且易造成流产。孕妇同样也不适宜在大剂量放射性实验室工作，否则容易发生流产、死胎或胎儿畸形。必须牢记，预防接种不能取代合格的微生物实验操作和安全防护措施。一旦发生感染，应首先考虑其是否为实验室感染。

（秦川 孔琪）

Notes

参考文献

1. 王禄增,王捷,于海英.动物暨实验动物福利学法规进展.沈阳:辽宁民族出版社,2004

2. 孙敬方.动物实验方法学.北京:人民卫生出版社,2001

3. 杨果杰,田枫.欧美有关实验动物管理的法律法规与标准.实验动物科学与管理,2002,19(3):42-45

4. 杨果杰,郑振辉,前岛一淑,等.动物实验管理委员会的职责.实验动物科学与管理,2003,20(Z1):110-113

5. 贺争鸣,李冠民,田克恭,等.3R 理论的形成、发展及国际组织活动情况.实验动物信息,1999,4:5.

6. Latham N,Mason G. From house mouse to mouse house:the behavioural biology of free-living Mus musculus and its implications in the laboratory. Applied Animal Behaviour Science,2004,86:261-289

7. MacArthur Clark J. The Dog'. Ch. 27 in:The UFAW Handbook on the Care and Management of Laboratory Animals,7th edn. Potters Bar,UK:UFAW,1999,423-444

8. Duncan IJH. 'The domestic fowl'. Chapter 44 in:The UFAW Handbook on the Care and Management of Laboratory Animals,7th ed. Potters Bar,UK:UFAW,1999:677-696

9. Occupational Health and Safety in the Care and Use of Research Animals. National Research Council,National Academic Press,Washington,DC:1997

10. Animal Care and Use Training,Occupational Health and Safety. Johns Hopkins University. http://www.jhu.edu/animalcare/training 3. html

Notes

第二篇　实验动物在医学研究的应用

第八章 常用疾病动物模型与应用

第一节 疾病动物模型是医学创新研究的工具

疾病动物模型是一类反映疾病的病因、病理机制、病理生理表型或病理行为等方面的一些特点,主要用于医学研究的实验动物。

动物,尤其是包括人类在内的哺乳动物,是多细胞相互作用、协调而形成,并对环境刺激作出即时反应的生命体。心脑血管病、肿瘤、糖尿病、肥胖症、痴呆症,甚至包括肝炎、结核等传染性疾病等,都是多基因,多细胞,多组织参与环境相互作用的总体表现。疾病动物模型比细胞模型更能体现疾病病理机制的复杂性和多因素的相互作用,也更能再现人类疾病的真实性和外推到人类疾病的诊治的有效性。所以现在的医学研究更注重体内研究。

一、疾病动物模型的生物医学应用

在近百年的诺贝尔生理学或医学奖中,使用实验动物的研究成果占67%。近50年来,最重要的50项医药研究的重大突破性成果中有22项是利用实验动物和技术获得的成果。

1. 现在的工程科学、物质科学、信息科学与生命科学正在发生融合,而这种融合成为"生命科学的世纪"的巨大推动力。药物、新型材料(如,纳米材料),生物制品(干细胞)、疫苗、化妆品、食品等都需要利用实验动物和疾病动物模型进行有效性和安全性评价,动物模型成为工程科学、物质科学、信息科学与生命科学交叉的研究成果到实际应用这一转化的环节之一。

2. 疾病动物模型研制和应用,为这些人类疾病的研究提供了研究对象(人类的替难者),实验动物技术为了解疾病机制、发现药物靶点、发现新的治疗方法提供了手段。

3. 以研究生命密码的功能基因组学,以基因工程和胚胎工程模型为基础的发育、衰老、干细胞、生理、代谢、行为、免疫等的分子机制和相互作用网络研究等是生物医学最活跃的前沿。而这些领域的主要研究工具就是动物模型。在生物医学的顶级学术刊物,使用动物模型的研究成果所占比例越来越大,动物模型已经成为医药科技创新的重要工具。

二、疾病动物模型资源概况

人类从出生到的死亡的生命历程中会经历多种疾病,有些疾病是天生的,遗传性疾病,比如一部分早老性痴呆症(AD)、肌萎缩侧索硬化症(ALS);一部分是衰老伴随的疾病,比如骨质疏松症;更多的是人类自身的贪婪引发的,比如对"美食"的贪婪引起的糖尿病、心血管病、肥胖症高发,贪婪的追求经济发展而污染环境引起的肿瘤高发。据不完全统计,人类所患的重要疾病,几乎都有相应的动物疾病模型与之对应。用于复制人类疾病模型的动物包括果蝇、斑马鱼、小鼠、大鼠、猪、非人灵长类等多种动物。复制人类疾病模型的方法多种多样,可大体分为非遗传性和遗传性动物模型两大类(图2-8-1)。不同动物和不同技术复制的疾病模型各有优缺点,不同模型可以反映人类疾病的一些特点,可以相互补充,目前没有完全反映人类疾病的动物模型。这与疾病的复杂病因、物种之间解剖结构、生理、体形、生命周期等因素相关(图2-8-2)。研究者要根据所研究疾病的病因、病理表型、研究目的、分析手段、费用等因素综合考虑选择模型,只要适合研究目的、并能说明科学问题的模型就是合理的模型,没有必要片面地追求基因修饰模型、大动物模型或非人灵长类模型。

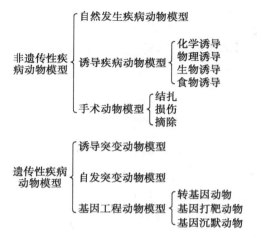

图 2-8-1　疾病动物模型的分类

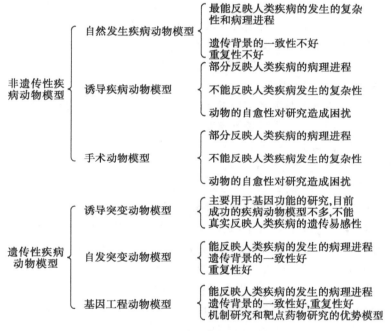

图 2-8-2　动物优缺点对比

　　非遗传性动物模型主要由化学、物理、特殊食物诱导或手术方法复制,常用于复制非遗传性动物模型的动物包括小鼠、大鼠、猪、猴等动物。

　　小鼠因为便宜、品系多、分析手段齐全、操作简单等因素应用最为广泛,适合免疫、代谢、神经、肿瘤等疾病,或是疾病机制等。大鼠适合于神经、循环、行为、生理、药物评价等方面的研究;猪适合于皮肤、移植等方面的研究;而非人灵长类更适合于行为与心理、中枢神经等方面的研究。

　　遗传性动物模型以小鼠和大鼠为主,包括自发突变、诱导突变、转基因、基因敲除、定点突变等稳定遗传的大小鼠品系。仅自发突变小鼠和大鼠就有 2000 个左右的品系,涵盖 100 多种人类疾病,比如我们常用的裸鼠、早衰小鼠、高血压大鼠等。更丰富的是转基因和基因敲除动物模型,目前主要以小鼠为主,但是由于基因组编辑技术的出现,基因修饰大鼠模型也在快速发展中,对神经、循环、行为、生理、药物评价等方面的研究将产生重要的推动作用。遗传性疾病模型

Notes

和用于疾病机制模型资源总计接近10 000个品系(表2-8-1),已经成为医药研究的主要动物模型资源。

表2-8-1　遗传性疾病模型和用于疾病机制模型资源

疾病	神经疾病	免疫疾病	心血管病	肿瘤	糖尿病	肥胖症	传染病
品系数量	2800	2500	1100	900	300	200	100

三、疾病动物模型的扩展

目前没有能够完全反映人类疾病的动物模型,但是随着模型复制技术的进步,实验动物学家和医学家在不断的研制更接近人类疾病的动物模型。一方面是使用与人类更接近的动物植被模型,另一方面将部分动物基因用人类基因替换,即所谓的人源化动物。比如可以产生人类抗体的小鼠,已经成为抗体药物生产的重要手段。

(一) 基因修饰大鼠模型

大鼠在解剖、代谢、循环、神经等方面比小鼠更接近人类,大鼠更适合作为生理、药物、解剖、代谢、循环、神经疾病模型。就近发展的CRISPR/Cas系统逐渐发展为一种全新的、高效的基因编辑技术,在小鼠、大鼠、猪、猴等物种实现了基因敲除。为进一步的实现精细基因组编辑,深入研究基因组信息流与生命现象、疾病机制提供了潜力巨大的工具。CRISPR/Cas系统为大鼠基因修饰疾病模型的建立解决了技术难题,科学家预测,大鼠模型将成为医药研究的"宠儿"。

(二) 基因修饰非人灵长类模型

由于非人灵长类在进化上与人类更接近,尤其是猕猴、在体形、体重、脑容量、智商等方面比大小鼠更接近人类。基因修饰非人灵长类模型是目前的研究热点,预计不久将来会有成熟的帕金森、痴呆、抑郁等模型的供应。

(三) 人源化动物

1. 药物代谢基因人源化模型　药物的毒性主要以肝脏、肾损伤为主,也有神经、心脏等损伤。药物的安全评价是药物走向临床的必须环节。现在用于药物安全评价的大鼠、兔、犬、非人灵长类等。但是由于动物模型在药物吸收、转运、代谢、清除等过程与人类的种属差异,所致药物毒性的预测效果不理想,这也是国际制药界毒性预测面临的困境之一。在药物吸收、转运、代谢、清除等过程与人类的种属差异主要表现在四个方面:

不同物种的药物吸收、转运、代谢、清除等相关蛋白的结构和活性差异;不同物种的药物相关基因在肝、肾、脑、心脏等药物毒性敏感器官中表达谱不同;不同物种存在不同的调控方式,对药物毒性的表现不同;人类和动物的基因不是一一对应的,有些基因动物中不存在,有些人类中不存在。导致以上四个药物相关基因差异因素的主要原因是利用现有动物模型对药物毒性的预测效果不理想。所以,将人类的药物吸收、转运、代谢、清除等过程的基因,插入动物中,建立基因结构、表达谱和调节方式与人类相似的模型,即人源化动物模型是解决这一问题的有效途径之一。国际上已经开始人类药物相关基因人源化小鼠的研制,比如CYP3A Cluster人源化小鼠,PXR-CAR双基因人源化小鼠,AHR人源化小鼠等。

近几年来,由于CRISPR/Cas9基因组编辑技术的成熟,使大鼠的人源化成为可能。我国已经建立一些药物代谢基因的大鼠模型(图2-8-3/文末彩图2-8-3)。

PXR基因是一些药物代谢基因的调控因子,与一些农药、环境污染物的解毒有关。将大鼠的PXR基因敲除(*Ko*),基因型表现为比野生型(*Wt*)基因变短,大鼠内源性*PXR*基因不再表达,将人类的*PXR*基因(包含启动子、调节元件、内含子、外显子等全长的DNA片断转入到*PXR*基因敲除的大鼠中,建立人源化大鼠(*Hu*),用三种人类特异的引物,进行PCR证实人类全长*PXR*基因整合到了敲除大鼠中。

Notes

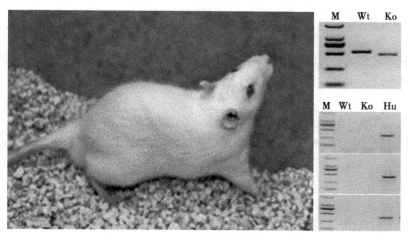

图 2-8-3　PXR 基因的人源化大鼠

2. 药物靶点人源化模型　由于蛋白结构生物学和信息学的介入,针对人类蛋白三级结构,通过计算机模拟设计特异性更高、高效低毒的药物成为了药物研发重要手段,但是,由于靶点蛋白在不同物种的序列差异导致的三级结构的差别,用动物对这类针对人类高度特异的药效和安全评价效果不能反映在人类中情况,需要将动物中与靶点基因对应的基因替换成人的基因,即药物靶点人源化模型。

(张连峰)

第二节　心脑血管疾病动物模型

一、心脑血管疾病动物模型概述

全球患心脑血管疾病的人群日益增多。为了研究心脑血管疾病的发病机制、寻找有效的诊断和防治方法、筛选防治心脑血管病的有效药物,近年来,国内在心脑血管病动物模型研究方面做了许多工作,摸索出一些较好的动物造模方法,有许多动物模型已广泛应用于各种心脑血管疾病的研究中。

二、常见的心脑血管疾病动物模型

（一）高脂饲养法建立动脉粥样硬化(atherosclerosis , AS)动物模型

常用的实验动物是兔和大鼠。兔是草食动物,不易自发性产生 AS,但对高脂饲料比较敏感。兔与人类的胆固醇代谢不完全一致,病变部位与人类也不相同。鼠具有抗 AS 特性,但是由于大鼠应用广泛,所以目前仍是研究 AS 常用的实验动物。

（二）化学损伤法建立 AS 模型

维生素 D 诱发动脉粥样硬化是通过诱发破坏动脉管壁内皮的完整性,有利于血浆脂质对管壁侵入和损伤,从而形成动脉硬化,其病理变化与血钙升高密切相关。该造模方法具有操作简便、可靠、成本低、成功率高等优点,而且由于动脉钙超负荷是动脉硬化、高血压病、肾病、衰老、糖尿病等多种疾病的共有特征,该类模型在研究这些疾病的基本病理过程中,对 AS 的发病机制及药物疗效评价等方面具有广阔应用前景。

（三）内分泌性高血压大鼠模型

通过皮下注射去氧皮质酮醋酸盐诱发的高血压模型。该模型为内分泌性高血压模型,是一

Notes

种继发性高血压模型,与人类高血压中的原发性醛固酮增多症相似。故可以用于原发性醛固酮增多所致高血压的研究。

(四) 饮食诱导大鼠高血压模型

通过饲喂高果糖饲料诱发高血压模型。该高血压大鼠同时有胰岛素抵抗及高胰岛素血症,故可广泛应用于高血压合并胰岛素抵抗的研究。

(五) 大脑中动脉局灶性缺血模型

长爪沙鼠具有独特的脑血管解剖生理特性,即其后交通动脉缺失,Willis 环前后半环不连续。因此,通过结扎颈部一侧的颈总动脉可造成同侧脑半球缺血,并可随时通过解除结扎,使颈总动脉恢复血流。但由于长爪沙鼠前交通动脉的存在,故其前脑缺血模型为不完全性缺血模型。家兔脑中动脉的方法对颅骨破坏不大,较少影响邻近脑组织,仅引起一过性脑脊液漏,失血少,梗死灶大小较为一致。缺点为对视神经有损伤,手术需在显微条件下进行,长时间的操作可诱发血管痉挛而影响循环,难以适用于慢性实验。犬的脑皮层较为发达,脑内各结构与人脑较为接近,抗手术损伤能力强,适合于慢性实验,但其脑血供与人差异较大。

(六) 全脑缺血动物模型

长爪沙鼠具有独特的脑血管解剖生理特性,决定了模型若解除结扎,开放双侧颈总动脉则可方便地恢复血流,现已广泛地应用于脑缺血及再灌注损伤研究。大鼠4条血管关闭法制备全脑缺血模型适用于急性和慢性脑缺血的实验研究。

(七) 心肌缺血动物模型

中国小型猪心脏及冠脉系统的解剖生理特点与人类相似,优于犬及其他动物,其模型更符合临床特点。通过心导管介入,输入栓子,栓塞冠脉阻断血管,造成心肌梗死,其病理生理过程与临床相似,更适合研究之用。用大鼠线栓法造成心肌缺血或梗死模型,可以制造比冠脉结扎创伤性小的瞬时心肌缺血,并可以在同一冠脉区域反复制造不损伤血管的一致性很强的缺血模型,模拟人反复多次形成心肌缺血后又恢复的过程。

(八) 心房扑动和颤动性心律失常动物模型

多选用犬、猫。可用高频率电直接刺激心房壁,使每次刺激落于心房肌复极时 R 或 S 波间隔;整体动物实验的优点是可以根据药物性质、给药途径以及临床适应证等选择不同的诱导方式和诱导剂量,但动物损伤较大,开胸状态下动物的心肺功能均受到一定影响。

(九) 心室心动过速和心室颤动性心律失常动物模型

多选用狗、猫或兔、大鼠等整体心脏(开胸或闭胸)进行实验。常使用造模药物为乌头碱、洋地黄及肾上腺素。一般使用乌头碱缓慢静脉注射造模。心律失常在几分钟自行消失,因此同一动物可反复多次进行心律失常实验,便于观察抗心律失常药物作用的持续时间,并可进行自身对照。

(卢 静)

第三节 肿瘤动物模型

恶性肿瘤是严重威胁人类健康的一种疾病,其发生发展十分复杂,目前肿瘤的发病机制尚未研究清楚,丰富有效的治疗方法有待提出。传统的肿瘤研究采用体外细胞株进行实验研究,实验条件可控性强,结果可重复性好,但长期体外培养和多次传代过程中,肿瘤细胞通常都会发生某些转变以适应体外环境,且体外实验无法模拟肿瘤生长的微环境,所以肿瘤细胞模型无法充分模拟人类肿瘤。而以人本身作为实验对象来深入探讨疾病发生机制,推动医药学的发展十分缓慢,临床积累的经验在时间和空间上都存在局限性,许多临床试验在伦理上和方法上也受到限制。应用实验动物模型既可以保留体内微环境对肿瘤生长的影响,又可以有意识地改变那

Notes

些在自然条件下不可能或不易改变的因素,既能比较准确地模拟人类肿瘤,又有利于两者进行比较研究,对肿瘤发生发展机制、生物学特性、预防及治疗的研究提供了一种高模拟性工具。

理想的肿瘤动物模型应该具备以下特征:①肿瘤的发生、发展过程与相应的人类肿瘤相似,并具有与之相同的病理和生化特点;②致癌方法简单易行,肿瘤发生的潜伏期短,便于观察;③对药物的反应与相应的人类肿瘤相似;④重复性好,成功率高而死亡率低,动物易获得,生命周期短,经济实惠;⑤取材方便,由于实验动物模型能再现人类肿瘤发病、发展、转移、衰竭、死亡过程中某些事件,解决了人类肿瘤仅能进行活检、手术标本及尸检等进行取样研究分析的问题。

肿瘤动物模型主要包括自发性肿瘤动物模型、诱发性肿瘤动物模型、移植性肿瘤动物模型和遗传工程肿瘤动物模型等。其中以移植性肿瘤动物模型应用最为广泛。

一、自发性肿瘤动物模型

实验动物未经任何有意识的人工处置,在自然情况下所发生的肿瘤称为自发性肿瘤。自发性肿瘤类型多种多样,可见于多种组织或器官,其发生的类型和发病率随实验动物的种属、品系、年龄、性别、肿瘤类型、环境因素等不同差别较大。环境中的化学、物理、生物因素等能促进自发肿瘤的产生。但致癌因素一旦消除,则可能不会产生自发性肿瘤。在自发肿瘤模型建立中,除了考虑致癌因素外,还要明确哪些品系的动物对该致癌因素敏感。自发性肿瘤模型与人类肿瘤发生相似,涉及遗传和环境等因素与人类肿瘤具有可比性,理论上讲是理想的自发性肿瘤动物模型,可能通过细致观察和统计分析而发现环境或其他的致癌因素,也可以着重观察遗传因素在肿瘤发生上的作用,但是应用较少。这是因为该模型受影响因素多,成瘤时间长,均一性差,很难定时做对比研究,也有发病率低和稳定性差、饲养动物量大、耗资大等问题。同时,不可能在短时间内获得大量所需的肿瘤研究资料。

常用自发性肿瘤动物模型(spontaneous tumor animal models)

自发性肿瘤的模型动物常为近交品系动物,在一定的年龄内可以发生一定比率的某种或某些自发性肿瘤。一般随着实验动物年龄的增长,其自发性肿瘤的发生率逐渐升高(表2-8-2)。

表2-8-2 不同品系小(大)鼠常见肿瘤自然发生率

肿瘤种类	品系	鼠龄(月)	性别	自发率(%)
白血病	AKR	18	/	90
肺癌	A/He	18	/	90
乳腺肿瘤	C3H	6~12(经产)	♀	80~100
	Wistar(大鼠)	12(经产)	♀	90
肝癌	C3H/He/Ola	14	/	85
肝细胞瘤	C3H	14	/	85
卵巢肿瘤	BALB/c	12~18	♀	75.8
乳癌	CBA	18	♀	65
网织细胞瘤	(C57BL×C3H/Anf)F1	30	/	49
垂体肿瘤	C57BR/Cd	12	♀	33
纤维肉瘤	(BALB/c×C57BL/6)F1	18	♀	28.4

1. **小鼠自发性肿瘤动物模型** 在模型动物的选择上,由于小鼠与人类具有高度的同源性,在遗传学、病理学和生物学上都具有相似的特征,同时,具有易获得、易饲养,繁殖周期短的特点,因此,小鼠是肿瘤模型构建最为理想的动物选择之一。目前已培育出多种品系的肿瘤小鼠

Notes

模型。如 AKR 小鼠:该品系小鼠出生时即带有致癌的 RNA 病毒,6~8 月龄淋巴细胞性白血病(ALL)自发率高达 70%~80%,对药物的治疗反应类似儿童 ALL;C3H/He 小鼠:在繁殖雌鼠中乳腺癌发生率为 97%;B6、A/J 和 129 等小鼠随着鼠龄的增长可有自发的肺腺瘤或腺癌形成,在 A/J 小鼠肺肿瘤的发生率可达 100%。

2. **大鼠自发性肿瘤动物模型**　大鼠体形大于小鼠,便于操作,是最常用的自发性肿瘤动物模型之一。

SD 大鼠:在常用的自发性肿瘤动物模型中,其自发瘤发生率最高可高达 70% 以上,其中乳腺纤维腺瘤和垂体腺瘤,发生率可达 50%~60%,但自发瘤发生情况受到大鼠性别、鼠龄、繁殖强度、营养条件和遗传背景的多方面因素的影响,不同实验室实验结果存在一定差异。

F344 大鼠:肿瘤发病率较高,肿瘤发生种类也较多,高发的肿瘤性病变主要包括睾丸间质细胞瘤、垂体腺瘤、单核细胞白血病、皮下纤维瘤、乳腺纤维腺瘤、嗜铬细胞瘤等。

Wistar 大鼠:雄性大鼠以垂体腺瘤高发,雌性大鼠以垂体腺瘤和乳腺纤维腺瘤高发,其乳腺肿瘤自发发生率约为 20.1%,其中雌性大鼠的自发性肿瘤发生率较雄性大鼠稍高。

3. **犬自发性肿瘤动物模型**　犬是理想的自发性肿瘤动物模型:犬的种类多;所患疾病与人类相似;犬与人类有着漫长的共同生活历史,其生活环境和生活方式更接近于人类;犬的血液循环系统和神经系统发达,消化过程和人类相似,机体反应接近于人类;和鼠相比较,犬的基因组和蛋白序列与人类更为相似;寿命较长,有利于研究遗传和环境因素对肿瘤的影响。以上特点都是其他模型动物无法比拟的,以犬作为模型所得的自发性肿瘤在生物学和形态学上与人类更为相似。

二、诱发性肿瘤动物模型

诱发性肿瘤动物模型(induced tumor animal models)指致癌因素如化学、物理、生物等致癌因素与动物特定部位直接或间接接触,使靶器官产生肿瘤,是进行实验肿瘤学研究的常用方法。

诱发肿瘤模型容易操作,靶器官和诱癌剂恒定,诱发形成癌变率高,基本模拟了癌变发生的过程,不失为一种较好的动物模型。

(一) 实验动物的选择

某种肿瘤仅能在某种实验动物身上诱发,与实验动物种系和不同器官的敏感性有关,因此,实验动物种系间差别很大。如用芳香烃类致癌物诱发皮肤癌,以小鼠最佳,而大鼠很难诱发出皮肤癌,亚硝胺类致癌物在大鼠体内可诱发食管癌,而在小鼠体内仅能诱发出前胃癌。常用来诱发肿瘤的实验动物有小鼠、大鼠、仓鼠、家兔等,其中大鼠体积较大易于操作,且相对经济实惠,在实验中应用最多。通常选用对致癌因素敏感性高的纯系大鼠,常用品系有 Wistar、SD 和 Fischer344。一般选用幼龄大鼠进行实验,它们对致癌物较为敏感,小剂量即可启动细胞癌变程序。性别与致癌敏感性有关,一般认为雄性大鼠比雌性大鼠肝癌诱导成功率高,而诱导乳腺癌、卵巢癌时,则需选用雌性大鼠,应根据具体肿瘤类型选择恰当实验动物。

(二) 致癌因素

1. **化学致癌物**　不同的致癌物其致癌类型不同;同一种致癌物,不同的诱癌途径,其致癌的类型也不相同。因此,应根据所需的实验动物模型,选用化学致癌物及其诱癌途径。

化学致癌物的诱癌途径:不同肿瘤有不同的给药途径,主要有涂抹法、经口给药法、直接注射法、吸入法、气管注入法、穿线法等。各种不同诱癌途径的特点见表 2-8-3。

2. **物理因素**　可能诱发肿瘤的物理因子很多,如用 $^{60}Co\gamma$ 射线照射可有效诱发肿瘤,主要表现为白血病和胸腺淋巴瘤。在使用化学致癌剂的同时给予动物全身照射,能有效降低其免疫力,增加了癌变潜能。

Notes

表2-8-3　化学物诱癌途径

诱癌途径		特　点
涂抹法		简单易行,但肿瘤恶性度不高,浸润、转移趋向低,病程长
吸入法		直接将实验动物暴露于致癌物烟雾中,简单易行,但影响因素多,诱癌时间和部位不确定,不常用
经口给药法	自动口服	由实验动物主动摄取,简单易行,但无法准确控制药量
	灌胃	可以准确控制药量,但可能对实验动物造成一定的机械损伤和心理影响
直接注射法		药物剂量准确,可控性和可重复性好,诱癌周期短,可直接注射于指定部位,靶器官恒定,成癌率高
气管灌注法		将致癌物溶于生理盐水后注入器官,较少见,可用于诱导肺癌
穿线法		将浸泡药物的棉线埋至皮下,可持续给药,在特定部位诱发肿瘤

3. 生物因素　如病毒诱癌:可诱发肿瘤的病毒有鼠肉瘤病毒(MSV)、丙型肝炎(HCV)、SV40病毒(SV40)、郭霍氏杆菌病毒(Bacillus Kochii virus,BKV)等,致瘤率多在80%以上。

（三）常见诱发性肿瘤动物模型

很多组织器官肿瘤都已成功建立诱发性肿瘤动物模型,大多采用化学致癌剂诱癌(表2-8-4)。不同研究者根据不同的研究目的,对同一类型肿瘤可能采取不同的模型构建方法,本文仅介绍常见的诱发性肿瘤动物模型。

表2-8-4　常见的诱导剂与肿瘤发生率

肿瘤种类	诱癌物	诱癌方式	剂量	时间（天）	发生率（%）
大鼠肝癌	0.25%二乙基亚硝胺(DEN)	自由饮水	/	180	70
	黄曲霉毒素B1	喂养	0.015ppm	180	70
小鼠肺癌	1% DEN	皮下注射	56mg/kg 1次/周	180	94
	10%乌拉坦	腹腔注射	0.3ml/次 1次/5天	180	>90
大鼠鼻咽癌	33% DEN	滴鼻	1次/周	180	60
大鼠肝肿瘤	DEN	灌胃	5mg/kg 2次/周共14周	120~180	>90
大鼠食管癌	甲基苄基亚硝胺	灌胃	1mg/kg/次 1次/天	180~250	>80
大鼠胃癌	甲基亚硝基醋酸尿素	饮用	2mg/kg	520	>90
	N-亚硝基-甲基-乙酰氧基-甲胺	灌胃	3.5mg/kg, 2次/周共10周	80~120	>90
大鼠乳癌	N-甲基亚硝基脲	静脉注射	50mg/kg,出生后第50和57天	80~100	>90
大鼠皮肤癌	苯并芘	皮肤涂抹	0.1%,1次/周	120~200	>90
		皮肤滴落	0.5%,5次/周	150~200	>90
	二甲基苯蒽和巴豆油	皮肤涂抹	0.5mg/只,5次/周	90~150	>90
大鼠纤维肉瘤	苯并芘	皮下注射	5mg/只,1次	90-120	>90
大鼠乳腺癌	7,12-二甲基苯蒽	静脉注射	8mg/kg,生后第48,50,52天给	80~100	>90

Notes

1. **肝癌实验动物模型**　随着人们对肝癌动物模型的研究不断深入,逐步建立了大鼠自发性肝癌模型、诱发性肝癌模型、移植性肝癌模型、人类肝癌的异种移植模型以及转基因肝癌模型。而其中因诱发性大鼠肝癌模型能较好地模拟人肝癌的自然病理过程、制作方法相对简单、诱发成功率较高,被广泛应用于肝癌的研究。

二乙基亚硝胺(DEN)诱发大鼠肝癌:给予 DEN($80×10^{-6}$M)水溶液供大鼠饮用,连续 12 周后改为自由饮水。诱癌率成功率可达 70.6%。也有以 25mg/kg 的剂量进行 DEN 腹腔注射,每周 3 次,并饲喂含 30% 酪蛋白和 0.05% 苯巴比妥钠的饲料,在 18 周时诱癌成功率可达 76.67%。Carlo Schneider 等直接以 25mg/kg 体重的 DEN 腹腔注射,也成功诱导小鼠肝细胞癌。但以上方法易造成肝功能进行性不可逆性损伤。有人用改进的诱癌方法,给予大鼠低浓度 DEN 水溶液供其自由饮水,在诱癌 4 周后,改饮灭菌自来水 4 周,诱癌成功率可达 100%,并能有效减少肝功能损伤而促进肝硬化及癌变。

黄曲霉素 B1(AFB1)诱发大鼠肝癌:最常用的方法是将大剂量 AFB1 添加到饲料中食用,诱癌最低剂量为每天 0.001~0.015μg,也可以腹腔注射给药,一般不用灌胃给药。此方法诱癌时间较长,常需要 1 年以上。

2. **乳腺癌动物模型**　较多采用化学致癌剂二甲基苯蒽(DMBA)等诱发大鼠乳腺癌:配制浓度为 10mg/ml 的 DMBA 麻油溶液,对 Wistar 大鼠进行灌胃,一次剂量为 1ml,一周后,同样的剂量进行第二次灌胃。在致癌剂灌胃后约 12 周即可诱发出乳腺癌。此法诱发的大鼠乳腺癌是较为成熟的乳腺癌动物模型。也可采用 1-甲基-1-亚硝基脲(NMU)诱发乳腺癌:Crist KA 等用 5mg/kg 体重的 NMU 处理幼龄 SD 雌鼠,22~45 天后导管原位癌的发生率为 87%。

3. **食管癌**　甲基苄基亚硝胺(NMBA)诱发大鼠食管癌:亚硝胺类化合物是公认的一种强致癌物质,早在 1962 年,Schoental 等即用亚硝胺成功诱发了大鼠的食管癌。亚硝胺类化合物中作用最强的是 NMBA。NMBA 具有特殊的食管亲和性,采用直接口服灌胃的方法,其诱导癌变主要发生在食管。如 Barch 等人用 NMBA 诱导 SD 大鼠食管鳞状细胞癌,用以研究食管癌早期病变机制。该方法的优点是诱癌时间短,肿瘤发生过程和临床标本符合度高,非常好地模拟了食管癌的发生过程。近年来,用亚硝胺类化合物诱发食管癌动物模型比较常见。但 NMBA 在小鼠中未能同样有效诱发食管癌。

4-硝基喹啉-1-氧化物(4-NQO)诱发食管癌:4-NQO 是一种水溶性喹啉衍生物,2004 年,Tang 等首次报道了用 4-NQO 诱导小鼠食管鳞癌。将 4-NQO 溶解在水中供小鼠饮用,一段时间后可诱发口腔-食管鳞癌。此法的突破性进展在于应用小鼠作为模型动物,比大鼠更利于开展大规模实验。

4. **肺癌**　乙基亚硝脲(ENU)诱导小鼠肺腺癌:SPF 级近交系 BALB/c 小鼠,交配后第 14 天根据雌鼠腹部增大或体重判断受孕,受孕雌鼠于第 17 天接受 ENU 腹腔注射,剂量为 40mg/kg 体重,诱导子代鼠发生肺腺癌。

也有研究者通过其他不同方式诱导肺腺癌:①吸入致癌物诱发肺癌,如通过吸入香烟烟雾并注射亚硝胺(NNK)(50mg/kg 体重)诱导;②口服致癌物诱发肺癌,如长期灌喂杂色曲霉素(ST)、黄曲霉素(AFG1)和脱氧雪腐镰刀菌烯醇(DON)诱发 NIH 小鼠肺腺癌;③肺内或支气管灌注致癌物诱发肺癌,如支气管灌注煤焦沥青(主要致癌物为多环芳烃,CTP)诱发大鼠肺鳞癌;④肺内或支气管黏膜下注射致癌物诱发肺癌,如经大鼠胸壁穿刺肺内直接注射 3,4-苯并芘,特点是诱导以未分化细胞癌为主的肺癌。

5. **卵巢癌**　许多致癌物可诱导卵巢癌,如 DMBA 加热熔化后浸泡棉线,分别埋藏于雌兔或雌性大鼠双侧卵巢,通过埋藏法诱导卵巢癌,但此法不适用于小鼠,且会对家兔或大鼠内脏器官产生一定的损害。也可直接将 DMBA 或 MNU 等致癌物质直接注入大鼠或小鼠卵巢被膜下,此法成瘤率高,操作简单,成瘤时间短,且可用于构建小鼠模型,有利于实验研究。

6. **神经系统肿瘤** 亚硝基脲类化合物诱导神经系统肿瘤:主要为 N-乙基-N-亚硝基脲（ENU）,以 4mg/kg 的剂量静脉注射 F334 大鼠,可诱发中枢神经系统肿瘤;Zook 等将不同剂量的 ENU 静脉注入 15 天孕龄的 SD 鼠体内,成功诱导子鼠发生脑神经、脊神经肿瘤（表2-8-4）。

（四）优点和不足

诱发性肿瘤动物模型是实验室常用的肿瘤动物实验模型,其制作方法相对简便,易于实现;该类型瘤细胞增殖比率低,倍增时间长,所形成的肿瘤与人类肿瘤在动力学特征上基本类似,常用于综合化疗或肿瘤预防研究;相对于自发性肿瘤动物实验模型,能严格控制各种条件,使复制出的疾病模型适合研究目的需要,且成功率相对较高。该模型常用于验证可疑致癌因素的作用,也越来越多地应用于肿瘤发生机理的研究及防治效果的观察上,在肿瘤病因学、遗传学、生物学等方面的研究中有重要地位。

但诱发性肿瘤动物模型也存在明显不足:该模型是通过人为限定的方式而产生的,多数情况下与临床所见自然发生的肿瘤有一定差异;该模型建模成功率虽较自发性肿瘤高,但多数仍达不到 100%;建模时间较长,肿瘤发生的潜伏期个体变异较大,不易同时获得病程和肿块大小均一的动物;诱发的肿瘤细胞形态学特征多种多样,所发生的部位差异也很大,且是在动物体内诱发的肿瘤,尚不能代表人类肿瘤的分子遗传学特征及个体化特征,故一般不用于抗肿瘤药物筛选和药效学评价。

三、移植性肿瘤动物模型

移植性肿瘤动物模型（transplant tumor animal models）是指把动物或人的肿瘤细胞或组织移植到同系、同种或异种动物,经传代后组织类型和生长特性已趋稳定,并能在受体动物中继续传代成瘤。

由于自发性肿瘤动物模型、诱发性肿瘤动物模型实验周期较长,缺少实验的一致性而较少使用。移植性肿瘤动物模型具有特性明确,可以使一群动物带有同样的肿瘤,生长速率一致,个体差异较小,生长一致性好,接种存活率近 100%。实验周期短,重复性好等优点,在肿瘤研究中占有重要地位,尤其为筛选抗肿瘤新药中最常用模型。

1. **移植性肿瘤模型的分类**

（1）根据移植部位的不同,主要分为皮下移植、肾包膜下移植和原位移植三类,三类模型均存在各自的优缺点。

皮下移植这是最为常用的一种移植方法,是将肿瘤细胞或组织移植于实验动物的皮下,移植部位一般位于腋窝、背侧面,这些部位血供丰富,容易观察和方便定期测量肿瘤大小,特别是研究肿瘤的药物实验过程中能直观观察到肿瘤体积变化情况。相对来说,皮下移植的成功率相对较低,肿瘤一般局限于皮下成团生长,很少出现转移扩散和转移瘤。

肾包膜下异种移植最早是由 Wang 实验室建立的。将肿瘤细胞或组织移植于实验动物的肾包膜下,为研究肿瘤的机制及临床前药物实验开辟了另外一个重要的途径。相对而言,肾包膜下移植肿瘤的由于血供丰富、成功率高、肿瘤生长快。但肾包膜下移植对移植者的技术要求较高,对受体的实验动物手术损伤较大,需要进入腹腔,在肾表面操作,操作容易失败。同时,增加感染的机会。另外,肾包膜下移植不能直观观察肿瘤的大小,也局限了其应用范围。

原位移植是最理想且更加贴近肿瘤微环境的移植方式。这种方法在肝癌、胰腺癌、前列腺癌、乳腺癌和神经胶质瘤的研究中均有报道。在理想状态下,这种移植位点是最理想的。但这种肿瘤移植模型的建立是比较困难的,特别是一些肿瘤,例如消化道肿瘤,因其原位处于

Notes

消化道腔内,其移植的成活率和成功率都是很低的,因此阻碍了其广泛应用,只限制于某些特殊肿瘤。

　　(2)　根据移植对象的不同,移植性肿瘤模型可分为:①同种移植模型;②异种移植模型。同种移植性肿瘤动物模型是指将可移植性肿瘤细胞或组织移植于同系或同种动物所建立的肿瘤动物模型,是国内、外最常用的肿瘤动物模型之一。对于科学实验,瘤株生物学特性的稳定至关重要,其主要生物学特性包括:传代后的组织学类型;生长特性(接种成活率、生长速度、自动消退率、宿主寿命与宿主反应等);侵袭和转移特性以及对化疗药物敏感性等。建立一个新的瘤株,为达到可靠的稳定性,通常需连续传代 15 ~ 20 代。国内、外的科学家已经建立起许多不同起源和不同特性的可移植性肿瘤细胞系或株。世界上大约有近 500 多种动物移植瘤株,但常用的只有 40 多种。大多数为小鼠肿瘤株、其次是大鼠和仓鼠移植瘤株。异种移植肿瘤动物模型是指将人体或其它动物肿瘤细胞或组织移植到另一种属动物的身上使其生长,形成肿瘤,是建立肿瘤动物模型的另一种重要方法。

　　人类肿瘤细胞系和裸鼠实验动物模型缺陷的产生一般认为有以下四个方面的原因:①肿瘤细胞的适应性改变;肿瘤细胞在体外筛选和传代的过程中,由于连续传代,肿瘤细胞株已适应了培养皿的环境。②肿瘤所在位置改变:肿瘤的移植位置与原发肿瘤一般有所不同,缺乏肿瘤微环境,例如非肿瘤基质细胞、肿瘤微环境因子等,这种差异同样使肿瘤的生长环境发生了改变。③肿瘤细胞系所形成的肿瘤相比于原发肿瘤缺少间质细胞,而间质细胞在肿瘤发生发展和转移中都发挥了非常重要的作用。④皮下移植瘤的侵袭能力和远隔转移能力均较低,无法模拟肿瘤的远隔转移能力。这些原因都使得肿瘤细胞株异种移植到免疫缺陷小鼠后形成的肿瘤丢失原代肿瘤的特性,不能客观地反映原代肿瘤的情况。于是,促进了人肿瘤组织的异种移植实验动物模型的提出。

　　2. 人源性肿瘤组织异种移植实验动物模型　人源性肿瘤组织异种移植(patient derived tumor xenograft,PDTX)是指将患者的新鲜肿瘤组织处理后移植到免疫缺陷鼠上,依靠小鼠提供的微环境进行生长,其特点和价值不同于人源性肿瘤细胞系异种移植模型。与传统的人源性肿瘤细胞异种移植相比,人源性肿瘤组织异种移植模型与人本身的肿瘤特点较为一致,且较好地保持了肿瘤细胞的分化程度、形态特征、结构特点以及分子特性等。由于其肿瘤间质细胞和肿瘤微环境在移植过程中得到复制,移植后的小鼠肿瘤的血运特点、基质特征、坏死状况等与人本身的肿瘤特点较为一致的,从而成为一个较为精准的体内实验模型。

　　有人对肝癌、结直肠癌、黑色素瘤、食管癌等人源性移植肿瘤进行多项生物学检测,证实了人源性移植瘤保持了原代肿瘤的分化程度、形态特征、结构特点以及分子生物学特性等,为研究肿瘤学提供准确的动物模型。由于细胞系无法与原发肿瘤保持一致性,因此,在进行药效学评价时所得出的剂量范围、药物疗效将有较大出入。PDTX 模型则避免了这一缺陷,使得药物抗癌活性的评价更具有可靠性;PDTX 模型对体内抗肿瘤耐药性实验和抗肿瘤转移药物实验也同样具有重要的作用;由于 PDTX 模型保留了原代患者肿瘤的生物学特性,因此,可以为肿瘤的保存和传代提供非常宝贵的研究标本,为肿瘤研究提供了丰富的资源库。

四、遗传工程动物模型与肿瘤的研究

　　肿瘤的发生是一个多基因变化、多步骤的复杂过程。至今,人们仍不完全明白肿瘤发生过程中的一系列基因变化的规律、调控机制。因此,人们希望通过研究基因工程小鼠肿瘤模型来揭示肿瘤发展规律、阐明肿瘤与基因变化关系,从而达到预防、诊断和治疗肿瘤的目的。

　　(一)　研究基因的功能

　　转基因小鼠可通过上调该基因研究其功能,而基因剔除小鼠可通过剔除该基因表达研究其

Notes

功能,利用这两类小鼠就可对同一基因从正反两方面研究其功能。利用该方法最先研究的抑癌基因是 *p53*,携有失活 *p53* 基因的小鼠出生后表型正常,这说明 *p53* 并不是胚胎发育所必需的基因,但小鼠出生 3 个月后即自发产生肿瘤如淋巴瘤、肉瘤或转好、睾丸肿瘤等,多数在 5 月龄时死亡。说明 *p53* 功能的丧失增加肿瘤发生的风险,但在肿瘤发生中作用时相对较晚。

（二）基因与基因的协同作用

肿瘤发生是多基因协同作用的过程。转基因动物是研究基因与基因相互作用的主要手段。Myc 转基因小鼠研究发现,该小鼠早期表现为 B 细胞多克隆增殖,晚期表现为淋巴瘤。*Ras*、*Raf*、*Bcl-2*、*Pim1*、*Pim2*、*Bmi1* 和 *Emi1* 均能加速淋巴瘤的出现,表现为协同作用。

（三）揭示肿瘤的发生、发展规律,阐明肿瘤发生机制

肿瘤发病机制的研究在肿瘤的研究中尚属难题,人们常常迷惑不解的是,癌基因的改变和肿瘤的发生到底孰因孰果。转基因动物技术为寻找这个问题的答案提供了一条直接而明确的途径。以大鼠弹力蛋白酶Ⅰ基因的增强子和激活的 *H-ras* 基因组成融合基因,由此制备的转基因小鼠几乎发生胰腺癌。用小鼠乳腺癌病毒增强子与 *myc* 癌基因接在一起,产生的转基因小鼠主要发生乳腺癌。这些实验直接证明了癌基因过表达和激活是肿瘤发生的起因,而不是癌变的结果。许多病毒和细胞癌基因制备的转基因动物能稳定地发生肿瘤,而且转移的特定癌基因从亲代遗传给子代,子代常发生特异性肿瘤,进一步证明了癌基因激活是肿瘤形成的关键。

（四）研究肿瘤的诊断

已证明 MMTV-Her-2/neu、cyclin D1、Ras、Myc、Int-1 和 c-rel 等转基因小鼠均可介导乳癌的发生。40% 人乳癌中可检测到 MMTV 外包膜基因的同源序列,而正常乳腺与良性肿瘤未检测到相似序列。因此,检测 MMTV 外包膜基因的同源序列可能具有诊断与预测预后的作用。

许多研究表明 IGFⅡ(insulin-like growth factor Ⅱ)mRNA 在人和大鼠肝癌中有高表达,并与肝细胞分化程度密切相关。在 ATⅢ为启动子的 SV40 T-Ag 的转基因小鼠模型中检测 IGFⅡ表达水平,发现从出生到 2 周龄 IGFⅡmRNA 呈高表达,3 周龄以后表达消失,直到 3 月龄时肝结节中又有 IGFⅡmRNA 高表达,而周围肝细胞不表达。在随后的 4、5、6 和 7 月龄时,转基因肝组织 IGFⅡmRNA 表达又为阴性,说明 IGFⅡmRNA 是在肝癌发展的特定阶段被激活,并可能作为肝癌癌前病变的标志物。

（五）研究肿瘤的防治

许多肿瘤高发品系的转基因小鼠可用于筛选治疗和预防肿瘤的药物。*RB* 基因的转基因小鼠具有明显的发生视网膜母细胞瘤的倾向,给这种小鼠腹腔注射维生素 D3,不但能使该肿瘤的发生率下降和发生时间推迟,而且还能抑制已发生的肿瘤的发展。这为肿瘤的预防提供了依据。

基因治疗按其计划策略又可分为基因替代、基因修正和基因增强。选用可遗传的因抑癌基因缺失而具有肿瘤发生倾向、或已有肿瘤发生的动物为受体,将其缺失的抑癌基因导入受精卵,以达到使其子孙的肿瘤发生率下降或肿瘤细胞逆转分化的目的。对于那些因原癌基因激活或过度表达造成的肿瘤,则可以通过整合能替代或修正癌基因的外源,使肿瘤的发生发展受到抑制。这为临床应用奠定了基础。

Mickisch 等以 β-肌动蛋白启动子或 MT-1 启动子与 *mdr1* 基因融合形成融合基因转基因小鼠,获得在多种组织中表达 P-糖蛋白(P-gp/ABCB1)的转基因小鼠品系。研究表明:P-gp/ABCB1 转运的抗肿瘤药如紫杉醇、长春新碱、多柔比星等可使对照组动物白细胞数下降 50%,而 *mdr1* 转基因动物则无骨髓抑制;而非 P-gp/ABCB1 转运的抗肿瘤药如顺铂、甲氨蝶呤、5-氟尿嘧啶等使对照组动物及转基因动物中白细胞数下降,引起骨髓抑制。这表明 MDR 转基因动物模型的

建立,为抗肿瘤药研究提供了一个简单而有效的实验模型,它可以模拟人类肿瘤对药物的代谢,在新的抗肿瘤药物筛选、剂量限制、毒性研究中起重要作用。同时,这种模型也可用于筛选那些不被多药转运蛋白作用的新的化疗药物。

(六)研究新型抗肿瘤药物

美国食品药品管理局(FDA)2009 年 2 月 6 日首次批准了马萨诸塞州 GTC 生物制药公司用转基因山羊奶研制而成的抗血栓药物 Atryn 上市。与目前的生物发酵和细胞培养制药相比,这种转基因动物生产抗凝血酶的方法成本更低,生产规模也会更大。一个细胞培养工厂的成本为几亿美元,而使用转基因动物只要几千万美元,且细胞培养法还无法一次性生产大量药物。这种新药的推出,有望拉开用活的转基因动物器官作为药物工厂的序幕,未来几年类似药物将会相继上市。

国内有人以 CD20 抗体基因进行转基因奶牛研究,现转基因奶牛顺利诞生,这头转基因奶牛出生体重 38 公斤,健康状况良好。可望生产 CD20 抗体,为 B 细胞性淋巴瘤患者带来福音。

尽管人们经过二十多年的研究,对 *annexin A1* 的功能仍不清楚。*annexin A1* 基因剔除小鼠研究发现其肿瘤生长显著变慢及转移显著降低,动物生存期显著延长,肿瘤血管生成障碍,动物体损伤难于愈合等。这首次证明 *annexin A1* 与肿瘤血管生成有关。提示肿瘤间质和微环境对肿瘤的进展与转移具有重要的作用,这将为肿瘤治疗提供新靶点。

五、转移动物模型

转移性是恶性肿瘤主要的生物学特性之一,也是导致肿瘤患者死亡的主要原因,即使对患者实施肿瘤切除,术后转移的发生也是影响手术疗效的主要障碍。肿瘤转移的发生发展是一个多因素、多步骤的复杂生物学过程。因此,研究肿瘤的转移,就必然要建立与临床表现相近的肿瘤转移动物模型。原位移植由于获得与人体肿瘤生长相似的微环境,更利于肿瘤恶性行为的表达,因此,建立肿瘤转移动物模型大多采用原位移植的方法。

理想的肿瘤转移模型应当具备:肿瘤成瘤潜伏期短、转移率高、病死率低或死亡等不良事件发生较晚,并且能模拟人类肿瘤的临床生物学等特点。如何选择肿瘤转移模型应根据研究的目的来决定。

(一)直接将肿瘤细胞注射入循环系统建立实验性转移模型

直接将肿瘤细胞注射入循环系统的实验性转移模型是快速建立肿瘤器官如肝、肺转移的方法最常用的方法。癌细胞局部侵袭及转移灶增殖的过程是整个转移过程中的限速步骤,亦代表了某一肿瘤株的转移特性。肿瘤可呈现器官特异性转移的特点,如结直肠癌以肝转移居多,肺脏转移相对少见,脑、骨等部位的转移病灶则十分罕见。是什么决定了肿瘤细胞这种特性?有人提出“种子-土壤”学说和 James Ewing 的血流循环模式。两个经典的理论可能解释这一机制,并从中寻找建立器官特异性高转移模型的契机。

实际上,原发肿瘤局部血运循环决定了从原发部位脱落的肿瘤细胞流经每个器官的概率。肿瘤细胞在流经器官途中,因各种理化因素而滞留,包括肿瘤细胞直径与毛细血管管径相对大小、细胞变形性,以及趋化因子的作用。由于各个器官产生的趋化因子不同,即肿瘤生长的微环境不同,使得肿瘤细胞结局各异。大部分细胞被免疫系统清除,剩下的则成功种植存活,或形成一般无法发现的微转移灶,这种潜伏状态的成血管前微转移灶一旦形成足够的血管支持即可能被激活,并迅速形成肉眼可识的转移。

(二)自发性转移模型

而原位或皮下移植瘤的自发性转移模型则能反映肿瘤突破基底层侵袭扩散的转移早期过程。不同的细胞株,其移植瘤的转移能力不同,一般要选用迁移、侵袭能力高的细胞株进行肿瘤转移研究。

（三）胸、腹腔散播性转移模型

有些肿瘤直接在胸、腹腔散播性转移，即应建立相应的胸、腹腔散播性转移模型。如大肠癌腹腔扩散模型是将大肠癌细胞直接注射入动物腹腔内使其在腹腔内播散性生长。Razavi等人将稳定表达荧光素酶的人大肠癌细胞注入裸小鼠腹腔内，10 天后发现腹腔内布满散在孤立的肿瘤结节。肿瘤结节随接种时间延长而逐渐增多增大。于接种 36 天后大部分裸小鼠衰竭死亡。该模型较好地模拟了结直肠癌术后腹腔种植播散和癌症晚期腹腔广泛转移的病理生理过程。

（四）异位移植的肿瘤转移模型

将肿瘤细胞直接接种于肿瘤可能转移的部位或器官，形成移植瘤模型。如大肠癌常转移于肝，可经门静脉注射、经脾注射、肝内直接注射肿瘤细胞悬液是最常用的实验性转移模型，即癌细胞侵入循环系统后的生物学特性，可模拟临床原位肿瘤根治术后发生肝脏转移征象。肝脏注射虽然成瘤率高，但大部分在注射部位成瘤，周围转移卫星结节较少，不符合临床肝转移瘤为多发转移的征象。

随着对肿瘤治疗和基础研究的深入，虽然目前已建立较为成熟的移植性、转基因动物模型，较好地解决肿瘤动物模型构建效率低、缺乏组织特异性等问题，成为肿瘤动物模型的主要发展方向，但肿瘤的发生发展十分复杂，单一的肿瘤动物模型往往不能完全反映肿瘤发生发展的规律，进一步利用基因技术或其他科学方法，研究出更符合实验要求的肿瘤动物模型，将为肿瘤的基础理论和临床研究提供有力支持。

（符立梧）

第四节　退行性疾病动物模型

一、退行性疾病动物模型概述

神经退行性疾病（neurodegenerative disease，ND）是以原发性神经元退行性病变或凋亡，从而影响患者的认知功能和运动功能乃至死亡为主要特征的一类疾病，ND 主要包括阿尔茨海默病（Alzheimer disease，AD）、帕金森病（Parkinson disease，PD）、亨廷顿病（Huntington's disease，HD）等疾病，其中多数发病较晚，进展缓慢。

二、常见的退行性疾病动物模型

（一）1-甲基-4-苯基-1,2,3,6-四氢吡啶（MPTP）致帕金森病模型

MPTP 是一种主要针对多巴胺能神经元的神经毒素，其毒性作用机制主要通过抑制线粒体呼吸链复合体 I 的活性以及由此诱发的氧化应激反应实现。这些因素均可加剧自由基的过度生成，降低细胞对自由基损伤的抵抗能力，最终导致多巴胺能神经元变性、死亡。

成年恒河猴经下肢静脉注射 MPTP 1 周后出现类似于人类的 PD 症状，但震颤表现有差异，恒河猴多为姿势性、动作性震颤。抗 PD 药物可改善上述症状。利用 MPTP 制备的灵长类 PD 模型，在症状及病理、生化改变均酷似人类 PD，而且稳定可靠，对抗 PD 药物的反应也同人类相似。这是目前所建立的最能反映人类 PD 特征的动物模型，被广泛用于 PD 发病机制、诊断及治疗方面的研究工作中。

（二）阿尔茨海默病模型

阿尔茨海默病（Alzheimer disease，AD）是一种认知和记忆功能不断恶化、日常生活能力进行

Notes

性减退,并有各种神经精神症状和行为障碍、进行性发展的致死性神经退行性疾病。由于 AD 的发病机制尚不清楚,至今还没有一个能够准确反映 AD 特征的理想动物模型。现有动物模型主要是模拟其病理机制损伤胆碱能神经功能,包括物理损伤、化学损伤等模型。常用实验动物为大鼠、小鼠、恒河猴。

雄性大鼠,依次切断脑胼胝体缘、扣带回、背侧穹隆海马伞。另一种方法是分离和移除一部分大脑皮质,直接暴露穹隆,直视下切断穹隆或移除一段(1mm)穹隆。动物存活 1～2 周,灌注牺牲动物,取基底前脑组织切片,用胆碱乙酰转移酶(ChAT)免疫组化方法验证,损伤同侧内侧隔核胆碱能神经元较对照侧减少 50%～60%,斜角带垂直支约减少 40%。同时,损伤侧海马内胆碱能纤维(AChE 染色)明显减少。迷宫测试显示该模型鼠的获取能力和记忆能力均较对照组明显降低。

(三)亨廷顿病动物模型

鹅膏蕈氨酸分点注入大鼠右侧尾壳核头部。动物术后 1 个月进行跳台实验,表现为明显的学习记忆能力低下,且存活 7 个月无明显变化。光电箱试验表明,大鼠有明显的夜间过度活动。形态学观察发现,破坏后 1 个月鼠尾壳核头部萎缩,侧脑室扩大,破坏区神经元明显减少,胶质增生。破坏后 7 个月,破坏区乙酰胆碱酯酶(AChE)组织化学染色阳性细胞以及胆碱乙酰化酶(ChAT)、γ-氨基丁酸(GABA)免疫组织化学染色阳性细胞明显减少,破坏侧苍白球、黑质网状部及覆盖破坏区的皮质萎缩。

第五节　代谢性疾病动物模型

一、糖尿病动物模型

糖尿病是一种胰岛素相对或绝对分泌不足导致的内分泌疾病,其中约 90% 是 2 型糖尿病。

(一)自发性糖尿病模型

1. 自发型 1 型糖尿病动物模型

(1) NOD(nonobese diabetes mouse)小鼠:4～5 周时会出现胰岛炎,12～30 周时出现典型的糖尿病症状。与人类 1 型糖尿病相比,NOD 小鼠会出现轻微的酮血症,在胰岛素失衡的条件下,小鼠可以存活数周。NOD 小鼠的糖尿病发病率与性别有关,雌性鼠发病率显著高于雄性鼠。且发病早是由 T 细胞(包括 CD4 和 CD8 细胞)介导的,其发展受控于一系列 T 细胞的调节,β 细胞损伤继发于自身免疫过程,引起低胰岛素血症。

(2) BB 糖尿病大鼠:从 Wistar 大鼠中筛选出来的一种自发性、遗传性 1 型糖尿病动物模型,其发病和自身免疫性毁坏胰腺 β 细胞引发胰腺炎及胰岛素的缺乏有关。一般在 60～120 日龄时发病,数天后出现严重的高血糖,低胰岛素和酮血症。BB 糖尿病大鼠胰岛会遭遇到免疫细胞如 T 细胞、B 细胞、巨噬细胞、NK 细胞的攻击进而出现胰岛炎。且 BB 大鼠容易患血液 T 淋巴细胞减少症,特别是缺少表达 ART2 的 T 细胞。

(3) NZO(New Zealand obese)小鼠:系肥胖野生型糖尿病小鼠种系多代近亲交配筛选出来的,是典型的 1A 型糖尿病动物模型,具有多食、肥胖、中度高血糖、低糖耐量以及胰岛素抵抗的特点。NZO 小鼠的肥胖原因可能与其瘦素受体不敏感有关,其糖尿病发病原因目前认为有以下几个方面:90% 左右的胰岛 β 细胞出现异常增生;肝糖原合成酶减少;出生后即出现的肝细胞胰岛素抵抗;异常升高的 1,6-二磷酸果糖合成酶导致的体内糖异生作用亢进。

(4) AKITA 小鼠:AKITA 小鼠是从 C57BL/6NSlc 小鼠筛选出来的胰岛素 2 基因突变体小鼠,因为胰岛素 2 基因可以促进胰岛素原的正确合成,所以导致大量蛋白质错误折叠,诱发内质

Notes

网应激。小鼠在 3~4 周时表现为严重的胰岛素依赖性糖尿病。

2. 自发性 2 型糖尿病模型

（1）ob/ob 小鼠：属常染色体隐性遗传，纯合体动物表现为肥胖、高血糖及高胰岛素血症。症状的轻重取决于遗传背景，ob/ob 小鼠（obese mouse）与 C57BL/KsJ 交配的子代症状严重，而 ob/ob 与 C57BL/6J 交配的子代症状则较轻。ob/ob 小鼠 leptin（ob 基因产物）缺乏，引起肝脂肪生成和肝糖原异生，高血糖又刺激胰岛素分泌，引起胰岛素抵抗的恶性循环。

（2）db/db 小鼠：由 C57BL/KsJ 近亲交配株常染色体隐性遗传衍化而来。4 周龄时，db/db 小鼠糖耐量正常，在 8 周龄时便会产生严重的糖尿病。动物在一个月时开始贪食及发胖，继而产生高血糖、高血胰岛素，胰高血糖素也升高，一般在 10 个月内死亡。

（3）KK 小鼠：由巨型肥胖型小鼠选择性近亲繁育而来，最早出现在日本。KK 小鼠在 2 个月内便可出现胰岛功能亢进、胰岛素抵抗以及中度肥胖，期间其胰岛 β 细胞会出现明显肥大和死亡。KK 小鼠是目前肥胖型 2 型糖尿病病理研究和糖尿病治疗药物筛选研究中常用的动物模型。

（4）GK 大鼠（GotoKakizaki rat）：GK 大鼠没有肥胖和高血脂，它是由葡萄糖不耐受的 Wister 大鼠通过连续数代近亲繁殖而发展起来的，具有血糖轻度升高、葡萄糖刺激的胰岛素分泌受损、胰岛细胞数量减少等特点。18 月龄时 GK 大鼠即出现了血糖升高、心率降低、心肌萎缩等症状，与人类 2 型糖尿病心脏病进展极为相似，并有显著的心肌肥大、间质纤维增生和持续的心肌细胞凋亡。

（5）NSY 小鼠（The Nagoya-Shibata-Yasudamouse）：NSY 小鼠是从远交系 JCl/ICR 小鼠中选择葡萄糖耐量异常株培育而成的，其糖尿病发生与年龄、性别密切相关：24 周龄时胰岛素分泌功能严重受损，48 周龄的累积发病率雄性为 98%，雌性为 31%。此鼠在任何年龄阶段都不表现严重肥胖和显著的高胰岛素血症，胰岛也无肿大或炎性变化。

（6）OLETF 大鼠（The Otsuka Long-Evans Tokushima fatty rat）：由 Long-Evans 大鼠中筛选超重者进行近交而成。多食、少动、肥胖和出现糖尿病的临床表现为主要特征。早期以胰岛素抵抗、糖脂代谢紊乱为主，以后逐渐出现胰腺功能减退，晚期合并糖尿病肾脏病变，与人类 2 型糖尿病极为相似。

（7）Zucker fa/fa 大鼠：是典型的高胰岛素血症肥胖模型。隐性基因名称为 fa，动物有轻度糖耐量异常，高胰岛素血症和外周胰岛素抵抗，无酮症表现，类似人的非胰岛素依赖型糖尿病，血糖正常或轻度升高。

（8）嗜沙肥鼠（Psammonys Obesus，PO）：PO 大鼠是生活在沙漠地区的啮齿类动物，该鼠具有明显的胰岛素抵抗，在高热量饮食条件下（数天至两周），90% 的 PO 大鼠可自发出现高胰岛素血症，并伴有明显的高血糖，随后出现胰岛素水平降低。

（9）中国地鼠：健康的中国地鼠通过近亲繁殖而获得。这种模型以轻、中度高血糖为特征，动物为非肥胖型，血清胰岛素表现多样，胰岛病变程度不一。多数地鼠 DM 发病在 1 岁龄以内，群体发病率约为 20.88%。

（二）诱发性糖尿病动物模型

1. 药物诱发

（1）链脲佐菌素（streptozotocin，STZ）：STZ 是目前使用最广泛的糖尿病动物模型化学诱导剂，通过自由基损伤 β 细胞，胰岛素合成减少，并干扰葡萄糖转运，影响葡萄糖激酶的功能，且可诱导 DNA 双链断裂。一般认为一次性大剂量注射（120mg/kg）STZ 时，可致 β 细胞坏死而无胰岛炎，制成无炎性 2 型糖尿病模型。注射 72h 后，血糖可稳定升高，动物表现为多饮、多食、多尿症状；连续多次小剂量（25~40mg/kg）注射后，可诱发胰岛炎，制成 1 型糖尿病模型，STZ 可能通

Notes

过细胞介导的自身免疫反应起作用。

（2）四氧嘧啶（alloxan）：四氧嘧啶产生超氧自由基而破坏 β 细胞，导致胰岛素合成减少，胰岛素缺乏。四氧嘧啶引起的血糖反应分三个时相，开始血糖升高，持续约 2h，继而因 β 细胞残存的胰岛素释放而引起低血糖约 6 小时，12 小时后开始持久的高血糖。动物禁食对四氧嘧啶诱发高血糖较为敏感。

一般大鼠按 120mg/100g 体重、小鼠按 65 ～ 80mg/kg 体重腹腔注射 AIX。同时给予阿托品（32mg/17kg）连续 5 天，通过阻断毒蕈碱传递来提高实验性糖尿病的发生率，并使之维持糖尿病症状。

此模型往往因大剂量的四氧嘧啶可致肝肾组织中毒性损伤，使动物酮症酸中毒而死亡。

2. 食物诱发

（1）BDF1 小鼠：该小鼠是用 C57BL/6 小鼠和 DBA/2 小鼠杂交繁殖而成，在此基础上，再喂以高脂饲料而培育出的肥胖型 2 型糖尿病小鼠。该小鼠在喂以高脂饲料后，体重增长迅速。在第 3 ～ 4 个月时出现高血糖、糖尿和 HbA1C 升高等糖尿病症状。其糖耐量已明显受损，体外胰岛培养显示胰岛素含量降低，且胰岛素分泌对高浓度葡萄糖刺激不敏感。

（2）沙鼠：给予标准热量实验室饲料 4 个月，会有部分沙鼠出现典型的代谢综合征症状群（肥胖、胰岛素抵抗、2 型糖尿病和血脂紊乱）。若给予高能饲料 1 周，沙鼠则会出现高胰岛素血症，胰岛 β 细胞体积减为原来的 1/3。沙鼠总是先出现高胰岛素血症，再出现高血糖，最终出现不可逆的糖尿病状态。

（3）手术诱发：一般选用较大的实验动物如犬和家兔，其次用大鼠。行胰腺大部切除（一般 80% ～ 90%）后，残存的胰岛受到高糖饮食刺激后使胰岛 β 细胞功能衰竭，形成永久性糖尿病；或结扎动物胰管加高糖饮食，使胰岛形成明显的退行性变而形成糖尿病，主要用于 IDDM 动物模型。

二、肥胖症动物模型

一般将体重超过标准体重的 20% 称为肥胖症，肥胖症的发生与遗传和环境因素有关。常选用啮齿类实验动物制备动物模型。

（一）谷氨酸钠（MSG）诱导代谢性肥胖模型

方法：新生大鼠自出生当日开始，每天在颈背部皮下注射谷氨酸钠（MSG）3g/kg，连续 5 天。限每只母鼠喂养乳鼠 4 ～ 6 只，第 21 天后断乳，并饲以营养饲料，至 6 周后出现进行性肥胖，5 ～ 6 个月龄时，肥胖处于稳定。

MSG 所致的肥胖与代谢异常有关，脂肪堆积是其主要特征，并伴有严重的糖、脂肪代谢异常。由于该模型动物伴有严重的内分泌失调现象，可用于研究内分泌失调在肥胖中的作用和地位。

（二）金硫葡萄糖（GTG）诱导小鼠肥胖模型

GTG 腹腔注射成年小鼠，致小鼠"饱中枢"的腹侧正中核（WMH）受损，小鼠 VMH 的苍白球部的细胞、神经纤维网和血管遭受破坏，引起肥胖。

方法：取体重为 20 ～ 24g 的雄性小鼠，禁食 16 小时后，一次腹腔注射 GTG 800mg/kg，在给 GTG 后 2 周其棕色脂肪组织（BAT）的脂肪合成是对照组的两倍，但随后降至对照组水平，肝中脂质合成的高峰在给药后 7 ～ 12 周，白色脂肪组织（WAT）的脂肪生成高峰在给药后 2 ～ 4 周。

GTG 小鼠的显著特点是肥胖和多食，动物体重增加，Lee 指数增加，血中 TG 显著升高。肝中 TG 和 TC 水平升高，脂肪细胞变大。GTG 小鼠产生肥胖的主要原因 TG 的合成增加和脂解酶活性降低。GTG 所致的肥胖可代表因摄食中枢受损所致的肥胖，可用于探讨中枢性肥胖机制。

（周正宇）

第六节　神经系统疾病动物模型

一、神经系统疾病动物模型概述

神经系统疾病是指发生于中枢神经系统、周围神经系统、植物神经系统的以感觉、运动意识、植物神经功能障碍为主要表现的疾病，又称神经病。神经病中慢性病占多数，往往迁延不愈，给患者的工作、生活带来很大影响，致残率很高。神经病可由多种病因引起，许多神经病病因不明，也有许多是遗传病。

二、常见的神经系统疾病动物模型

（一）癫痫大鼠模型

雌性大鼠，腹腔注射氯化锂 3mmol/kg（浓度为 1.5mol/L）。24 小时后，按 30mg/kg 体重分 3 次腹腔注射匹鲁卡品（浓度为 0.1%），每次注射时间相隔 10 分钟。凡出现持续性癫痫发作，并持续 1 小时者，给予安定 10mg/kg 腹腔注射可终止。

模型组主要用于短时间内出现甩尾等自动症，此后出现运动亢奋和后肢共济失调，继而出现部分强制发作及典型的角弓反张发作，表现为高度屈曲痉挛。

（二）抑郁症大鼠模型

雄性大鼠，接受 21 天各种不同的刺激，包括电击足底、冰水游泳、热应激、夹尾、禁水、禁食和昼夜颠倒等刺激，平均每种刺激各两次。

在第 22 天进行敞箱实验测定，抑郁模型组大鼠水平运动次数较对照组显著减少。1% 糖水消耗量显著减少。测量氮-乙酰天门冬氨酸（NAA）、含胆碱化合物（Cho）、磷酸肌酸（PCr），脑裂深度显著增加，脑体积显著增大。前脑和下丘脑区 NAA/Cho NAA/PCr 和 NAA/（Cho+PCr）比值显著降低。

（卢　静）

第七节　免疫性疾病动物模型

一、免疫性疾病动物模型概述

免疫缺陷动物（immunodeficient animal）是指由于先天性遗传突变或人工方法改造成一种或多种免疫系统组成成分缺陷的动物。目前免疫缺陷动物已从单一的 T 淋巴细胞免疫缺陷（如裸小鼠、裸大鼠）发展到联合免疫缺陷（如 T 和 B 细胞均缺陷的 SCID 小鼠），从自发突变的先天性免疫缺陷到后天获得性免疫缺陷。

二、常见的免疫性疾病动物模型

1. **免疫功能低下动物模型**　环磷酰胺主要破坏 DNA 的结构与功能，进而抑制 DNA 复制和蛋白质合成，抑制细胞分裂，致使免疫功能低下。ICR 小鼠，连续 2 天腹腔注射环磷酰胺后。

小鼠血清中 IgM 水平明显降低，NK 细胞活性下降。溶血素值下降，血清中 IL-2 含量明显减少，Cy 模型组 CDt、CDF 细胞数及 CD4+/CD8+ 细胞比值均明显低于正常对照组。该模型可用于中药提高免疫功能低下症的研究，亦可用于具有免疫调节作用的保健食品或药品的功效研究。

2. 免疫缺陷猴模型　成年恒河猴,经静脉注射感染猴免疫缺陷病毒(Simian immunode-ficiency virus,SIV)。

感染初期大部分动物有明显的病毒血症表现,如发热、皮疹、腹泻和外周浅表淋巴结肿大等,类似于人感染的临床症状。最常见的并发症为腹泻,有间歇性或偶发性,易导致体重下降。约有 20% ~ 30% 的感染猴因缺乏有效的免疫应答而于数月内死亡。大多数感染动物的直接死因是严重腹泻,用抗生素和支持疗法均无效。

3. 免疫性血小板减少小鼠模型

BALB/c 小鼠,腹腔注射抗血清后血小板数明显下降,血小板黏附率明显下降,PAIgG 显著升高,出血时间延长与空白组比较有显著性差异。该模型为了解免疫性血小板减少疾病的发病机制和探索新的治疗手段,提供了一条好的途径。可用于免疫性血小板减少性紫癜的治疗药物筛选。

(卢　静)

第八节　眼、耳鼻喉、口腔疾病动物模型

一、眼科疾病动物模型

(一) 小鼠视网膜新生血管增生动物模型

1. 造模机制　新生小鼠处于高氧环境中,高浓度氧诱发眼视网膜血管会代偿性收缩和退化。当氧浓度恢复正常时,已发生了血管收缩和退化的视网膜出现缺血和缺氧,视网膜又产生代偿性的反应,炎症细胞在血管壁周围聚积,引发血管内皮细胞和平滑肌细胞增生、分化和迁移,导致血管出芽形成新的血管网,并引发渗出和出血。

2. 造模方法

(1) 实验动物:C57BL/6 小鼠,7 天龄。

(2) 造模方法:7 天龄小鼠与母鼠一起在密闭的氧箱内饲养 5 天。氧箱内接入 100% 医用湿润氧气,流量控制在 0.2 ~ 0.6L/min,氧箱内氧气浓度维持为(75±2)% ;每隔 6h 测一次氧浓度;每天用正常氧环境下饲养的母鼠更换高氧箱内的母鼠,并隔日换水、加饲料;5 天后回到正常氧环境中再饲养 5 天。对照组小鼠则一直饲养在正常氧环境中。

(3) 视网膜血管造影及铺片:腹腔注射麻醉小鼠,打开胸腔,用 1ml 一次性注射针将 1ml 含50mg 右旋糖苷-异硫氰酸荧光素(FITC-dextran)的 PBS 注入左心室;当小鼠的口、鼻、耳廓变黄为灌注成功;然后将小鼠眼球摘除,标记方向,4% 多聚甲醛中固定 1 ~ 2h;手术显微镜下取下视网膜进行铺片,以视盘为中心放射状对称切为 4 瓣,滴少量甘油明胶封片剂进行封片,荧光显微镜下观察新生血管情况。荧光标本在低温下可保存数月。也可以用小动物视网膜成像系统直接观察眼底和拍照。

(4) 增生性视网膜新生血管的计数:腹腔注射麻醉处死小鼠,摘除眼球,标记方向,4% 甲醛固定48h,常规脱水,石蜡包埋,矢状面平行视神经连续 6μm 切片;去除含有视神经的切片;切片行常规苏木精-伊红(HE)染色;高倍显微镜下计数突出视网膜内界膜的细胞核数。

3. 应用范围　适用于视网膜新生血管增生症发生发展机制研究和治疗药物开发。

4. 注意事项

(1) 选择 7 天龄的 C57BL/6 小鼠进行造模,是最理想的年龄。若选择刚出生的小鼠,其玻璃体动脉的异常扩张和视乳头新生血管会增加模型新生血管量化的困难和降低重复性。而生

Notes

后第 7 天的 C57BL/6 小鼠的玻璃体腔内血管基本退行,视网膜血管发育尚未成熟,因此当缺氧刺激后所出现的血管增生性反应主要为异常的增生,这样可以最大程度地反映出病理情况下视网膜血管新生的程度,减少检测的误差。

（2）在造模过程中,母鼠的存在是个关键。人工喂养既繁琐,效率又低,造模仔鼠容易死亡。但母鼠对高氧的耐受力比仔鼠的要差得多,不能连续在高氧环境下生存 5 天,所以要每天将高氧箱内的母鼠置换出来。为此实验时要多准备几窝带仔母鼠。

（3）氧浓度要保持稳定。过低的氧浓度对新生血管的形成不利,影响成模;但高于 80% 的氧浓度虽然会增加小鼠视网膜新生血管的生成,但同时也会使仔鼠及母鼠的死亡率明显上升。(75±2)% 的氧浓度是比较合适的。

（4）新生小鼠离开高氧环境进入相对低氧环境后,视网膜逐步产生新生血管,在回到正常氧环境饲养 5 天时视网膜新生血管的生长达到高峰,之后逐渐被正常的血管分支方式所取代。所以最好是回到正常氧环境饲养 5 天时进行观察。

（5）正常小鼠视网膜内界膜是均匀一致无特殊结构及细胞,视网膜血管位于内界膜下,不会突破内界膜。而病理状态下的新生血管会突破内界膜位于视网膜表面。因此,一般将突出于视网膜内界膜进入玻璃体腔的血管视为是视网膜新生血管。视网膜组织切片 HE 染色可很好地显示视网膜内界膜及突破内界膜的血管内皮细胞核,通过计数该细胞核数可反映视网膜新生血管的增生情况。

5. 模型评估

（1）视网膜血管造影及铺片:正常对照组小鼠视网膜有深浅两层血管网,从视神经周围发出走向视网膜周边,浅层血管呈放射状分布,深层血管呈网状分布,血管逐级分支,和人类视网膜血管走行相似;大血管在走行过程中分出小的侧支,走行与大血管接近垂直;靠近周边部处大血管分支为弓形血管,在此基础上又发出侧支。造模组小鼠视网膜血管迂曲扩张,分支减少,近视盘周围形成无灌注区,周边毛细血管相互交织成交通支,在闭塞区与非闭塞区之间形成新生血管,渗漏荧光素。

（2）新生血管计数:正常对照组偶见突破内界膜的血管内皮细胞,而造模组可见多量突破内界膜的血管内皮细胞。

（二）高眼压青光眼动物模型

1. 造模机制　采用各种手段破坏房水回流通路,便可引发眼压增高,长期的高眼压引起视神经变性以及视神经节细胞凋亡和缺失。目前常用的手段有:①向前房注射微小颗粒混悬液或黏稠液引起小梁组织房水回流通路的堵塞;②电凝巩膜表面至少三组静脉以及角膜缘周围血管,致使眼压升高;③使用激光造成小梁组织的变性,引起房水回流障碍,从而致使眼压升高。

2. 造模方法　选用 6～10 周龄小鼠。腹腔注射进行全身麻醉和眼表局部麻醉小鼠。用 PBS 混悬聚苯乙烯微球(Φ10μm,Invitrogen,USA),最终浓度为 $7.2×10^6$ 个/ml。然后进行小鼠单眼前房注射入 2μl 微球混悬液,并于注射后第 23 天重复注射一次。每次注射完后用裂隙灯观察前房和虹膜是否清晰,有无角膜水肿和渗出现象。在第一次注射后每 2 天测量小鼠双眼眼压,每眼测量出 6 个读数,取平均值作为当天眼压值。在第一次注射后 2 天内可以见眼压升高 50% 以上,并一直维持约 56 天。除眼压升高外,最终引起视神经轴突和节细胞(RGC)丢失 40% 左右。

3. 应用范围　用于开角型青光眼发生发展机制的研究以及治疗方法和药物的开发。

4. 注意事项　小鼠模型效果较好,不会导致明显的眼球结构损伤和炎症反应,高眼压维持的时间较长,能诱发视神经轴突变性和节细胞(RGC)丢失。

5. 模型评估　该模型病理改变部位主要在小梁网组织;也有可能造成周边虹膜前粘连;最

终是阻塞房水外流引起眼压较长时间增高,视神经轴突变性和节细胞凋亡缺失。

(黄冰 顾为望)

二、耳鼻喉疾病动物模型

(一) 膜迷路积水动物模型

1. **造模机制** 膜迷路积水是梅尼埃病(Ménière's disease,MD)的基本病理改变,建立膜迷路积水的动物模型,可以为探讨 MD 的病因、发病机制、病理生理改变、探索有效治疗途径等提供有效的实验手段。目前基于 MD 的可能致病原因,提出以下三种造模机制:机械阻塞、血管加压素改变及免疫因素。

2. **造模方法**

(1) 机械阻塞法:通过手术阻塞内淋巴管或内淋巴囊造成膜迷路积水,按照手术径路不同,分为:后颅窝径路及后颅窝硬膜外径路。

(2) 激素法:包括注射法及微渗透压泵法。

(3) 免疫法。

(4) 两期复合法及醛固酮法。

3. **模型特点**

(1) 机械阻塞法成功率最高,病理改变以顶回最明显,接近现实病理情况,但所需时间长,术后存活率不易控制。

(2) 激素法能观察到内淋巴囊在内淋巴变化时的反应。

(3) 免疫法所致膜迷路积水的发生率较低,所需观察时间较长。

(4) 两期法既有阻塞内淋巴管的缓慢积水过程,也有因醛固酮诱发的急性增压。但醛固酮引起的膜迷路积水以中底回为主。

4. **应用范围与评估** 本模型适用于具有膜迷路积水表现的各种疾病。其中阻塞法是最经典的造模方法,且在类似实验中发现该模型动物具有与 MD 患者相似的电生理表现。

(二) 自身免疫性内耳病的动物模型

1. **造模机制** 自身免疫性内耳病(autoimmune inner ear disease,AIED)动物模型包括自发性动物模型和诱发性动物模型。

(1) 自发性动物模型多为近交系遗传性疾病模型,发现其存在听力改变后,用作研究 AIED。

(2) 诱发性动物模型最常见的是以同种或异种动物粗制内耳膜迷路提取液作为抗原,进行免疫建立的动物模型。

2. **造模方法** 用于 AIED 实验研究的制模动物常用豚鼠、小鼠及大鼠。主要步骤包括:制备内耳抗原;免疫动物及造模效果评估(包括听力检测及血清抗体检测)。

3. **模型特点**

(1) 自发性动物模型更接近自然的人类疾病,在一定程度上减少了人为的因素,不足之处在于因动物种系、品种不同,疾病发生的类型和发病机制有差异。

(2) 诱发性动物模型制作方法简便,实验条件比较简单,其他因素容易控制,在短时间内可以复制大量的动物模型。其不足之处为诱发的动物模型与自然产生的疾病模型在某些方面有所不同。

4. **应用范围和评估** 自身免疫性内耳病的动物模型可表现出不同程度的感音神经性听力损失,内耳细胞的病理改变,血清中可检测到抗内耳组织的自身抗体,为研究 AIED 的病因、发病机制、预防、诊断及治疗提供了有力的手段。

Notes

（三）氨基糖苷类药物耳聋模型

1. **造模机制** 氨基糖苷类药物中毒致耳聋的机制包括自由基损伤学说、内耳微循环障碍学说、毛细胞线粒体功能失常学说、细胞凋亡等，目前的研究表明其发生与线粒体基因突变有关。

2. **造模方法** 制作氨基糖苷类药物耳聋模型多选用啮齿类动物（如大鼠、豚鼠）。通过全身或局部应用不同剂量的各种氨基糖苷类抗生素，可产生多种氨基糖苷类药物耳聋模型。

3. **模型特点**

（1）应用氨基糖苷类药物后，动物 ABR 阈值明显提高。

（2）以外毛细胞损伤为主，其中底回受损最严重，外毛细胞可全部丧失。

4. **应用范围和评估** 可应用于氨基糖苷类药物致耳聋的发病机制及其防治研究。

（四）变应性鼻炎动物模型

1. **造模机制** 目前多用被动免疫致敏，经过致敏（单次或多次）与激发（单次或多次）两个阶段。抗原进入动物的途径包括雾化吸入、鼻腔滴入、腹腔注射及皮下注射等。

2. **造模方法** 最常用的致敏原是卵白蛋白（ovalbumin，OVA），不同品种的动物致敏和激发的剂量不同。此外被采用的致敏原还包括 SEA 抗原、雪松花粉浸出物及甲苯 2,4-二异氰酸酯（TDI）等。

3. **模型特点** 变应性鼻炎动物模型建立后，可检测血清中变应原特异性 IgE 抗体（specific IgE，sIgE），或脾细胞培养上清液中 sIgE 的抗体浓度，模型成功者可发现 sIgE 浓度增高。

4. **应用范围** 通过动物模型生长环境和遗传因素的干预，可以间接了解环境和遗传因素如何对 AR 发生发展产生影响。AR 局部和全身的药物治疗、特异性免疫治疗、基因治疗、预防性疫苗的研制等，均可在动物模型上进行模拟，以观察治疗反应。

5. **模型评估** AR 是变态反应性疾病，免疫功能改变在其发病中起重要作用，通过 AR 模型体内细胞因子网络调节的研究，对 AR 的发病机制有了更进一步了解。

（五）慢性鼻窦炎的动物模型

1. **造模机制** 目前认为慢性鼻窦炎发病机制与感染及变应性因素有关。因此多采用各种外科手段在动物鼻窦内注入细菌诱导感染发生从而造成鼻窦感染性病变。

2. **造模方法** 兔是目前应用最多的造模动物。近年来转基因和基因敲除小鼠为鼻窦炎病理生理学研究提供了良好的工具，可根据需要获得不同基因表型的小鼠，用于体液免疫、细胞免疫或某一特定细胞因子缺陷的研究。

造模方法包括非鼻源性和鼻源性。

3. **模型特点**

（1）非鼻源性途径造模操作相对可控性强，但难于模拟真实病理环境。

（2）鼻源性感染更符合人类鼻窦炎的病理生理。但该模型的炎症反应实质与非鼻源性途径者基本类似。且该模型中炎症的发生率和炎症的发展程度仍未达到预期的效果。

4. **应用范围** 鼻窦炎动物模型研究的应用，包括对鼻窦炎病理生理过程进行实验性研究、对鼻窦炎和鼻息肉病因学的研究、药物及手术方式对鼻窦炎的治疗作用等。

5. **模型评估** 慢性鼻窦炎的动物模型对人类鼻窦炎病理生理过程、药物治疗及手术方式可进行探索性研究。

（六）鼻咽癌动物模型

1. **造模机制** 根据肿瘤发生的可能机制，目前常使用化学致癌物直接诱发动物发生肿瘤，或将人体肿瘤移植到动物体内产生异种移植性肿瘤模型。

2. **造模方法** 化学性致癌物诱发肿瘤模型：常用的致癌物包括：二甲基胆蒽（MC）及二乙基亚硝胺（DEN）滴鼻法诱发鼻咽癌。

3. 模型特点　化学致癌物可有效的诱发出鼻咽恶性肿瘤,但与人类肿瘤发生存在一定差异;人体肿瘤移植可有效模仿人类肿瘤特点,但需要使用免疫抑制动物,存在存活率低及饲养费用高的问题。

4. 应用范围及评估　鼻咽癌的动物模型可有效地运用于人类肿瘤产生、发展及病理变化的规律性研究,亦可运用于抗肿瘤药物及动物免疫的临床前研究。

(李　琦)

三、口腔疾病动物模型制备技术

(一)口腔鳞状细胞癌模型

1. 造模机制　二甲基苯并蒽(9.10-dimethy-1,2-benzanthracene,DMBA)和4-硝基喹啉-1-氧化物(4-nitroquinoline-1-oxide,4NQO)类化学致癌物可与靶细胞 DNA 亲核结构结合形成 DNA 加成物,损伤染色体,诱发动物发生肿瘤。

2. 造模方法

(1) DMBA 法:用 0.25%、0.5%或 1%的 DMAB 丙酮或二甲基亚砜(DMSO)溶液涂于口腔黏膜表面,每周涂 3 次,8~10 周内可发生癌变。5~12 周龄金黄地鼠常用于复制颊癌,也可用 8~12 周龄的大鼠复制舌癌或腭癌模型。

(2) 4NQO 法:用 0.5% 4NQO 丙二醇液涂口腔黏膜,每周 2~3 次,涂 16~26 周,可诱发刺激部位口腔鳞状细胞癌;或者用 0.001% 4NQO 饮水 9~41 周,诱发舌鳞状细胞癌。

3. 模型特点　以上两种方法均具有简单易行、稳定性好、成功率高,癌变病理过程、生物学特性与人口腔黏膜癌十分相似。

4. 应用范围和注意事项　以上两种方法诱发的口腔癌症模型,可广泛运用于口腔癌的发生、发展、治疗、预防和发病机制研究。0.5% DMBA 丙酮溶液法造模时间短,成功率高。

5. 模型评估　使用化学致癌剂是诱导口腔癌最常用的方法。但该模型和自然产生的疾病模型还存在一定的差异。目前,口腔癌动物模型还使用病毒联合反复损伤法、移植瘤法、转基因法等。

(二)龋病模型

1. 造模机制　主要围绕龋病三大致病因素复制:细菌(变形链球菌等)、食物(蔗糖和淀粉)、宿主(唾液的量和性质等)。

2. 造模方法　大鼠、猴和猪对龋病易感。以大鼠为例。选用 70g 体重的大鼠,将变形链球菌血清 C 型放入 TSB 增菌液中培养增殖后,用棉签蘸增菌液涂抹于大鼠的牙面,每周接种一次。每只大鼠每天喂致龋高糖食物 15~20g。为了抑制唾液的分泌。在每 100g 致龋食物中加 0.1mg 的阿托品。动物约 50 天以后即开始出现龋坏。

3. 模型特点　该动物模型与人类龋病及龋病发生比较接近。

4. 应用范围和注意事项　该模型可用于龋病发病机制及防治研究。鼠类的门齿是终生生长的,因而不适合选用门齿进行龋病研究。在动物模型制作中可考虑多因素诱导模型,使模型与人类龋病更加接近。

5. 模型评估　鼠类牙齿的釉质厚度较人的牙齿薄,而且鼠类无抑制龋齿的功能,故一旦发生龋齿,其发展较快,损坏严重。由于小型猪为杂食性动物,牙齿解剖生理结构、功能特性等与人十分接近,龋病发展与人类的较为相似,小型猪在龋病模型制作中应用有增长趋势。

(三)牙周病模型

1. 造模机制　牙周病病因学研究显示外源性(口腔卫生、牙结石等)和内源性(内分泌失调、代谢紊乱等)两大因素构成牙周病的发生。内外因共同参与发病的过程。

2. 造模方法

（1）结扎法：在动物下颌用丝线结扎第一磨牙，根据不同的动物选择不同的丝线（如大鼠选择2-0），8天后发现牙槽骨吸收和较多的炎性细胞浸润。小型猪恒牙经牙线结扎诱导的活动性牙周炎（牙周袋加深和附着丧失），发生在结扎后第4~8周。小型猪6月龄后容易自发牙周炎。

（2）牙龈卟啉单胞菌种植法：小鼠牙龈组织接种浓度为100ml含10^9CFU含牙龈卟啉单胞菌的2%羧甲基纤维素钠PBS溶液，隔一天接种一次，总共接种3~8次。

3. 模型特点　丝线结扎牙龈方便及效果较好。卟啉单胞菌造模成功率与细菌数量和接种技术有关。

4. 应用范围和注意事项　牙周病是一个缓慢渐进的发病过程，选择自然状态的发病因素复制牙周病模型将与人体具有更大的相似性，但往往存在实验周期长，模型标准不易统一等缺陷。

5. 模型评估　灵长类、犬、鼠较常用于牙周炎模型的研究。近年来，小型猪其体型小，价格较低，逐渐应用于牙周炎模型的制作，特别是糖尿病、动脉粥样硬化合并牙周炎模型的制作应用较多。

（四）下颌骨骨折模型

1. 造模机制　人为地应用物理的、机械的外力作用，使动物下颌骨发生骨折。

2. 造模方法　用14~15kg犬或15~20kg小型猪，全麻后任选一侧下颌骨，用金刚砂片和下颌骨折断钳折裂下颌骨舌侧骨皮质、下缘和牙槽骨，形成下颌骨骨折。

3. 模型特点　该法造成的下颌骨骨折动物模型可人为控制骨折部位和角度，并不损伤血管、神经及舌侧骨皮质和牙槽骨，接近于真实骨。

4. 应用范围和注意事项　用于研究下颌骨骨折修复过程和各种治疗方法效果的评价。使用金刚砂片切割时，砂片尽量薄，以免形成骨质破损。另外可使用 C 型断骨钳、断骨器。

5. 模型评价　金刚砂片切割、C 型断骨钳和断骨器离断下颌骨折需手术外露下颌骨，犬、兔下颌骨不会造成骨质缺损，与临床表现仍有一定差距。

（五）下颌骨缺损模型

1. 造模机制　人为地应用锐性切割工具，切除部分骨质，使动物下颌骨产生自身无法愈合的临界性缺损（critical size defect，SCD）。

2. 造模方法　用6~12kg恒河猴，14~15kg犬或15~20kg小型猪，全麻后拔除预行骨缺损处的后牙。2~3月后，任选一侧下颌骨下缘处作一约4~6cm 的皮肤切口，显露下颌骨骨体部，先用1mm 的裂钻垂直钻孔，然后按照切骨线，采用0.4mm 的金刚砂片切开下颌骨体部（下颌骨临界性骨缺损：恒河猴20mm，犬30mm，小型猪50mm），并切除周围的骨膜，形成下颌骨节段性骨缺损。

3. 模型特点　下颌骨缺损是最常见的颌骨缺损，常见于口腔恶性肿瘤患者术后。该法造成的下颌骨节段性缺损动物模型可人为控制缺损部位、长度，操作简单，重复率高，接近于真实情况。

4. 应用范围和注意事项　用于研究生物材料、组织工程修复下颌骨缺损的过程和疗效的评价。使用金刚砂片切割时，砂片尽量薄，以免形成骨质破损。另外大量生理盐水降温，避免骨坏死。

5. 模型评价　模型建立需要先完成拔牙手术，使行下颌骨切骨手术时，避免骨缺损处和口腔内相通。

（吴丽红　顾为望）

第九节　感染性疾病动物模型

一、感染性动物模型是感染性疾病研究和防治评价的重要条件

20 世纪是人类同感染性疾病进行艰苦斗争的世纪，但世界上每年死于感染性疾病的患者仍然

有 2000 万以上。21 世纪人类同感染性疾病的斗争仍然在持续之中,新发传染病的不断出现,旧传染病的复燃,以及抗药性变化和增强等都构成了对人类健康的威胁。我国是人口大国,也是多种重大传染病、感染性疾病多发国家之一。艾滋病、结核病、乙型肝炎、SARS、手足口病、禽流感和新型流感等重大感染性疾病都使我国面临重大挑战。对这些感染性疾病的预防,可以通过切断传染源等综合措施发挥作用,但对于治疗,包括预防性和治疗性疫苗免疫目前还受到很大的限制,主要集中在以下诸多方面,如病原生物学特性尚未完全清楚,致病的机制不十分清楚,药物、疫苗筛选在很大程度上缺乏动物模型。对感染性疾病或病原性动物模型的认识也需要不断提高。

早期确定病毒性病原作为某种疾病的病原,需满足科赫(Koch)定律 6 项要素,即能从患者中分离到病毒;能在某种宿主细胞中培养;病原具有滤过性;在同一宿主种类或相关动物种类中能复制疾病;在感染的动物中能再分离到病毒;并且能检测到针对此病毒产生的特异性免疫反应。这些要素也成为动物模型的重要参考指标,后两条"在感染的动物中能再分离到病毒"和"并且能检测到针对此病毒产生的特异性免疫反应",是制备动物模型的关键。

感染性疾病特性之一是疾病因明确的病原引起,包括病毒、细菌和寄生虫等生物体感染机体,导致疾病发生。因此,动物模型的研究,关键点是病原对动物的致病性问题,也就是说,动物能不能被病原感染,复制、模拟出全部或部分疾病特征的问题。因而,感染性动物模型研究,特别是新发感染性疾病的病原研究,面临的第一个问题是动物的感染性,或称为动物敏感性的问题,往往通过大量不同种类动物的测试、筛选,才能研制出较为理想的模型。

二、感染性疾病动物模型制备的一般原则

感染性疾病动物模型,是以导致感染性疾病的病原感染动物,或人工导入病原遗传物质,使动物发生和人类相同疾病、类似疾病、部分疾病改变或机体对病原产生反应,为疾病系统研究、比较医学研究以及抗病原药物和疫苗等研制、筛选和评价提供的模型。病原性动物模型包括三个要素:确切的病原、明确的动物和充分的实验室指标。根据以上内容,除了动物模型制备的一般原则,病原性动物模型的制备、建立重点要求以下原则:

1. **动物选择原则**　即从动物的种类、遗传分类、生物学特性和对感染性疾病病原被感染程度(敏感性)等方面选择动物。由于感染性疾病病原非常复杂,有些实验动物感染性不强或不能被感染,或新发感染性疾病病原情况不明时,可供模型制备的动物可扩大到实验用动物,包括实验动物,经济动物和野生动物。三类动物选择的优缺点分别为:实验动物遗传背景和微生物、寄生虫等级标准清楚,环境条件可以完全控制,影响因素少,结果准确,标准化程度高。缺点是实验动物,尤其是啮齿类动物是定向培育的动物,没有人遗传状态的复杂性,环境条件完全不同,病原致病特性也会不同。经济动物环境条件类似人类生活环境,疾病发生模式非常相近,但是影响因素多,标准化程度高不高;野生动物最接近自然,接触的病原也最多,免疫系统较强,对实验影响的不确定因素非常多,往往带来生物安全等问题。所以,在病原敏感性相同或接近情况下,动物选择的优先顺序应该是首选实验动物、其次为经济动物、野生动物。

2. **病原选择原则**　即从感染性疾病病原标准株、代表株、强势病原、活化状态、流行状态等方面选择病原。病原,尤其病毒性病原体,非常容易失活,模型制备使用的病原应该处于活化状态最好的病原。同时,导致相同感染性疾病的病原在不同地区存在差异,致病性也会不同,因此,应该选择生物学特性明确的经鉴定的标准株进行模型感染研究,以确保得到的疾病模型保持最高真实性,同时和流行株制备的模型相互补充。

3. **疾病再现最大化原则**　即制备的感染性疾病动物模型能最大程度的模拟疾病临床表现、疾病过程、病理生理学变化、免疫学反应等疾病特征。这种最大化原则可以是全部完整的拟似,也可以是部分体现。

Notes

4. **标准化、规范化原则**　即模型制备涉及的动物、病原、实验控制、操作程序、标本处理、数据采集、检测指标和结果分析应该达到统一、规范和标准化要求,可实现模型重复性好,检测指标稳定,利于客观、公正和真实的应用。标准化强调制备模型中的各种技术、剂量和检测标准应该固定使用,利于模型的稳定重现,因此和病原试验性研究、探索性研究不同。

5. **生物安全原则**　即在病原性动物模型制备过程中,避免经病源污染、动物接触、污物扩散、样本采集、意外事件等任何途径导致实验室对人员和环境的生物危害发生,严格按照国家关于病原微生物相关规定进行。病原微生物的实验室活动必须按照病原危害等级和防护要求进行。

三、感染性疾病动物模型的分类

国内外没有严格的感染性疾病模型的分类标准,但是,感染性病原动物模型的分类明显不同于一般动物模型的分类,因此,按照病原种类特性以及疾病表现程度应分为以下一些类型。

1. **完全疾病表现的模型**　人源性病原体在动物中导致的疾病能全部或基本上拟似人类疾病临床表现、疾病过程、病理生理学变化、免疫学反应等疾病特征。在感染的动物中必须能检测到病原体内复制和诱导的特异性免疫抗体,这是病原导致疾病的直接证据,也是模型评判的根本要素。如一些宿主特异性不高的寄生虫、细菌病原,或一些人畜共患性病毒性病原能在动物上制备的模型。这类模型是最理想的疾病模型,能最大化实现疾病在动物上的再现。

2. **部分疾病表现的模型**　人源性病原体在动物中导致的疾病能大部分或部分拟似人类疾病临床表现、疾病过程、病理生理学变化、免疫学反应等疾病特征,必须能检测到活性病原和诱导的特异性免疫抗体。如一些原虫性寄生虫、细菌病原,或一些病毒性病原不能在动物上表现出完全疾病表现,这类模型也是较理想的疾病模型。

3. **同类疾病的模型或参比疾病的模型**　人源性病原体不能在动物中直接致病,但本动物或其他种类动物的相同科、属、种的病原,或人-动物重组病原导致的疾病能全部或部分明显拟似人疾病临床表现、疾病过程、病理生理学变化、免疫学反应等疾病特征,必须能检测到活性病原和诱导的特异性免疫抗体。如动物源性寄生虫、细菌病原,病毒性病原在动物上表现出完全类似人类疾病表现,这类模型是较理想的参比疾病模型。

4. **疾病病理的模型**　人源性病原体在动物中不能导致明显的拟似人类疾病临床表现、疾病过程等疾病特征,但病理学变化非常具有特征性、能在动物体内检测到活性病原和诱导的特异性免疫抗体。如一些有一定宿主特异性的寄生虫、细菌病原,或一些病毒性病原常能在动物上出现明显的病理学改变。这类模型常常成为理想的疾病模型,如临床患者不可能动态取样了解组织、器官病理改变,而动物模型则能实现实时了解动态变化,为疾病治疗等提供依据。

5. **病原免疫模型**　导入人源性或其他动物病原体不能在动物中致病,但能引起动物全部或部分明显拟似人类疾病免疫学反应等特征。一般检测不到活性病原,但能检测诱导的特异性免疫抗体。如一些宿主性强的寄生虫、细菌病原和病毒性病原,不能通过自然途径或体表途径接种感染而在体内复制,但可通过静脉、肌肉等免疫途径导入机体,机体通过处理免疫原的方式产生抗体或细胞免疫。这类模型严格意义上讲不属于疾病模型,但是考虑到失活病原体成分也可引起类似疾病和免疫反应,在没有动物模型的情况下,也是一种选择。

6. **基因工程传染病模型**　将病原体的部分或全部基因组导入动物体基因组中,可部分表达病源基因或组装病原颗粒,导致动物出现病原致病的某些变化而成为模型。这类模型应该能检测到导入的病原成分和诱导的特异性免疫抗体。这类模型主要针对一些目前还不能有较理想动物模型的寄生虫、细菌和病毒病原,如转基因乙肝模型。

7. **复合疾病的模型**　将不同感染性疾病病原感染动物,模拟人类多重病原感染疾病的临床

Notes

表现、疾病过程、病理生理学变化、免疫学反应等疾病特征,综合比较研究病原之间的相互作用。如疾病后期的复合感染等。

8. 群体动物的模型　一群动物感染某种病原后,检测不到全部动物发病、病原体内复制和出现免疫反应,或病原检测表现为在不同时间、不同部位,免疫反应时间不一致,可通过计算群体动物发病百分率来进行应用,称之为群体动物的模型。

9. 特殊疾病的模型　将病原导入免疫缺陷、疾病抵抗、胚胎动物、基因工程动物等特殊类型动物,制备特殊条件下的疾病表现动物模型,研究正常动物可能不会或不易检测到的疾病改变。

四、感染性疾病动物模型的研究应用

感染性疾病动物模型对研究病原特性、致病机制、病理变化、免疫应答等方面都起到至关重要的作用。稳定、特异的动物模型也在药物筛选、生物制剂、疫苗研发,效果评价中起到不可替代的作用。归纳起来,病原动物模型的研究与应用主要包括以下几个方面:

1. 传染病疾病过程研究　不同传染病疾病过程不同,基本上都有潜伏期、发病早期、持续期和恢复期的特点。如果目的是研究疾病全过程,最理想方法是模拟自然发病感染方式,病原少剂量多次,经自然感染途径感染动物,制备模型。如使用大剂量经静脉等途径感染,动物不会经过潜伏期直接发病,无法研究病原在潜伏期和机体的相互作用等问题。

2. 感染性疾病传播途径研究　感染性疾病有不同的传播途径,可利用动物模型进行自然传播途径的确认和机制研究。针对感染性疾病不同的传播途径,可通过非自然途径感染动物,研究病原的致病性差异等。多种途径同时感染可综合了解病原和机体的相互作用。新发感染性疾病病原传播机制研究、不同动物相互感染等研究均可利用不同传播途径设计制备模型。

3. 病原感染剂量研究　有些感染性疾病有剂量依赖感染特性,可进行一系列不同病原浓度感染动物,以确定最佳感染剂量。不同感染途径,使用的剂量也会不同,特别要注意研究其相互关系。尤其在利用动物模型评价药物、生物制剂和疫苗时,剂量的使用和效果评价结果直接相关。

4. 动物模型的临床研究　感染性疾病最初往往是靠临床诊断,因此,动物模型的临床病症非常重要,尤其是特征性疾病表现的发现,对早期疾病诊断非常重要。

5. 感染性疾病病原学研究　目前,模型制备最重要的目的之一是感染性疾病病原学研究。特别是病毒性病原,目前尚没有一种病毒性病原的致病性被了解的非常清楚,一是因为病原本身非常复杂,可以说是处于动态变化状态,另一方面是不同来源的不同细胞、组织、机体造成病原存在差异,只有通过大量动物模型的研究积累,进一步研究阐明病原本质。

6. 感染性疾病免疫学研究　感染性疾病的个体发生,最终结果是病原和机体的相互作用产生的。可能有几种表现:不发病或隐性感染;发生疾病,机体恢复;发病后机体死亡。但不管哪种形式,机体的免疫系统一定会有反应,也可以说,机体免疫反应的结果导致不同疾病的表现形式。不同病原引起的体液和细胞免疫作用也不同,特异性免疫和非特异性免疫作用也不同,动物模型的应用可以阐明许多免疫学问题。

7. 感染性疾病病理生理学研究　动物模型能够从不同程度反映疾病的病理生理学改变,特别是发现特征性的病理生理学动态变化,对认识病原的致病机制、机体细胞、组织和器官的损伤以及不同类型免疫细胞的介入等都具有无可替代的作用。

8. 遗传学研究　机体疾病的发生主要因素包括遗传和环境影响,不同类型疾病,受遗传和环境因素影响的程度不同。感染性疾病肯定是由病原引起致病,但是,病原为什么会感染机体,尤其是病毒性病原,动物种属、受体结构等都影响发病,虽然进行了大量方方面面的基础研究,动物感染病原微生物和寄生虫的确切遗传机制仍不明确。另外,病原在不同动物体内,为适应

Notes

机体抵抗,会自我调整,出现变异等情况,机体也会做出新的对应变化,这都需要遗传机制的控制,都是研究的方向。

9. **不同动物敏感性研究分析**　对某一病原有些动物感染发病,有些动物隐性感染不发病,有些动物仅仅携带病原,有些动物根本不被感染,从某种意义上讲,这些情况均为不同类型的动物模型,也可以理解为疾病模型和疾病抵抗模型,为什么会有这些情况出现?机体哪些基因参与疾病过程?遗传机制是什么?都是重点研究的问题。

10. **传播模式研究**　对感染性疾病而言,传播模式非常关键,模型研究也是非常困难的,如动物之间的跨种属传播,传播力度的改变等。

11. **比较医学研究**　动物模型提供不同程度的疾病拟似研究,尽管可能会有病原完全复制疾病的情况,但毕竟是在动物机体的表现,动物和人类毕竟在遗传构成等诸多方面存在不同,因此,病原在机体的存活情况,机体处理病原的机制等,肯定不完全一样,哪些相同,哪些不同,为什么?只有通过不同方面、不同层次的比较研究,才能更接近认识疾病发生的本质。

12. **血液和生物化学研究**　病原导致疾病发生,会引起机体不同器官反应,有些细胞反应会在血液中检测出来,因此,通过动态监测器官功能指标,如酶类等的变化,了解不同器官在疾病过程中的作用和受损程度,结合病理生理学等变化,认识疾病造成机体的伤害程度。

13. **药物和疫苗研究**　模型研制最重要的目的之一是在药物、疫苗研发中的应用。药物和疫苗的有效性研究、评价依靠动物模型的客观性、科学性保证。模型动物确定的病原、病理、免疫、生化、临床等检测、评价指标的比较研究结果,为药物、疫苗的有效性提供判断。模型制备或评价的不准确会直接影响评价结果。利用模型研究药物、疫苗效果的另一重要方面是药物、疫苗通过什么机制发挥作用,机体和病原在药物、疫苗作用下,各自发生了哪些改变,这些变化对机体和病原产生了怎样的影响等,都需要有针对性的研究。

14. **生命科学研究**　感染性疾病病原作用于机体导致疾病发生,可以说是两种生命体之间相互作用的综合表现,因此,能观察、检测到的所有改变,包括机体和病原,都是疾病线索,都应该充分研究。动物模型,应该是一个非常复杂、系统庞大的体系,对它的任何研究,都将会对生命科学研究起至关重要的作用,从某种意义上讲,对疾病和机体的特殊生命表现研究清楚了,我们对生命本身也会更加清楚,这也是病原感染性疾病动物模型具有无限挑战性的特点,同时也是我们细化研究的切入点和突破点,更是生命研究的最重要组成部分。

五、感染性动物模型的规范化要求

疾病模型的最终目的是应用,一种疾病模型的制备往往经过多次尝试和实验,模型稳定成熟后的各种要素,包括动物、病原、实验控制、操作程序、标本处理、数据采集、检测指标和结果分析等应该达到统一、规范和标准化要求。只有这样,模型才能起到活的"标尺、平衡器"的作用。模型研究和应用中最常见的问题往往是动物个体间表现不一,检测指标数值范围过大,不同时期模型差异大等问题,因此,在模型制备和应用的各个环节中,应该重点进行以下几方面的规范化要求:

1. **对动物规范化要求**　模型制备的实验用动物包括实验动物、经济动物和野生动物。实验动物的遗传背景和微生物、寄生虫等级标准清楚,环境条件可以完全控制,标准化程度可达到较高要求。经济动物和野生动物个体差别较大,病原自然感染的机会多,对实验影响的不确定因素非常多,尤其对感染病原后免疫反应的影响最大,因此,实验前必须检测所选各类动物是否有同类病原的感染情况,尽量选择阴性结果动物。动物的种类、性别、年龄、体重、营养状态、健康情况等必须尽量一致,作为规范化模型的基础数据和结果分析的依据。

2. **对病原规范化要求**　作为感染性模型制备使用的病原,应该是"标准株、模式株",或"代

Notes

表株",其生物学特性应该明确,来源清楚(如有权威机构的保存号等)。模型制备使用病原的致病性和其活化状态密切相关,因此,应该制备大量的同批次病原,进行小包装储存,保证不同时间制备的模型动物具有致病性一致的特性。导致相同感染性疾病的病原在不同地区可能存在差异,致病性也会不同,因此,如使用"地方株"病原,也应该遵循上述原则。对病原可能产生影响的任何因素,都应该得到有效控制,如病毒培养的细胞,均应使用同一来源,培养代数接近的细胞。

3. 传染病疾病过程研究规范化要求　疾病观察和检测的指标必须客观,检测的时间点应该覆盖整个疾病过程,时间间隔不能过于稀疏。病原检测和免疫反应检测方法、对照等在整个实验过程中应保持不变。感染方式,病原剂量也应保持不变。尽量避免使用大剂量经静脉等途径感染,动物不会经过潜伏期而直接发病,导致疾病过程不完整。

4. 感染性疾病传播途径研究规范化要求　传染病或感染性疾病有不同的传播途径,有些是多种途径感染机体。因此,在研究传播途径时,原则上应该严格按单一途径感染,避免动物可能因混合途径交叉感染,导致结果错误。单一传播途径的设计应该满足感染动物基本要求,如不能避免交叉途径感染,应该如实写明。

5. 病原感染剂量研究规范化要求　病原剂量应该明确,用标准的计量方法测定,如病毒性病原常使用 $TCID_{50}$ 或 pfu/体积等,细菌计数常用菌数等,切忌使用笼统的多少毫升等体积单位。有些感染性疾病有剂量依赖感染特性,使用不同病原浓度感染动物,应该确定感染剂量浓度跨度,如对倍稀释、10 倍稀释等方法,并注意严格操作。

6. 动物模型的临床研究规范化要求　感染性疾病的临床诊断方法应该统一,包括表征观察、体征测定等。由于观察指标容易因人而异,因此应该设计评判标准,如动物精神状态观察,最好按程度设定为能较客观评判的分值(0～10 分)。发热等指标测定要考虑动物基础体温以及人和动物间的不同。

7. 感染性疾病病原学研究规范化要求　一般从两方面考虑:一方面病原的来源、状态应该明确,如来自患者、动物的哪些部位。另一方面,病原本身非常复杂,检测指标应该尽量全面,检测方法应该规范。值得注意的是,动物模型往往要求在感染的动物中必须能检测到活性病原,因此,必须进行解剖、培养等方法发现、证实活性病原,如体内血液、器官、分泌物等来源收集的病毒,必须经细胞培养才能证实病毒存活、体内复制,而用 PCR 等方法仅能证实病毒核酸物质的存在,并不能说明病原一定是活的,"病原存在"可能包括残留、污染等情况。另外,模型制备前,检测动物病原携带情况必须清楚,要排除对目标病原研究的干扰。

8. 感染性疾病免疫学研究规范化要求　动物感染病原后最主要检测指标之一是免疫学检测,动物模型要求在感染的动物中必须能检测到活性病原和诱导的特异性免疫抗体。能使动物机体产生免疫学反应的途径包括:感染和免疫。因此,病原感染性疾病动物模型的制备,是通过病原"感染过程"即体内病毒复制实现机体产生免疫反应,而不是通过"免疫"途径。任何活性病原或失活病原成分都可能会通过静脉注射、肌内注射、腹腔注射和皮下、皮内等"体内途径"促使机体产生抗体等免疫学改变,因此,检测到抗体,并不能证明病原感染了机体,一定要排除可能的"抗原免疫"作用引起的免疫反应。感染途径的规范,才能保证免疫指标的规范。免疫指标检测涉及的方法,如 IEA,IFA,ELISA,CTL 检测等必须达到标准化要求,判断结果保持一致。

9. 感染性疾病病理生理学研究规范化要求　模型动物中一般会出现特征性和共性病理、生理学改变。特征性病理改变,如病原感染的器官、组织和细胞不同、部位不同、细胞变性、坏死特点不同,引起的炎性细胞不同、包涵体特性、以及病理、生理学动态变化等是模型成立的关键指标,必须进行规范化描述和记录。缺乏特征性病理、生理学改变,再丰富的共性体现,如一般性的出血、细胞变性、坏死、炎性细胞浸润等现象都不能证明模型的成功。感染性动物模型的成

Notes

功,一般会要求通过免疫组化、原位杂交等方法证实病原的组织定位。

10. **药物和疫苗研究规范化要求**　药物、疫苗等的有效性研究和评价在很大程度上依赖成功的动物模型。如果说药物依靠细胞模型体系(即体外实验,in vitro)可以解决一部分问题,那么,疫苗评价依靠机体的免疫反应作为最重要的指标,必须通过动物模型体系(即体内实验,in vivo)解决问题。动物模型作为评价基础,涉及的动物、病原、检测方法、观察手段、测量标准、使用剂量、感染途径、给药途径、评价分析以及实验设计等方面必须达到规范化要求。尤其是实验设计中动物分组,必须采用统一标准,达到客观公正的目的。病原感染的模型动物在药物、疫苗评价中应该被设置为"感染对照",即疾病对照动物,其他治疗组动物的感染(包括病原剂量、状态、处理、途径、次数等)必须以该组动物模型指标为标准。模型动物确定的病原、病理、免疫、生化、临床等检测、评价指标是药物、疫苗有效性判断的基准。药物、疫苗起到治疗、保护作用等结论的得出,是建立在动物感染病原后,动物模型的客观性、科学性保证的比较医学研究的基础之上,模型的客观性、科学性不准确,评价结果将会出现差异,甚至错误。利用模型研究药物、疫苗效果的另一重要方面是,药物、疫苗通过什么机制发挥作用,机体和病原在药物、疫苗作用下,各自发生了哪些改变,这些变化对机体和病原产生了怎样的影响等,都需要有针对性的研究。

六、感染性疾病动模型的局限性

感染性动物模型毕竟是利用动物,通过人工方式感染,进行模拟研究,尤其是人源性病原体感染动物,往往不会得到和人完全相同的病程,这也是感染性动物模型的局限性,在实验动物模型得到的研究结果必须经过慎重的对比才能外推到人类。感染性动物模型的局限性包括以下几个方面:

1. **动物的种类和等级的限制等因素影响动物模型**　不同动物遗传和生物学特性不同,对病原的感染性会有不同表现,不同种属、品种、品系的动物其个体差异也会影响模型的一致性。如禽流感病毒 H5N1,可感染小鼠、大鼠、猕猴、食蟹猴、雪貂等不同动物,但其致病性在不同动物有所差异,国外一般推荐使用雪貂作为模型,认为疾病过程和患者类似。动物的微生物和寄生虫携带情况,即微生物学等级,也影响模型制备,一般推荐无特殊病原体(SPF)动物用于模型制备,影响因素较小。

2. **病原的生物学特性、活化程度、来源、培养、量化等影响模型的制备**　标准病原株、地方株等生物学特性,病原的培养条件,活性,其他微生物污染干扰等也影响模型制备。病原在动物体内,受到免疫等阻力,也会相应通过变异等方式改变生物学特性,从而造成和从人类体内分离的病原的差异。

3. **方法学不同或实验室不具备的方法条件会影响模型的指标确定**　很多病原存在不同途径感染问题,选择的感染途径可能不是最理想途径,有些病原需要定量检测、病理活检等实验室条件达不到要求,从而影响模型的完整性。生物安全要求的实验室条件下,和普通实验室条件下的动物模型也会出现不同,如艾滋病灵长类模型动物(SIV/SAIDS)在生物安全三级实验室不会出现像普通环境下的后期严重复合感染情况。

4. **动物和人体存在差异,可能使得病原在不同机体表现不同**　人类在遗传背景、生理基础、生活环境等方面和动物都有一定的区别,选择在进化树和人类接近的动物,可能更能表现出疾病的类似性,即机体的反应性。但这不是绝对的,病原和不同动物长期相伴,形成了复杂的相互关系,具备了较稳固抵抗模式,需要根据不同的病原作深入的比较,才能制备理想的模型。

七、感染性疾病动模型制备的准备和一般方法

感染性动物模型的制备方法通常是,选用标准化感染性病原,确定一定剂量,经不同途径感

染候选动物,观察特征性临床表现,检测特异性病原学指标、病理生理性指标和免疫学指标以及其他辅助性指标,评价、明确模型类型,综合评价模型的应用程度、范围和比较医学用途等,概括如下(图2-8-4):

1. **动物的准备**　动物的选择准备是模型制备成功与否的关键。对于成熟的病原动物模型,动物的种类、微生物等级均已明确,应该严格按照模型要求制备。对于初次、新发病原、新动物的模型制备,首先应该进行动物的种类和等级选择、感染性确定(病原属性、剂量、途径等)等筛选性实验,即预实验。筛选出敏感、稳定的动物(种类、年龄、性别等)后,进行标准化模型制备。同时,实验动物的伦理和福利原则也应得到满足。

2. **病原的准备**　病原的活化状态和特性是模型制备成功的首要条件。标准病原株、地方株等生物学特性的标准化确定等也需提前完成。

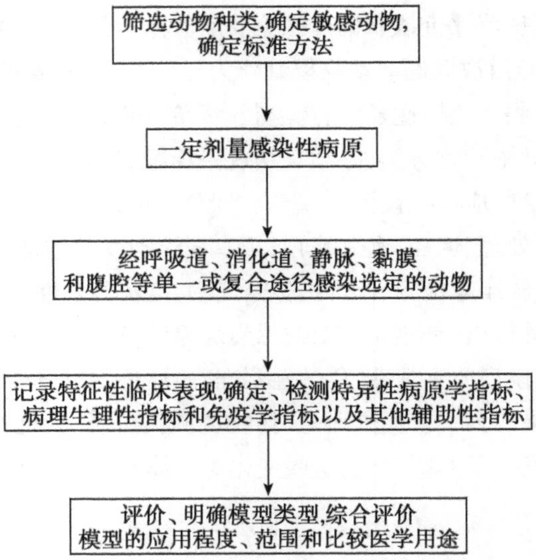

3. **方法的准备**　病原感染途径、剂量、感染环境控制以及检测方法等应该是规范、成熟、稳定的。方法、技术达不到上述要求,会在不同程度上影响动物模型的一致性。

4. **检测指标的准备**　动物模型的成功与否,关键体现在模型动物的疾病表现和指标检测,也就是说,对于一种感染性疾病模型,应该预先确定观察、检测能够表现疾病关键的特征性指标,尤其是临床表现、病原学指标、病理生理性指标和免疫学指标以及其他辅助性指标的确定。

5. **模型整体分析准备**　通过上述疾病表现和指标检测,明确模型属于哪类模型,综合评价模型的应用程度和范围等。

6. **影响因素的排除**　在感染性疾病动物模型制备过程中的每个环节,都会出现影响动物模型质量的因素,如动物因素、病原因素、技术方法因素、环境因素等。因此,力求控制这些影响因素,达到模型的规范化、标准化要求,显得非常重要。图2-8-4是感染性疾病动物模型建立的基本流程。

（魏　强）

图 2-8-4　感染性疾病动物模型建立的流程图

筛选动物种类,确定敏感动物,确定标准方法

↓

一定剂量感染性病原

↓

经呼吸道、消化道、静脉、黏膜和腹腔等单一或复合途径感染选定的动物

↓

记录特征性临床表现,确定、检测特异性病原学指标、病理生理性指标和免疫学指标以及其他辅助性指标

↓

评价、明确模型类型,综合评价模型的应用程度、范围和比较医学用途

参考文献

1. Connolly DC. Animal models of ovarian cancer. Cancer Treat Res. 2009,149:353-391

2. De MS,Kisseleva T,Francis H,et al. Liver carcinogenesis:rodent models of hepatocarcinoma and cholangiocarcinoma. Dig Liver Dis,2013,45(6):450-459

3. Fukuda S,Iida H. Life span and spontaneous tumors incidence of the Wistar Mishima (WM/MsNrs) rat. Exp Anim,2003,52(2):173-178

4. Hansen K,Khanna C. Spontaneous and genetically engineered animal models:use in preclinical cancer drug development. Eur J Cancer,2004,40(6):858-880

5. McCormack E,Bruserud O,Gjertsen BT. Animal models of acute myelogenous leukaemia-development,application and future perspectives. Leukemia,2005,19(5):687-706

6. Morgan D,Diamond DM,Gottschoall PE,et al. A beta peptide vaccination prevents memory loss in an animal model of Alzheimer's disease. Nature,2000,408(6815):982-985

7. Nagao M,Ushijima T,Watanabe N,et al. Studies on mammary carcinogenesis induced by a heterocyclic amine,

Notes

2-amino-1-methyl-6-phenylimidazo［4,5-b］pyridine, in mice and rats. Environ Mol Mutagen, 2002, 39（2-3）: 158-164

8. Ranieri G, Gadaleta CD, Patruno R, et al. A model of study for human cancer: Spontaneous occurring tumors in dogs. Biological features and translation for new anticancer therapies. Crit Rev Oncol Hematol, 2013, 88（1）: 187-197

9. Rivina L, Schiestl R. Mouse models of radiation-induced cancers. Adv Genet, 2013, 84: 83-122

10. Roper J, Hung KE. Priceless GEMMs: genetically engineered mouse models for colorectal cancer drug development. Trends Pharmacol Sci, 2012, 33（8）: 449-455

11. Rosfjord E, Lucas J, Li G, et al. Advances in patient-derived tumor xenografts: From target identification to predicting clinical response rates in oncology. Biochem Pharmacol, 2014, 91（2）: 135-143

12. Rowell JL, McCarthy DO, Alvarez CE. Dog models of naturally occurring cancer. Trends Mol Med, 2011, 17（7）: 380-388

13. Rusyn I, Lemon SM. Mechanisms of HCV-induced liver cancer: what did we learn from in vitro and animal studies? Cancer Lett, 2014, 345（2）: 210-215

14. Sam Gandy. Toward modeling hemorrhagic and encephalitic complications of Alzheimer amyloid β vaccination in nonhuman primates. Current Opinion in immunology, 2004, 16: 607-615

15. Singh M, Murriel CL, Johnson L. Genetically engineered mouse models: closing the gap between preclinical data and trial outcomes. Cancer Res, 2012, 72（11）: 2695-2700

16. Vail DM, MacEwen EG. Spontaneously occurring tumors of companion animals as models for human cancer. Cancer Invest, 2000, 18（8）: 781-792

17. Vikis HG, Rymaszewski AL, Tichelaar JW. Mouse models of chemically-induced lung carcinogenesis. Front Biosci（Elite Ed）, 2013, 5: 939-94.

18. Zhou Q, Facciponte J, Jin M, et al. Humanized NOD-SCID IL2rg-/- mice as a preclinical model for cancer research and its potential use for individualized cancer therapies. Cancer Lett, 2014, 344（1）: 13-19

19. 丁鳌, 王晓燕, 唐昊喆, 等. 小型猪牙周感染与动脉粥样硬化复合模型的建立. 牙体牙髓牙周病杂志, 2008, 18（4）: 190-194

20. 贺争鸣, 王钜. 人类疾病动物模型技术规范研究与应用. 沈阳: 辽宁大学出版社, 2008

21. 胡建华, 姚明, 崔淑芳. 实验动物学教程. 上海: 上海科学技术出版社, 2009

22. 黄冰, 顾为望, 谭毅, 等. 眼科疾病动物模型. 见: 人类疾病动物模型. 北京: 人民卫生出版社, 2008: 462-483

23. 黄冰, 李永平, 万尚韬. 高眼压与青光眼动物模型. 见: 人类疾病动物模型. 北京: 人民卫生出版社, 2014: 286-287

24. 李厚达. 实验动物学. 北京: 中国农业出版社, 2003

25. 李玉晶, 赵宝荣, 葛丽华, 等. 小型猪自发性牙周炎症的病理观察. 现代口腔医学杂志, 1994, 02: 87-88

26. 刘怡, 房殿吉, 王松灵. 小型猪在口腔医学研究中的应用. 中华口腔医学杂志, 2002, 42（7）: 444-446

27. 吕军, 谢建云, 刘晓勇, 等. 蚯蚓提取物用于小型猪牙髓盖的实验研究. 北京口腔医学, 2006, 14（3）: 170-172

28. 孟焕新, 谢昊, 陈智滨, 等. 小型猪实验性牙周炎的观察. 中华口腔医学杂志, 1996, 06: 333-336

29. 秦川. 医学实验动物学. 北京: 人民卫生出版社, 2008

30. 施新猷, 顾为望. 人类疾病动物模型. 北京: 人民卫生出版社, 2008: 443-461

31. 施新猷. 现代医学实验动物学. 北京: 人民军医出版社, 2000: 514-521

32. 魏欣, 陈晓明, 佘春燕, 等. 聚苯乙烯微球前房注射诱导小鼠高眼压模型. 眼科新进展, 2013, 33（3）: 204-209

33. 吴琼, 翟原, 焦守恕, 等. CD4$^+$T细胞在大鼠心肌缺血再灌注损伤中的作用. 中国实验动物学报, 2009, 17（1）: 65-70.

34. 徐艳峰, 侯粉霞, 杨慧芳, 等. Wistar大鼠的自发肿瘤病变及其发生率. 中国实验动物学报, 2014; 22（2）:

Notes

75-79

35. 张瑾. 乳腺癌动物模型研究进展. 中华乳腺病杂志,2007,1(6):7-13

36. 张敏,贾丽丽,宋蓓雯,等. 小鼠视网膜新生血管模型的建立及特征. 国际眼科杂志,2008,(8):58-61

37. 赵乔,焦守恕,王钜等. 阿尔茨海默病动物模型和治疗的相关进展. 实验动物科学,2009,26(3):39-45

38. 周晓燕,邹琳. 白血病小鼠模型的建立与应用现状. 分子诊断与治疗杂志,2011,3(3):212-216

Notes

第九章 中医研究中的动物实验

第一节 中医药研究的动物实验概述

一、中医药动物实验

中医药动物实验,指使用正常动物和动物模型进行中医药实验研究。中医药动物模型是在动物上复制中医证候,用于中医药研究。证候包括中医的其他病象:症、病。中医药动物实验领域包括以下4个方面。

(1) 针灸经络动物实验学:是用动物实验方法研究针灸经络原理的学科。包括经络脏腑相关研究、针灸治病治证疗效及机制研究、针法研究、针麻及其机制研究、经穴探测及经穴特异性研究、动物经穴模型研究等。

(2) 中药药理动物实验学:是用动物实验方法研究中药药理的学科。其中,证候模型与复方研究关系更为密切。

(3) 中医实验动物学:从中医角度探讨实验动物饲养管理、遗传及微生物质量控制、实验动物评价和选择标准的学科。如从舌象角度判别实验动物的体质,用中医方药提高实验动物质量等。

(4) 中医动物实验方法学:从中医角度研究动物实验方法的学科。

从传统中医临床研究到中医动物实验研究,要经历3个转变:第一是临床思维的科学化预处理,包括实证化、客观化、规范化3个方面,用于排除传统中医临床思维中的虚幻性、主观性和多歧性;第二是研究方法实验化,如设对照组、条件控制等;第三是研究对象(证候)的载体动物化。形象地说,完成第一个转变,在思维上类似现代医学;完成第二个转变,则成为中医临床实验;再完成第三个转变,则成为中医动物实验。

这三个转变的一般和具体规律就是中医药动物实验的研究内容。

二、中医药动物实验的发展历史

古代中医动物实验有两类:一类是对动物治病本能的观察应用。《抱朴子》载:"张相国庄内有鼠狼穴,养四子为蛇所吞。鼠狼雌雄情切,将蛇当腰咬断而劈腹,衔出四子,尚有气,以大豆叶嚼而敷之,皆活。"后人本于此而以豆汁治蛇咬。一类是对动物施加某种人为因素后的观察。如《论衡·道虚》载:"致生息之物密器之中,覆盖其口,漆涂其隙,中外气绝,息不得泄,有倾死也。"《异苑》云:"青州刘烨,宋元嘉中射一獐,剖五脏,以其草(天名精)塞之,蹶然而起,烨怪而拔草,便倒,如是三度。烨密录此草种之,主伤折多愈"。《本草拾遗》载:"赤铜屑主折伤,能焊人骨,及六畜有损者。细研酒服,直入骨损处,六畜死后,取骨视之,犹有焊痕,可验。"

古代中医动物实验是散在发生的,与西医古代动物实验比较有如下特征:第一,在对人与动物关系的认识上,中西医均有朴素性,但中医相对缺乏科学分析,在人与动物之间以非理性生物观形成一道鸿沟,使人类孤立于生物界;第二,实验的受控性较差;第三,在实验目的和内容上带有强烈的实用性;第四,在研究精神上,多是为了证明已知。这是古代中医非构造性自然观所决定的,也是其发展缓慢的原因。

　　近代中医科研方法开始受西医动物实验的影响。现代中医动物实验的发展首先开始于中药药理研究。

　　在针灸经络上的运用则是现代中西医结合动物实验的继起者,动物经络在唐代《司牧安骥集》中已有记载,但很不完整。家畜的经脉循行部位仅在《元亨疗马集·伯乐明堂论》中有六阴、六阳名称及其主穴的记载,"胸堂少阴心之经,尾本太阳膀胱经……"等,而缺乏详尽的资料。1951 年 7 月,卫生部直属针灸疗法实验所成立,1955 年卫生部将针灸疗法实验所、北京中医进修学校和华北中医门诊部合并为针灸研究所,有针灸基础理论研究室、动物房等。1956 年经络研究列入全国自然科学发展规划重点项目,经络研究进入一个以临床观察和实验研究为主要内容的新时期。1959—1965 年为实验针灸学的奠基阶段,已有大量临床观察和动物实验研究报道。

　　当代中医药动物实验的核心是中医证候动物模型研究,因为它在受试动物身上体现了中医理论、证候特点。其发展有以下几个阶段:①散在发生期(1960—1976 年),此期特点是研究模型种类少,没有形成趋势或集约力量;研究者均为西医机构,中医机构没有参加;研究工作在中医界未产生影响;②方法尝试期(1977—1984 年),此期特点是中医界认识到动物模型实验方法在中医研究中的重要性,因而此项工作得到迅速发展,但在方法论上有较大分歧,因此许多模型创立后难以投入应用,而用于探索如何在造模上体现中医特点;③初步总结期(1984—1988 年),此期特点是:由于中医动物模型研究的不断增加,学术上日趋成熟,中西医结合界要求从组织和理论上加以把握,促使它从前学科走向常规学科;④实用期(1988 年—今),此期特点是:在方法论争论逐渐减少的同时,造模为实用服务的目标得到确立,造模方法和技术也趋于实用、细致,这表明中医证候动物模型这一新学科已步入稳定发展的轨道。20 世纪 80 年代,中医动物模型主要应用于中医基础理论研究领域,20 世纪 90 年代以来中药药理研究也成为其重要的发展动力,并对这一学科有进一步的总结和规范。

三、中医药动物实验对中医药学的意义

(一) 充分体现实验原则

　　动物实验是人体实验的人道化,任何实验都有损伤性或潜在损伤性,从人道主义角度考虑不宜直接在人体上进行。由于指标任意选取和条件充分可控,动物实验比人体实验更能充分体现实验原则。巴甫洛夫说:"整个医学,只有经过实验的火焰,才能成为它所应当成为的东西"。而"人类作为实验对象而言,是一种不满意的动物。"

　　中医药动物实验与人体疾病相似关系的"减法和加法":从动物与人的关系而言,动物毕竟不是人,所以疾病模型毕竟不会等同于人体疾病,这是中医动物实验的"减法";但另一方面,任何临床疾病都是一个经过抽象的概念,而在自然病人身上存在多种干扰因素,难以纯粹地看到疾病的原貌,但在动物模型实验中由于实验方法的应用,则能高度地实现这一抽象。从这一点来说,疾病模型比临床自然疾病更相像其模拟的疾病。

(二) 中医和西医的对接点

　　1. 在中医学领域引进实证方法论和理性生物观　与古代西方医学比较,传统中医学虽以"天人合一"的观点著称,但实际上其知识体系却缺乏生物学基础。而动物模型不仅使中医有了一种研究工具,更重要的是使中医拥有生物学。

　　2. 建立中医基础医学学科　中医学传统上只有临床学科,而在基础医学学科,包括基础理论、基础学科和方法学科方面十分薄弱;在基础学科的知识来源和价值取向上,还有较明显的反基础方向的依附现象。这也是其发展缓慢的重要原因。而动物实验学是基础医学学科的重要支柱。

Notes

3. 在中医学领域引进实验方法学。

（三）中医的思维角度可以促进实验医学的发展

中医药动物实验对现代医学动物实验学的各方面均可有完善作用。如通过证病结合模型及虚证模型的建立完善现代医学动物模型学,通过中医药实验动物学完善现代医学实验动物学。

第二节　中医药研究的动物模型

一、证候模型研制中证候的确定

1. **证候模型研制的基本步骤**　证候模型研制的基本步骤如下:

（1）通过从中医理论、临床实践、历史沿革、实质研究、相关证候、相关病种、客观化、规范化、实证化、多态性、病因、诊断和治疗等多角度研究证候,形成一个清楚的概念。

（2）将这一证候概念在思维上映射于动物。

（3）围绕这一映射的实现,对有关因素进行实验设计。

2. **中医证候与西医疾病的关系**　证候是中医所认识的人体病理实质,它与现代医学所认识的病理实质(病)之间,存在着不同、相关和相同(异名同实)三种类型的关系。大多数证候没有对应或完全对应的病,这从证候与病之间广泛存在的组合关系上可反映出来。形成证候与病之间不同之处的原因,可能只是技术性的,也可能源于认识方法的差异。从临床实践看,证候所反映的病理是重要的,在一定情况下比病更接近于疾病的本质。

3. **中医证候与中医体质的关系**　中医证候与中医体质的关系是量的关系,证候模型与体质模型无本质区别。

4. **证候模型研制中证候的选择**　证候模型研制中证候的选择,原则上要求与所研究的证型完全一致。如暂无合适的模型,可以从两个方向选择替代模型:一是对拟研究证型内涵的扩大,如用气虚模型代替肺气虚模型;二是对拟研究模型内涵的限制,如以肝血瘀模型代替血瘀模型。证病结合模型则可用单纯证候和病的模型代替。

模型证型的选择还需考虑证型名称外的实际生物学特点的吻合。中医临床证候往往是多态的,同一证型可能有多种不同的病理状态;同一证型模型也可有多种。如血瘀模型有约 75 种造模方法,不同方法的模型其病理有明显差别。从中医角度看有寒凝、有(阴虚)火旺、有多食咸、有血虚、有肝郁气滞、跌打损伤、有气虚、有热毒、有污血、有衰老气阴两虚、有胎不长、有脾肾阳虚等;从现代医学角度看,也有微循环性、有血液流变学性、有血凝功能性、有纤维组织增生性等不同。故血瘀证模型的选择还需进一步考虑其具体病理。模型不仅要与概念上的证对应,而且要与对这一证造模者特定需要的病理对应。如对阴虚模型来说,实验者实际上需要的可能是肿瘤化疗阴虚模型,而不是久咳阴虚模型。

5. **证候模型实验体系**　同一证候不同造模方法形成的多个模型在反映证候病理上同中有异,所以,在一个研究中有时可将其构成一个体系研究,以便多角度对同一证候进行探讨。

证候模型实验还需与其他形式的动物实验结合形成一个有机的实验体系,如与正常动物实验、离体实验、细胞学实验、模型病理的极端情形实验(阳虚与亡阳)、模型病理的某一方面实验、从复合因素模型中抽象出某单一因素(脾虚多因素)模型实验等结合研究,以完善模型研究。如健脾益气药的动物实验除以脾气虚模型为主体外,还可配合正常动物实验、游泳实验、常压与低压耐缺氧实验、消化道平滑肌实验、蝌蚪变形实验、抗衰老实验等。补肾药的动物实验除以肾虚模型为主体外,可配合正常动物实验、小鼠胸腺萎缩实验、生殖实验、游泳实验、能量代谢实验、常压与低压耐缺氧实验、抗衰老实验等。

二、证候模型研制中动物的选择

1. **实验动物单纯性与代表性的基本矛盾**　国家有关医学实验动物管理的有关法规也是证候模型研制中动物选择的基本依据。现代医学动物实验学有关从动物生理特性,研究指标,实验技术操作,自然发病等方面选择动物的原理也为证候模型研究中动物的选择所遵循。

实验动物在遗传、微生物质量控制方面存在着单纯性与代表性的基本矛盾,即动物的品质越高,实验结果就越均一,但其代表性也越弱。从作为人类模型这一本质属性来说,实验动物质量的首要衡量标准是与人类的相似性,标准化必须服从于相似性。

2. **中医实验动物评价和管理体系有待建立**　与中医学相适应的,实证的实验动物评价和管理体系有待建立。证候模型研制的动物选择应从中医角度考虑体质因素。体质因素有两类:一类是与证候本质相同而只有量的差异;一类是与证候本质不同但有发病学上的相关性,如有称小龄动物易致脾虚等。

证候模型研制的动物选择还应从中医角度考虑技术因素,如猪的皮肤结构与人相似,适合制作温病模型观察汗出;其舌象与人相似,适合于模型舌象观察;体形较大的动物适合于做按摩治疗研究;豚鼠耳蜗较为敏感,常用于"肾主耳"的研究。

3. **加强研制遗传性证候模型**　证候模型研究应尽量选择在其日常生活中就能出现相应证候的动物。遗传性证候模型由于具有生物学特性恒定和重复性好的特点,应更多地建立。

4. **虚证模型的研制**　虚证是中医认识人体病理的一个特点,虚证的产生可能与生物的进化有密切关系,即在生理上,高等生物较低等生物,其衰老期在生活史中占有更大的比例;在病理上,进化程度越高的生物越容易出现虚证。

三、证候模型研制中造模因素的确定

(一) 两类证候模型造模因素

证候模型造模因素有两类:一类相同于临床病因;一类是能导致证候病理的非自然因素。前者如用饥饱失常复制脾虚模型,后者如用利血平复制脾虚模型。两者在病理上无本质区别,但前者可用于发病学研究。

(二) 传统证候病因的实证性理解

对传统的证候病因认识应作实证性理解。为数不少的传统证候病因认识来源于表象观察,或审证求因式的假设,或先验性的理论演绎。这些认识可能包含着错误,不能按其字面意思去理解,而应根据临床实践解释其实际内涵。如有的病因只是诱因(痹证的风寒湿因素),有的病因不具备可操作性(疠气),有的病因不具备临床基础(以五行理论为基础的情志相胜)等。反之,有些中医未认识到的因素却是证候的真正病因(如变态反应之于痹证,微生物感染之于温病)。

对证候病因的实证性理解还有另一重要方面,即以发展变化的观点去看待。古今气殊,人文异轨,古代病因认识可能不适合于现代。现代感染性疾病减少、生活水平提高、生活方式改变迅速、药物滥用与医源性疾病等,无不意味着证候病因体系的转变,如农村基层滥用激素已成为肾阳虚证的一个新病因。必要时,可用现代临床科研方法重新确定证候病因,如河南中医学院对脾虚病因的流行病学调查。

(三) 以西医疾病模型作为证候模型的注意点

用现代医学某一疾病模型作为某一证候的模型,一方面应注意临床病与证候的具体区别与

Notes

联系,不宜把两者简单等同。如病与证候是同一、从属还是交叉关系,是证候的某一态与病相同,还是病的某一阶段、某一部分病理与证候相同等。另一方面应注意模型疾病与临床疾病是否相似,包括造模方法与临床自然病因的关系,动物疾病与人类疾病的比较医学。

（四）证候模型的心理病因问题

许多中医证候有心理和情绪的原因,进化论的产生导致了现代的动物心理学,使人们明白人的心灵与动物类似于心灵的东西之间具有连续不断的关系。1872 年达尔文发表的《人和动物的表情》开创了近代动物心理学的世纪。他在这本书中指出人类的情绪行为依靠对动物有用而对人类不复有用的行为的遗传。如他认为人类在冷笑时两唇的卷缩是食肉动物有用行为的习惯遗迹,因为这种动物怒时便露其犬齿。心理学将心理现象划分为认识过程、情绪过程和意志过程 3 个方面。情绪过程实际上包括情绪和情感两方面。情绪通常是在有机体的天然生物需要是否获得满足的情况下产生的。如满意与不满意、恐惧、愤怒和忧郁。我国常言中的"喜、怒、哀、欲、爱、恶、惧"等"七情",基本上概括了情绪的基本形式。情绪具有两极性。受社会关系所制约的态度的反映,就是人类所特有的情感,如集体感、荣誉感、责任感、赞赏感、愉快感和幸福感。情绪为人和动物所共有,情感为人类所特有。因此,心理和情绪因素也可复制于动物体,如已有的惊伤心、怒伤肝和恐伤肾所致的心气虚证、肝郁证和肾虚证模型。

（五）证候模型的复合因素造模问题

证候的形成往往是多因素的,复合因素造模也就成了对许多证候模型的要求。如为了模拟临床脾虚证的多病因性特点,创建年份越晚的脾虚模型,其造模要素数量越多,这一规律具有统计学意义。

（六）慢性证候应采用慢性造模方法

对慢性证候应采用慢性造模方法。中西医结合学会 1986 年修订的《中医虚证辨证参考标准》中指出:久病为虚证诊断之重要前提。慢性造模所需的时间据经验而定。缓慢恢复则是易为慢性证候模型实验所忽略的另一重要方面。多数证候在造模因素去除后迅速恢复,自然恢复期甚短,反映出造模因素未真正伤及机体元气。

（七）理想造模因素的双向特异性条件

理想的造模因素应符合如下双向特异性条件:①造模因素是证候的主要病因;②证候是造模因素所致的主要证候。例如据流行病学调查,脾胃气虚的病因依次为:饥饱失宜——郁怒——过食生冷、感受外邪——劳役——感受外湿——误食不洁等。按照条件①,我们应选择饥饱失宜,或郁怒,或过食生冷作为脾胃气虚证动物模型的造模因素,这样能使模型与临床更为接近而增强其代表性。进一步,我们按照条件②考虑,发现郁怒、过食生冷虽然是脾胃气虚证的主要病因,但根据中医理论,它们所致病变的很大部分还有肝郁证和脾胃虚寒证。所以,为了避免造出的模型中夹有其他证候,我们只能选择饥饱失宜作为脾胃气虚证动物模型的造模因素。

（八）对造模因素应作实证性理解

如现有脾虚模型无"限量营养"之名的各造模要素中,除溃疡性结肠炎、寒冷、青皮、噪声、劳倦、厚朴三物汤外,大黄、大承气汤、番泻叶、芒硝、利舍平、新斯的明、饮食失节、饥饱失常、内伤脾胃等均在本质上有明显的强制性限制营养物质摄入、增强营养物质排出及降低机体消化功能等强制性营养不良作用。

（九）动物体质可作为造模因素

在体质和证候模型的造模中,动物的原有体质可作为造模因素。

四、证候模型研制中模型的诊断与评价

（一）证候模型诊断依据的 5 个方面

证候模型的诊断依据与临床一样，有 5 个方面：症状、病因、治疗、相关因素（年龄、性别、气候、风土等）和客观指标。

症状（含体征）在证候临床诊断上起着最重要的作用。

病因与证候之间存在相互的特异性，《十问歌》有"九问旧病十问因"，同样的症状，如果病因不同，可诊断为不同的证候。

（二）临床诊断依据用于证候模型应作适当变换

临床诊断依据各方面用于证候模型应作适当变换。变换的原因和依据有两个方面：一是动物各种生物学特性与人的非本质差别及其规律；二是实验要求与临床观察要求不同。

（三）证候模型治疗反证的注意点

利用治疗反证作对某一模型的证候诊断，不宜简单化理解。应考虑临床上治疗方药与证候的双向特异性程度，以及特异性的表现内容，据此在模型上进行多角度的比较研究。

（四）证候模型诊断应注意局部证候与全身证候的不一致性

临床和模型证候的诊断，有时应注意局部证候与全身证候的不一致性，如骨折血瘀模型在初期局部与全身凝血状态可能呈相反趋势；又如某些萎缩性胃炎患者胃黏膜的衰老（虚证）可能明显快于整个机体的衰老，因而其局部辨证与全身辨证可能存在差异。

五、证候模型研制中实验指标的选择

（一）证候模型研制中实验指标选择的几对范畴

证候模型研制的实验指标选择一般从如下几对范畴中进行设计。

模型诊断和利用模型的研究内容：前者用较为公认的指标确认模型的成立，后者则根据研究的性质和目的（病理、药理或模型）而确定。前者是后者的基础。

传统指标与现代客观指标：两者不可互相代替。传统宏观指标的重要性往往大于一些先进的微观指标，这是从说明问题的角度看。不论采用任何先进水平的指标，宏观指标是必备的。正如临床每位病人均需检查体温、脉搏、血压、呼吸一样。

从证候角度设计的指标和现代病理角度设计的指标：两者要结合成一个有机的体系。

（二）证候模型应尽量应用舌、脉象诊断

舌、脉象是中医临床辨证的重要指标，在动物模型上应尽量应用。舌象研究已较多，从初步研究结果及中兽医知识可以看出：

1. 动物即使小如小鼠也可作舌象观察；

2. 动物的舌象生理、病理变化规律与人类相似；

3. 动物舌象在进行组织形态研究方面是中医舌象研究的发展。

（三）探索符合不同动物特点的辨证指标

应探索建立符合不同动物特点的辨证指标：如将小鼠后爪（形态、色泽、质地、清洁度）和尾（色泽、质地、清洁度）作为辨证指标。

（四）证候模型实验指标的正常值问题

中医证候实质研究中，发现其实验指标变化往往处于现代医学正常值的范围之内，王琦据此认为应该设立中医自己的正常值范围。解决这一问题的方法之一就是使证候模型增强其典型性。如临床研究上中西医结合学会设立的《中医虚证辨证参考标准》即以此为主要原则。对虚证来说，大量的实践表明负荷实验可使患者或模型由代偿状态转为失代偿状态而充分暴露其

Notes

病理改变。

六、证、病结合模型的设计

（一）证、病结合模型的概念

证病结合模型模拟临床辨证辨病相结合的情况，是在同一动物体上同时复制具有相互联系的现代医学的病及中医证候，其实质是一类中西医结合模型，证病结合模型促进了对病、对证、对完整疾病（证病统一体）的认识及相应模型的发展，促进了证候模型与临床的紧密结合及应用。证病结合模型增加了模型的变量，使研究的复杂性及提供的信息量均大幅度增长。

（二）证病结合模型的几种造模途径

证病结合模型有几种可能的造模途径：

1. 病即是证　如甲状腺功能亢进与阴虚；慢性溃疡性结肠炎与脾虚。

2. 对一个病不同的造模方法使之有不同的证　如广州中医学院发现不同方法造成的消化性溃疡病模型对不同的辨证施治方药反应不同，认为其属于不同的证候。又如用二肾一夹法形成的高血压模型属肾阴虚型，用肾上腺再生法形成的高血压模型属于肾阳虚型。

3. 由病致证　如感染性休克在其演变过程中分别发生了热厥证、热厥气脱证、元气外脱证。

4. 由证致病　如体虚、痰湿、血瘀等可导致多种病。

5. 病与证分别发生而有时间上的同时性　如在建立脾虚模型基础上对动物接种肿瘤细胞而形成脾虚型肿瘤模型。

（三）证、病结合模型研制的注意点

1. 参考证与病的具体组合、相关性质和相关程度的临床依据。临床证病的相关性已积累了较多的研究结果可资借鉴。如王伯祥报道高血压、胃或十二指肠溃疡病、癔症、精神抑郁证等常具有明显"肝郁"表现；又如心气虚证是冠心病、高血压心脏病、风湿性心脏病、心肌病等心血管疾病的主要证型之一，心阳虚证与泵衰竭及严重的缓慢型心律失常，如病态窦房结综合征，Ⅱ、Ⅲ度房室传导阻滞等密切相关，心阴虚证则多见于病毒性心肌炎恢复期或慢性期以及合并糖尿病的冠心病患者中。

2. 证和病的造模方法和病理从（传统医学和）现代医学上看能建立有机联系。

3. 病与证有一定的同时性和历时性，以使其充分相互作用。

（四）证、病结合模型的分组

证病结合模型造模阶段的完整分组是：正常动物、证病结合模型动物、同病不同证动物、同证不同病动物、单纯证动物、单纯病动物。治疗阶段的分组是：自然恢复、中药辨病治疗、中药辨证治疗、中药辨病辨证治疗、西药对病治疗。模型阶段的主要研究目的是同病异证，或同证异病的病理比较；治疗阶段的主要研究目的是同病异治或同证异治的机制研究。

（陈小野）

参考文献

1. 孙孝洪. 注意复制"证"的病理实验模型. 天津医药, 1977,（7）:344

2. 刘国强. 温病卫气营血证候动物实验研究. 西安:陕西人民教育出版社, 1992

3. 漆畹生. 你知道实验动物科学与医学有什么关系吗. 上海畜牧兽医通讯·实验动物科学专辑, 1981,1（1）:36-38

4. [美]TC. Jones. 人类疾病动物模型·原序. 程鸿,译. 上海:上海医科大学出版社,1989

5. 陈小野,邹世洁. 古代动物实验与中医自然观. 医学与哲学,1988.9(12):39-41

Notes

6. 邹乃俐,秦秋,袁君,等.难忘的四十年.北京:中医古籍出版社,1995

7. 陈新谦,张天禄.中国近代药学史.北京:人民卫生出版社,1992

8. 汤德.实验针灸学入门。天津:天津科技出版社,1986

9. 宋大鲁.中西医结合兽医学概论,北京:中国农业出版社,1998

10. 吕爱平,陈小野.论疾病模型证候化.医学与哲学,1989,(3):25-27

Notes

第十章　药物研究中的动物实验

第一节　药物研究中动物实验的目的

在药物的研发过程中,要对药物的药效、安全和质量进行研究,使用实验动物对药物进行体内和体外实验,评价和预测药物在人体临床实验中的药效及可能出现的不良反应。

新药评价中的药理学研究主要有三个方面:一是主要药效学研究,主要是与新药临床适应证有关的、期望出现的作用;二是次要药效学研究,研究与临床适应证无关的作用;三是安全药理学研究,探讨在治疗剂量范围时,潜在的、不期望出现的不良作用。

实验的基本原则为:在实验方法上根据药物的特点和临床使用目的,使用国内外公认的实验方法,实验采用体内或体外的实验方式进行;在药物进入临床研究之前,必须完成安全药理学以及对中枢神经系统、心血管系统和呼吸系统影响的实验研究,安全药理学研究原则上须执行GLP;对药理作用清楚、体内血药浓度低、组织器官分布很少的局部用药,可不做安全药理实验,但对全新作用机制的药物以及具有高度受体选择特异性的生物技术药物应做安全药理学评价实验。

第二节　药效学动物实验

药效学研究的一般方法为综合法和分析法。综合法是在整体动物身上进行,是在若干其他因素参与下综合考察药物作用,根据实验动物情况不同,分为正常动物法和实验治疗法。分析法是采用离体脏器,例如离体的肠管、心脏、血管、子宫及神经肌肉等,单一地考察药物对某一部分的作用。深入的研究还有细胞水平、分子水平的分析研究。

一、研　究　内　容

新药的药效学主要是研究其药理作用及作用机制。

(一) 观察实验动物生理功能的改变

如新药对中枢神经系统产生兴奋还是抑制;对心肌收缩力或胃肠道运动是加强还是减弱;对血管或支气管是扩张还是收缩等。

(二) 测定生化指标的变化,如血糖、电解质、血管紧张素、前列腺素等浓度的改变情况。

(三) 观察组织形态学变化,如血细胞大小、甲状腺大小、肾上腺皮质是否萎缩等。

药效学研究主要是确定药物的治疗作用及药物的一般药理作用,为新药临床试验提供试验依据。

二、研　究　方　法

(一) 整体动物实验

整体动物实验一般使用小鼠、大鼠、兔、猫、猴、狗等,根据实际情况可采用正常动物或病理模型动物。

1. 观察药物对动物行为的影响,一般常用正常动物　药物对实验动物行为的影响是研究中枢神经系统药物作用的基本方法。将实验动物的行为进行分级,对用药组和对照组的实验动物进行观察,并按分级法打分,求出平均数,然后进行统计学显著性检验,判定新药对实验动物中枢神经系统是抑制作用还是兴奋作用。用转棒法实验观察实验动物的运动协调能力,是测定新药对实验动物中枢神经系统及骨骼肌作用的经典方法。观察药物对实验动物记忆力的影响,以及测定药物的依赖性实验都是用正常动物。

2. 观测药物对疾病的疗效,通常用病理模型动物。

(1) 抗精神病类药物研究:常用去水吗啡造成大白鼠舔、嗅、咬等定向行为模型,然后用抗精神病药物进行治疗,观测新药的安定作用。

(2) 抗惊厥药物研究:常用电或化学物质引起动物的惊厥的方法,一般用戊四唑造成动物惊厥模型,然后给予抗惊厥药物进行实验,观测药物的抗惊厥作用。

(3) 镇痛类药物研究:常用热刺激法,如小鼠热板法,用电刺激小鼠尾部,以及化学刺激法,如用酒石酸锑钾腹腔注射造成扭体反应等,然后给予镇痛类药物进行实验,观测镇痛药的作用。

(4) 抗炎类药物研究:用定量的致炎剂,如鸡蛋清、右旋糖酐等注入大白鼠踝部皮下,造成关节肿胀模型,然后用抗炎类药物进行治疗,测定用药前后的肿胀程度,从而观测抗炎药物的作用。

(5) 抗高血压类药物研究:用手术缝合线结扎狗或家兔肾动脉,造成肾性高血压模型。或使大白鼠长期处在噪声刺激中,以诱发神经源性高血压等,然后给予抗高血压药物进行治疗,观察抗高血压药物的药物疗效。

(6) 抗心律失常类药物研究:常用氯仿、肾上腺素、乌头碱等诱发小白鼠或大白鼠心律失常,或将电极直接联在心房或心室诱发房颤或室颤,然后用抗心律失常药物进行治疗,评价抗心心律失常药物的疗效。

(7) 抗溃疡药物研究:常采用大白鼠或豚鼠制备实验性溃疡模型。方法有应激性刺激法,如将大白鼠浸于 20℃ 水中。组织胺法、幽门结扎法等诱发溃疡。然后用抗溃疡药物进行治疗,并观察期疗效,其中应激法较为常用。

(8) 镇咳药研究:给猫静脉注射致咳物二甲苯基哌嗪,引起咳嗽、发生咳嗽次数在一定范围内与致咳物剂量呈线性关系。这是研究评价镇咳药的常用方法。

(9) 降糖药研究:给兔、大白鼠、狗、猫、猴、羊静脉注射四氧嘧啶,选择性地损伤胰腺 β-细胞,引起实验动物糖尿病,然后应用降糖药进行实验观察,研究评价降糖药物的药效。

(10) 抗肿瘤药研究:给动物移植肿瘤,然后用抗肿瘤药物进行实验观察,研究抗肿瘤药的药效,是目前评价抗肿瘤药最常用的方法。

(二) 离体器官实验

常用的离体器官有心脏、血管、肠段、子宫及神经肌肉标本,用离体标本可比较直观地观测药物的作用。不同的动物标本用于测定不同类的药物作用。

1. 离体蛙心和兔心是观测药物对心脏活动(包括心率、输出量、收缩力等)的影响最常用的标本。

2. 兔主动脉条对 α 受体兴奋药十分敏感,是测定作用于 α-受体药作用的理想标本。广泛用于鉴定和分析拟交感药和其对抗药的作用。

3. 豚鼠回肠自发活动较少,描记时有稳定的基线,常用来测定拟胆碱药的剂量一反应曲线。而兔空肠则具有规则律性收缩活动,可用于观测拟肾上腺素药和抗肾上腺素药,拟胆碱药和抗胆碱药对活动的影响。

4. 未孕兔子宫对 α-受体兴奋药十分敏感,用于鉴定 α-受体兴奋药或阻断药。豚鼠离体气管片主要含 β-受体,广泛用于鉴定和分析作用于 β-受体的药物研究。

5. 蛙坐骨神经腓肠肌、小鸡颈半棘肌、大白鼠膈神经,常用来评价作用于骨骼肌的药物

Notes

研究。

6. 在离体器官中,不同动物的不同器官都要求最适宜的营养环境,因此各种动物的人工生理溶液成分和配制都有区别。

(1) 渗透压:要等渗,不同动物对同一物质的等渗浓度要求不同。如生理盐水溶液,冷血动物用 0.6% ~0.75%;温血动物用 0.8% ~0.9%。

(2) 各种离子:溶液中含有一定比例的不同电解质离子如 Na^+、K^+、Ca^{2+}、Mg^{2+} 等是维持组织器官功能所必须。组织器官不同,对生理溶液中离子的成分和浓度要求亦不同。

(3) pH 影响:人工生理盐水中,pH 一般要求在近中性,对于哺乳动物心脏冠状动脉,酸性生理盐水可使平滑肌松弛;碱性则可使节律加快,振幅缩小。

(4) 其他条件:葡萄糖提供组织活动所需能量,临用时再加入,以防变质;有的离体器官需要氧气,如离体子宫、离体兔心、乳头肌等。

三、药 效 评 价

药效评价主要是通过药效试验及相关指标对药物作用的科学评价,主要评价药效作用、作用强度、强度变化规律、剂量变化规律、特点、影响因素等。药效评价的定量分析,包括量-效关系、时-效关系、时-量关系、药-靶关系等分析;药物作用强度与量效关系分析;药物作用时间与时效关系分析;药效计算等。

第三节　安全性评价动物实验

安全性评价(Safety Evaluation)是通过体外或动物实验以及对人群的观察,阐明药物的毒性及潜在的危害,决定其能否进入市场或阐明安全使用的条件,以达到最大限度地减少其危害作用、保护人民身体健康的目的。

根据药物的剂量/暴露的程度、给药途径、给药周期、毒性反应症状与性质、靶器官及毒性反应、毒性反应是否可逆等,对毒性反应进行定性或定量分析,推算临床研究的安全参考剂量和安全范围,预测临床应用时可能出现的人体毒性;综合考虑临床拟用适应症和用药人群特点,判断是否进入临床研究;结合临床有效性和安全性信息进行综合评价,作为是否上市的参考。

安全性评价试验要回答出如下问题:

1. 毒性剂量　单次给药、长期给药的毒性剂量;
2. 安全范围　有效而不发生中毒,治疗指数越大越好;
3. 毒性靶器官　为药物毒性防治提供依据;
4. 毒性可逆与否　可逆性毒性反应不一定影响药物审批;
5. 解救措施　尤其对毒性强、安全作用小的药物。

安全性评价的主要内容:

1. 单次给药毒性试验(急性毒性试验);
2. 重复给药毒性试验(长期毒性试验);
3. 遗传毒性试验;
4. 生殖毒性试验;
5. 安全性药理学实验(一般药理学);
6. 致癌性试验;
7. 药物依赖性试验;
8. 特殊毒性试验(过敏、局部刺激与溶血等);
9. 免疫原性试验;

10. 毒代动力学试验。

2005 年,国家食品药品监督管理局发布了关于药物研究的"指导原则",其中包括急性毒性、长期毒性、一般药理学、局部给药的特殊毒性研究技术指导原则,2014 年又发布了"药物安全药理学研究技术"、"药物毒代动力学研究技术"、"药物单次给药毒性研究技术"及"药物重复给药毒性研究技术"等指导原则。

一、急性毒性实验

急性毒性(acute toxicity)实验,是指在 24 小时内一次或多次给予动物受试物后,所产生的毒性反应,急性毒性实验结果有助于长期毒性实验的剂量选择,并可初步揭示受试物可能的毒性作用靶器官,有时也会暴露一些迟发的毒性反应,急性毒性试验的结果可用作某些类型的药物 I 期临床实验起始剂量选择的参考。

(一)实验动物

不同种属的动物其特点不同,对同一药物的反应也会有所不同。

大鼠与小鼠的毒性反应基本相似,但犬与啮齿类动物间却可能存在很大差别。在大鼠和小鼠中观察不到呕吐,而在犬则常常有流涎症状出现。小鼠的致死剂量明显大于犬的致死剂量,犬和啮齿类之间的差异大约在 5 倍以上。啮齿类动物和非啮齿类动物急性毒性实验所得的结果,无论是质还是量上均有较大差别。为了更充分地暴露药物的毒性特点,至少要选用两个品系的动物进行试验,一种为啮齿类动物,一种为非啮齿类动物。

动物数量一般根据动物的种属和实验目的而定。通常使用 3～5 个剂量组(包括阴性对照组),每组的动物数,一般小动物数目相对多于大动物,通常采用两种性别的健康成年动物进行试验,如受试物拟用于儿童,应采用幼年动物进行试验,动物初始体重不应超过或低于平均体重的 20%。

(二)给药途径

给药途径不同,药物的吸收率、吸收速度和血液循环中的药物浓度会有所不同,因此需要采用多种途径进行急性毒性实验,其中要包括临床拟用途径和一种能使原型药物较完全进入循环的途径。如果临床拟用途径为静脉注射,则仅此一种途径即可。经口给药前一般将实验动物禁食禁水一夜。

(三)给药剂量

急性毒性实验以给药剂量和不同剂量下出现的毒性反应间的剂量—效应关系为主要考察指标,不必精确地测定致死剂量或 LD50 值。急性毒性实验以观察近似致死剂量下的量效关系为主,非啮齿类动物给予出现明显毒性的剂量即可,不必达到致死剂量。一般情况下,口服 5g/kg 或静脉注射 2g/kg 时未见急性毒性或死亡,可不必再提高剂量进行实验。

(四)给药容积

一般等容量不等浓度给药,常规给药容量如下:小鼠 0.1～0.2ml/10g 体重,大鼠 1～1.5ml/100g 体重。

(五)观察时间及指标

给药后几小时内应严密观察动物的反应,之后每天上下午各观察一次,至少连续观察 14 天。观察的指标通常有:动物外观、行为、分泌物、排泄物、死亡情况、体重变化等。

(六)实验方法

由于受试物的化学结构各异,毒性反应强弱不同,实验时应根据受试物的特点选择国内外公认的试验方法,急性毒性实验方法主要有限度实验、固定剂量法、阶梯法、累计剂量法和半数致死剂量法等。

Notes

二、长期毒性试验

长期毒性实验是药物非临床安全性评价的核心内容,它与急性毒性、遗传毒性、生殖毒性以及致癌性实验等毒理学实验研究有着密切的联系,是药物从实验室研究进入临床实验的重要环节。

长期毒性实验主要研究:①实验动物出现的毒性反应;②剂量效应的关系;③靶器官;④毒性反应的性质;⑤无毒反应剂量,毒性反应剂量及安全范围;⑥毒性产生时间,达峰时间,持续时间及可能反复产生毒性反应的时间;⑦有无迟发性毒性反应,有无蓄积毒性或耐受性等。

（一）基本原则

1. **整体性原则**　长期毒性实验是新药研究的一个有机组成部分,实验设计应充分考虑其他药理毒理研究的实验设计和研究结果,其结果要力求与其他药理毒理实验结果互为印证和补充。

2. **综合分析原则**　长期毒性实验的设计应该在对受试物的认知基础上,遵循"具体问题具体分析"的原则进行。实验设计应根据化合物的结构特点和理化性质、同类化合物在国内或国外的临床使用情况、临床适应证和用药人群、临床用药方案、相关的药理学、药代动力学和毒理学研究信息等综合考虑。

3. **随机原则**　随机是指每个实验单位分入各处理组的机会必须是均等的,否则会给实验结果带来偏差。要求分配到各组的动物必须性别相同、体重相近、健康状况基本类似,使各处理组非实验因素的条件均衡一致,以抵消这些非实验因素对实验结果的影响。

4. **对照原则**　对照是比较,有比较才能有鉴别。一般要设空白对照,必要时还要设阳性对照,使结果判断依据更科学、准确和可靠。

5. **重复原则**　重复是指每组动物要有一定数量,符合统计要求。做好预试也是重复的一种体现。

（二）实验方法

根据《中华人民共和国药品管理法》制定的《药品注册管理办法》(试行),明确规定了药物的长期毒性实验必须执行实验室管理规范(GLP)。

1. **动物选择**

（1）种属或品系的选择:长期毒性实验应采用两种实验动物进行实验,一种为啮齿类,另一种为非啮齿类。实验动物应具有以下特点:①对受试物的生物转化与人体相近;②对受试物敏感;③已有大量历史对照数据。通常以大鼠和犬或猴作为长期毒性实验的实验动物。

（2）质量控制:长期毒性实验一般选择正常、健康和未孕的动物,动物体重应在平均体重的20%之内。动物的质量应符合国家有关规定的等级要求。根据研究期限的长短和受试物临床应用的患者群确定动物的年龄。一般大鼠为4～9周龄,犬为4～9月龄,猴2～3岁,小型猪4～8月龄。如受试物是用于儿童的,则应根据具体情况采用幼年动物。

（3）性别与数量:长期毒性实验中每个实验组应使用数量相等的雌、雄动物。一般大鼠为雌、雄各10～30只,犬或猴为雌、雄各3～6只。一般应选择雌雄两性动物,单性别用药可仅选择单一性别动物进行实验。

（4）饲养管理:饲料应写明供应单位,若自己配的应提供配方及成分含量的检测报告,各种实验动物均应在符合GLP要求的动物房内饲养。动物室内温度、湿度、光照和通风条件应写清楚,笼养大鼠每笼不宜超过5只,雌雄分开,有条件时单笼饲养,实验前至少适应1周。犬宜单笼饲养,定量喂食,实验前至少驯养2周,标准饲料喂养。

2. **剂量设计**　长期毒性实验一般至少设高、中、低三个剂量组和一个赋形剂对照组,必要时设立正常对照组或阳性对照组。高剂量原则上应使动物产生明显的毒性反应。低剂量原则上应高于同种动物药效学实验的有效剂量或预期临床治疗剂量的等效剂量,并不使动物出现毒性反应。为考察毒性反应量效关系,应在高剂量和低剂量之间设立中剂量。

低剂量组的目的是寻找动物安全剂量范围,为临床剂量设计作参考,一般应高于整体动物有效剂量,此剂量下应不出现毒性反应,中剂量组应使动物产生轻微的或中等程度的毒性反应,高剂量组的目的是为寻找毒性靶器官、毒性反应症状及抢救措施提供依据,也为临床毒副反应监测提供参考。

在选择剂量时,不仅要参考急性毒性和药效学实验的结果,还应参照药动学结果和国外同类药物的毒性资料,另外还要参考拟推荐临床试用剂量,综合起来最后通过预试,才能有把握选准剂量。

(1) 根据 LD50 值:大鼠高、中、低三个剂量可分别用 1/10 LD50、1/50 LD50、1/100 LD50,犬则用大鼠剂量的一半。

(2) 根据最大耐受量推算:可用大鼠急性毒性的最大耐受剂量(MTD)、1/3 MTD 和 1/10 MTD 作为高、中、低剂量组的剂量。

上述方法只能作为参考,实际工作中必须针对具体药物,综合各方面有关资料,通过预试,最后才能较准确地选择剂量。

3. 给药方法

(1) 给药途径:原则上应与临床用药途径一致,否则应说明原因。

1) 口服给药:临床口服给药,动物可直接灌胃,长时间连续反复不断灌胃可能对食道黏膜有损伤,可以将药物加入饲料或饮用水中,大多数是加入饲料中,但必须保证药物加入饲料后的稳定性、均匀性和食量消耗称量的准确性。

药品加入饲料中的量一般不能超过 10%,以保证营养供应充足,OECD 和日本规定不超过 5%。

2) 静脉给药:注射剂要考虑溶液的 pH、刺激性及渗透压等,以免造成注射局部损伤或坏死。

静滴时如药物毒性不大,大动物可考虑用静脉注射代替,毒性较大的药物静滴时要注意给药浓度和滴速等。一般采用不等浓度等容量给药,注意滴速均匀。高渗治疗药可采用等浓度不等容量匀速滴注。

3) 其他途径给药:特殊情况下可改变给药途径,如临床上的给药途径在动物上很难或根本无法做到,此时应允许用别的给药途径,尽量靠近,最好还有药动学比较资料,即药物代谢方面对这种取代是否有相应性。如:①胆道给药溶解胆结石;②肿瘤局注射给药(肝癌注射);③舌下给药(认为可用口服代替);④腔道给药(阴道、关节腔注射、硬膜或脊髓腔给药、滴耳药等);⑤内病外治、穴位给药(肝脐贴药或其他穴位给药,如离子透入)、艾炙加中药;⑥药酒治病、中药加烤电;⑦雾化吸入;⑧抗肝癌导向药物动脉注射;⑨眼球后注射治疗;⑩浴剂治病;⑪肠溶衣胶囊给药等。

(2) 给药频率:原则上长期毒性实验中动物应每天给药,给药期限超过 3 个月的药物每周至少应给药 6 天。特殊类型的受试物由于其毒性特点和临床给药方案等原因,应根据具体药物的特点设计给药频率。

4. 观察指标

(1) 血液学指标;

(2) 血液生化学指标;

(3) 尿液分析指标;

(4) 脏器系数。

三、皮肤给药毒性实验

除全身给药的各种毒理学研究外,还有一些经皮给药或有可能接触皮肤的非口服给药的中药、化学药物或生物技术药物制剂,由于其给药的特殊性,需要采取经皮给药的方式进行各种毒理学评价。

(一) 急性毒性实验

急性毒性实验指动物完整或破损皮肤一次性接触受试物后在短期内出现的毒性反应实验。

受试物应使用临床制剂,剂量用 mg/kg 表示。如临床制剂浓度无法满足毒性实验的剂量要求,应根据临床制剂的制备标准制备高浓度制剂用于实验。

实验动物一般选择白色家兔、大鼠、豚鼠及小型猪,大鼠应选择 SPF 级动物。每组动物家兔、小型猪 4 ~ 6 只,大鼠或豚鼠 10 只,雌雄各半。动物体重家兔 2 ~ 3kg,豚鼠 200 ~ 300g,大鼠 200 ~ 250g,小型猪 30 ~ 40kg。

至少应设三个剂量组,根据药效剂量及预实验结果确定组间距,一般 0.65 ~ 0.85。另设赋形剂对照组,必要时设空白对照组。若受试物剂量超过明显有效剂量 20 倍以上,动物仍然未出现明显毒性反应及死亡,可仅设高剂量组进行限量实验。此时家兔、小型猪应用 10 只,雌雄各半,大鼠及豚鼠应选择 20 只,雌雄各半。给药剂量应≥2g/kg 体重。

给药前 24 小时对给药区进行脱毛处理,原则上约为动物体表面积的 10%。给药时将受试物均匀涂于动物脱毛区。应保证受试物与给药部位具有良好接触。可用纱布等敷料覆盖或包裹并用无刺激胶布固定。涂敷 24 小时后,除去敷料,用温水或适宜的溶剂除去残留的受试物及赋形剂。

给药后连续观察 14 天,每天观察 1 ~ 2 次。也可根据出现毒性反应的情况适当延长。主要观察给药后动物的全身反应,包括皮毛、眼睛、黏膜、呼吸、行为、自主活动、肌张力等,有无颤抖、震颤、抽搐、流涎、腹泻、少动、精神萎靡不振、昏迷等毒性反应症状。若有动物死亡应立即进行尸检,若肉眼检查有明显异常时,应进一步进行病理组织学检查。

(二) 长期毒性实验

长期毒性实验指动物完整或破损皮肤长期反复接触受试物后出现的毒性反应及其可逆程度实验。

受试物使用临床制剂,剂量用 mg/kg 表示。如临床制剂浓度无法满足毒性实验的剂量要求,应根据临床制剂的制备标准制备高浓度制剂用于实验研究。

实验动物一般选择白色家兔、大鼠、豚鼠或小型猪,其中大鼠应选择 SPF 级动物。家兔、小型猪每组动物至少 6 只,大鼠或豚鼠每组动物 20 ~ 60 只,雌雄各半。动物体重家兔 2 ~ 3kg,豚鼠 200 ~ 300g,大鼠 200 ~ 250g,小型猪 30 ~ 40kg。家兔、小型猪宜选择单笼饲养,大鼠及豚鼠应选择雌雄分笼饲养。

至少应设三个剂量组。高剂量原则上应使动物产生明显的毒性反应,甚至出现个别动物死亡;低剂量原则上应高于动物药效学实验的等效剂量,并不使动物出现毒性反应;在高剂量和低剂量之间设立中剂量,动物可出现轻度毒性反应。另设赋形剂对照组,必要时设空白对照组。如果受试物在拟用临床给药时有可能与破损皮肤接触,则应另设破损皮肤组。

除增加给药部位皮肤及其周围组织乃至全身皮肤变化和皮肤病理学检查外,指标与长期毒性实验要求一样。

(三) 皮肤刺激性实验

皮肤刺激性是指经皮肤给药后,在皮肤上产生的可逆性炎性病变。若给药部位产生了不可逆性的组织损伤则称为腐蚀性。皮肤刺激性实验是观察动物的皮肤接触受试物后是否引起红肿、充血、渗出等局部反应。

Notes

受试物采用与临床应用制剂一致,符合临床用质量标准规定的受试物进行实验。

可以选择多种哺乳动物,一般首选白色家兔,每组动物数4~8只,雌、雄各半,也可选用小型猪。

动物饲养宜选择单笼饲养,自由饮食、摄水,饲料应为适合所选动物的全价颗粒营养饲料。

应设赋形剂对照,采用同体左右侧自身对比法。实验前24小时对给药区进行脱毛处理。脱毛范围3cm×3cm。

受试物药量一般固体或半固体0.5克,液体0.5毫升,直接涂于一侧以脱毛的皮肤上,然后用纱布覆盖、绷带固定,另一侧涂赋形剂作为对照,贴敷时间至少4小时。多次给药皮肤刺激实验应连续同一部位给药,贴敷期一般不超过4周。

自然光线下观察皮肤反应情况,根据红斑及水肿程度进行综合评价。

(四) 过敏性试验

皮肤过敏性是指经皮肤给受试物后,产生免疫学传递的皮肤反应。皮肤过敏性实验是观察动物的皮肤初始接触受试物后,再进行受试物激发接触,观察是否产生全身或局部过敏反应。需考虑做豚鼠最大化实验(Guinea-Pig Maximization Test,GPMT)、Buehler实验(BT)。

实验动物皮内(GPMT)或涂皮(BT)给予诱导剂量,经过10~14天的诱导期,此时免疫反应发生,然后给予激发剂量,以观察是否出现了过敏反应。在诱导期和攻击期的皮肤反应及其程度均应进行对比,并与赋形剂组进行比较。

受试物应采用与临床应用制剂一致,应设立阴性对照组和阳性对照组。选择白色成年豚鼠(体重250~300g),雌雄不限。受试物组不少于20只、对照组不少于10只。动物饲养宜选择雌雄分笼饲养,自由饮食、摄水,饲料应含维生素C的全价颗粒营养饲料。

Buehler实验,在实验当天,第6~8天和第13~15天用封闭片局部给药以诱导,在第27~28天在未给药的肋腹部贴6小时以局部激发。去除封闭片24小时和48小时后读取结果。如果结果难以判定,一周后再次激发,可采用原来的对照组或新的对照组。可采用剪、刮或脱毛的手段去除给药部位的毛发。采用水或适当溶剂去除受试物,以不改变已经存在的皮肤反应和表皮的完整性为宜。

GMPT实验采用皮内注射给药,加或不加佐剂进行诱导,5~8天后再次局部诱导,第20~22天给予激发剂量24小时,在去除激发剂量24小时和48小时后读取结果。同Buehler实验一样,如果结果难以判定,一周后再次激发。

一般在致敏后1小时和24小时及激发后24小时和48小时观察皮肤红斑、水肿和其他异常反应,对红斑和水肿进行评分。

四、药物依赖性实验

(一) 身体依赖性实验

评价新药的身体依赖性,根据新药所属类别不同,需分别进行以下几方面试验。镇痛药需进行两方面实验,即自然戒断试验或替代实验以及催促实验。镇静催眠药也需进行两方面实验,即自然戒断实验或替代实验以及诱导实验。

1. **自然戒断实验**　自然戒断实验是连续给予实验动物(大、小鼠和猴)一段时间的受试药,开始逐渐增加剂量,在停止给药前剂量稳定一段时间。然后突然中断给药,观察动物出现的戒断症状,定量观察、记录所出现的戒断症状。与同类的代表药作对比,按照戒断症状的严重程度判断受试药的依赖性。

实验动物选用小鼠、大鼠和猴3种。小鼠的初始体重为20~24g,每组至少20只,雌雄各半,大鼠的初始体重为180~220g,每组至少10只,雌雄各半,猴的体重为3~5kg,每组3~5只,雌雄各半。

Notes

实验设 2～3 个剂量组,并设赋形剂对照组和阳性对照组(镇痛药代表为吗啡,镇静催眠药代表为苯巴比妥或巴比妥)。低剂量一般采用临床用药剂量,高剂量组对依赖性潜力低的药物应选用接近毒性反应的剂量,对毒性低的药物选用最大耐受剂量,中剂量组的剂量介于高、低剂量之间。

选用 1～2 种给药途径,必须有一种与临床用药途径相同。可采用掺食法和饮水法给药。

给药期限,镇痛药在小、大鼠需给药 30 天,猴需给药 90 天,镇静催眠药在小、大鼠需给药 60～90 天,猴需给药 180 天。每天给药 2 次,上下午各 1 次。

镇痛药在停药前 24 小时及停药后 48 小时内每隔 4 小时观察记录动物的外观体征和行为活动、自主神经系统功能变化,并称体重。镇静催眠药在停药前一天及停药后的 1～2 周内每天观察动物的外观体征和行为活动及自发惊厥发生率。

2. **替代实验**　替代实验的原则是给予动物各类代表药(如吗啡、巴比妥或苯巴比妥)使之产生生理依赖性后,停止给予代表药,替之以受试药,观察记录动物是否发生戒断症状及其发作程度,用以判断受试药是否有类似代表药的依赖性。

替代实验是研究受试药物对阿片类药物戒断症状的抑制能力,进而评价受试药物与代表药物生理依赖性特征和强度的类似性。

动物与剂量参照"自然戒断实验"。给药途径可选用腹腔注射、灌胃或"药掺食"法给予动物代表药使之产生生理依赖性,然后停止给代表药,以同样给药方式给予不同剂量的受试药,观察及记录替代期间动物的戒断行为和体重变化,镇痛药的观察期为停止吗啡前 24 小时和停药后 48 小时内,每天 4 天观察 1 次,镇静催眠药的观察为停止代表药前 1 天和停药后的 1～2 周内,每天观察 1 次。

(二)精神依赖性试验

精神依赖又称心理依赖,与生理依赖性相比,精神依赖性的实验评价难度大,常用的方法有自身给药实验及药物辨别实验。自身给药方法由于类似于人的自身给药行为,因此在评价药物精神依赖性潜力方面具有很高的可信度。但由于需做颈静脉插管,所以实验的维护具有一定的困难。

1. **自身给药实验**　评价新药的精神依赖性潜力,可采用自身给药实验。这是一种操作式条件行为实验。测定静脉注射药物对动物的强化效应,动物的自身给药行为与药物滥用者追求用药的行为有良好的相关性,由此人们可依据一个药物的动物自身给药实验结果来预测该药对人的精神依赖性。

药物的精神依赖性能使机体产生对该药的渴求,自身给药实验是动物模拟人的觅药行为,通过压杆的操作式运动方式来获得药物,反映药物的强化效应,可信度较高并且可以进行定量比较。在动物(如猴或大鼠)自身给药实验中,通常在绿色讯号灯亮时,训练动物踏板(压杆),接着给予药物注射,这种动物就会把本无强化作用的灯光——踏板与得到药物强化联系起来,一旦形成稳定的条件反射,动物就会在绿灯亮时主动踏板,以求得到药物,它的踏板行为是由与之相联系的药物注射所决定的。

自身给药装置包括自身给药系统和控制系统两大基本组成部分。

依照实验动物大小而设计的不同型号的自身给药箱,分封闭式和开放式两种。一般大鼠自身给药箱内腔大小为 50cm×30cm×40cm,猴封闭式自身给药实验箱大小为 75cm×60cm×90cm,猴开放式自身给药实验箱大小为 90cm×75cm×90cm。

自身给药实验由计算机自动控制,一般由计算机主机和工控机组成。主机运行主控程序,控制实验进行,实时观察进行情况,接受工控机数据,进行统计处理,制成表格,既可直接显示,又可存入数据库。

动物常用大鼠和猴,大鼠选用初始体重为 200～250g 的健康大鼠,雌雄各半。猴种属特性与

Notes

人接近,实验结果可靠。一般选用4kg左右体重的猴进行自身给药实验。实验前选合格的猴戴上金属背心,连接保护板,或大鼠戴上马甲背心,放于自身给药笼中进行适应性训练,使其适应生活环境,并观察动物自发压杆次数,凡每个实验周期自发压杆数超过5次者不入选。

动物麻醉后,施行颈外静脉(或股静脉)插管术,插管的远心端经皮下由颈后部引出,整个手术过程在无菌条件下进行。术后将动物用马甲背心固定,连接弹簧保护套及转轴,弹簧套内已消毒的硅胶管与从颈后部引出的插管相连,转轴使动物在笼内能自由活动。转轴的另一端与恒速注射泵及储药系统相连。术后第3天用青霉素抗感染。恢复4~7天后进行踏板训练。此期间内每3~4小时注射生理盐水0.2~0.8ml,以保持套管畅通。

训练动物学会自动踏板,如果受试药具有强化效应,动物经过短期训练后产生稳定的自身给药行为,能自动踩压踏板接通注药装置将药物自身注入体内。

实验中采用自身对照和生理盐水对照,观察指标包括形成自身给药行为的潜伏期、每个实验期内大鼠的自身给药次数、行为变化、自身给药行为随药物浓度变动的变化程度、消退反应、与其他药物的相互替代等。

2. 药物辨别实验　药物辨别实验是一种研究药物的辨别刺激性质的行为药理学实验方法。它可以判断一种药物在控制行为方面是否具有辨别刺激功能,即能否使动物辨别或区分两种或两种以上的药物情形,继而产生不同的行为反应。依赖性药物使人产生的情绪效应如欣快、满足感等,属于主观性效应。

药物辨别实验与自身给药实验一样,属操作式行为药理学实验方法,依据的原理也相同。辨别实验箱种类各异,依据操作行为的种类、行为动作后的奖、惩装置及其适用的动物来决定。目前辨别实验常用动物为大白鼠,也有用猴、鸽等其他动物。操作行为方式多采用压杆,辨别实验箱侧壁装有2~3个压杆供动物选择,一个杆可设置一种情形。双杆即可设置一侧为药物杆,另一侧为非药物杆,动物压杆正确通常可得到奖赏。另一种则使动物压杆错误受到电击惩罚,称电击回避型,这种装置较简单,但动物训练周期长。实验时将辨别实验箱放于有通风、避光、隔音功能的外箱中。

药物辨别实验通常由计算机按设置的程序自动控制进行,一般一个完整的实验要完成起动训练,辨别训练和替代实验三部分工作。

在开始训练阶段,动物先学习压杆。大鼠压杆一次后即终止电击,完成一次训练。间隔45秒后再进行下一次训练,依次重复20次训练后动物学会一受到电击即去压杆。然后训练大鼠选择压杆。设置压一侧杆为正确,如动物压错杆或不压杆都受到电击,直至压正确杆一次终止电击,完成一次训练。以完成20次训练为合格动物。

训练动物产生稳定准确地辨别吗啡和生理盐水的能力。以吗啡作为训练药物,常用剂量为3mg/kg、5mg/kg、6mg/kg和10mg/kg,以生理盐水作为空白。在一组大鼠中若一只动物给药后压左侧杆,给生理盐水压右侧杆,则另一只动物给药后压右杆,给生理盐水压左杆,依次交替训练。以一个实验期(30分钟)内完成20次训练为合格。

以不同剂量的吗啡和受试药物进行替代,观察压杆正确率与剂量间的关系,作出剂量-效应曲线,求得药物辨别刺激的半数有效剂量(ED50)。其辨别刺激的ED50越小,则反映该药的精神依赖性潜力越大。如替代药物不产生训练药物反应,说明该受试药不属于吗啡类药物。

五、毒代动力学实验

药代动力学是从药效学的角度,在药效剂量范围内所进行的药物在体内吸收、分布、代谢、排泄随时间动态变化的研究。但由于剂量、给药次数等方面与毒理学研究存在差异,药代动力学研究结果难以用于解释药物毒性发生机制等方面的问题。随着新药研究开发的需要,国外逐渐形成了将药代动力学和毒理学有机结合的交叉边缘学科—药物毒代动力学。

Notes

　　毒代动力学是应用药代动力学原理,探讨药物及其他外源性化学物毒性或不良作用发生和发展规律的一门交叉边缘学科。它运用药代动力学的原理和方法定量地研究毒性剂量下药物在动物体内吸收(absorption)、分布(distribution)、代谢(metabolism)、排泄(excretion)(简称ADME)的过程和特点,进而探讨药物毒性发生和发展的规律性,从而为毒物安全性评价提供科学依据。

　　毒代动力学是临床前安全性评价的重要组成部分,作为伴随毒理学研究的毒代动力学也必须在 GLP 实验室,按照 GLP 的要求进行。

　　(一) 受试物

　　受试物应采用制备工艺稳定,纯度、活性和稳定性等质量标准应该与药效学或其他毒理学研究所用的受试物的质量标准一致,并符合临床试验用质量标准规定的样品。

　　(二) 实验动物

　　根据研究的需要和受试物的作用特点、研究目的选择适宜的实验动物。常用的实验动物有小鼠、大鼠、狗、猴和兔等。首选动物尽量与药效或毒性研究所用动物一致。

　　根据研究期限的长短和受试物临床应用的患者群确定动物的年龄。一般无特殊要求时多选择成年、健康动物。一般选择两种性别的动物,每个实验组使用相等数量的雌、雄动物。对于特定性别用药,比如妇科用药、男性病用药或一些性别差异对药动学变化有影响的药物,可在特定性别动物中进行实验。一般情况下,动物体重的变化应在平均体重的±20% 范围之内。

　　动物的喂养,对于经胃肠道给药的药物,动物的摄食情况对药物的吸收速度、吸收程度常有较大的影响。一般在给药前应禁食 12 小时以上或保持动物间摄食程度的一致,以排除食物对药物吸收的影响。另外在试验中应注意根据具体情况统一给药后的禁食时间,以避免由此带来的数据波动及食物的影响。

　　动物的数量可根据研究目的、样本及测定方法而定,每组动物的数量应能够满足实验结果的分析和评价的需要。所用动物数量至少应能获得适当的毒代动力学数据。最好从同一动物多次采样,尽量避免多只动物合并样本,以减少个体差异。每只动物多次采样时,动物数要保证在每一剂量每个时间点至少有 3 个数据。如果一只动物不能满足多次取样需要时,可采用多只动物合并样本,但此时应增加动物数,每个时间点应至少有 5 只动物的数据。

　　在毒代动力学研究与毒性研究同时进行的实验,毒代动力学数据可以来自毒性实验的全部动物,也可以来自部分动物。如果毒代动力学采样影响毒性研究时,应设卫星组,以专门用于毒代动力学研究。

　　(三) 给药途径

　　所用的给药途径和方式,应尽可能与临床用药一致。如有特殊情况或要求而未能采用临床用药的途径,则应说明理由。对于改变给药途径,毒代动力学采用的方案应根据受试物拟给药途径的药代动力学特点确定。

　　(四) 剂量设计

　　在毒性研究中,全身暴露应通过适当数量的动物和剂量组进行测定,为安全性评价提供依据。

　　比较药物全身暴露程度与毒性之间的关系,应设计低、中、高三种剂量组。剂量的设计多根据毒理学的反应和动物种属的药效学反应确定。

　　1. 低剂量最好选择无毒性效应剂量　毒性研究和毒代动力学研究中的动物暴露量,理论上应等于或大于患者拟用的(或已知的)最高剂量。但是应认识到这种理想状态并非总能完全达到,低剂量通常按毒理学的原则而定,但应确定全身暴露的程度。

　　2. 中剂量的选择根据实验目的　通常为低剂量(或高剂量)的适当倍数(或分数)。

　　3. 高剂量选择,一般从毒理学角度考虑确定　但所用剂量应达到可评价暴露的水平。当毒

Notes

代动力学数据表明,由于吸收速率受限而限制了原药和(或)代谢产物的暴露时,该药物能达到最大暴露的最低剂量作为高剂量。

（五）给药期限

给药期限通常与拟定的临床疗程、临床适应证和用药人群有关。一般与毒性研究一致。

通过给药期限较短的毒代动力学研究获得的信息,可以为给药期限较长的毒性研究设计提供给药剂量、给药频率等方面的参考。

（六）生物样品和采样时间点的确定

血浆、血清和全血是毒代动力学研究常用的生物样品。药物在血液中不同程度地和血浆蛋白形成可逆结合,血药浓度包括了游离型和结合型2个部分,游离药物浓度和效应间的关系更密切。因为药物不和血浆纤维蛋白结合,在血浆和血清中的浓度基本一致,为避免抗凝剂与药物间可能发生的化学反应及对测定过程的干扰,常以血清为检测标本。但对于蛋白结合率高的药物最好测定血浆药物浓度。在某些情况下,也采集组织或其他生物样品。

采样点的确定对毒代动力学研究结果有重大影响,若采样点过少或选择不当,得到的血药浓度—时间曲线可能与药物在体内的真实情况有较大差异。为获得给药后的一个完整的血药浓度—时间曲线,采样时间点的设计应兼顾药物的吸收相、平衡相和消除相。

每只动物总采血量不能超过其总血量的15%～30%,否则会对动物生理及药物的体内过程有影响。

（王朝旭）

第十一章 转化医学研究中的动物实验

几乎所有应用于人类疾病诊断、治疗及预防方法,最初发展和测试都是围绕动物实验研究来开展及证实的。以转化医学(translational medicine)研究为目的的动物实验研究(并不是所有动物实验都是为了转化医学研究)主要解决以下问题:第一,为人类疾病预防、诊断和治疗提供基础理论;第二,阐明人体疾病发病机制;第三,药物及其他治疗手段进入临床试验前预实验。即使如此,在讨论动物实验研究成果最后到人类临床实践转化效率时(from bench to bedside),我们不得不面临一个基本事实:90%以上动物实验结果并不能直接转化到人类临床实践中去!因此,设计并完成良好的转化医学研究动物实验,对于我们提高动物实验可靠性、准确性、更能有效服务于人类临床实践具有重要意义。

第一节 动物实验结果临床转化

动物实验研究成果在人类临床转化过程中面临巨大挑战,下面举3个著名的研究报告或案例讨论动物实验的局限性和必要性。

一、大多数动物实验研究结果与临床试验结果不一致

2007年,发表在世界著名期刊英国医学杂志(British Medical Journal)一项涉及228项动物实验研究的系统回顾分析显示,绝大多数动物实验研究与人类临床结果并不一致!在这项著名的研究报告中,作者选择了系统评价有明确临床证据(对患者有利或者有害)6项干预措施,然后检索出版和未出版有关动物实验报告(文献检索前作者并不知道动物实验结果),系统评价动物实验研究结果。所有相关动物实验质量(实验设计、分组、结果评估等)如表2-11-1所示。

表2-11-1 动物实验质量评估

干预措施	研究报告数量	随机分组(%)	隐蔽分组(%)	盲法评估(%)
类固醇-颅脑损伤	17	2(12)	3(18)	3(18)
抗纤溶-出血	8	3(38)	0	4(50)
溶栓-急性缺血性脑卒中	113	43(38)	23(20)	24(21)
提拉扎特-急性缺血性脑卒中	18	12(67)	1(6)	13(72)
类固醇-新生儿呼吸窘迫综合征呼吸窘迫综合征	56	14(25)	0	3(5)
双磷酸盐类-骨质疏松症	16	5(31)	0	0

6项干预措施研究结果如下:①类固醇(corticosteroids)治疗颅脑损伤,临床已经证明无益处、且增加患者死亡率;动物实验却发现有益;②抗纤溶药物(antifibrinolytics)治疗出血,临床发现减少出血,动物实验结果却不确定;③溶栓(thrombolysis)治疗急性缺血性脑卒中(acute ischaemic stroke),溶栓治疗对缺血性脑卒中患者有效,动物模型也证实组织纤溶酶原激活剂(tissue plasminogen activator)减少动物梗死面积、改善了神经功能,与人类临床试验结果基本一

致;④提拉扎特(tirilazad)治疗急性缺血性脑卒中,临床试验发现有增加患者死亡和依赖性风险,但动物实验却表明替拉扎特减少梗死面积,与临床结果相反;⑤类固醇产前预防新生儿呼吸窘迫综合征(neonatal respiratory distress syndrome),临床试验发现能降低减少新生儿呼吸窘迫综合征和新生儿死亡率,动物模型也能降低呼吸窘迫综合征、但对新生儿死亡率影响无明确结果;⑥双磷酸盐类(bisphosphonates)药物预防和治疗骨质疏松症,临床试验表明能够增加绝经后骨质疏松症妇女骨矿物密度,卵巢切除动物骨矿物密度也增加。

以上228项动物实验研究结果绝大多数与人类临床试验结果并不一致(甚至相反),只有一项干预措施——溶栓治疗急性缺血性脑卒中,表现为人类临床试验结果和动物实验结果相似。

令人遗憾的是,在其他研究领域也发现类似动物实验结果与人类临床试验的不一致性(甚至相互矛盾)。如已经报道了大约500多个"神经保护性"动物实验治疗方案,但是只有阿司匹林以及用于早期静脉注射溶栓的组织纤溶酶原激活剂被证实对患者是有效果的;肿瘤研究与动物实验与临床结果不统一。

二、只有少数动物实验研究转化到人类临床实践

2006年一项调查分析表明,即使发表在顶级期刊上极其重要的动物实验研究成果,也只有一小部分能够转化到人类临床研究中。加拿大多伦多大学医学部Hackam和Redelmeier博士等检索了1980~2000年间,发表在7个顶级科学期刊(*Science*,*Nature*,*Cell*,*Nature Medicine*,*Nature Genetics*,*Nature Immunology*和*Nature Biotechnology*)、被引次数超过500次、随后极有可能进行了人体试验、高质量的有关疾病预防和治疗的动物实验研究项目(论文)。结果发现,76篇以上动物实验研究论文符合标准,而且实验结果都是阳性的。平均每篇论文被引次数889次。在这76个动物实验研究中,38%动物实验设计和实验方法可靠。大多数动物实验研究包括药物剂量依赖梯度,临床相关结果和长期结束终点。大多数实验在动物随机分组、多假设调整测试以及实验结果盲选评估等方面存在缺陷;1980~2000年20年间,动物实验质量并没有显著提高。

76个相关动物实验研究结果,只有28个随后被应用转化到人类临床随机试验(human randomized trials)中证实,14个(临床随机试验与动物实验结果矛盾,34个动物实验研究未进行临床转化,不了了之。从动物实验到临床转化平均时间是7年。最终,只有8个相关研究被应用于人类相关疾病的治疗。

从以上分析可以看出,即使发表在顶级期刊、被引次数很高、产生广泛影响的高质量动物实验研究项目,也大约只有1/3可以转化到人类临床随机试验中,而最终把动物实验结果转化到患者临床应用实践中的也只有10%左右。发表在其他期刊、质量稍有欠缺的动物实验研究,其临床转化可能性就更低了。

以上两个事例从一个侧面反映了动物实验结果向临床转化面临的困境。造成动物实验结果和临床试验结果不一致的原因可能有:①有些临床试验没有足够充分的数据来证明治疗方案的有效性。出于实际的或者商业的目的,有些临床试验在设计的时候隐瞒了动物实验中发现的药物功效的局限性(如,毒性),比如在时机错过之后的某个时间才通过治疗方案。②一些看起来前景很好的动物实验治疗方案在转化到临床上时却失败了,可能是因为动物实验的数据不充分(如研究者可能选择阳性动物数据而舍弃同样有效但是阴性的数据),以及对有方法缺陷动物研究中取得的效果的过度乐观。③动物模型将人类疾病简单化了也就是这些动物模型不能充分模拟人类疾病病理生理学。实验动物与人类疾病患者不一样,前者通常幼小、很少有并发症。④相对于临床试验而言,动物实验没有效果的或者结果是阴性的论文不容易发表或者根本不发表,因此给大家留下了动物实验比临床试验更容易出现阳性结果这样的印象。

在这里,我们面临的重点是解决②和③涉及的动物模型问题,提高动物实验准确性、消除偏倚(bias),提高动物实验的可靠性,最终有效地促使动物实验向临床的转化。

Notes

基础研究能否向临床应用转化也是转化医学最本质的要求,是医学科学研究的终极目的。在人类和疾病作斗争,逐步深化对疾病认识的过程中,也不乏基础研究向应用转化的成功案例,这些案例的成功无一不是促进医学发展的具有里程碑意义的事件。

三、动物实验向临床转化的成功案例:来自他汀类药物研发的启示

20 世纪后期,人类心血管病(cardiovascular disease)药物发展史上一个里程碑事件是他汀(statins)类药物的诞生。正是由于他汀类药物使用而非生活方式改变,近 20 以来美国人心血管病死亡率下降了 25%。

20 世纪中期以前,人们缺乏对心血管病病因认识和有效预防、治疗措施。1948 年,美国"国立卫生研究院(NIH)"决定在马萨诸塞州弗雷明汉镇启动了一项后来成为闻名于世的 *Framingham Heart Study* 项目,其最初目的是研究在正常人群中冠心病表现和导致冠心病的决定因素,建立新的筛查方法。Framingham 研究初始队列由 5209 名 28 ~ 62 岁的男女两性组成,包括 1644 对夫妻和 596 个家庭。经过 10 余年的随访后,Framingham 研究创造性地提出了危险因素(risk factor)概念,发现高胆固醇血症(hypercholesterolemia)是心血管病的危险因素,提示降低人体胆固醇水平有可能降低心血管病发病率和死亡率。

20 世纪 60 年代,通过动物实验和人类临床观察,发现血液中胆固醇来源于食物和身体自身合成。当食物中胆固醇来源不足时,肝脏会增加胆固醇合成,满足机体需要。相反,如果食物胆固醇丰富,肝、肠胆固醇合成、吸收会受到抑制。1966 年,科学家发现人体肝脏胆固醇合成受一种叫作羟甲基戊二酰辅酶 A 还原酶(HMG-CoA reductase)的肝微粒酶调控,随后,科学家意识到抑制 HMG-CoA 还原酶,有可能降低血液胆固醇。

1971 年,日本生物化学家远藤章(Akira Endo)和他的同事在日本三共制药公司筛选了 6000 多种微生物菌株,终于从一种青霉菌(*Penicillium citrinum*)中提取出了 3 个能够降低胆固醇的化合物,其中一种被称为美伐他汀(mevastatin)。美伐他汀能够特异性与 HMG-CoA 还原酶结合,抑制内源性胆固醇合成,从而降低血液中胆固醇。

当然,美伐他汀在人体内安全性和疗效必须通过动物实验全面研究。

1974 年,远藤博士给大鼠口服美伐他汀 20mg/kg,3 ~ 8 小时后检测血浆脂质水平,发现美伐他汀能够降低大鼠 30% 血浆胆固醇。然而,这个结果难以重复,远藤博士当时并不清楚是动物实验失误(如,技术问题)还是美伐他汀没有疗效。后续动物实验观察,发现即使给大鼠日粮中添加 0.1% 美伐他汀,连续饲喂 7 天,大鼠血浆胆固醇水平仍然没有变化;给大鼠美伐他汀剂量高达 500mg/kg、连续 5 周,也不能降低血浆胆固醇。小鼠实验也得到同样结果。

随后,远藤博士继续在体外继续筛选了许多美伐他汀衍生物和类似物,但发现美伐他汀仍是最好的药物。1977 年,继续使用大鼠进行更为详细的实验研究,远藤博士发现,给大鼠饲喂美伐他汀 3 ~ 8 小时后,能够显著抑制大鼠肝脏胆固醇合成,表明美伐他汀在大鼠体内非常迅速起作用。然而,当给大鼠很高剂量美伐他汀时,大鼠肝脏 HMG-CoA 还原酶代偿性增加了 3 ~ 10 倍,显示不出美伐他汀降脂效果。这初步回答了起初大鼠实验失败的原因。非离子型去垢剂 Triton WR-1339 能够使大鼠肝脏 HMG-CoA 还原酶升高,胆固醇合成增加,形成高胆固醇血症大鼠模型。利用这种大鼠,远藤博士模型终于发现了美伐他汀略有降脂效果:给高胆固醇血症大鼠口服美伐他汀 100mg/kg,能够降低 21% 血浆胆固醇。虽然这个动物实验结果给了远藤博士一线希望,但是仍然不足以证明美伐他汀疗效。

我们知道,鸡蛋中约含有 300mg 胆固醇,这些胆固醇三分之二来自饮食,三分之一来自于自身合成。母鸡由于产蛋需要,胆固醇合成水平要高于公鸡。1978 年,远藤博士在母鸡饲料中添加了 0.1% 美伐他汀,饲喂母鸡 30 天。正如预期的那样:母鸡血浆中的胆固醇减少了 50%,而且未发现美伐他汀对动物体重、饮食以及产蛋能力有不良影响。

Notes

母鸡实验的成功给远藤博士树立了信心,继而对犬和猴子进行实验,取得成功。如,给犬和猕猴美伐他汀 20mg/kg,血浆胆固醇分别降低 30% 和 21%。美伐他汀能显著降低"坏"胆固醇——低密度脂蛋白胆固醇,轻微增加"好"胆固醇——高密度脂蛋白胆固醇。随后通过遗传性高脂血症(Watanabe heritable hyperlipidemic,WHHL)家兔也证实:美伐他汀能够降低家兔血浆胆固醇 39%。

从以上动物实验研究可以看出,美伐他汀能够显著降低家禽、家兔、犬类、灵长类等动物模型血浆胆固醇,而对对传统啮齿类动物几乎没有效果。由于不同种属实验动物肝脏对脂蛋白代谢途径存在差异,反映在美伐他汀疗效(降血浆胆固醇)上也出现差异。服用美伐他汀后,肝脏胆固醇合成减少,鸡、犬、猴、家兔血浆胆固醇消耗增加,血浆胆固醇水平下降。相反,大鼠、小鼠服用美伐他汀后,大鼠肝 HMG-CoA 还原酶升高、胆固醇合成增加、不能分解利用血浆脂蛋白;另外大鼠和小鼠体内主要脂蛋白也不是低密度脂蛋白;美伐他汀还能减少大鼠胆汁酸排泄。以上原因造成在大鼠和小鼠身上观察不到美伐他汀的有效性。

经过反复的动物实验验证和人类临床试验观察,他汀类药物降脂效果终于得到肯定。1987年,美国食品和药物管理局(FDA)批准了默克(Merck)公司的洛伐他汀(lovastatin)上市,开创了人类治疗高脂血症的一场革命,其深远意义与青霉素齐名。在过去 30 年内,人类心脏病和脑卒中死亡率下降了 50%,他汀是最重要的贡献者。涉及 91 000 个患者的 14 项国际大型临床试验证实:服用他汀治疗后,心脏病发病率下降 30%。目前,全世界有成千上万的人在服用他汀类药物来预防和治疗心血管病。

他汀的研究过程同时告诉我们三个方面的经验:第一,动物实验研究在药物开发中不可缺;第二,任何一个科学问题的解决都需要从不同的侧面和不同层次去探索;第三,选择动物模型的重要性。

(刘恩岐　范江霖)

第二节　临床医学转化关键是动物实验

美国国家神经疾病与脑卒中研究所调查发现,他们资助的很多脊髓损伤(spinal cord injury)动物实验研究项目无法被重复,主要原因是因为动物实验设计不完整或描述不准确,特别是如何解决随机选择实验组动物、设定组别和界定动物耗损和排除存在问题。通过对 2010 年发表在癌症研究(Cancer Research)期刊上 100 篇动物实验论文分析发现,只有 28% 的论文报道了动物被随机分组,仅有 2% 论文使用了盲法治疗(blinded to treatment),没有 1 篇论文说明如何来确定每个组的动物的数量,以及如何避免错误结果。此外,数百个脑卒中、帕金森病和多发性硬化症动物模型进行研究分析结果也显示,阐明关键方法参数方面存在缺陷,可能导致偏倚。本章第 1 节提到的两个研究报告,同样反映出动物实验设计缺陷、结果存在偏倚广泛存在生物医学研究中。

下面简要分析动物实验产生偏差可能的形成原因,以提示科研人员如何提高动物实验设计水平和(或)数据分析能力,进而提高动物实验的准确性,如何促使动物实验结果向人类临床的转化。

一、内　部　效　度

内部效度(internal validity)指通过实验设计和实施来消除可能存在的偏倚程度,而偏倚指由实验设计、实施或者结果分析不当而引起,估计的干预效应与真实值发生了"失真"。

动物实验有充分的内部效度就意味着不同处理组动物之间的差异除了随机误差以外都是由于处理不同而引起的。表 2-11-2 所示,4 种偏差会引起不同处理组间的系统误差,进而降低内

Notes

部效度。像任何一个临床试验一样,每个动物实验要检测干预效果的动物实验都应该建立在一个设计周密的研究计划基础上,包括实验设计、实施、结果分析和实验报告等。

表 2-11-2　影响内部效度的 4 种偏倚类型

偏倚类型	定　　义	解决办法
选择偏倚	实验组动物分配出现偏差	随机化、隐蔽分组
实施偏倚	实验组动物治疗方法出现系统误差,暂且忽略研究中的干预	盲法
检测(探查、评估或观测)偏倚	由于评估结果研究人员知道处理分组而造成评估失真	盲法
损耗偏倚	不能正确处理与研究计划有偏差的事件,对实验组也没有跟进	盲法、意向处理分析

（一）随机化

随机化(randomization)指随机分配实验中的对照组和实验组,以确保不能事先预测实验分组。为了避免选择偏倚(selection bias),像所有人类临床试验都会采用方法一样,所有动物实验都应该遵从随机分组进行处理。随机化可以从一定程度上避免研究者在实验过程中选择特殊动物个体进行处理,从而避免了使某个效果特别明显或者特别不明显的特殊的动物个体来代表整组的处理效果。在处理之前提前进行分组也可能会造成选择性地排除由于预后因素而造成的动物个体淘汰。上述问题都会出现在提前知道或者可以预测分组情况的动物实验中,不管是用哪种方法进行分组的,哪怕是按提前规定好的规则(如,间隔分组或者按时间进行分组)或者按公开的随机化规则进行分组。而从动物笼子中"随机地"抓取动物也同样存在有意或无意人为操控的风险。如,跑得慢的动物可能先被抓住,就会形成慢的和快的比较,无法体现真正的随机化。

如果动物群体已经从遗传上或者表观上分化出同质性群体(homogeneous group)(如,近交系动物),那么随机化就不那么重要了,经常出现这种情况的有小鼠、大鼠或者是其他啮齿类动物。然而,引起变异增加的因素不仅是动物自身,更多的是疾病感染。如,大部分缺血性脑卒中的大鼠模型在梗死面积上有很大的变异,这不仅是因为个体解剖学侧支循环的差异(同一近交系也存在差异),还因为在一些个体中动脉堵塞得比别的个体更厉害,而这些个体比较容易感染并发症(如,围手术期低血压、低氧血症)而影响试验的结果。正是由于这种差异,在损伤或手术后再行随机化分布是必要的。

在临床试验中机械化随机法(如,随机数字法)被广泛地应用,但是一些人工的方法(如,抛硬币或者掷骰子)由于其无法被人为操作也是被接受的,不过人工方法最好由一个与试验无关的人来实施。

（二）盲法

盲法(blinding)也叫隐蔽(masking),指不让实验人员、收集数据人员和评估结果的人员知道处理分组。在一个盲法贯穿始终的动物实验研究中,研究者和其他实验人员不会受到实验处理分组的影响,也因此避免了执行、检测和退出偏倚(attrition bias)。知晓动物实验分组可能会潜意识影响额外处理、结果评估以及对实验动物的淘汰。

隐蔽分组(allocation concealment)是指直到开始分配之前,一直要隐蔽进入干预组动物的分配顺序。与隐蔽分组形成对比的是,在一个实验中不可能整个过程中一直采用盲法,如,关于外科手术的调查研究。不过,对结果的评估中实施盲法是可行的。

人类临床试验中最常用的是三盲法(triple blinding),也就是患者、研究者和处理人员都不知道实验的分组。由于患者并不知道自己被给予的是哪种处理,因此其安慰剂(placebo)效果跟对照组应该是一样的。由于动物对安慰剂不敏感,动物实验中并不涉及三盲法。

(三) 样本大小估计

显而易见,样本大小(size)指实验中动物的数量。样本大小的选择对于任何一个对照实验设计来说都是很关键的。样本量必须足够大从而能够更准确地检测一个处理对于一个既定规模群体的影响。但同时样本要尽量小以符合伦理、法律、3R 和实际的要求。动物实验需要的样本大小应该在实验开始之前通过正式的样本量计算来确定(动物实验样本数量大小计算方法,参照第四章二节介绍)。一般而言,非近交动物需要样本大。不幸的是,对测量值变异的估计通常是建立在不完整的数据基础之上,而一个小的错误都可以导致过低或者过高的估计结果。从伦理角度来说,过低估计效果的研究是不可取的,因为它们可能会导致错误的结论认为干预没有效果,所有的实验动物也就白白浪费了。而过高估计效果的研究也同样是不道德的,但是这种现象出现较少。

(四) 生理学参数的检验

大量事实表明,生理学变量(如,性别、年龄、饲养条件变化、妊娠等)的范围会影响动物实验最终的结果,而这些因素如果控制的不好的话可能会导致错误的结论。至于生理学参数是否应该进行评定、以及评定多长时间,则取决于动物模型设计和测定条件。

(五) 合格标准和淘汰

合格标准(eligibility criteria)指确定合格和淘汰标准,即用来规定哪个动物个体可以参与单位实验的特定标准。由于并发症的复杂性,很多动物模型对并发症非常易感。如,手术过程中的疏忽造成的输血而引起的大脑或者心肌缺氧,这可能跟动物实验处理没有关系,但是对结果的影响却很大。如果合格标准在动物实验开始之前制订好而不是事后才制订,并且负责淘汰动物的人事先并不知道实验安排,可以按照合格标准剔除掉这些感染、出现并发症的动物。

在人类临床试验中,通常在试验开始之前就运用到合格和淘汰标准,但是在动物实验开始之后再运用这些标准有时候也是合理的,不过,在应用的时候应该限制在已经明确跟实验组干预无关的并发症,否则可能会导致退出偏倚。如,一个新颖的针对直肠癌生长而不是抑制了肿瘤的发展的治疗方案,可能会使荷瘤动物变得虚弱、增加对传染病的易感性,那么过早地排除由于感染传染病而濒死的动物,可能会导致选择性排除荷瘤最大动物,而掩盖这种治疗方案的有害作用。

(六) 数据分析

很多文章和书籍中已经对动物实验结果的数据分析给出了详尽描述。但是,尽管有时数据很简单分析起来也很容易,但是不恰当的方法还是经常被应用。比较常见的错误包括对没有参数的数据进行 t 检验、计算有序资料(ordinal data)的平均数和标准差以及对一个独立动物进行多重观测。

根据最初处理意向,分析所有列入研究的动物的实验数据,不管对这些动物的干预是否完成,是意向治疗分析(intention-to-treat analysis),这是一种分析随机化分组试验结果的方法,在临床试验中很受欢迎的,原因是它能够避免与参与者的非随机丢失相关的偏倚。在对动物实验研究统计分析中,也应该注意使用意向处理分析法。

(七) 研究行为和伦理教育

很多研究人员和学生过分依赖于学术论文发表的数量和发表期刊的影响力(如,期刊的影响因子),过分依赖一种观念:动物实验阳性结果比阴性结果更容易发表。动物实验不仅要强调随机化、隐蔽分组和盲法的重要性,更需要有第三方去对实验室工作做充分的监控和审计。事实上,有些学术团体提出,加强动物实验管理、增加透明度,来保障动物实验研究可靠性。

（八）动物实验研究中的偏差

前面讨论过,急性缺血性脑卒中动物实验研究的偏差是最广泛存在的,可能是因为在这个领域动物实验和人类临床差异巨大而且容易辨认。在系统评价急性缺血性脑卒中、其他紧急病症、帕金森病、多重硬化或者肌肉萎缩性脊髓侧索硬化症的不同的动物实验中,大概只有1/3甚至更少比例的已报道研究是对处理组随机分配的,而进行隐蔽治疗分组和盲法评估结果的研究比例就更少了。即使研究论文发表了,实验所用随机化和盲法的方法也很少写出来。据统计大约只有0%~3%的动物实验研究报道了样本量大小的计算方法。几乎所有的研究报告都关注动物是否过早死亡,90%早死动物在分析中都被淘汰了。在一个关于急性缺血性脑卒中的治疗方案的综述性研究报告中,45项研究中只有1项提到了提前制订合格和淘汰的标准,12项研究提及并证明了在分析的时候淘汰动物个体,难以置信的是其他所有实验都是按照研究者设计好并顺利进行,显然,这种现象在真正动物实验中并非很少存在。

有两个因素限制了对上述数据的解释。第一,对系统性评估中可能的混淆因素的评估是建立在论文报道的基础之上的,而论文内容可能不完整,因为作者可能认为这些与实验设计无关而没有提及。其次,关于随机化、隐蔽分组和盲法的定义可能因实验的不同而有差异。如,从笼子中随机抓取试验动物也有可能被定义为"随机化"。

二、外 部 效 度

外部效度(external validity)即动物实验结果推演到人类的程度。即使动物实验设计及实施都很合理并且排除偏倚,由于人类疾病动物模型检测、治疗策略和真实人类临床试验存在较大的差异,动物实验的结果向临床转化还是可能会失败。造成这样的外部效度降低的共同原因包括:①动物实验研究中诱导疾病动物模型大多都是年轻的和健康的,然而患者大多都发生在患有多种疾病的老人身上;②评价一种治疗方法是在单一动物(近交或基因敲除)中,而人类患者是多样化的(包括遗传和环境多样性);③动物实验往往可能只使用单一性别,雄性或雌性动物,而人类疾病的出现不分性别;④使用单一种疾病动物模型与人类的多发性并发症相似性不足;⑤动物实验可以使用超大剂量(或者是有毒的),在临床上是不现实的,或者不能被患者接受;⑥研究结果评估时机在动物研究和临床试验之间存在差异。动物和人类疾病的差异不仅仅局限于病理生理学方面,还包括在并存病、复合给药法的应用、给药时间、治疗剂量以及检测结果的选择方面的不同。鉴于内部效度可能适用于大多数动物模型而不是针对某种疾病的研究,外部效度很大程度是一种决定于针对特定疾病的因素。

（一）急性病动物模型

前文多次讨论过,针对神经疾病的动物模型研究向人类疾病的转化成功率很低,尤其是缺血性脑卒中。随着年龄的增加人类脑卒中的发生率不断升高,脑卒中患者通常存在其他的健康问题,这些问题能提高他们脑卒中风险,使他们的临床过程复杂化并且影响到功能性结果。我们知道,在急性脑梗死的病人中,出现高血压和高血糖的分别达到75%和68%。重要的是要知道候选的药物对这些合并症是否能保持有效性。一项大型调查研究发现,只有10%的缺血性病灶研究使用了患有高血压的动物、1%以下的研究使用患有诱导性糖尿病的动物。此外,几乎所有脑卒中模型总是使用年轻的雄性动物,雌性动物几乎被忽略。超过95%的研究在大鼠和小鼠上完成,那些生物学上与人类更近的动物很少被研究。此外,大多数动物研究不承认在症状的发作和对病人开始进行治疗的可能性之间存在不可避免的延迟。动物实验中从缺血发作到开始治疗的平均时间只有10分钟,但是这在临床试验中是不可实行的。在绝大部分的临床试验中,功能性结果是疗效的主要措施,然而动物研究通常依赖于梗死体积。一些研究表明梗死体积和功能性结果的关系充其量是中等相关关系。另外,动物模型中的结果评价通常是1~3天,与人类患者的3个月形成鲜明对比。由于这些原因,除了血栓溶解,所有在实验动物身上证明有效的治疗策略都在临床上失败也就不足为奇了。

上述动物模型和临床试验之间的差异也可能是造成一些减轻急性心肌梗死患者的致死性再灌注损伤的治疗策略反复失败的原因。忽略患者严重的并发症的存在和不可避免的短暂的临床起始治疗延迟都限制了脑部创伤的动物模型研究的外部效度。

（二）慢性病动物模型

慢性渐进性疾病的动物实验模型的外部效度同样受到其他影响因素的挑战。对于帕金森病的治疗，研究者主要依靠于模拟缺乏黑质纹状体多巴胺缺陷的损伤诱导行动物模型而不关注人类疾病缓慢性、渐进性和不断退化特性。人类临床试验时，干预都在持续很久的慢性病进程时间里实施，在典型基础动物实验中公认的神经保护剂在急性帕金森病样的损伤被诱导之前或同时使用，明显存在差异。

三、发　表　偏　倚

对新临床试验治疗策略理想的评价是基于之前公开发表过的临床研究，系统评价和综合分析是对临床数据进行技术分析以有利于选择最有发展潜力的治疗策略。然而，如果发表的研究是基于有选择性的一部分结果，即使综合分析是基于严格的系统分析也会被误导。

在对临床试验的报道中出现偏见已经被广泛研究。有力的经验证据表明，积极的或结果显著的临床研究更易发表或被报道，具有统计学上显著差异的结论更容易以全部内容而不是只是摘要形式的得到报道，这就是发表偏倚（publication bias），发表偏倚会导致过高估计治疗效果并且使在做决定时利用现成的证据变得不可靠。

动物实验发表偏倚没有得到足够重视。有人对人类疾病动物模型的干预有效性研究的系统分析发现，6篇论文中就有4篇存在发表偏倚。另外一项研究针对525篇发表论文的综合分析（meta-analysis）、艾格回归分析和非参数剪补法分析结果显示发表偏倚广泛存在，该研究认为发表偏倚可能解释1/3的动物脑卒中研究中的有效性问题。

动物实验结果不公开发表是不道德的，不仅因为这样剥夺了研究者分享准确数据的权利，其他研究者需要利用这些数据去估计临床试验中新治疗方法的潜力，还因为他们没有为积累知识做出贡献而使那些动物都浪费了。此外，夸大生物效应的研究可能导致更多不必要的动物实验去检测不成立的假说。

四、实际的改进策略

很多人类临床试验中很多看起来应该改善结果的干预措施最后都失败了，部分原因可能是因为缺乏有足够内部和外部效度的临床前试验，即动物实验，动物实验研究成果更倾向发表阳性结果。因此，从丰富的临床试验经验和一些临床前试验来看，建议用动物模型进行疾病治疗方案测定和撰写报告的时候采用与临床试验类似的标准，以确保动物实验研究是建立在高质量和没有偏差的数据基础之上的。具体措施包括：确定样本量大小计算和合格标准；符合和不符合标准的都进行登记；合理实验分组和隐蔽分组；采用盲法；注意动物存留和生理参数是否被监控并被控制在合理范围；采取准确统计、分析方法等。

人类疾病动物模型不仅疾病或者损伤应该与人类的状况越接近越好，年龄、性别和并发症也应该尽量以人类疾病相似。研究人员应该证明他们选择模型和结果测量方法的合理性。反之，人类临床研究也应该设计得可重复，尽量设计成动物实验可以得到效果的情形。为了充分说明一个比较新颖的治疗策略的潜力和局限性，在人类临床试验开始之前，应该对所有能从动物实验获得的证据进行一个系统性查阅和荟萃分析。他汀药物的研发历史充分证明了一个道理：从单一的动物实验或者单一动物模型或者单一动物品种（品系）获得的实验证据可能是不够的。研究人员要清楚，无论哪一种动物模型都只是表现人体疾病的一部分，人永远不是小鼠！

只有充分理解人体疾病基础知识和动物实验优缺点,才能发现转化医学课题,开展为转化医学服务的动物实验,真正实现动物实验结果的医学转化。

(刘恩岐　范江霖)

参考文献

1. 刘恩岐. 人类疾病动物模型. 第 2 版. 北京. 人民卫生出版社,2014

2. Endo A. The discovery and development of HMG-CoA reductase inhibitors. J Lipid Res,1992,33(11): 1569-1582

3. Hackam DG,Redelmeier DA. Translation of research evidence from animals to humans. JAMA,2006,296(14): 1731-1732

4. Hackam DG. Translating animal research into clinical benefit. BMJ,2007,334(7586):163.

5. Kannel Wb,Dawber Tr,Kagan A,et al. Factors of Risk in the Development of Coronary Heart Disease—Six-Year Follow-up Experience. The Framingham Study. Ann Intern Med,1961,55(1):33-50

6. Landis SC,Amara SG,Asadullah K,et al. A call for transparent reporting to optimize the predictive value of pre-clinical research. Nature. ,2012,490(7419):187-191

7. Lin S,Lin Y,Nery JR,et al. Comparison of the transcriptional landscapes between human and mouse tissues. Proc Natl Acad Sci USA,2014,111(48):17224-17229

8. Perel P,Roberts I,Sena E,et al. Comparison of treatment effects between animal experiments and clinical trials: systematic review. BMJ,2007,334(7586):197-203

9. Rea PA. Statins:from fungus to pharma. Am Sci,2008,96(5):408-405

10. van der Worp HB,Howells DW,Sena ES,et al. Can animal models of disease reliably inform human studies? PLoS Med,2010,7(3):e1000245

Notes

第三篇 医学研究中动物实验技术

第十二章 常用实验方法及检查方法

第一节 动物抓取、保定和标记

一、动物抓取和保定

在进行实验时,为了不损伤动物的健康,不影响观察指标,并防止被动物咬伤,首先要限制动物的活动,使动物处于安静状态,体位相对固定,充分暴露操作部位,顺利地进行各项实验。动物抓取(animal capture)是顺利进行各项动物实验操作最基本的一个环节。在抓取动物之前应了解各种动物的一般习性,操作时要小心仔细、大胆敏捷、熟练准确、不能粗暴,不能恐吓动物,对动物施加的恐惧和痛苦降到最低。

动物保定(animal fixed)是指用人为的方法使动物易于接受诊断、治疗和实验,保障人和动物安全所采取的保护性措施。在保定实验动物时,应遵循温和保定,善良抚慰,减少痛苦和应激反应的原则。保定器具应结构合理、规格适宜、坚固耐用、环保卫生、便于操作。在不影响实验的前提下,对动物身体的强制性限制应减少到最低程度。一般来说,动物是不会主动攻击人的。

(一)小鼠的抓取和保定

小鼠性情较温顺,挣扎力小,比较容易抓取和保定。常用的方法是单手抓取并双手固定,主要进行实验动物的灌胃、皮下、肌肉和腹腔注射等操作。如进行尾静脉注射时,可选用尾静脉注射固定器来固定。如进行解剖、手术和心脏采血时,先将动物麻醉,再将小鼠四肢依次固定在蜡板上。在抓小鼠尾巴时应抓住尾巴中部或根部,如仅捏住尾巴尾端,当小鼠挣扎时有可能弄破尾端。

(二)大鼠的抓取和保定

大鼠的抓取和保定方法基本同小鼠,只不过大鼠比小鼠性情凶猛,牙齿尖利,在抓取时为避免咬伤,可戴上帆布手套。抓取时宜缓慢靠近,动作切忌过于突然。

(三)豚鼠的抓取和保定

豚鼠性情温顺,胆小易惊,一般不易伤人。在抓取时,不宜强烈刺激和受惊,需讲究稳、准、柔、快。300g以下的小豚鼠可一手直接将其抓起,较大的豚鼠需用两手轻轻扣、按住豚鼠背部,将其托起。豚鼠解剖、心脏采血和外科手术等实验固定方法与大、小鼠固定方法类似。抓取豚鼠不可过分用力抓捏豚鼠的腰腹部,否则容易造成肝破裂、脾淤血而引起死亡。

(四)地鼠的抓取和保定

地鼠的皮肤很松弛,如仅抓住少量皮肤,地鼠会翻转来咬人。抓取地鼠时,应使地鼠处于清醒状态,尽量避免其受惊。温顺的地鼠可在笼底部抓住颈背部直接取出,具有攻击性的地鼠可用毛巾围住,从笼内取出,用一手抓住地鼠背部皮肤固定于手掌间。

(五)兔的抓取和保定

家兔比较驯服,一般不会咬人,但脚爪较锐利,抓取时,家兔会使劲挣扎,要特别注意其四肢,防止被其抓伤。实验家兔多数饲养在笼内,所以抓取较为方便,当兔在笼内安静下来时,以一手抓住兔颈部的毛皮提起,然后另一手托其臀部或腹部,让其体重的大部分集中在另一手上,这样就避免了抓取过程中的动物损伤。不能采用抓兔的双耳将其提起来,家兔虽然两耳较长,但并不能承担全身重量,因家兔会挣扎,易造成落地摔伤或兔耳神经根的损伤。也不要拖拉家兔的四肢,以免实验者被其抓伤或造成怀孕母兔的流产,提抓腰部也会造成动物双侧肾脏的损害。家兔的保定可根据需要而定,一般将家兔的保定装置分为盒式和台式。盒式固定适用于兔耳采血、耳血管注射等情况;台式固定,也常用于作颈部、胸部等手术,兔静脉采血或测量血压、呼吸等实验和技术操作时的固定。

（六）犬的抓取和保定

犬有与人为伴和服从命令的习性,经过训练的犬可不必强制保定,进行采血和心电图检查时,操作人员可以从其侧面靠近并轻轻抚摸颈部皮毛,犬一般处于安静状态。对于性情凶悍的犬饲养人员要经常亲近它们,建立信任感,便于进行实验操作。不要轻易使用长柄捕狗夹,会使动物产生恐惧,影响以后实验的进行。犬抓取后,要将狗嘴绑住。实验需要麻醉时,将麻醉后的犬固定在手术台或实验台上,应及时解去嘴上的带子,以利动物呼吸,避免由于鼻腔被黏液阻塞而造成窒息。保定的姿势,依手术或实验的种类而定。一般采取作仰卧位或腹卧位,前者便于进行颈、胸、腹、股等部位的实验,后者便于进行背、脑脊髓的实验。

（七）非人灵长类动物的抓取和保定

1. 猴房内或露天大笼内捕捉 采用捕猴网进行捕捉。捕捉时动作要迅速准确,不要损伤动物头部及其他要害部位。在捕捉凶猛的雄猴时应戴上防护皮手套,并有 2～3 个人紧密配合。

2. 笼内捕捉 一般采用网罩法和挤压式不锈钢笼保定法,网罩法是将网罩伸入笼内,由上而下将猴罩住,翻转网罩笼外。要谨防开门时猴子逃出笼外。不锈钢笼固定法是捕捉时拉动笼具杠杆,将猴夹在笼的前后壁之间进行保定。

3. 固定椅保定 猴固定椅基本上是由头枷和坐椅构成,坐椅可升降,头枷可固定头部。应尽量短时间使用,固定一段时间后应将动物放下来活动。在动物固定期间,可通过给动物听音乐、看电视等方式来减少动物的不适感。

（八）猪的抓取和保定

猪身溜圆,挣扎力量大,缺少控制部位,猪齿容易伤害固定者,在猪的抓取时要注意保护自己。最常用的方法是实验者双手抓住猪的双后肢小腿,提起后腿,猪便无法移动,此时助手再用橡皮带固定或注射麻醉剂。猪亦可采用挤压式不锈钢笼固定法。不提倡抓猪尾巴以提举后身,抓猪尾巴易引起猪尖叫,且易滑脱。

二、动 物 标 记

在进行动物实验分组时,需要对实验动物进行标记编号。标记编号方法应保证编号不对动物生理或实验反应产生影响,应根据实验动物的种类和实验类型,选择标记方法,并且号码要清楚、易认、耐久和适用。使用对实验动物无毒性、操作简单且能长期识别的方法进行标记。

（一）标记方法

目前常用的标记编号方法有染色法、耳孔法、烙印法、挂牌法等。此外还有纹身法、剪趾编号法、剪尾编号法、被毛剪号法、笼具编号法等,根据动物福利要求,剪趾编号法和剪尾编号法需要在特定年龄实施。

1. 染色法 用化学药品在实验动物身体的明显部位,如被毛、四肢等处进行涂染,以染色部位、颜色不同来标记区分实验动物,是最常用、最易掌握的动物标记方法。常用的染色标记的染液有:①0.5%中性红或品红溶液:可涂染成红色;②2%硝酸银溶液:可涂染成棕黄色;③龙胆紫溶液:涂染成紫色。

此法对于实验周期短、毛色浅的实验动物比较适合,长时间试验染料易退色,需要经常涂抹。有的实验室使用苦味酸做染色标记,但苦味酸属于易爆品且具有毒性,动物涂抹后可经皮肤迅速吸收,啮齿类动物具有舔舐被毛的习惯,长期使用可引起肝、肾的损害,不符合动物福利,不建议使用此染液。

2. 耳孔法　用专用打孔机直接在实验动物的耳朵上打孔编号,根据打在动物耳朵上的部位和孔的多少,来区分实验动物的方法。另一种耳孔法是将标有动物号码的金属环固定于动物耳部。进行上述操作时,动物要进行局部麻醉,打孔后打孔部位要进行消毒。啮齿类动物适合采用此种方法标记。

3. 剪趾编号法　根据剪断啮齿类动物前肢和后肢脚趾的数量多少来进行标记。此法只适用于出生14日内的仔鼠,对于成年啮齿类动物禁止采用此方法。此法主要用于转基因动物的早期标记。

4. 烙印法　直接把标记编号烙印在实验动物身体上。烙印方法有两种,对犬等大动物,可将标记号码烙印在其体表明显部位的皮肤上(如耳、四肢等部位),烙印完成后,伤口涂抹酒精黑墨等颜料,即可清楚读出号码,操作时动物应进行局部麻醉。对家兔、豚鼠等小型动物,可用数字号码钳在其耳朵上刺上号码;进行此操作时,动物要进行局部麻醉,烙印后要防止皮肤的感染。

5. 挂牌法　用编好号码的金属耳环固定在实验动物的耳部,或通过项圈固定在动物颈部的编号方法。金属牌应选用不生锈、刺激小的材料。耳环适用于小鼠、大鼠、吞噬等啮齿类动物,项圈适用于猫、犬、猴等体形较大动物的编号,应根据动物的生长速度,定期调整项圈的大小,防止损伤动物的皮肤和肌肉。挂牌法的缺点是可使动物感到不适。

6. 电子芯片法　目前国际上比较流行的永久性标记法是向动物的颈背部皮下埋入预先编好号码的微型集成电路片,用专用扫描仪读取数据。扫描仪中存储的数据可拷贝到计算机上,方便进行分析。最先进的一种芯片可以同时读出动物的编号和体温,可随时监测动物的体温变化。这种材料可用在小鼠、大鼠、豚鼠、家兔、雪貂等多种实验动物身上,一旦动物植入过电子芯片,可终身携带,一直被识别,不会丢失和改变。

7. 文身法　用针头蘸取少量碳素墨水,在啮齿类动物耳部、前后肢以及尾部等处刺入皮下,在受刺部位留有一黑色标记。对于非啮齿类动物,可使用电动加墨器在动物耳内侧血管不走行的部位或前胸被毛较少的部分印上墨汁。进行此操作时动物应进行麻醉。此法的优点是可终身标记。

（二）不同种类和不同年龄动物的标记要求

一般来说,啮齿类动物适用耳孔法、耳环法、染色法和电子芯片法。若豚鼠是两色或三色的也可根据其模样、颜色和部位进行个体识别。家兔、猴、犬、猪等动物适用挂牌法、笼具标号法、烙印法和文身法。不论采用何种标记方法,都应遵守"号码清楚、持久、简便、易认和适用"的基本原则。

第二节　动物给药方法

在动物实验中,为了观察药物对机体功能、代谢及形态引起的变化,常需将药物注入动物体内。应根据实验目的、实验动物种类和药物剂型等情况确定动物的给药途径和方法。

Notes

一、给药途径和方法

（一）注射给药

1. **静脉注射**　小鼠和大鼠一般采用尾静脉注射；豚鼠一般采用前肢皮下静脉；家兔耳外缘为静脉表浅易固定，常作为静脉注射的部位；狗静脉注射多选择前肢内侧皮下静脉或后肢小隐静脉。如需反复注射，应尽可能从血管末端开始，以后向向心方向移动注射。

2. **腹腔注射**　啮齿类动物注射时，可使动物处于头低位，使内脏移向上腹。若实验动物为家兔，进针部位为下腹部的腹白线旁 1cm 处。当针头与皮肤呈 45 度角刺入腹腔时有落空感，回抽无肠液、尿液后，缓缓推入药液。

3. **肌内注射**　肌内注射一般选用肌肉发达、无大血管经过的部位，注射时针头要垂直快速刺入肌肉，如无回血现象即可注射。

4. **皮下注射**　皮下注射的部位，一般小鼠和大鼠在背部，豚鼠在大腿内侧、背部和肩部等皮下脂肪少的部位，兔在背部或耳根部，猫、狗常选用大腿外侧。

5. **皮内注射**　皮内注射时需将注射部位脱去被毛，注射时感觉阻力很大，此时可见皮肤表面鼓起一白色小皮丘。

（二）消化道给药

1. 口服给药

（1）拌入饲料或饮用水中：把药物放入饲料或溶于饮用水中让动物自由摄取。此法优点在于操作简单，对动物的干扰少，缺点是不能准确测定每只动物所服用的剂量。一般适用于对动物疾病的防治或与食物有关的人类疾病动物模型的制作。

（2）灌胃给药：啮齿类动物灌胃时动物应固定成垂直体位，灌胃针沿咽后壁徐徐顺入食管。针插入时应无阻力。犬、兔、猫、猴等动物灌胃时，先将动物固定，再将带有弹性的橡皮导管（如导尿管），沿咽后壁插入食管，应检查是否误入气管。一般灌胃给药在空腹时给予吸收较快，也较完全。

2. **十二指肠给药**　家兔、犬等动物在进行安全药理实验或开腹后给药时，会用到此种方法。动物麻醉后，在动物胸骨下腹正中线位置开一小口，将药物注射入十二指肠即可。

3. **直肠给药**　常使用的动物品种为家兔。家兔直肠内给药时，将胶皮管插入深度大约 7～9cm，将注射器与橡皮管套紧，既可灌注药液，也可将栓剂直接塞入直肠内。注意勿插入雌性动物的阴道内。

（三）局部给药

皮肤给药　为了评价药物或毒物经皮肤的吸收作用、局部作用、致敏作用和光感作用等，均需采用经皮肤给药的方法。常使用家兔和豚鼠，背部一定面积的皮肤脱毛后，将药物涂抹在皮肤上，固定一段时间后，观察药液经皮肤吸收的反应。

（1）脑内给药：此法常用于与微生物、疫苗有关的动物实验。啮齿类动物给药时，由鼠正中额部刺入脑内，注入药物或接种物。给家兔、犬、猴等动物进行脑内注射时，注射速度一定要慢，避免引起颅内压急骤升高；注射后缓慢拔针，避免药液外流。

（2）关节腔内给药：此种给药方法常使用家兔。针头进入关节腔时，有好像刺破薄膜的感觉，表示针头已进入膝关节腔内，即可注入药液。

（3）阴道给药：常使用的动物品种为雌性家兔。给药方法同家兔直肠给药。

（4）眼内给药：兔眼的结构与人眼相似，故常采用兔眼进行眼部刺激性试验。实验时每只眼滴入 0.1ml 的液体或涂 0.1g 的膏状药物，另一侧做对照。观察药物对角膜、虹膜、结膜的刺激性反应。

（四）呼吸道给药

粉尘或喷雾使用的药物，或需要通过气溶胶感染的方式进行微生物感染动物实验时，均需

Notes

要通过动物呼吸道给药。呼吸道给药方法包括鼻腔内给药和气管内给药。进行病毒感染时,使用专用的气溶胶发生器,可以控制给药时间和给药速度。

除了上述介绍的常用给药方法外,还有髓腔内给药、小脑延髓给药、蛙淋巴囊给药等方法。

二、给 药 剂 量

对于同一种动物,不同给药途径所给予的药量不同;对于同一种药物,不同种类的实验动物一次给药的耐受量也不同。灌胃给予太多时易导致胃扩张,影响动物摄食。静脉给药剂量过多时易导致心力衰竭和肺水肿。一般而言,小鼠灌胃量为 0.1ml/10g 体重,最大耐受量为 1ml/只,静脉给药最大耐受量为 0.6ml/只;犬灌胃最大耐受量为 500ml/只,静脉给药最大耐受量为 100ml/只。

为观察某种药物对动物的作用,给药剂量的准确与否非常重要。剂量太小,作用不明显,剂量太大,又可能导致动物中毒死亡。人与动物对同一种药物的耐受性相差很大。一般来说,动物的耐受性比人大,也就是单位体重动物的用药量比人要大。动物实验所用的药物剂量一般按 mg/kg 体重或 g/kg 体重计算,中药粗制剂的剂量多按生药量折算。要确定动物实验的给药剂量,应考虑以下几个方面:

1. 化学药品可参考化学结构相似的已知药物,特别是化学结构和作用都相似的药物的剂量。

2. 根据人临床拟用剂量换算到动物。在此剂量的基础上,向上增加几个剂量进行摸索。

3. 根据该药物在其他动物身上使用的剂量进行换算。

4. 要考虑不同动物种属、年龄和性别的影响。啮齿类动物的给药剂量比非啮齿类动物剂量要大,成年动物的给药剂量比幼年动物剂量要大。

5. 给药途径不同　给药途径的吸收速度依次是:静脉注射>呼吸道给药>腹腔注射>肌内注射>皮下注射>皮内注射>口服>贴皮。

药物在体内的过程就是药物在体内的吸收、分布、代谢和排泄的过程,药物在体内的量或浓度随着时间的变化而变化。不同药物、不同给药途径、不同种属动物间均存在差异。无论采用哪种方法确定给药剂量,都要先进行预实验,可以使用少量动物在短期内确定给药剂量,大大地节约了人力、财力和时间,起到事半功倍的作用。

第三节　动物检查方法

一、体 重 测 定

动物体重的测量一般使用普通天平或电子天平。为了避免食物对动物体重的影响,动物在称量前应禁食。在动物生长发育的高峰期,体重测定的间隔要短,一般 1~2 次/周;待动物进入稳定生长期,可以 2~4 周称量一次。

二、体 温 测 定

（一）水银体温计

此法是比较常用的方法。测定部位大多采用肛门温度,固定 5 分钟后读取结果,直肠内的粪便和插进肛门的深度可以影响测定结果。

（二）耳温仪

此法是将探头接触动物的外耳道,几秒钟后即可显示读数,但动物外耳道中的毛发可以阻

Notes

止耳温仪与皮肤的充分接触,影响测定结果。

（三）电子芯片

将体温电子芯片芯埋入动物皮下,通过扫描仪可以快速、准确地读取数字,并可将数据拷贝到计算机上进行分析。可以在短时间内多次测定。

三、呼吸次数的测定

（一）人工观察

测定呼吸频率前,必须使动物处于相对安静状态,然后用肉眼观察并记录动物1分钟的呼吸次数。

（二）生理记录仪测量

在进行药理学实验时,常使用多导生理记录仪,将呼吸探头与动物的气管或胸壁相连,采用此方法测定的呼吸次数最准确。

四、心跳次数的测定

（一）人工测量

对于犬、猴等体形较大的动物,测定前使动物处于安静状态,用手指按压股动脉测定1分钟,计算每分钟脉搏次数,即为心跳次数。啮齿类动物的脉搏不易摸测,不可采用此法。

（二）生理记录仪测量

在进行药理学实验时,常使用多导生理记录仪,将心电探头与动物的胸壁相连,测定心电图的同时即可以测定心跳次数。采用此方法测定的呼吸次数最准确。环境温度、湿度,动物的健康状况和兴奋状态都可影响心跳次数。

五、血压的测定

血压的测定方法分为有创血压的测定(直接测压法)和无创血压的测定(间接测压法)。

（一）有创血压的测定

较准确的方法是直接测压法,使用多导生理记录仪,将血压感受器插入麻醉动物的动脉内,测定有创血压。对于啮齿类动物,不能反复测定。

（二）无创血压的测定

对于犬、猴等体形较大的动物,可以使用人用的电子血压计进行无创测量。对于啮齿类动物,常把血压感受器放在尾根部,测定大鼠尾动脉的血压。但此法测定的血压受动物状态、环境温度的影响较大,测定结果欠稳定。

国际上最新方法是使用生理信号遥测仪,是将血压感受器植入动物体内,通过计算机遥测装置测定清醒动物的血压、呼吸、脉搏、心电等指标,此法测定的数据最能代表动物的真实状况。

六、心电图的测定

啮齿类动物常使用多导生理记录仪测定有创的心电图。体形较大的动物,可以使用人用心电图机或床旁监护仪进行测定。但应将电极更换为适合动物使用的夹子。

七、血液学指标的测定

血液学指标包括红细胞计数、血红蛋白、白细胞计数及分类、血小板计数、网织红细胞等项目。血液预先需经 EDTA 抗凝处理,使用全自动血球计数仪可以一次测定以上项目。

八、血液生化指标的测定

血液生化检查常规指标包括：谷丙转氨酶（GPT）、谷草转氨酶（GOT）、总蛋白（TP）、白蛋白（ALB）、总胆红素（TBIL）、碱性磷酸酶（ALP）、尿素氮（BUN）、肌酐（CRE）、胆固醇（CHO）、三酰甘油（TAG）、血糖（GLU）、γ-谷氨酰氨基转移酶（GGT）、尿酸（UA）、低密度脂蛋白（LDL）、高密度脂蛋白（HDL）等指标。动物在取血前，应禁食 4~8 小时（不禁水）。分离血清后，常采用全自动生化分析仪进行测定。溶血、血清保存温度和时间对测定结果有影响。

第四节　动物麻醉和安乐死方法

一、动　物　麻　醉

麻醉（Anesthesia）是用药物或其他方法使动物整体或局部暂时失去感觉，以达到无痛的目的进行手术治疗。麻醉的目的是消除实验过程中动物的疼痛和紧张感觉，使动物保持安静，保障实验动物的安全，使动物在实验中服从操作，确保实验顺利进行。

镇痛（Acesodyne）可缓解或消除疼痛，是麻醉的组成部分，属机体对伤害性刺激反应的组成部分，是麻醉必需的辅助措施，镇痛时动物大多处于有意识状态。

（一）常用麻醉方法

1. 全身麻醉　麻醉药经呼吸道吸入或静脉、肌内注射，产生中枢神经系统抑制，呈现意识消失，疼痛消失，肌肉松弛和反射抑制等现象，这种方法称全身麻醉。其特点为中枢神经系统的抑制深浅与药物在血液内的浓度有关，当麻醉药从体内排出或在体内代谢破坏后，动物逐渐清醒，不留后遗症。

（1）吸入麻醉法：麻醉药以蒸汽或气体状态经呼吸道吸入而产生麻醉者，称吸入麻醉，常用异氟烷作麻醉药。吸入法对多数动物有良好的麻醉效果，其优点是易于调节麻醉的深度和较快的终止麻醉。

（2）注射麻醉法：包括肌肉给药、腹腔给药和静脉给药。非挥发性和中药麻醉剂均可用作腹腔和静脉注射麻醉，操作简便，是实验室最常采用的方法之一。腹腔麻醉多用于大小鼠和豚鼠，较大的动物如兔、狗等则多采用静脉麻醉。常用的麻醉药有戊巴比妥钠、硫喷妥钠、氨基甲酸乙酯等。在麻醉兴奋期出现时，动物挣扎不安，为防止注射针滑脱，常用吸入麻醉法进行诱导，待动物安静后再进行腹腔或静脉穿刺给药麻醉。在注射麻醉药物时，先用麻醉药总量的2/3，密切观察动物生命体征的变化，如已达到所需麻醉的程度，余下的麻醉药则不用，避免因麻醉过深抑制延脑呼吸中枢导致动物死亡。

2. 局部麻醉　用局部麻醉药阻滞周围神经末梢或神经干、神经节、神经丛的冲动传导，产生局部性的麻醉区，称为局部麻醉。其特点是动物保持清醒，对重要器官功能干扰轻微，麻醉并发症少，是一种比较安全的麻醉方法，适用于大中型动物的各种短时间内、局部实验。局部麻醉操作方法很多，可分为表面麻醉、局部浸润麻醉、区域阻滞麻醉以及神经干（丛）阻滞麻醉。

（二）常用麻醉剂和镇痛剂的种类和剂量

1. 麻醉剂（Anaesthetic）

（1）按作用部位分

1）局部麻醉剂：通过阻断神经的冲动传导而起局部麻醉作用，主要用于神经阻滞疗法。

普鲁卡因（procaine）：是无刺激性的局部麻醉剂，毒性小，见效快，注射后 1~3 分钟内就可产生麻醉，可以维持 30~45 分钟。常用于局部浸润麻醉。

Notes

利多卡因(lidocaine):弥散性好,见效快,组织穿透性好,它的效力和穿透力比普鲁卡因强两倍,作用时间也长。

丁卡因(tetracaine):化学结果与普鲁卡因相似,能穿透黏膜,作用迅速,1～3分钟发生作用,持续60～90分钟。其局麻作用比普鲁卡因强10倍,吸收后的毒性作用也相应加强。

2)全身麻醉剂:

苯巴比妥钠(phenobarbital sodium):此药作用持久,应用方便,在普通麻醉用量情况下对于动物呼吸、血压和其他功能无多大影响。通常在实验前0.5～1小时用药。

戊巴比妥钠(pentobarbital):此药麻醉时间不长,一次给药的有效时间可延续2～4小时,十分适合一般使用要求。给药后对动物循环和呼吸系统无显著抑制作用,必要时可加温溶解,配好的药液在常温下放置1～2月不失药效。静脉或腹腔注射后很快就进入麻醉期。

硫喷妥钠(thiopental sodium):其水溶液不稳定,故必须现用现配。此药作静脉注射时,由于药液迅速进入脑组织,故诱导快,动物很快被麻醉。但苏醒也很快,一次给药的麻醉时效仅维持0.5～1小时。在时间较长的实验过程中,可重复注射,以维持一定的麻醉深度。此药对胃肠道无副作用,但对呼吸有一定抑制作用,由于其抑制交感神经较副交感神经为强,常有喉头痉挛,因此注射时速度必须缓慢。

巴比妥钠(barbital sodium):是最常用的一种动物麻醉剂。呈粉状,安全范围大,毒性小,麻醉潜伏期短,维持时间长。既可腹腔注射,又可静脉注射,一般用生理盐水配制。中型动物多为静脉给药,小型动物多为腹腔给药。

氨基甲酸乙酯(urethane):又名乌拉坦。此药是比较温和的麻醉药,安全度范围大。多数实验动物都可使用,更适合于小动物。一般用作基础麻醉,如使用全部过程都用此麻醉时,动物保温尤为重要。

846合剂:又称速眠新注射液,是静松灵、乙二胺四乙酸(EDTA)、盐酸二氢埃托啡和氟哌啶醇的复方制剂。该药使用方便、麻醉效果好、副作用小(主要为呕吐),已广泛应用于动物的麻醉。解除846合剂的麻醉或以846合剂为主的混合麻醉可用苏醒灵,通常肌注5～10分钟后,即可促醒。

氯胺酮(ketamine):该麻醉剂注射后很快使动物进入浅睡眠状态,但不引起中枢神经系统深度抑制,一些保护性反射仍然存在。所以,麻醉的安全期较高,是一种镇痛麻醉剂,具有出现作用快、持续时间短的特点,但其肌注效果常不理想。灵长类动物多采用此注射剂,但动物易出现依赖性。

异氟烷(isoflurane):为恩氟烷的异构体,属吸入性麻醉药,麻醉诱导和复苏均较快。麻醉时无交感神经系统兴奋现象,可使心脏对肾上腺素的作用稍有增敏,有一定的肌松作用。本品在肝脏的代谢率低,故对肝脏毒性小。使用时须备有准确精密的蒸发器才能使用。

(2)按作用性质分

1)挥发性麻醉剂:这类麻药包括氯仿、异氟烷等。优点是易于控制麻醉深度,缺点是乙醚易爆炸,异氟烷需要专用的麻醉机才能使用。

2)非挥发性麻醉剂:这类麻醉剂种类较多,包括苯巴比妥钠、戊巴比妥钠、硫喷妥钠等巴比妥类的衍生物,氨基甲酸乙酯和水合氯醛。这些麻醉剂使用方便,一次给药可维持较长的麻醉时间,麻醉过程较平衡,动物无明显挣扎现象。但缺点是苏醒较慢。

3)中药麻醉剂:动物实验时有时也用到如洋金花和氢溴酸、东莨菪碱等中药麻醉剂,但由于其作用不够稳定,而且常需加佐剂麻醉效果才能理想,故在使用过程中不能得到普及,因而,多数实验室不选用这类麻醉剂进行麻醉。

2. 镇痛药(analgesics) 疼痛可以使动物产生一系列的病理生理改变,如心率加快,呼吸急促,血压上升等。精神方面的改变导致烦躁不安、忧郁,继而影响消化系统功能,体力的恢复。镇痛药是一类选择性作用于中枢神经系统特定部位,能消除或减轻疼痛的药物,减轻由疼痛引起的紧张、焦虑等情绪,不影响意识。当动物出现明显的疼痛表现时,需要使用镇痛药物。

动物疼痛的一般表现为:不清理皮毛(皮毛粗糙无光泽),食物及水分摄取量下降,尿液及粪便量减少;对人类触碰的物理性反应异常(退缩、跛行、异常攻击性、尖叫、夹紧腹部、脉搏和呼吸次数上升);体重下降(20%～25%),生长停滞(增重迟缓),或体质改变(恶病质);脱水,体温异常(上升或下降);脉搏和呼吸异常(上升或下降);磨牙(常见于兔子及大型农场动物),流汗(马);自我攻击,自我伤害疼痛部位;疼痛部位之炎症反应;惧光,呕吐或下痢,器官衰竭之具体证据(血液生化、B超、生化、肉眼病变等)。

常用的镇痛药可分为阿片类镇痛药和非甾体消炎药。阿片类镇痛药效果最佳,是治疗严重疼痛的主要药物。

(1) 阿片类镇痛药物:阿片类镇痛药物又称为麻醉性镇痛药,是通过激活阿片受体产生强烈的镇痛作用,连续使用易产生耐受性和成瘾性的药物。阿片类药物可以抑制痛觉在中枢神经系统内的传导,提高痛阈,达到镇痛作用。阿片及合成的各种阿片类活性碱用于止痛已有数百年历史,通常我们又称它们为麻醉性镇痛药。吗啡是麻醉性镇痛药的典型代表。阿片类药物可分为弱阿片类药物(包括可待因、丁丙诺啡,美沙酮等)和强阿片类药物(吗啡、芬太尼、哌替啶等)。

(2) 非甾体消炎药:非甾体消炎药(non-steroidal anti-inflammatory drugs,NSAIDs)是一类具有解热、镇痛、大多数还有抗炎、抗风湿作用的药物。此类药物具有副作用少(最常见为胃肠道不适),无成瘾等优点,但镇痛作用有限,只适用于轻度疼痛。阿司匹林是此类药物的代表。

(三) 麻醉剂的选择

以安全性、有效性作为选择麻醉药物的中心原则,尽量选择安全范围大而且麻醉效果好的药物。在用药前要检查药物的生产日期和使用期限,即使未超出使用期限,如发现药物溶液有沉淀浑浊现象,也应弃用。对于新引进的药物,要先根据说明书推荐的使用方法和剂量,以不同的实验动物测试其麻醉效果,可行后,再应用于正式的动物实验。选择时应考虑以下因素:

1. 不同实验动物对同一麻醉药物的敏感性存在差异　就速眠新(846)而言,若使动物达到麻醉状态,猴只需0.1～0.15ml/kg体重的剂量;对犬、兔、猫需0.2～0.3ml/kg体重;而对小鼠和大鼠,则需要0.3～0.8ml/kg体重。实验中应选用对实验动物较为敏感的、相对安全的麻醉药物。

2. 同一实验动物对不同麻醉药物的敏感性存在差异　如:相对于其他实验动物,小鼠和大鼠对速眠新的敏感性较低,但对其他麻醉药物如盐酸氯胺酮、戊巴比妥钠等,其敏感程度与其他动物相比基本相同。

3. 动物的生理状态不同,对同一种麻醉药物的敏感性存在差异　如氯胺酮,可通过胎盘传播给胎儿,因此不宜用于对怀孕动物的麻醉;有些麻醉剂易引起呼吸道分泌物增多,不宜用于哮喘等呼吸疾病的动物模型的麻醉。

4. 所进行的动物实验不同,选择的麻醉剂存在差异　如动物实验需要动物保持较长时间麻醉状态,麻醉程度较深,可选择戊巴比妥钠;如实验时间较短,可选择盐酸氯胺酮及速眠新。而更多情况下,使用不同药物的复合麻醉,可更好地达到不同动物实验所需的麻醉效果。

5. 麻醉途径不同,选择麻醉药物也存在差异　如戊巴比妥钠通过静脉注射,速眠新通过肌

Notes

内注射,而异氟烷作为吸入性麻醉剂,必须使用专用设备,通过吸入方式麻醉。实验者应根据实验动物的特点和动物实验的需求,选择合理的麻醉途径后,再根据麻醉途径选择相应的麻醉药物。

6. **麻醉持续时间不同,选择的麻醉剂也存在差异** 如做慢性实验的动物用乙醚吸入麻醉(用吗啡和阿托品作基础麻醉);急性动物实验对狗、猫和大鼠常用戊巴比妥钠麻醉;对家兔和青蛙、蟾蜍常用氨基甲酸乙酯;对大鼠和小鼠常用硫喷妥钠或氨基甲酸乙酯麻醉。

7. **复合麻醉剂选择** 复合麻醉可以减少每种药物的剂量和副作用,避免单纯使用一种麻醉药物时麻醉过深或长时间大量使用对机体可能带来的不利因素。在保护实验动物的同时,更好地达到实验预期的目的。根据不同实验动物的生理特点,对不同药物的敏感性以及不同的麻醉途径等,以戊巴比妥钠、盐酸氯胺酮、速眠新、安定等相互配伍。以肌松型的速眠新、安定和镇痛性麻醉剂氯胺酮相配合,可以避免动物的中枢抑制,从而大大减少动物因麻醉过深、呼吸抑制导致的死亡。另外,抗胆碱药阿托品作为麻醉辅助药,可解除麻醉药物导致的平滑肌痉挛,抑制腺体分泌等症状,用于复合麻醉中,能更好地预防麻醉过深的发生。

犬的全身麻醉常联合使用 846 合剂与氯胺酮注射液:使用 846 合剂对犬麻醉时少量加入氯胺酮注射液混合注射,能减少麻醉药用量并使动物较快进入麻醉,较早苏醒,对 846 不敏感的犬也能很好地进入麻醉状态。

(四) 动物麻醉注意事项

给动物施行麻醉术时,一定要注意方法的可靠性,根据不同的动物选择合适的方法,特别是较贵重的、大型动物。影响麻醉剂量的因素主要有:动物品种、年龄和体重。

1. **动物麻醉前宜禁食** 动物麻醉前一般宜禁食 8~12 小时。

2. **配制的药物浓度要适中,便于计算给药量** 对不同动物配制的麻醉药物浓度不同,以注射量适中,便于计算为标准。

3. **麻醉剂的用量** 麻醉剂的用量除参照一般标准外,还应考虑个体对药物的耐受性不同,而且体重与所需剂量的关系也并不是绝对成正比的。动物的健康、体质、年龄、性别也影响给药剂量和麻醉效果。一般说,衰弱和过胖的动物,其单位体重所需剂量较小,在使用麻醉剂过程中,随时检查动物的反应情况,尤其是采用静脉注射,绝不可将按体重计算出的用量匆忙进行注射。

4. **动物在麻醉期体温容易下降,要采取保温措施** 麻醉期间,动物的体温调节功能往往受到抑制,出现体温下降,可影响实验的准确性。此时常需采取保温措施。无论用哪种方法加温都应根据动物的体温而定。

5. **静脉注射必须缓慢** 静脉注射必须缓慢,同时观察肌肉紧张、角膜反射和对皮肤夹捏的反应,当这些活动明显减弱或消失时,应立即停止注射。配制的药液浓度要适中不可过高,以免麻醉过急;但也不能过低,以减少注入溶液的体积。在寒冷冬季做慢性实验时,麻醉剂在注射前应加热至动物体温水平。

6. **控制麻醉深度** 实验动物中往往需要将动物麻醉后才能进行各种手术和实验,要求麻醉深度要适度,而且在整个实验过程中要保持恒定。不同麻醉剂有不同的药理作用和副作用,应根据实验要求和动物种类而加以选择,使用适合。

7. **使用镇痛药时,应考虑阿片药物的耐药及戒断现象** 动物产生药物依赖后,会出现一系列的生理功能紊乱,如烦躁、失眠、肌颤、呕吐、流涎、出汗、腹痛、散瞳等。

(五) 麻醉意外及处理方法

麻醉意外是指因麻醉造成的动物死亡或严重组织的损伤和致残。引起麻醉意外的主要原因有:麻醉时机选择不当,麻醉方法选择不当,麻醉药物选择不当,麻醉过程中处理不当,仪器设备故障和动物自身原因。

麻醉意外可导致动物血压急剧下降甚至测不到,睫毛反射消失,呼吸极慢而无规则甚至呼吸停止等临床死亡症状,应立即进行急救。急救的方法可根据动物情况而定。对狗、兔、猫常用的急救措施有下面几种。

1. **使用呼吸机**　在动物麻醉时如使用呼吸麻醉一体机,在麻醉过程中检测血氧饱和度和呼吸次数。如果出现呼吸减弱、呼吸次数减少等现象,则减少麻醉剂的供给,增加供氧量。

2. **人工呼吸**　可采用双手压迫动物胸廓进行人工呼吸。一旦见到动物自动呼吸恢复,即可停止人工呼吸。

3. **注射药物**

(1) 肾上腺素:可以静脉注射0.1%肾上腺素1ml,必要时直接作心脏内注射。肾上腺素具有增强心肌收缩力,使心肌收缩幅度增大与加速房室传导速度、扩张冠状动脉、增强心肌供血、供氧及改善心肌代谢、刺激高位及低位心脏起搏点等作用。当动物注射肾上腺素后,如心脏已搏动但极为无力时,可以从静脉或心腔内注射1%氯化钙5ml。钙离子可兴奋心肌紧张力,而使心肌收缩加强,血压上升。

(2) 尼可刹米:每只狗一次注射浓度为25%的药物1ml。此药可直接兴奋延髓呼吸中枢,使呼吸加速加深,对血管运动中枢的兴奋作用较弱,在动物抑制情况下作用更明显。

(3) 山梗菜碱:每只狗一次注射浓度为1%的药物0.5ml。此药可刺激颈动脉体的化学感受器,反射性地兴奋呼吸中枢,同时此药对呼吸中枢还有轻微的直接兴奋作用。作为呼吸兴奋药,其作用迅速而显著,呼吸可迅速加深加快,血压亦同时升高。

(4) 动脉快速注射高渗葡萄糖液:一般常采用经动物股动脉逆血流加压、快速、冲击式的注入40%葡萄糖溶液。注射量根据动物而定,如狗可按2~3ml/kg体重计算。这样可刺激动物血管内感受器,反射性地引起血压呼吸的改善。

(5) 动脉快速输血、输液:在做失血性休克或死亡复活等实验时采用。在诱导麻醉时,建立静脉通路,可用于术中补液。当动物出现麻醉意外时,连接加压输液装置,可加压(180~2000mmHg)快速输血和低分子右旋糖酐。如实验前动物曾用肝素抗凝,由于微循环血管中始终保持通畅,不出现血管中血液凝固现象,因此就是动物出现临床死亡后数分钟,采用此种急救措施仍易救活。

二、动物安乐死方法

当动物实验需要采集动物的组织器官进行检测,或动物出现了不能治愈的疾病时,需要终止动物生命。应根据动物实验的目的、实验动物品种(品系)以及需要采集标本的部位等因素,选择不同的处死方法。无论采用哪一种方法,都应遵循安乐死的原则。

(一) 安乐死定义

"安乐死"(euthanasia)源自希腊文,由安逸(eu)和死(thanatos)两个词素构成,安乐死的原始定义是"安详无痛的死亡",它是一种非自然的,而由外力所造成的死亡。实验动物的安乐死是指在不影响动物实验结果的前提下,使实验动物短时间内无痛苦地死亡。不会由刺激产生的肉体疼痛及由于刺激引起的精神上的痛苦、恐怖、不安及抑郁。在必须杀死动物的时候,应尽可能地采取减少动物的苦痛,避免对其他动物造成恐惧感。动物在供科学研究利用后如陷入不可恢复状态时,研究者应尽可能快地采取动物无苦痛的方法处死动物。评价使用安乐死的方法是否科学合理,要综合考虑以下因素:

1. 动物种类、年龄、健康状态的兼容性等;

Notes

2. 导致知觉丧失和不引起动物疼痛、悲伤、焦虑死亡的能力；

3. 导致意识丧失所需要的时间；

4. 方法的可靠性及不可逆性；

5. 与目的相适应的可兼容性；

6. 人员的安全性，对观察者和手术者情绪的影响；

7. 药物的可用性和人员滥用的可能性。

（二）执行安乐死的时机

如动物的死亡是可预期或必然的实验结果，则研究者应依据病理、生理或行为详细描述动物实验的仁慈终点（human endpoints）；如无法以其他方式解除动物的疼痛或窘迫时，除非安乐死确实影响实验结果，否则应在动物呈现垂死、死后组织自体溶解、或死后被笼内其他同类相食前以人道的方式实施安乐死。在科学研究中，安乐死不但可以解决动物遭受严重疼痛，并可通过完整的尸体解剖更进一步了解动物的状态，有助于实验的进行。在必须处死动物的时候，应尽可能地采取减少动物痛苦的方法。一般而言选择对动物实施安乐死时要考虑以下因素：

1. 无法有效控制的疼痛；

2. 过度的肿瘤增长或腹水产生；

3. 持续性的倦怠，不清理皮毛（皮毛粗糙无光泽）；

4. 食物及水分摄取量下降、尿液及粪便量减少；

5. 对人类触碰的物理性反应异常（退缩，跛行，异常攻击性，尖叫，夹紧腹部，脉搏和呼吸次数上升）；

6. 体重下降（20%~25%），生长期动物未增重；

7. 脱水；

8. 四肢无法行走；

9. 体温异常（过高或过低）；

10. 脉搏和呼吸异常（过高或过低）；

11. 磨牙（常见于兔子及大型农场动物）、流汗（马）；

12. 持续性的自残行为，自我伤害疼痛部位；

13. 疼痛部位的炎症反应；

14. 恶病质（严重贫血，黄疸），异常的中枢神经反应（抽搐、颤抖、瘫痪、歪头等）；

15. 因实验因素无法治疗的长期下痢和呕吐，惧光，明显的功能损伤，动物遭受长期窘迫时的行为及生理现象等。

（三）动物安乐死的方法

安乐死时最好先抑制动物的中枢神经而使其失去知觉，解除疼痛感，动物安乐死首先要考虑的是解除动物的疼痛与窘迫，注射药物是实施安乐死较为快速和可靠的方法。但动物限制和保定会给动物增加额外的恐吓和不安，因此面对神经质或难以驾驭的动物时，可先使用镇静和麻醉的方法辅助进行安乐死。

1. 物理性安乐死方法　此法多在下列情形下评估使用：其解剖性状适合使用此法的小型脊椎动物，大型农场动物（电击），其他安乐死方法会影响实验结果时。常见的方法有电击法和颈椎脱臼法。人员要在娴熟的技术和适当的工具配合下，能使动物迅速解除疼痛并死亡。如未受训练的人员贸然实施物理性方法，不仅易造成人员受伤，更可能使动物未完全死亡而导致极大的痛苦。

（1）颈椎脱臼处死法：此法为大、小鼠最常用的处死方法，但是当动物的体重大于 200 克

Notes

时,通常使用此法不能一次使动物的脊髓断离,需要多次操作,给动物带来痛苦,故不采用此方法。

(2)电击:通过电击使动物短时间内丧失意识,需要配合放血法来完成安乐死。

2. 化学性安乐死方法

(1)过量麻醉处死法:此法多用于处死豚鼠和家兔。巴比妥盐及其衍生物是动物安乐死的首选药物。静脉注射是最佳选择,腹腔注射需使用较高剂量的药物,而且可能使动物死亡时间延长及死前挣扎。氯胺酮、甲苯噻嗪等注射性药物,虽然高剂量注射时亦可使动物死亡,但由于死亡前动物常呈现疼痛及抽搐现象,因此不能作为动物安乐死用药剂。

(2)过量麻醉+放血处死法:此法适用于各种实验动物。当动物麻醉后意识丧失时,在腹股沟处做横切口,将股动脉、股静脉全部暴露并切断,让血液流出。或剪破、刺穿动物的心脏放血,导致急性大出血、休克、死亡。此法多用于处死犬、猴等动物。

(3)二氧化碳(CO_2)吸入处死法:CO_2是实验动物常用的吸入性安乐死药剂,大量吸入可导致动物中毒死亡,可减低动物死亡前的焦虑。吸入浓度为40%二氧化碳时很快达到麻醉效果。此法多用于处死家兔、小型犬等动物。

(4)异氟烷吸入处死法:让实验动物吸入大量的麻醉气体而中毒死亡。由于异氟烷需配合麻醉机使用,对操作者很安全,处死动物效果确切。

(四)执行安乐死的注意事项

动物处死的方法很多,但常用空气栓塞处死法、棒击法等,常会给动物带来巨大的痛苦,在安乐死时不采用。处死实验动物时应注意,要确认实验动物已经死亡,通过对呼吸、心跳、瞳孔、神经反射等指征的观察,对死亡作出综合判断,还要将尸体进行无害化处理。

1. 掌握正确的安乐死方法　以下方法是严格禁止采用的方法:

(1)空气栓塞法:可导致动物痉挛、角弓反张和哀叫。如因实验所需选用此法,动物需先深度麻醉。

(2)放血:大量失血可导致动物焦虑和暴躁,如必须采用此法,须与麻醉联合使用。

(3)棒击头部法:动物可出现痉挛、角弓反张和哀叫。

(4)窒息:此法不人道,严格禁止。

(5)氯仿、乙醚:具有肝毒性且可能有致癌性,有害于人。

(6)甲醛溶液浸泡:直接将动物浸泡于甲醛溶液,是非常不人道的方法。

(7)快速冷冻:此法不人道,如因实验所需选用此法,动物需先深度麻醉。

(8)低压法:导致动物痛苦、垂死时间拉长,年幼动物耐缺氧状态较强,因此需长时间才能达呼吸停止,偶发动物苏醒的意外状况,会导致动物出血、呕吐、痉挛、排尿或排便等现象。

(9)烧死。

(10)淹死。

2. 判断执行安乐死的时机

3. 确认动物已经死亡　停止呼吸不能作为判断死亡的依据,动物往往先停止呼吸,数分钟之后才停止心跳,执行安乐死后人员需检查动物的心跳是否完全停止。

(高　虹)

参考文献

1. 秦川. 医学实验动物学. 北京:人民卫生出版社,2008

2. 秦川. 实验动物学. 北京:人民卫生出版社,2010

3. 孙敬方. 动物实验方法学. 北京:人民卫生出版社,2005

4. Committee for the Update of the Guide for the Care and Use of Laboratory Animals(王建飞,等译).实验动物饲养管理和使用指南.上海:上海科学技术出版社,2012

5. 于善待实验动物的指导性意见.国科发财字〔2006〕398 号

6. 徐淑云.药理实验方法学.第 3 版.北京:人民卫生出版社,2001

7. 实验动物饲养及保管基准.日本总理府告示第 6 号,1980

第十三章　实验病理技术

现代病理诊断技术有广义和狭义之分,广义的是指通过组织病理诊断、生理生化学诊断、分子生物学和免疫学诊断、遗传学诊断等多种综合手段,研究疾病的病因、发病机制、形态结构、功能和代谢等方面的改变的一门综合性诊断分析技术;狭义的专指组织病理诊断技术,它包括解剖病理、组织取材和和固定、切片、染色、包埋等形态学分析技术等。按照研究对象的不同,还可分为人体病理诊断技术和实验病理诊断技术,以人作为研究对象的称为人体病理诊断技术,利用实验动物和可控制的实验条件的称为实验病理诊断技术。

本章所涉及的实验病理技术专指利用实验动物进行相关动物实验来探索疾病发生规律的病理诊断技术方法。它不仅仅是狭义上病理解剖学所涵盖的病理解剖、病理取材、病理组织形态改变等方面,还广泛涉及了动物实验中动物临床观察、动物样本采集方法等实验动物临床症状和样本的采集和分析的方法。

第一节　临床观察的一般原则和方法

在现有实验动物学的研究中,对动物实验指标的采集已不仅仅局限于血液、尿液、粪便等常规指标的采集和分析,更多的临床指标已越来越被重视,临床观察指标就是其中重要的一项,它主要体现在动物的体温、体重、活动度、精神状态、进食进水、粪便尿液情况等多方面,对于这些临床指标的掌握和分析有助于全面了解动物的身体功能状态,使得我们对动物实验的分析更加全面,可信度高。

实验动物临床观察指标采集的一般原则是:

1. 要充分了解被观察动物的生活习性,观察采集时尽量避免人为干扰而影响动物的正常状态,使结果不可靠。

2. 对于有主观评价的一些指标,观察人员最好盲采,即并不知道动物分组情况,避免人为主观因素的干扰。

3. 每天观察的时间要尽量固定,避免因动物的生物钟反应造成的误差。

4. 动物在进行实验前要提前进入实验场地进行适应,在动物未对新环境适应前所采集的数据往往是不准确的。

一、体温和体重的测定

动物体温、体重的方法见上一章,这里仅介绍测量的原则和需要注意的事项。

动物体重的称量要在每天的固定时间,对于需要每天投予饲料的动物,可在饲料投予前称量;对于大、小鼠这样定期投予饲料的动物,可根据它们的习性选择他们白天休息的时候进行称量,这样可以最大限度地避免动物进食对体重的影响。动物体温的测定更需要固定时间采集,因为动物每天都有体温的周期性变化,如果不同时间采集的体温进行比较,可能会造成较大的误差。同时还需注意检测时使动物处于安静状态,否则亦会造成一定的误差。

二、一般外观

一般外观主要包括眼、耳、鼻、口、皮、毛等方面的观察,可根据各实验的特点及需要观察的重点部位,设计观察指标,使之能充分体现实验设计。

三、活动度

实验动物不同个体之间的活动度有一定的差异,如果在疾病的状态下差异程度就更大,因此要得到一个准确而又客观动物的活动度评价,就要在动物的适应期内对动物有全面的了解,包括每个动物的习性和特点。不同种属和不同品系动物的生理状态下活动度都会有所不同,有的会差别很大。目前在国际上很多动物的活动度都没有统一的评判标准,具体实验可根据不同动物的活动特点设计该动物活动的评分评级标准,并在实践中加以修正。

四、进食进水情况

实验动物的进食进水情况可以通过称量饲料和饮用水的重量来测定,但要注意以下几点:

1. 此方法适用于单笼饲养动物的情况监测,或对于整笼动物整体进食进水的评价。

2. 在计算进食进水量时,要把从食盆水盆中洒出未能食入饮用的那部分饲料和水减去,如掉入粪盘中的饲料、掉入鼠笼垫料里的饲料等。对于浪费的饲料和水如果无法详细称量,可根据体积大概估算。

五、粪便尿液情况

实验动物粪便和尿液的情况可反映动物消化系统、泌尿系统乃至全身的一般状况,是十分重要的,不要忽略。要注意粪便和尿液的颜色、性状、气味、量等,必要时要收集化验。

六、其　他

一些特殊的实验需要观察某些特殊系统的临床表现,如神经系统症状、记忆能力等,可根据实验设计进行观察,最好能将观察指标量化,以方便统计比较。

第二节　样本的采集

一、血液样本采集

实验研究中,经常要采集实验动物的血液进行常规检查或某些生物化学分析,故必须掌握血液的正确采集、分离和保存的操作技术。

（一）小鼠、大鼠采血方法

1. **尾尖取血法**　当所需血量很少时采用本法,如红细胞计数、白细胞计数、血红蛋白测定、制作血涂片等。方法是固定动物并露出鼠尾,消毒后,浸在温水中数分钟,使尾部血管充盈。再将鼠尾擦干,剪去尾尖0.3~0.5cm,血液可自尾尖流出,可以从尾根部向尾尖部按摩,促使血液流出。也可在尾部作一横切口,割破尾动脉或静脉。采血结束后伤口消毒并压迫止血。每鼠一般可采血10次以上。小鼠每次可取血0.1ml,大鼠0.3~0.5ml。

2. **眼眶后静脉丛采血**　当用血量较多,又要避免动物死亡时,可采用此方法。采血者的左手拇指和食指从背部紧握住小鼠或大鼠的颈部,但应防止动物窒息。当取血时左手拇指及示指

Notes

轻轻压迫动物的颈部两侧,使眶后静脉丛充血、眼球充分外突。右手持毛细玻璃采血管(长7～10cm,内径0.5～1cm),使采血管与鼠面部成45°夹角,由眼眦刺入,针头斜面先向眼球,刺入后再转180°使斜面对着眼眶后界。刺入深度,小鼠约2～3mm,大鼠约4～5mm。当感到有阻力时即停止推进,同时,将针适当退出。若穿刺适当血液能自然流入毛细管中,当得到所需的血量后,即除去加于颈部的压力,同时,将采血管拔出,一般可自动止血,也可用干棉球按压止血。

若技术熟练,用本法短期内可重复采血。左右两眼轮换更好。体重20～25g的小鼠每次可采血0.2～0.3ml;体重200～300g大鼠每次可采血0.5～1.0ml。

3. **心脏采血**　鼠类的心脏较小,且心率较快,心脏采血比较困难,故少用。方法是先将动物作深麻醉,打开胸腔、暴露心脏,用针头刺入左心室,吸取血液。小鼠约0.5～0.6ml,大鼠约0.8～1.2ml。

4. **腹主动脉采血**　如需大量的血液而又无需动物存活时可采用腹主动脉采血法。先将动物麻醉,仰卧固定在手术架上,从腹正中线皮肤切开腹腔,将肠管推向一侧,然后用手指轻轻分开脊柱前的脂肪,使腹主动脉清楚暴露。用针管在腹主动脉分叉处,与血管平行刺入,回抽采血。此方法采血量较大。

(二)豚鼠采血方法

1. **心脏采血**　将豚鼠麻醉仰卧固定,在左侧第3～4肋间,用手指触摸,选择心跳最明显的部位,用碘酒酒精消毒皮肤。右手取注射器,选择心搏最强处45～60度角穿刺。取血量可根据需要,如需要动物存活,可采集5～7ml血,如不需动物存活,可采集15～20ml血。要迅速而直接刺入心脏,否则心脏将从针尖处滑脱;如第一次没刺准,将针头抽出重刺,不要在心脏周围乱探,以免损伤心、肺;要缓慢而稳定的抽吸,否则,太多的真空反而使心脏塌陷。

2. **足背中静脉采血**　助手固定动物,将其左或右膝关节伸直提到术者面前。术者将动物脚背面用酒精消毒,找出足背中静脉后,以左手的拇指和食指拉住豚鼠的跗端,右手拿注射针刺入静脉采血。采血后,用纱布或脱脂棉压迫止血。反复采血时,两后肢交替使用。

(三)兔采血方法

1. **耳缘静脉采血**　本法为最常用的取血法之一,常作多次反复取血用,因此,保护耳缘静脉,防止发生栓塞特别重要。

将兔放入仅露出头部及两耳的固定盒中,或由助手以手扶住。选耳缘静脉清晰的耳朵,将耳静脉部位的毛剪去,用75%酒精局部消毒,晾干。用手指轻轻摩擦兔耳,使静脉扩张,用连有针头的注射器在耳缘静脉末端刺破血管,将针头刺入耳缘静脉取血,取血完毕用棉球压迫止血,此种采血法一次最多可采血5～10ml。如需反复采血,应尽可能从耳末端开始,以后向耳根部方向移动采血。

2. **耳中央动脉采血**　方法与耳缘静脉采血类似。此法一次抽血可达10～15ml。针刺部位从中央动脉末端开始。不要在近耳根部取血,因耳根部软组织厚,血管位置略深,易刺透血管造成皮下出血。

3. **心脏取血**　将家兔仰卧固定,心脏部位被毛剪去,消毒皮肤,用左手食指在左心区触摸心搏最明显部位,一般位于两前肢和剑突形成的三角形右下方,左胸第4、5肋间,胸骨左缘3cm处注射针垂直刺入心脏,血液随即进入针管。注意事项有:①动作宜迅速,以缩短存在心脏内的留针时间和防止血液凝固;②如针头已进入心脏但抽不出血时,应将针头稍微后退一点;③在胸腔内针头不应左右摆动以防止伤及心、肺,一次可取血20～25ml。

4. **股静脉、颈静脉取血**　应先作股静脉和颈静脉暴露分离手术再采血。

（四）犬的采血方法

1. **后肢外侧小隐静脉和前肢内侧皮下头静脉采血**　此法最常用,且方便。后肢外侧小隐静脉在后肢胫部下 1/3 的外侧浅表的皮下,由前侧方向后行走。抽血前,将狗固定在狗架上或使狗侧卧,由助手将狗固定好。将抽血部位的毛剪去,碘酒或酒精消毒皮肤。采血者左手拇指和食指握紧剪毛区上部,使下肢静脉充盈,右手用连有 6 号或 7 号针头的注射器迅速穿刺入静脉,左手放松将针固定,回抽针栓,见到回血后,以适当速度抽血,以无气泡为宜。若仅需少量血液,可以不用注射器抽取,只需用针头直接刺入静脉,待血从针孔自然滴出。

采集前肢内侧皮下头静脉血时,操作方法基本与上述相同。一只狗一般可采 10~20ml 血。

2. **股动脉采血**　本法为采取狗动脉血最常用的方法。将狗仰卧位固定于狗解剖台上,使其后肢向外伸直,暴露腹股沟三角动脉搏动的部位,剪去毛,用碘酒消毒。左手中指、示指探摸股动脉跳动部位,并固定好血管,右手将针头由动脉跳动处直接刺入血管,若刺入动脉一般可见鲜红血液流入注射器,有时还需微微转动一下针头或上下移动一下针头,方见鲜血流入。待抽血完毕,迅速拔出针头,用干药棉压迫止血 2~3 分钟。

3. **颈静脉采血**　取侧卧位,剪去颈部被毛约 10cm×3cm 范围,用碘酒、酒精消毒皮肤。将狗颈部拉直,头尽量后仰。用左手拇指压住颈静脉入胸部位的皮肤。使颈静脉怒张,针头沿血管平行方向向心端刺入血管。由于此静脉在皮下易滑动,针刺时除用左手固定好血管外,刺入要准确。取血后注意压迫止血。采用此法一次可取较多量的血。

（五）猴采血法

与人类的采血法相似,常用者有以下几种:

1. **毛细血管采血**　当需血量少时,可在猴拇指或足跟等处采血。采血方法与人的手指或耳垂处的采血法相同。在助手帮助下固定猴,剪去采血部位的被毛,碘酒或酒精消毒,用消毒的三棱针刺破采血部位,擦去第一滴血,轻轻挤压出血部位采血。

2. **静脉采血**　最宜部位是后肢皮下静脉及颈静脉。后肢皮下静脉的取血法与狗采血方法相似。

3. **动脉采血**　股动脉可触及,取血量多时常被优先选用,手法与狗股动脉采血相似。此外,肱动脉与桡动脉也可采用。

二、尿液采集方法

常用的采集方法较多,一般在实验前需给动物灌服一定量的水。

（一）小型实验动物的尿液采集方法

1. **代谢笼法**　此法较常用,适用于大、小鼠。代谢笼是一种特别设计的为采集各种排泄物的密封式饲养笼,除可收集实验动物自然排出的尿液外,还可收集粪便和动物呼出的二氧化碳。将动物放在特制的笼内。动物排便时,可以通过笼子底部的大小便分离漏斗将尿液与粪便分开,达到采集尿液的目的。由于大、小鼠尿量较少,操作中的损失和蒸发,各鼠膀胱排空不一致等,都可造成较大的误差,因此一般需收集 5 小时以上的尿液,最后取平均值。

2. **反射排尿法**　适用于小鼠,因小鼠被人抓住尾巴提起时排尿反射比较明显。故需采取少量尿液时,可提起小鼠,将排出的尿液接到容器内。

（二）大、中型实验动物的尿液采集方法

1. **导尿法**　常用于兔、狗、猴。动物轻度麻醉后,固定于手术台上。根据动物的品种和体重,选择能达到导尿目的的最小号导尿管,导尿管外壁涂抹润滑剂。在无菌操作的条件下温和地将导尿管在尿道中推进。若导尿管进入膀胱时遇到阻力,则将导尿管抽出一小段,再转动着重新插入,当导尿管进入膀胱后即有尿液流出。

2. 压迫膀胱法　在实验研究中,有时为了某种实验目的,要求间隔一定的时间,收集尿液,以观察药物的排泄情况。动物轻度麻醉后,实验人员用手在动物下腹部加压,手要轻柔而有力。当加的压力足以使动物膀胱括约肌松弛时,尿液会自动由尿道排出。此法适用于兔、狗等较大动物。

3. 剖腹采尿法　解剖动物时如需采集动物尿液可采用此方法。剖腹暴露膀胱,操作者的左手用无齿小平镊夹住一小部分膀胱,右手持针在小镊夹住的膀胱部位直视穿刺抽取尿液。

三、分泌液的采集

(一) 阴道分泌物的采集

适于观察阴道角质化上皮细胞。

1. 滴管冲洗法　用消毒滴管吸取少量生理盐水仔细、反复冲洗被检雌性动物阴道,将冲洗液吸出滴在载玻片上晾干后染色镜检。也可直接将冲洗液置于低倍显微镜下观察,根据细胞类型变化鉴别实验动物所处的动情周期中的不同时期。

2. 擦拭法　用生理盐水将消毒棉拭子湿润后,挤干棉拭子上的生理盐水,轻轻插入雌性动物阴道内,沿阴道内壁擦拭、转动,然后取出并作阴道涂片,进行镜检。

(二) 精液的采集

1. 电刺激采精法　将雄性动物呈站立或卧位固定,剪去包皮周围的被毛并清洗。将电极棒插入直肠,靠近输精管壶腹部的直肠底壁,选择频率,开通电源调节电压由低到高,至动物阴茎勃起射精,收集精液。

2. 阴道栓采精法　本法是将阴道栓涂片染色,镜检凝固的精液。阴道栓是雄性大、小鼠的精液和雌性阴道分泌物混合,在雌鼠阴道内凝结而成白色半透明、圆锥形的栓状物,一般交配后2~4小时即可在雌鼠阴道口形成,并可在阴道停留12~24小时。

四、骨髓的采集

采集骨髓一般选择胸骨、肋骨、髂骨、胫骨和股骨等造血功能活跃的骨组织。猴、犬、羊等大动物骨髓的采集用活体穿刺取骨髓的方法;大、小鼠等小动物骨头小难穿刺,只能剖杀后采胸骨、股骨的骨髓。

第三节　病理解剖取材

一、实验动物的处死

实验动物的处死方法很多,应根据动物实验目的、实验动物品种或品系、以及需要采集标本的部位等因素,选择不同的处死方法。不论采用哪一种方法,实验动物的处死必须遵循实验动物的伦理要求和动物福利法,按照人道主义原则处死实验动物,即安乐死的原则。

二、尸体解剖及组织取材

实验后对动物进行尸体解剖是动物实验中的重要方法。对死亡动物所进行的观察,以肉眼为主,必要时辅以放大镜、量尺、称量工具等。对死亡动物的外观、各组织器官的形状、大小、重量、质地、色泽、表面及切面的形态、与周围组织的关系等都要做细致的观察、测量、取材和记录,

Notes

必要时要留取影像资料。

（一）实验动物背景资料记录

1. 实验动物来源、种类、年龄、性别、原编号、体重、临床症状等。

2. 剖检时间、地点，麻醉方法、时间、麻醉者、处死方法、解剖者、记录人、温度、湿度。

3. 其他指标动物剖杀前禁食（不禁水）时间一致，为12小时。

（二）一般原则

病理观察方法因疾病种类、器官系统的不同而不同，但有一些总的原则可供遵循：

1. 观察顺序　可视黏膜、被毛、表皮、皮下、腹腔脏器、盆腔脏器、胸腔脏器、颈部、头部、脊髓。

2. 对于肺、肾等有"门"的器官，要对着"门"部切开进行观察；胃肠道、输尿管等空腔脏器，在病变的对侧切开；单纯性肿块以最大面切开；心脏沿血流方向剪开。

3. 实质器官检查顺序　被膜、实质、腔道和血管、其他附属器官。

4. 空腔器官检查顺序　由内向外，例如对胃肠道进行观察时的顺序为腔内容物、黏膜层、黏膜下层、肌层、浆膜层、肠系膜、大网膜。

5. 记录和描述病变的方法　要客观、准确地观察和描述大体标本的形态特点，使用科学的语言进行记录与描述，尽量避免用使用笼统的比喻，如在描述病变大小时使用黄豆大等词汇。

（1）透明度：正常器官的被膜，如浆膜较薄呈半透明，而在病变时变浑浊而失去透明性。

（2）光滑度：光滑或粗糙。是否有粘连等。

（3）颜色、质地：使用苍白或暗红、褐色、灰色等词汇描述颜色；描述质地时使用硬、软、坚韧、松脆等词汇。病灶内有瘀血通常表现为红色，黄色表示含脂肪或类脂类物质，含有胆汁的组织通常表现为绿色或黄绿色。

（4）病灶的分布及位置：病变位于该器官的部位，如肝左叶，空肠浆膜层等。

（5）病灶的数量、大小、形状：病灶的数量是多个还是单个，弥漫性或局灶性。描述大小时以厘米为单位，按长×宽×厚的顺序记录，照相时必须加标尺；描述形状时可用椭圆形、不规则形、菜花状、乳头状、息肉状、结节状等词汇。

（6）与周围组织的关系：病变组织与正常组织的界限是清楚还是模糊，有无包膜，是否与其他组织或腔壁有粘连，病变组织对正常组织是否有压迫或破坏等。

（三）病理解剖和观察的一般方法和步骤

解剖前穿好解剖服、帽子、口罩、手套，必要时戴防护眼镜或面具，穿胶鞋。

啮齿类动物解剖1人完成即可，对犬、猴等较大动物解剖一般由2人完成。解剖者主要负责检查、观察体内外大体病变所见及诊断，对组织器官进行取材、固定。解剖助手负责编写检查号码，对取材的组织进行核对、病理记录及标本的再固定。

解剖前要核对动物数量、性别、分组等。确认标本容器与所解剖动物的大小、所取脏器的多少是否匹配。固定液种类是否满足后续实验要求。

解剖时，动物采取仰卧位，为防止毛发对解剖的干扰，使用2%来苏水或其他消毒液把毛浸湿。如果是对活体动物进行解剖，要使用适当的麻醉剂使动物处于深麻醉状态，将血液放干净后再进行解剖，否则会影响对脏器的观察和病理切片的质量。

1. 体表检查　如果解剖的是已经死亡的动物，可以根据尸冷、尸僵和腐败程度判断死亡时间。根据动物大小的不同，动物尸僵在死后40~60分钟在头部开始发生，顺序依次是下颌角、颈部肌肉、胸和腹部肌肉上肢、下肢，全程约需要12小时。尸僵通常持续24小时后开始弛解。弛解的顺序与尸僵的顺序相同。如果动物死亡时间超过4小时而未采取任何防止组织自溶的

Notes

措施,进行组织病理学检查的意义不大。

(1)发育状态:体格发育是否与年龄、品种相称,各部发育比例是否正常,有无畸形。观察有无肢体肿胀、肿瘤、骨折。

(2)营养状态:丰满还是消瘦,检查时可用手抚摸实验动物背、腰部,营养良好时,背腰部厚实,皮肤弹性好。营养不良时,背腰部椎骨突出,肋骨明显。

(3)精神状态:实验动物的自主活动、运动情况,对外界的反应(迟钝或亢进)、步态如何。

(4)感觉器官:眼睛有无分泌物,眼睑有无发炎及红肿。

(5)呼吸系统:呼吸动物如呼吸次数、节律、有无呼吸困难;上呼吸道检查如鼻腔分泌物多少。

(6)消化系统:采食与饮水观察,包括食欲废绝、减退、亢进和异食。有无呕吐、腹泻、便秘,肛周有无污物,粪便数量、硬度、颜色、气味等。

(7)被毛和皮肤:检查皮肤颜色、温度、弹性、有无创伤、脓肿、疥癣、湿疹,毛发色泽、疏密、有无脱落,观察有无皮肤出血、外伤、结痂。

(8)皮下检查:动物以仰卧姿势固定,沿正中线从耻骨前缘至下颚剪开皮肤,再分别从耻骨前缘横至颊部,下颚后横至耳根部剪开皮肤。然后向左右两侧用钝器剥离皮肤。

1)观察皮下组织有无水肿、缺水、出血等。

2)观察表浅淋巴结有无肿大、肿瘤。

3)观察下颚部淋巴结、唾液腺(耳下腺、腭下腺、颌下腺)。

2. 腹腔脏器解剖和检查方法   用镊子夹起腹肌,沿正中线用剪刀从耻骨前缘至剑突剪开,再分别横向剪至肋最下位处和髂骨粗隆处,将腹肌翻向左右两侧。

(1)观察腹膜和大网膜的颜色和状态、腹腔内脏器位置、大小是否正常、膈肌与肝脏是否有粘连,腹腔内有无积液、血液或炎性渗出物。腹腔内脂肪是否丰盈。

(2)切开胃、肾脏韧带,剥离胰腺取出脾脏观察大小、厚薄、硬度,观察包膜紧张度,包膜表面是否平滑,是否有皱纹。必要时切开,检查切面变化。观察胃的充盈情况,分别剪断贲门上部和幽门下部,取出胃组织,观察浆膜面后,沿胃大弯剪开,观察内容物的量和性状。生理盐水清洗,观察黏膜是否有出血和感染坏死灶。检查大肠、小肠有无出血、水肿。取出十二指肠至直肠末端肠段,首先观察肠系膜淋巴结是否有肿大、出血;十二指肠、空肠、回肠、盲肠、结肠、直肠各段的浆膜面是否有充血,粘连、渗出物或穿孔。剪开肠管观察内容物的性状,有无寄生虫,黏膜面有无脱落、出血、水肿、感染、坏死等。

(3)肝脏胆囊观察:剪断肝镰状韧带,取出肝脏,观察各叶与膈肌面及侧面,检查肝的形状和色泽,有无充血、出血、瘀血、脂肪变等。左右两叶上缘切开数个切面,观察有无膨隆,小叶结构清晰与否,门静脉区是否扩大、胆管和血管是否扩张等。剪开胆囊观察黏膜及胆汁的量和性状,检查胆汁中有无结石和寄生虫等。

(4)肾脏及输尿管观察:观察肾淋巴结有无异常,输尿管有无扩张。剥离肾周脂肪组织,取出肾脏,观察色泽、大小,左右是否对称;剥离包膜,观察剥离是否容易,包膜与肾表面有无粘连;肾表面有无出血。横切肾脏观察皮质与髓质的厚度、有无出血,三层结构清晰度,肾盂状态有无出血、充血等。

(5)观察膀胱胀满程度:从尿道后部剪开前列腺和膀胱,检查尿液的性状,是否有结石、血尿,膀胱黏膜是否有出血。剪开睾丸鞘膜检查雄性动物睾丸大小,将睾丸、附睾一起切开,观察睾丸、附睾有无病变。观察雌性动物是否怀孕,子宫是否有积水、卵巢是否肿大等。

3. 胸腔脏器解剖和检查方法

(1)用直镊提起剑突,沿左右两侧肋软骨结合处向上剪断至胸锁关节,切开胸骨、肋、软骨,

Notes

观察胸腔各脏器位置及彼此相互关系,两肺表面与胸壁有无粘连,观察胸膜、胸腺的颜色及状态、胸腔内有无积水,如有异常内容物要观察量、色等性状。

(2)观察心包色泽、光滑度及心包积水量、色、性状,在气管分支部上方切断气管,观察肺门淋巴结,切断纵隔膜,取出肺及心脏。切断心脏顶端动静脉起始部,将心脏和肺脏分离。

1)首先检查两侧肺表面有无出血、炎症变化;有无实变和肺气肿现象;必要时将肺切开,检查肺的切面是否发生实变、气肿、萎缩等变化,轻轻挤压时有无内容物自小气管内挤出。

2)剪开心包膜,暴露心脏,观察心脏的外观、大小、心外膜情况。沿血流方向剪开左右心房及心室,观察血量。观察心房、心室的内壁是否有出血和感染。心内膜、瓣膜、心肌、柱状肌和乳头肌有无异常。

4.其他

(1)颈部检查:切断颈部肌肉暴露气管,剥离下颌骨组织,切断舌与下颌骨的连接。整体摘出舌、喉头、气管、食管、甲状腺(旁腺)。

(2)上消化道:先检查舌黏膜是否有出血和溃疡;咽部、两侧扁桃体的表面是否存在出血和炎性渗出物;自上而下剪开食管,检查黏膜表面有无出血、溃疡等。

(3)上呼吸道:检查喉头声门周围黏膜有无出血、水肿。自气管膜部剪开气管、支气管,检查黏膜有无充血、出血,是否存在炎性渗出液。

(4)脑和脊髓:首先检查头皮和皮下有无糜烂、出血、外伤,颅骨有无骨折、缺损,有无畸形。取下颅盖骨,观察硬脑膜的紧张度,硬脑膜下有无充血、出血。剪开硬脑膜取出脑,检查脑的两侧是否对称,沟和回有无异常变化,有无软化区域。用脑刀切开,察看实质切面,观察实质和髓质的厚度、色泽、两者的界限是否清晰;有无梗死灶、出血灶、脓肿、干酪样坏死、瘢痕等。观察垂体的体积、色泽、质地,有无出血等。

三、组织取材

取材是根据实验目的及组织病变程度而合理取得组织材料。组织取材的方法是制作切片的一个重要程序,根据教学、科研的具体要求确定取材的部位和方法。取材者需要掌握解剖学、组织学、病理学的基本理论知识,还要掌握实际操作技术。每个组织器官的取材都有一定的部位和方法,不能任意切取组织作为制片材料。

取材的基本原则是:

1. **材料要新鲜、清洁** 取材组织愈新鲜愈好,动物组织在处死后要及时固定,以保证原有的形态学结构。组织块上如有血液、污物、黏液、食物、粪便等,可用水冲洗干净后再放入固定液中。如取材过小,为防止脱水过程中丢失组织,要用纱布包裹。修块后的组织放入甲醛溶液中再固定12小时以上。

2. **取材全面、规范、大小适中** 要准确地按解剖部位取材,所取材料要能全面反映组织器官有无病变,异常部位修块时要有周围正常组织,以异常部位与正常组织的结合点为中心修块。所取组织块的较理想体积为2.0cm×2.0cm×0.3cm,使固定液能迅速而均匀地渗入组织内部。

3. **勿挤压组织块** 切取组织块用的刀剪要锋利,切割时不可来回锉动。夹取组织时切勿过紧,以免因挤压而使组织、细胞变形。

4. **选好组织块的切面** 根据各器官的组织结构,决定其切面的走向。纵切或横切往往是显示组织形态结构的关键,所选组织应包括脏器全部层次结构或重要结构,如肾应包括皮质、髓质和肾盂;长管状器官以横切为好。避免选取凝血块、坏死组织。

5. 通常选择正常与病变交界处组织,即包括病变本身及病变周围组织。

Notes

6. 对照组动物相同器官取材时,选材部位应尽量一致。

7. 肉眼看不到的明显病变时,各试验组选取标本位置应一致。

8. 体积大和分叶的器官,应视不同组织选取多个部位,小器官可整体取材并固定,如淋巴结、扁桃体、甲状腺等。

9. 切取组织时不要挤压,使用锋利刀具,少用剪刀,勿选用被器械钳压过的部位。

10. 标本取材要熟练,尽可能快地完成整个过程,特别是易自溶的组织,如肠道、脑、腺体等。

11. 剖检记录应客观、详细,用形象描述而不能用诊断的病名来代替。

12. 同一实验中的对照组和实验组动物应交叉剖检,严格统一各种条件和操作,尽量避免各种可能的干扰因素。

13. 细胞标本的取材   细胞标本取材和制片方法一般有印片法、穿刺法、沉淀法和活细胞标本的制备等。

(1) 印片法:常用于活检和手术标本,新鲜标本沿病灶中心剖开,将病灶区轻压于载片上,吹干后将其立即浸入固定液内 5~10 分钟,取出自然干燥,低温储存。

(2) 穿刺法:常用于淋巴结、软组织、肝、肾和肺等,穿刺液少,可直接涂在载片上,细胞尽量涂均匀。穿刺液多,细胞丰富,可滴入装有 1~2ml Hanks 液的试管内,轻轻搅拌后,以 500r/min 低速离心 5~10 分钟,弃上清液,将沉淀制成细胞悬液(每毫升 2×10^5 个细胞)。吸一滴涂于载片上,镜检以细胞较密不重叠为好。干燥后即可固定。

(3) 沉淀法:主要用于胸水、腹水、尿液和脑脊液等体液多而细胞少的标本。常规细胞标本制备:细胞多时,可直接吸收少量液体涂片,细胞少时,可吸取底部自然沉淀液 5ml,以 1500r/min 离心 10 分钟,再涂片。

四、固   定

组成细胞的主要成分为蛋白质、脂类和糖类,根据研究目的的不同分别选用不同的固定剂和固定方法。

固定时的注意事项:

1. 固定液的量   固定组织时,固定液要足量,一般应为组织块总体积的 10 倍,也可达 15~20 倍。而且应在组织取下后立即或尽快放入适当固定液中。组织块的大小、固定时间、固定温度都应考虑。

2. 固定液的穿透性   甲醛固定液对组织的平均穿透速度只有每小时 1mm。

3. 固定时间   大多数组织应固定 24 小时,进行免疫组织化学检测的组织不宜固定较长时间。

4. 固定温度   大多数可在室温固定,在低温固定时,固定时间要相应延长。

五、实验动物尸体及废弃物的处理方法

(一) 废弃物的处理

1. 污水的处理   实验过程中产生的污水包括动物的尿液、粪液等,必须先彻底消毒灭菌后方可排入下水管道。

2. 污物的处理   污物应分类收集并处理,接触致病微生物的垃圾应装入专用垃圾袋回收焚烧处理。进行放射性实验所产生的废弃物,如果属于短半衰期且放射性较低的物品,放置 6~10 个半衰期后可以焚化处理。其他放射性废弃物应进行安全包装后送放射性废弃物处理站处理。

3. 尖锐废弃物的处理   注射器、针头等尖锐废弃物要放置在专用的装利器的容器内,装满

后,封闭利器盒,由专人将利器盒送到单位指定位置,由单位统一处理。

（二）动物尸体的处理

病理解剖后,动物尸体不得与生活垃圾和医疗垃圾混放,应将动物尸体用塑料袋等容器密封,放入专用的冷藏库保存,最后集中焚烧处理。感染性动物尸体应先进行高压蒸汽灭菌处理后再转移,如实验过程中怀疑受试动物是因其他疾病死亡,应及时查明原因。较大动物尸体需经过适当肢解后再进行焚烧。实验单位如无焚烧炉的可以委托有资质的部门处理,不可未经处理擅自抛弃。

第四节　病理分析

病理诊断分析是研究疾病发生的原因,发病机制,以及疾病过程中患病机体的形态结构,功能代谢改变与疾病的转归,从而为疾病的诊断,治疗,预防提供必要的理论基础和实践依据。病理诊断分析的方法已有原来的大体观察诊断、镜下观察诊断等单纯形态学诊断,逐步向着借助免疫学、分子生物学等实验方法,综合临床信息、形态学特征进行综合评价分析,来探讨疾病的机制与转归。免疫病理技术近些年发展较快,在病理诊断中占有较重要的地位,下面就重点介绍一下免疫病理技术分析方法。

免疫病理学技术（免疫组织细胞化学技术）是免疫学技术和组织病理学技术相结合的产物,已在病理学和相关领域得到了广泛的应用,使病理学的研究得以从形态向功能发展,并在分子水平上为形态学研究及病理诊断的准确性提供了强有力的武器。形成了病理学的崭新的分支——免疫病理学。随后发展起来的原位杂交技术（ISH）、基因扩增技术（PCR）、生物芯片技术、流式细胞仪技术、抗体分子的肿瘤靶向治疗技术等,都得益于免疫组织化学技术的产生。

免疫组织化学技术是利用抗体与抗原的特异性结合来鉴定组织或细胞内某种物质,并利用酶作用于底物所产生的颜色反应或用发光物质来显示的一种技术。主要包括:①免疫荧光组织化学技术;②免疫酶组织化学技术;③免疫胶体金技术。

它们的基本原理是相通的,即抗原与抗体特异性结合,通过化学反应使标记抗体的显色剂（荧光素、酶、金属离子、放射性核素）显色来确定组织细胞内抗原（多肽和蛋白质）,对其进行定位、定性及定量的研究。

一、常用的免疫组织化学技术

（一）免疫荧光组织化学技术

Coons & Coworkers 1941 年通过荧光素标记抗体,并借助荧光显微镜检测可溶性肺炎双球菌多糖抗原获得了成功,建立了免疫荧光技术。1958 年以后,异硫氰酸荧光黄（FITC）等新型荧光物质的合成及新技术新仪器的出现,使免疫荧光示踪技术得到迅速推广。

（二）免疫酶组织化学技术

自 Nakane 建立了免疫酶标记技术以来,这门技术发展很快,从酶标直接法,发展到今天较为常用的 PAP 法、ABC 法、SP 三步法及 PV 两步法已有 20 种以上,与免疫荧光相比具有不需要特殊显微镜、染色标本可长期保存等优点。常用的标记酶为 HRP、AKP 及 GO 等。

PV-9000 是将二抗抗体分子的单价 Fab 段与酶聚合在一起,与一抗结合后,直接用底物进行显色的方法。此方法由于简单、快速、敏感性强且避免了内源性生物素所造成的背景染色,有逐渐取代其他免疫酶组织化学检测方法的趋势。

（三）免胶体金检测技术

是用金属离子和金属蛋白复合物应用免疫组化原理检测组织内抗原抗体的技术,常用胶体

Notes

金(铁、汞等)重金属离子。由于胶体金容易制成各种大小的颗粒且有很高的电子密度及分辨率,又不影响抗体的活性,因此既可用于免疫组化又适于免疫电镜技术。

二、免疫病理学技术应注意的几个问题

(一) 组织处理方面

恰当的组织处理是做好免疫组化染色的先决条件,也是决定染色成败的内部因素,在组织材料准备的过程中,不仅要求保持组织细胞形态完整,更要保持组织细胞的抗原不受损,防止组织自溶。出现自溶坏死的组织,抗原已经丢失,即使用很灵敏的检测抗体和超高的技术,也很难检出所需的抗原,反而往往由于组织的坏死或制片时的刀痕挤压,在上述区域易出现假阳性结果。

(二) 切片方面

在切片之前还应对玻璃片进行处理,由于我们检测抗原是多种多样的,要进行各种抗原修复处理,如微波、高压、水溶酶等,玻片如果得不到很好的处理,将易造成脱片。为保证免疫组化实验的正常进行,必须在清洗干净的玻片上进行黏合剂的处理以防脱片。切片时保持刀锐利,切片要完整、厚薄均匀、无皱褶、无刀痕,如有上述问题在进行免疫组化染色都将出现假阳性现象,切好的切片在60℃温箱中烘烤,温度不宜过高,否则易使组织细胞结构破坏,抗原标记定位弥漫现象。

(三) 非特异性染色及消除方法

导致非特异性染色的因素:①靶组织或靶细胞:自发荧光、内源性过氧化物酶、内源性生物素及色素;②标记物:荧光抗体不纯、荧光标记过量,酶标抗体中的酶纯度不够、标记过量、抗体自身不纯及含有该抗体以外的成分等。

1. 去除内源酶   一般我们进行免疫组化标记的都是一些生物体组织,其中自身含有一定量的内源性酶,酶的作用是催化底物,使显色剂显色,而组织中的内源性酶同样也能催化底物,使其显色,这就影响免疫组化的特异性,所以在酶标记抗体进入组织切片之前就应设法将组织内的各种内源性酶灭活,以保证免疫组化的染色是在特异性情况下进行。

(1) 去除内源性过氧化物酶:3%过氧化氢水溶液或0.3%～3%过氧化氢甲醇液孵育10～20分钟。

(2) 灭活碱(酸)性磷酸酶:最常用的方法是将左旋咪唑(24mg/ml)加入底物液中并保持pH为7.6～8.2,能除去大部分内源性碱性磷酸酶,对于仍能干扰染色的酸性磷酸酶可用0.05mol/L酒石酸抑制。

2. 去除内源性生物素   在正常组织细胞中也含有生物素,特别是肝、脾、肾、脑、皮肤等组织,在应用亲和素试剂的染色中,内源性生物素易结合卵白素,形成卵白素—生物素复合物,导致假阳性。所以,在采用生物素方法染色前也可以将组织切片进行0.01%卵白素溶液室温处理20分钟,使其结合位点饱和,以消除内源性生物素的活性。

3. 消除静电吸引及IgG交叉反应引起的背景着色   非特异性着色常见的一种情况是抗体吸附到组织切片中高度荷电的胶原和结缔组织成分上,以及由于IgG分子结构的相似性,引起种系之间的交叉反应而出现背景着色。最好用特异性抗体来源的同种动物灭活的非免疫血清在特异性抗体之前进行处理,以封闭荷电点,不让一抗与之结合。常用血清是2%～10%羊血清或2%牛血清白蛋白,在室温下作用10～30分钟即可,但此种是不牢固结合,最好不要冲洗,倒去余液直接加一抗,对于多克隆抗体易产生背景着色,在稀释特异性抗体时可采用含1%非免疫血清pH为7.4的PBS液。

(四) 抗原修复

常规石蜡制片时,均采用甲醛固定组织,使蛋白内或蛋白间形成缩醛键、羧甲基或形成交

Notes

联,进而引起许多抗原决定簇被封闭。抗原修复的许多方法,20 世纪 90 年代前一般都采用蛋白酶,但随着特异性抗体的种类的不断增加,相继出现水浴、微波、高压加热等,基本原理是将组织固定时所形成的交联反应进行溶解、水解,使抗原原有的空间得到修复或暴露,从而使抗原抗体能更加充分地与特异性结合,检出满意的阳性结果。

(邓巍　佟伟民)

第十四章 常见人类疾病动物模型制备技术

第一节 化学诱导技术

一、高通量筛选 ENU 诱变遗传疾病小鼠模型技术

(一) ENU 诱变技术程序

ENU 处理雄性 C57BL/6 小鼠,10 周后与同品系母鼠配种,F1 离乳时筛查,阳性突变小鼠留种,与同品系正常母鼠配种,F1 有亲代突变表型者留种(为显性遗传),用于基因定位、培育新的模型、基因克隆、基因功能研究。隐性突变筛选需由 F1 互交或 F2 回交 F1,发现突变表型者留种,进行进一步的研究。

1. **显性突变的筛选** 10 周龄的雄性小鼠按 150mg/kg 的剂量腹腔注射 ENU,60 天后待处理雄鼠恢复生殖能力后与野生型雌性配种,通过对 F1 代小鼠进行形态学、行为学、血液学、生理生化等指标的检测,筛选基因的显性突变。

2. **隐性突变的筛选** 基因隐性突变的筛选需将 F1 代的雄性鼠与野生型雌性鼠交配,再将 F2 代雌性鼠与 F1 代雄性鼠回交或 F2 代雌、雄鼠交配,获得 F3 代小鼠,并将 F3 代小鼠用于大规模筛选。

3. **基因驱动法与表型驱动法相结合的 ENU 诱变筛选** 单基因剔除是典型的基因驱动的研究。研究者必须针对靶位点在染色体组文库中筛选相关的染色体组克隆,绘制相应的物理图谱,构建特异性打靶载体以及筛选打靶 ES 细胞等。通常一个基因剔除纯合子小鼠的获得需要 1 年或更长的时间。面对人类基因组计划产生出来的巨大的功能未知的遗传信息,传统的基因剔除方法显得力不从心,不符合现代生物学高通量、大规模筛选的要求。用放射线导致缺失和突变以及用各种化学诱变剂诱导点突变等许多经典的遗传学研究属于表型驱动的研究。早在 20 世纪 90 年代初,研究者就提出带有第 7 号染色体缺失的小鼠可用来筛选 ENU 诱导的缺失区域内的点突变。基因打靶的研究进展使得研制携带染色体组任意片段的缺失、倒位或者易位突变小鼠成为可能。Ramirez Solis 应用位点特异的重组酶系统首次在小鼠 ES 细胞中实现了最长 3 ~ 4cm 的染色体组片段缺失、倒位和重复。并采用同源重组技术构建了大片段染色体缺失的基因剔除小鼠。将基因打靶这种基因驱动的研究和 ENU 诱变这种表型驱动的研究结合起来具有明显的优势。ENU 诱变可以在短时间内产生大量的突变体小鼠,但点突变的鉴定依然是费时费力的工作。采用通过基因打靶获得的特定染色体组缺失或者易位的 ES 细胞建立突变小鼠可以简化筛选的程序和工作量,并把点突变限定在序列已知的区域内,这样可以大大简化点突变的鉴定过程。

4. **ENU 突变表型筛选** ENU 诱导突变表型的筛选包括形态异常、行为和神经功能异常、血液学和临床生化指标和老年症状筛选等。形态异常表型的筛选通常在小鼠分窝时进行。行为和神经功能异常筛选包括肌肉缺陷和运动神经元低下、感官缺陷、精神、小脑平衡、自律行为方面的缺陷等。有表型小鼠将通过更复杂的测试,如探险运动、食物摄取、学习和记忆、焦虑、神经心理学测试等。血液学测试在小鼠 6 ~ 10 周时进行。随机挑选无表型小鼠饲养 1 年以上再进行老年症状表型筛选,主要观察是否具有老年相关疾病的表型,包括体重增加、动脉硬化、骨质疏

松、心血管异常、感知功能和行为异常等。

（二）ENU 诱导点突变的鉴定

ENU 诱变的最终目的是为了鉴定导致表型的突变基因，发现新的基因和新的代谢途径，促进人类对哺乳类动物基因功能的了解。位置候选基因法是鉴定突变基因的首选方法：用 50 只突变回交小鼠作连锁分析。突变大致可定位在 10～20cm 的范围内。分析 500 只回交小鼠可将突变定位在 1cm 的范围内。基因驱动法与表型驱动法相结合的 ENU 诱变筛选的小鼠，其突变已被定位在特定的染色体组区域内，因而不用再作连锁分析。在突变基因被精确地定位后，结合突变小鼠的表型进行候选基因的预测。候选基因的线索可从多方面的分析获得，比如小鼠表型是否与某种已知突变基因的人类疾病相似；小鼠的表型与候选范围内某些基因的表达模式具有相关性；候选范围内某些基因的功能与小鼠表型可能相关等。小鼠基因组已定位近 7000 多个微卫星，使得染色体上大约每 0.35cm 便有一个标记。可以根据已知微卫星的位置定位突变基因，相信随着技术的进步，稳定的高通量基因型鉴定方法将会极大地发展。

（三）ENU 诱变小鼠的应用

我们目前所认知的基因绝大多数来源于对突变基因的研究，突变意味着某一些基因对生物体的原有功能发生了变化，通过研究这种变化的遗传机制，可以获得有关基因功能的极有价值的资料。只有通过分析不正常才能知道基因的正常功能是什么，才能通过对突变的分析建立起因果关系。大量突变动物模型的获得为基因功能的研究提供了充足的研究资源。ENU 诱变小鼠的研究利用基因组研究的最新成果，不仅能促进分子遗传学的发展，为人类疾病的发病机制、功能基因及相关学科研究提供大量不同表型的动物模型；而且 ENU 诱变是近年来被公认的最有潜力的制造突变型动物的手段，新的动物模型的建立有可能导致新的疾病基因的发现和克隆，对开发具有独立知识产权的药物标靶和相应药物至关重要，具有潜在的商业价值。转基因动物、基因定点突变动物都是有计划、有目的地研究已知基因的表达、功能及互作效应，而 ENU 诱变小鼠出发点不是任何特定的基因，而是从大量的随机突变中筛选感兴趣的表型，或获得与人类疾病临床症状相似的模型动物，再利用此模型动物进行定位、克隆，鉴定新的基因。在此基础上，还可以再通过转基因技术和基因敲除技术来验证该基因的功能、作用以及在个体发育中的表达，从而揭开模型性状的形成机制。因此，基因工程动物模型制作技术的交互运用，将极大地推进基因组学的研究进程。

二、化学损伤破坏正常生理功能模型技术

（一）光化学法复制局灶性脑缺血动物模型

1. 造模方法　动物麻醉后固定于脑立体定位仪上，剪去手术区域毛发，在左侧眼外眦到左外耳道连线的中点，垂直于连线切开皮肤 2cm，显微手术镜下用钻头打开一直径 6mm 的骨窗。将直径 3mm 的光导纤维远端置于颅底 MCA 经过嗅束的起始处，静脉注射化学荧光染料四碘四氯荧光素二钠，同时打开光源引导波长 520～620nm 的冷光照射。光线透过颅骨与血管内的染料接触，激发光化学反应，引起照射部位及皮质血管内皮细胞毒性脑水肿，从而导致脑梗死。

2. 评价和应用　光化学刺激可造成严重的血管内皮损伤，在短时间内光照区内的血管即可形成完全性血栓，进而形成局灶性梗死灶。这一模型较好地模拟了人类脑血栓形成的动态过程，符合目前临床治疗理论的新发展，为临床治疗提供了有效的实验工具。给药方式灵活且针对性强，既可预防性给药，观察药物提高血管抗损伤的效能，又可治疗性给药，评价抗血栓药、溶栓药和血管保护剂的药理作用和疗效。

（二）吸入二氧化硫（SO_2）复制慢性阻塞性肺病动物模型

1. 造模方法　实验大鼠置于通气柜中，给予浓度为 250×10^6 的 SO_2 气体（5h/d，5d/w），让其

Notes

自由吸入。每周定时用肺小动物呼吸功能测定仪对大鼠进行肺功能测定。实验时间共 7 周,即可建立慢性阻塞性肺病大鼠模型。

2. 评价和应用　大鼠吸入 SO_2 气体 7 周后,病理学检查可见大鼠气管腔内黏液阻塞,气管上皮糜烂,杯状细胞增多,肺泡腔增大。同时肺功能测定近 70% 的动物呼气功能下降。

（三）H_2O_2 诱导的主动脉血栓模型

1. 造模方法　将实验兔常规麻醉后分离两侧颈总动脉和股动脉,以两个动脉夹夹闭一侧颈总动脉两端,动脉夹之间的距离约 2.5cm,用 4 号针头刺入动脉并固定,迅速抽出动脉段内残留血液,并以生理盐水冲洗 3 次,至动脉段内无残血,以 10% H_2O_2 溶液 0.4ml,分 3～4 次注入动脉段内,连续作用 10 分钟,再以生理盐水冲洗两次后放开血流,并以医用胶带粘合针孔止血,2 小时后剪下颈总动脉取血栓称重。

2. 评价和应用　血栓位置固定,容易定量,模型较易复制,重现性好。材料简单,较易获得。

三、化学致癌物诱发的肿瘤模型制备技术: 硝基亚硝基胍诱发犬胃癌模型

（一）造模方法

采用体重 24～30kg 雄性狼犬。将每毫升含 150μg 的乙基硝基亚硝基胍(N-methyl-N'-nitro-N-nitroso gnanidine,ENNG)250ml 溶液混入颗粒饲料中任实验犬采食。每条犬每天喂饲 ENNG 溶液 500ml,分早晚两次投药;每周投药 6 天,停药 1 天。狼犬连续投药 9 个月,ENNG 总量约 17g。投药后 1～2 个月定期作胃镜检查。麻醉后将胃镜插入犬胃内,仔细观察黏膜改变,并在病变处作多点活检。投药后狼犬诱发胃癌潜伏期 342～402 天,诱发率近 100% 。

（二）评价和应用

ENNG 可诱发犬胃黏膜癌变,癌肿发生于萎缩的胃黏膜。ENNG 可诱发杂种犬,小型猎犬及狼犬的胃癌,对狼犬的诱癌率高于其他犬。

四、饲喂食物诱导大鼠肥胖疾病模型技术

（一）造模方法

取离乳 SD 大鼠,体重 50～60g。饲料配方:①基础饲料:大麦粉 20%、脱水蔬菜 10%、豆粉 20%、酵母 1%、玉米粉 16%、麸皮 16%、鱼粉 10%、骨粉 5%、混合矿物盐 2%;②营养饲料:每 100g 基础饲料中加入鸡蛋 1 只、新鲜黄豆芽 250g、鱼肝油 10 滴、猪油 10g、奶粉 10g,第 1、2 周每只每天 13g,第 3 周 14g,后每周增加 2g,至第 6 周止,即第 4 周 16g、第 5 周 18g、第 6 周 20g。每日饲料分两次饲喂。

（二）评价和应用

当能量摄入远远大于能量消耗时,会导致体内能量平衡失调,导致脂肪堆积,从而引发肥胖。根据糖、脂肪和蛋白质在食物中提供能量的比例不同,可将食物分为三类:即高糖、高脂和高蛋白食物,而根据机体正常需要将糖、脂肪和蛋白质按一定的比例配制成的食物称为标准食物。高脂食物、高糖食物均可导致肥胖。复制这类肥胖动物模型的必要条件之一就是提供的热量必须超过当时机体所需的热量。食物所诱导的肥胖可能与人所产生的肥胖最为接近,深入研究食物诱导肥胖敏感与抵抗动物之间的差别,将可能为人类肥胖的真正病因找到答案,是最理想的肥胖动物模型。该模型的动物体重明显增加,45 天后比喂基础饲料的同龄大鼠增重将近 1 倍。解剖可见腹腔内肾周围、生殖器周围脂肪明显增加。适用于预防和治疗肥胖症药物的疗效观察评价。治疗性药物在第 6 周肥胖发生后再开始给药,以观察药物的减肥作用。在造模时,为减少动物间体重增长的个体差异,使之肥胖程度接近,应尽可能使每只动物有相似的摄入量。

五、抗原及佐剂注射诱导小鼠红斑狼疮模型制备技术

（一）造模方法

KM 小鼠，2 月龄，体重 18 ~ 22g，雌性。空肠弯曲菌 CJ-S131 株，卡介苗（BCG），用前 80℃灭活 1h。单链 DNA（ss-DNA）及牛胸腺总组蛋白，辣根过氧化物酶标记的羊抗鼠 IgG，刀豆蛋白 A（ConA）及脂多糖（LPS）、噻唑蓝（MTT）。将甲醛化空肠弯曲菌悬液（3×10^{12} cfu/L）与等量完全弗氏佐剂（CFA）混匀，完全乳化后，取 50μl 给小鼠足跖注射，免疫后第 3 周，取上述细菌悬液 0.2ml，给小鼠尾静脉注射，加强免疫 1 次，同时设正常组和佐剂对照组。小鼠致敏后 28d 检测。

（二）评价和应用

免疫后 28 天测定血清抗 ss-DNA 及抗组蛋白 IgG 型自身抗体含量，模型组的血清中抗 ss-DNA 及组蛋白 IgG 型抗体水平较正常组及完全弗氏佐剂（CFA）对照组明显升高。模型组 ss-DNA 抗体和组蛋白 IgG 型抗体含量酶指数高于正常组和 CFA 对照组。淋巴细胞增殖能力测定，制备脾细胞悬液，分别以 ConA 及 LPS 诱导。模型组 ConA 及 LPS 诱导的淋巴细胞增殖反应较正常及佐剂对照组明显增强。

六、利舍平拮抗影响信号传导通路诱发的抑郁模型技术

（一）造模方法

雄性小鼠，体重为 20 ~ 22g，按照 2mg/kg 体重的剂量静脉注射利舍平，同时给予待测药物或者生理盐水，1 小时后观察 15 秒内动物上眼睑下垂的情况。评判标准可采用以眼睑状态评分方式，全闭：4 分，闭 3/4：3 分，闭 1/2：2 分，闭 1/4：1 分，全睁：0 分。于实验前先用电子温度计经肛门测量肛温 3 次，求其平均值作为基础体温。随后皮下注射利舍平 2mg/kg 体重，同时给予待测药物或者生理盐水。于给药后每 1 小时测量肛温一次，直至给药后 6 小时，比较给药组和生理盐水对照组在每个时间点上肛温的差异。按照 2.5mg/kg 体重的剂量静脉注射利舍平，同时给予待测药物或者生理盐水，1 小时后将动物放于直径 7.5cm 的圆形白纸中央观察 15 秒，比较给药组和对照组中仍然待在圆圈内的动物只数。

（二）评价和应用

该模型主要对增强去甲肾上腺素（NA）功能的药物比较敏感，但不能检测许多结构上不同于三环类抗抑郁药及单胺氧化酶抑制剂等新型抗抑郁药，却对较多的非抗抑郁药有效。常用于具有一定药理作用的抗抑郁药的初筛，尚需与其他筛选方法合用。

（卢　静）

第二节　物理诱导技术

一、高脂饲料加球囊损伤建立的动脉粥样硬化制备模型技术

（一）造模方法

15kg 左右中国小型猪，麻醉前 8 小时禁食，肌内注射氯胺酮 5mg/kg，继而穿刺耳缘静脉，持续静滴氯胺酮 0.1mg/（kg·min）维持麻醉。股动脉导入 6mm 球囊导管至右侧颈总动脉中段，给球囊充气至 608 ~ 891kPa 持续 30 秒，间隔 60 秒，重复 3 次后，保留球囊内压力 101 ~ 304kPa 来回拖拉球囊 5 次，术后饲喂高脂饲料。

（二）评价和应用

光镜观察组织病理改变，模型组 12 周后损伤侧颈动脉均出现动脉粥样硬化，最高可达 Ⅳ 型。内膜增厚，可见大量泡沫细胞。中膜肌层内平滑肌细胞和细胞间质减少，代之以大量泡沫

细胞,纤维组织增生,粥样斑块形成,内膜中可见新生毛细血管。本方法在研究脑卒中前病变、预防脑卒中发生等实验研究中广泛应用。

二、射线诱发肿瘤模型技术

(一)造模方法

大鼠、小鼠等,射线诱癌,多是对大鼠及小鼠进行全身照射。可采用一次大剂量或多次小剂量的方法。例如 Wistar 雌大鼠颈^{60}Co γ 射线 3Gy 照射后,肿瘤诱发率可达90%,且以乳腺肿瘤为主。

(二)评价和应用

X 射线是由高速运行的电子群撞击物质突然受阻时产生,具有穿透组织的作用,同时也会抑制和损害组织细胞。如果长时间接受 X 线照射,白细胞就会减少,容易引发感染或抵抗力下降,引起细胞突变。

三、脊髓局部机械性损伤模型

(一)造模方法

常选用大鼠、兔、犬。

1. **脊髓背侧撞击伤法**　常选用犬,常规麻醉,俯卧位固定动物,剪去术区毛发,消毒、铺布。取动物背侧中线切口,在设计致伤的脊髓节段处逐层切开软组织,切除椎板,显露硬脊膜,在其背侧放置一块金属或塑料打击板,在打击板上垂直放置一有刻度的塑料管或玻璃管,将一重锤套入管内,在一定高度上任其自由下落,重锤撞打击板而间接打击脊髓造成损伤。

2. **脊髓腹侧撞击伤法**　打击装置由固定架、撞击器和金属球三部分组成。将一根长约20cm 有刻度的金属棒固定于固定架上,金属棒上附有一杠杆装置,其一端接受金属球坠落的重量,另一端接撞击器。手术切除动物一侧椎板,将薄而呈直角的撞击钩置于脊髓腹侧的硬膜外,钩的另一端固定于撞击器。使置于一定高度的金属球自然坠落,打击杠杆一端,另一端则上翘,钩随之上提而撞击脊髓腹侧造成损伤。

(二)评价和应用

不锈钢螺钉逐渐压迫法很好地模拟了自然病程,是较为理想的模型。

四、线栓法堵塞制备大鼠局部脑缺血模型技术

(一)造模方法

选用雄性 SD 大鼠,以戊巴比妥钠(50～60mg/kg 体重)经腹腔注射麻醉后,仰卧位固定,手术区域皮肤常规消毒。切开右侧颈部皮肤,钝性分离胸锁乳突肌,显露右侧颈总动脉及迷走神经。结扎颈总动脉、颈外动脉及其分支。分离右侧颈内动脉,至鼓泡处可见其颅外分支翼颚动脉,于根部结扎。在颈内动脉近端备线,远端放置动脉夹,在颈外动脉结扎点剪一小口,将一直径为 0.220～0.249mm 的尼龙线经颈外动脉上剪口插入,做好进入线长度标记。扎紧备线,松开动脉夹,将尼龙线经颈外动脉、颈内动脉分叉处送入颈内动脉,向前进入 17～19mm 会有阻挡感,说明栓线已穿过大脑中动脉,到达大脑前动脉的起始部,堵塞大脑中动脉开口,造成脑组织局部缺血。

(二)评价和应用

由于对动物损伤小,大脑中动脉闭塞效果较为理想,该模型被认为是唯一能观察到再灌流的局灶型脑缺血模型。

Notes

五、点燃引起的慢性实验性癫痫模型技术

（一）造模方法

健康雄性大鼠,以戊巴比妥钠(50~60mg/kg体重)经腹腔注射麻醉后,剪去头顶部毛发,手术区域皮肤消毒。无菌条件下沿正中线将皮肤切开1cm,按大鼠立体定位图谱标好杏仁核立体坐标位置。用小型牙钻钻透骨面,将长度为8.5mm的杏仁核刺激电极徐徐插入杏仁核,同时在颅骨正中线左右各旁开4mm,前后各10mm处安放4个皮质电波记录电极,插入深度为2mm。术后肌内注射卡那霉素,连续3天以防感染。1周后可用于实验。

每天在固定的时间给予大鼠电刺激一次,每次刺激3秒。刺激强度从80μA开始,以后每次增加80μA,直至引起刺激部位的后放电,此时电流即为后放电电流。如果反复刺激始终不能诱发后放电的大鼠,最终也不能形成点燃效应。因此,需选择测出后放电电流的大鼠用于实验。

（二）评价和应用

点燃是通过在脑内某特定局部反复的亚抽搐剂量电刺激,最终导致强烈的部分或全身性癫痫发作。边缘系统是最常用的电刺激部位。点燃效应可在多种动物形成,但常用大鼠。刺激部位以杏仁核最敏感,其次是苍白球、海马和梨状区。点燃模型是目前公认的一种更为接近人类,应用广泛的复杂部分性发作模型。点燃一旦建立,这种脑细胞及惊厥行为的敏感性可长期维持直至动物终身,这便于探讨癫痫研究中的神经元高度兴奋形成机制以及高度兴奋的保持和发展。

六、声光刺激法制备动物模型技术

（一）雏鸡形觉剥夺方法建立近视眼模型

1. **造模方法**　选用孵化1天的小鸡,在孵出的第一天进行眼睑缘缝合,室内饲养,白天自然光加日光灯照明,每天光照与黑暗周期为12小时:12小时,饲养6周。

2. **评价和应用**　近视眼巩膜软骨层增厚,双核细胞和成对细胞增多,细胞密度降低,提示眼巩膜软骨细胞增生及分泌活动增强,眼球膨大是巩膜软骨层增生的结果。人近视的产生是一种特殊的形觉剥夺,形觉剥夺可以产生弱视。本模型可用于探索近视的产生机制以及在去除形觉剥夺后研究近视恢复的机制等。

（二）听源性发作癫痫模型

1. **造模方法**　实验装置是由双层有机玻璃圆筒制成的听源性发作仪,仪器上方装有110~120dB的高音电铃,供刺激用,下有一自由开关小门,供取放动物用。选用成年P77-PMC大鼠,实验前12小时禁食不禁水,将其放入听源性发作仪内,连续给予60秒铃声刺激,每天一次,连续3天。动物每天应在固定的时间以相同条件刺激,反应恒定者用于实验。

2. **评价和应用**　听源性敏感动物在受到强铃声刺激时,产生一种典型的运动性发作。听源性发作的始发部位在脑干和中脑,但脑组织无任何器质性病变,而在不刺激情况下,其行为与听源性发作不敏感的正常鼠无任何区别。听源性发作与人类的光敏性和强直-阵挛发作相似,均具有遗传性,是研究抗癫痫药物和原发性癫痫发病原理常用的病理模型。

七、冷热刺激法制备动物模型技术

（一）冷冻法复制角膜内皮损伤动物模型

1. **造模方法**　体重2~2.5kg的实验兔,冷冻前双眼0.25%氯霉素眼液滴眼,每天4次,连续3天,第4天按2ml/kg体重的剂量经耳缘静脉注射1.5%戊巴比妥钠麻醉,用0.4% Benoxile液滴眼表麻醉。将直径8mm冷冻铜探头进入液氮数秒后取出,待探头温度显示在-120℃时,将其垂直放于兔角膜中央表面,充分接触5~15秒。

2. **评价和应用**　模型动物冷冻区角膜内皮细胞完全被破坏,内皮细胞损伤区与未损伤区之

Notes

间界限清晰。冷冻5秒和15秒能造成面积相近的角膜内皮缺损,但前者角膜水肿较轻。全角膜冷冻法将低温金属冷冻探头置于动物角膜表面一段时间,使内皮损伤,这种方法简单易行。本模型方法采用直径8mm冷冻铜探头—温度监测装置,统一冷冻温度,选择合适的冷冻时间,可进行动态观察内皮损伤的愈合过程,为促角膜内皮愈合的药物研究提供了一种简便易行、重复性好的内皮损伤动物模型。

(二) 水烫伤法诱发应激性胃溃疡动物模型

1. 造模方法 成年大鼠,禁食不禁水24小时,按照30mg/kg体重的剂量腹腔注射戊巴比妥钠麻醉,将动物于80～92℃的热水槽中浸10～18秒,烫伤面积控制在30%～50%,3～48小时后,放血处死,立即剖检。取材部位、胃黏膜损伤指数的判断和评价方法:点状损伤1分,损伤小于1mm为2分,损伤1～2mm为3分,损伤2～4mm为4分,损伤大于4mm为5分,病灶宽2mm时,分数乘以2,每只动物胃黏膜所有损伤得分相加,其总分即为胃黏膜损伤指数。

2. 评价和应用 模型动物损伤指数在烧伤后6小时开始增加,24小时达高峰,48小时仍呈高峰状态;胃黏膜皮质醇含量同样在烧伤后6小时明显增高,峰值在12小时,24小时和48小时同样呈高峰状态。

烫伤是一种应激源,当动物遭遇热水大面积烫伤时,同样可以导致交感神经系统和肾上腺髓质的兴奋性增强,引起胃血管收缩,黏膜屏障功能下降,最终诱发应激性溃疡的发生。

(卢　静)

第三节　生物诱导技术

一、鼠巨细胞病毒感染 BALB/c 小鼠心肌炎模型

(一) 制备方法

4周龄雄性 BALB/c 小鼠。小鼠腹腔内注射 MCMV 悬液(Nancy 株)0.1ml/只。7日或14日后,其小鼠心肌炎发病率为69.4%,死亡高峰在感染后7～14天,死亡率为11.11%。模型重复性、稳定性好,效果令人满意。

(二) 评价应用

HCMV 是胎儿、新生儿、成人及免疫功能不全者(如器官移植者、恶性肿瘤放、化疗后及 AIDS 患者等)的重要致病因子。MCMV 和 HCMV 在基因及核酸水平有很多相似性,在 HCMV 中存在的人类基因类似物在 MCMV 中亦同时存在。MCMV 感染和 HCMV 感染引起人类和小鼠的改变亦非常相似,病理上以单核细胞浸润为主,伴心肌细胞坏死和心电图 P 波倒置、异常 Q 波、房性和室性期前收缩、窦房传导阻滞、2:1至4:1房室传导阻滞等改变。这为其发病机制的研究和观察药物抑制 MCMV 作用提供了良好的模型。

二、蛋白酶制备肺气肿模型

(一) 材料方法

成年大鼠,乙醚麻醉后仰卧固定头部及四肢,轻拉鼠舌,压迫舌腹,在额镜直视下,趁大鼠呼吸瞬间,将注射器细塑料插管插入气管分叉处,随后慢慢推入木瓜蛋白酶(2mg/kg 体重)溶液。滴完溶液后,可辅助大鼠作各种直立、旋转等动作,以便所滴溶液在大鼠肺内均匀分布,然后大鼠自由饮水进食。大鼠在造模4天后,开始出现一系列肺气肿的渐进性病理变化,模型大鼠第4天时肺功能检查,胸腔气体容积(TGV)值增加65%,而到第8天就不再变化,而造模前后大鼠气道阻力(raw)值的变化有显著性差异。病理组织学检查模型大鼠在肺气肿发生早期(1周以内)主要是肺泡上皮细胞被破坏,而在肺气肿晚期阶段则可见 H 型肺泡上皮细胞增多,肺泡间隔内

Notes

局限性胶原纤维及弹性纤维的聚集。但本模型(犬)在测定肺功能时表明,动物最大呼气流速的下降与静态顺应性的下降不成比例,同时病理组织学也证实验动物气道萎缩,气道病变说明本模型不是单纯性肺气肿的最佳模型。

（二）评价与应用

肺气肿是临床上人类慢性阻塞性肺病主要的病理改变之一,主要表现为进行性发展的不可逆气流受限,病理学上表现为肺部终末细支气管远端气腔出现异常持久的扩张,并伴有肺泡壁和细支气管的破坏,但无明显纤维化病变。可以用被动吸烟或气管滴入蛋白酶的方法建立的肺气肿模型,前者与后者相比复制时间较长,操作复杂,耗时费力,但其复制原理与临床肺气肿更为接近,且动物肺组织病理学变化进行性特征明显,因此其在人类肺气肿研究,用以阐明肺气肿的遗传背景、诱发因素、发病机制、药物治疗及药物筛选方面是更为理想的动物模型。

三、血清免疫法诱发肝纤维化模型

（一）材料方法

Wistar 大鼠,雌性,体重为 120～150g,分别在第 1、15、25、35 天同剂量皮下多点注射人血清白蛋白 4mg/只,人血清白蛋白用生理盐水稀释并与等量的不完全福氏佐剂乳化。在末次免疫后10 天取血测抗体,选取抗白蛋白抗体阳性者,于尾静脉攻击注射清蛋白,每周 2 次。其中,第 1周每只静注 2.5mg,以后每只大鼠每次注射增加 0.5mg,直至每只 4.5mg,并维持该剂量至少 2 个月,直至造模结束。人血清白蛋白 2.5～4.5mg 皮下攻击注射 10 周后,约 80% 模型动物可形成不同程度的纤维化乃至肝硬化,死亡率为 20%～30%,而 4～8mg 注射加 PGE1 皮下注射保护 30天后,模型动物亦可形成肝纤维化,死亡率仅为 5%。

（二）评价应用

人类肝纤维化是一种病因复杂的临床综合征,是慢性肝炎发展为肝硬化的必经阶段。尤其是各型病毒性肝炎和某些免疫因素诱发的肝纤维化为其主要病理特征。人或异种动物血清进入体内,其中清蛋白和大分子物质作为异种抗原刺激机体产生相应的抗体,当抗原再次进入机体则会形成抗原-抗体免疫复合物(IC),后者在肝脏主要是门脉汇管区及中央静脉周围沉积,引起局部炎性反应,激发贮脂细胞增生,并向成纤维细胞转化,进而分泌胶原纤维,造成肝组织纤维化。同时,异种血清可能引起肥大细胞介导的I型变态反应中的迟发相反应,通过其释放的一些物质如肝组织中转化生长因子等使原始间质细胞(PMC)和肝星状细胞(HSC)激活、衍生并合成大量 ECM,从而使组织 ECM 过度沉积而导致肝纤维化。本模型的主要特点是肝纤维化病理形态稳定,停止攻击注射后,对先前形成的肝纤维组织自然再吸收程度较轻,肝纤维化形态维持时间可达数月,在致纤维化的过程中有储脂和成纤维细胞参与,且对肝细胞损伤较轻。虽然本模型在对肝细胞损伤方面有别于肝炎后肝纤维化及肝硬化,但鉴于目前用肝炎病毒尚不能复制成可供实验用的肝纤维化模型,而本模型系免疫损伤所致,故结合 CCl₄ 诱导的肝纤维化动物模型来综合研究和评价以病毒性肝炎为主要病因的慢性肝病肝纤维化的发病机制,也许是一种较为可行的方法。有学者对人血清清蛋白诱发大鼠肝脏纤维化模型的实验方法学进行了系统的研究,发现造模选用动物的机体免疫状况、造模环境以及预防免疫反应过激导致动物死亡对造模成功率具有极其重要的影响,认为 6 周龄大鼠在(22±1)℃环境条件下进行模型复制是比较适宜的,其中每天皮下注射 PGE1 是其关键技术。除人和猪血清外,还可用牛血清清蛋白复制免疫性肝纤维化动物模型。

四、烟草加寒冻加性激素加免疫致大鼠闭塞性脉管炎模型

（一）材料方法

6～8 月龄雄性 Wistar 大鼠。将大鼠后肢脱毛,在大鼠后股动脉周围皮下注射来自脉管炎(TAO)患者的免疫提取物,每次 0.1ml,皮下注射后形成皮丘,每 4 天 1 次。造模过程共计 2 个月。

免疫提取物加烟草大鼠闭塞性脉管炎模型出现早期 TAO 炎症症状的成功率较高,而出现晚期症状的成功率低。免疫提取物加寒冻大鼠闭塞性脉管炎模型与单纯注射 TAO 患者坏死组织浆为抗原来免疫动物的模型相比,方法简单,周期短,但不如免疫提取物加烟草模型大鼠造模时定量准确。

（二）评价应用

血栓闭塞性脉管炎是一个以自身免疫为主的周围血管疾病,吸烟、寒冷等外界因素及性激素差异为本病的主要发病原因。上述针对其病因所造的模型动物均出现 TAO 的相应体征,肉眼见潮红、肿胀,且晚期出现跚端溃疡、坏死。模型大鼠的双后肢中、小动静脉做病理检查、扫描电镜检查所取的病理标本与确诊的 TAO 患者截肢所取标本病理改变基本一致。有不同程度的内膜增生,新鲜或肌化血栓,完整、增厚的内弹性膜,不同程度的血管炎症;血液流变学检查也显示模型大鼠各项指标明显升高,这与临床 TAO 患者的症状、体征和病理变化相符,与多年临床总结的 TAO 中医辨证分型也基本一致。

（卢　静）

第四节　外科手术技术

外科手术动物模型是提供外科医学实验研究材料的主要来源之一。涉及动物的外科实验研究大多数都需要对模型动物实施一定的手术处理,如制作外科研究疾病的动物模型,切取动物体内的组织器官或置入人工材料等。

一、实验模型动物的手术前准备和手术后处理

实施动物手术就像临床人体手术一样,亦需要进行细致的手术前准备和正确的手术后处理,只有这样才能使实验模型动物免遭不必要的痛苦,减少术后动物的死亡,提高手术成功率和实验结果的可靠性。

（一）动物的手术前准备

手术前准备是指研究人员在实施动物手术之前所作的一系列准备工作。

1. 手术器械的准备　手术器械的准备取决于动物的大小和手术类型。手术板及手术器械需严格打包消毒处理,如高压蒸汽灭菌、γ 射线照射或化学消毒剂浸泡等。手术区域必须保持清洁,定期紫外线消毒。大型设备及手术台面需用消毒剂擦洗,需准备良好的光源供术中照明。

2. 动物的准备　选择健康的、生物学背景清楚的动物备用。全面评估动物健康状况。还要考虑实验研究的设备条件和研究者的经验,如在不具备显微外科技术和设备条件的情况下,不宜选择小动物进行小血管或神经吻合的研究。经费不足时,以昂贵的大动物为模型动物,显然是不可行的。如果研究人员熟悉某种动物的习惯、行为及生理特性,选择该种动物则有利于实验的顺利进行。术前还要对动物进行适应性饲养。

3. 研究人员自身的准备　研究人员在实施动物实验或手术之前要了解有关实验动物研究的法律法规以及动物伦理和动物福利的有关规定,并进行必要的动物麻醉、手术操作技术,以及围术期护理和治疗等动物研究训练,方可进行实验。

严格遵守无菌技术要求,降低动物手术感染率。

（二）动物的手术后处理

模型动物手术后处理是指手术后 24 小时对动物所进行的护理、监测和治疗,也是保证手术动物的生命体征能够平稳,安全地恢复到正常范围的重要环节。

1. 手术后的一般处理　手术结束后应立即将动物转移至术后隔离恢复区,通常是在干净的笼（cage）或圈（pen）里置以柔软的垫层（bedding）,将麻醉尚未清醒的动物背卧于垫层上,动物清醒后可辅助动物取腹卧位,以恢复动物机体正常的生理体位。手术后恢复区应配备有必要的外

Notes

科急救器械和药品、生命体征监测设备,以及有经验的专业饲养员。

2. **动物手术后监测**　大多数动物在手术结束时处于低温状态,因此,术中和术后加强动物机体保暖可减少术后并发症的发生。保暖的同时必须持续监测动物的体温,以避免动物体温过高或过低。动物体温监测方法分为中心体温监测和皮肤表面体温监测,前者是将感温电极置入动物食管或直肠腔内,后者是将感温电极贴附于耳廓或蹠蹼皮肤上,最后均通过与感温电极相连的感温器读取动物体温数据(表3-14-1)。同时,进行血管搏动和毛细血管充盈时间、血压和心电图、呼吸频率及深度等观察和尿量监测。

表3-14-1　常用实验动物直肠正常体温

动物	体温(℃)	动物	体温(℃)
小鼠	37	猫	38～39
大鼠	37	猪	37～38
豚鼠	38	山羊	38～39
家兔	38～39	绵羊	36～39
狗	37～39	马	38～39
猴	38～40		

3. **术后并发症的处理**　人体组织受到损害会引起疼痛的感觉,动物亦是如此。动物术后的疼痛将导致手术部位活动受限,由此可产生许多并发症,如胸或腹部手术后呼吸受限可导致低氧血症和高碳酸血症;肢体手术后的活动受限可导致深静脉血栓形成或肢体肌废用性萎缩,造成永久性步态异常。疼痛还可导致动物对食物和水的摄入减少、体重减轻,术后恢复期延长。可见动物的疼痛缓解治疗可促进术后动物机体的恢复。通过比较治疗前后的动物行为,来判断动物疼痛的存在或程度。疼痛治疗包括全身应用镇痛药物及局部辅助镇痛,如吗啡、芬太尼、阿司匹林等。局部辅助性镇痛方法有冰袋局部冷冻(表3-14-2)。

表3-14-2　手术部位与疼痛程度评估

手术部位	疼痛程度	手术部位	疼痛程度
头、口腔、咽喉	中度至重度	心胸外科	重度
肛门、直肠	中度至重度	剖腹术	轻度至重度
眼科	重度	颈椎	重度
矫形外科	中度至重度	腰椎和胸椎	中度
截肢	重度		

呼吸和心跳骤停是导致术后动物死亡最常见的原因。麻醉药物过量、手术操作失误、术中大量失血、低温、术前患有呼吸系统或原发性心肌功能不全等均可导致术后动物发生呼吸和心脏停搏。脑及心肌缺氧也极易诱发通气功能障碍、呼吸衰竭和心脏停搏。因此,术后必须认真监测动物的呼吸和心跳,直至自主呼吸恢复和气道通畅,才能拔除术中所置的气管内插管。

二、显微外科手术模型

显微外科手术是一项复杂而又高难度的外科技术,不同于肉眼下的手术操作。其核心是小血管吻合技术,即必须在光学放大设备下熟练地吻合0.2～2mm的小血管,且要保证血管吻合口的通畅及血流的顺利通过。要熟练地掌握显微外科这一高难、精细的手术技巧,必须经过严格的显微外科实验训练这一必经之路:即在动物实验模型上,在手术放大镜或显微镜下,训练两手捏持

Notes

显微外科手术器械及无损伤缝线,以及运用显微器械进行组织的切割、解剖、游离及血管吻合的手术方法;在显微镜下重新建立脑、手、眼相互协调的条件反射,以顺利完成显微手术操作并确保显微外科手术的成功。显微外科实验动物模型的建立,既可用于显微外科这一基本技能的训练,又可用于显微外科的基础性研究,是提高临床医疗质量和培训显微外科人才的非常实用而有效的手段。可以说,显微外科实验动物模型的建立是为显微外科学科铺设的第一块基石。

（一）小血管吻合技术动物模型

作为一名外科医生,特别是显微外科医生,就必须熟练地掌握小血管的吻合技术,而大鼠尾中央动脉的吻合就是训练这一技术的常用实验模型。

选用体重 300～500g 的健康 Wistar 或 SD 大鼠,戊巴比妥钠腹腔内注射麻醉,用 1% 的戊巴比妥钠溶液,按 0.3ml/100g 体重腹部给药。大鼠仰卧,四肢分开,整个尾巴伸直展开,放于 15cm×30cm 的软木板上,四肢用橡皮筋固定在板旁的钉子上,尾巴远端大头针固定牢固,鼠尾不需备皮去毛(图 3-14-1)。用 0.1% 的氯己定(洗必泰)或 75% 的酒精消毒尾部。不必铺巾,手术野四周湿纱布覆盖即可。

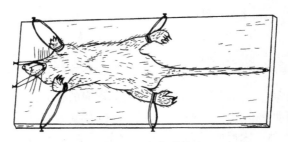

图 3-14-1   大鼠的固定

手术操作:显露尾腹面正中作一侧向"⌣"形皮肤切口,约 2cm 长,从皮下疏松间隙游离后翻向手术者对面,牵引线牵开,盐水纱布湿敷止血,显露尾中央动脉(图 3-14-2)。吻合游离约 1cm 长的一段尾中央动脉,不要剥离外膜,相距 0.6～1.0cm 上两血管夹,于两血管夹中间剪断血管,用肝素生理盐水冲洗血管断端。在 10～16 倍的显微镜下用 10-0 或 11-0 的无损伤针线作端端吻合,一般缝合 6～8 针,常用两定点间断缝合法(图 3-14-3)。注意内膜外翻。松开血管夹,检查吻合口通畅情况。每个手术切口可练习 2～3 个吻合口。若中间休息,皮瓣可临时恢复。

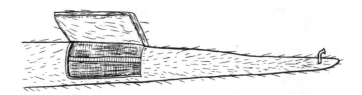

图 3-14-2   大鼠尾中央动脉的显露

大鼠中央动脉吻合训练实验模型简单、实用,其优点是皮肤不必去毛,动脉壁厚,切断后呈圆筒状,不塌瘪,位置较固定,分支较少(每隔 8～14mm 有一向深部发出的小分支,无其他方向的分支),动脉呈直线状,远近侧在同一平面上,容易显露及操作。大鼠尾较长,一条动脉由远端向近端可作 20～30 个吻合口。而且大鼠价格便宜、易饲养、好推广,可进行大数量实验,是一个非常理想的小血管吻合技术动物模型。

（二）断肢(指)再植动物模型

断肢(指)再植动物模型是用于断肢(指)再植基本训练和显微外科基础研究最为常用的动物模型。

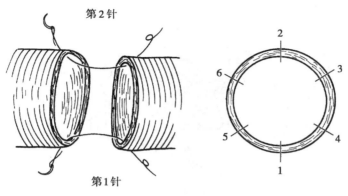

第2针

第1针

图 3-14-3　血管两定点间断缝合法

健康的 Wistar 或 SD 大鼠,体重 350～400g,四肢完好无损。常规选用后肢作为手术实验肢。用 1% 戊巴比妥钠溶液作腹腔内注射麻醉,剂量 0.3ml/100g。注意事项同小血管吻合技术动物模型,硫喷妥钠溶液常可诱发喉头痉挛,不宜用于小动物麻醉。将大鼠除实验侧后肢以外的其余三肢呈仰卧位固定。实验侧后肢同侧臀部及腹部用血管钳夹持保险刀片剃毛或提前 2 天用 8%～15% 的硫化钠脱毛。用 1% 的洗必泰或 0.1% 的苯扎溴铵酊(新洁尔灭)消毒剃毛区皮肤及整个手术肢体,提起术肢,身下铺小无菌巾,洞巾覆盖,显露手术野及整个手术肢体。大鼠头及胸部撑一铁丝头胸呼吸支架(图 3-14-4),以防止无菌铺巾及手术人员误压而影响呼吸,引起窒息死亡。

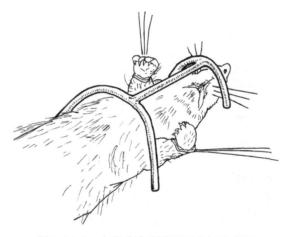

图 3-14-4　大鼠头胸麻醉呼吸支架的应用

手术操作:离断肢体在大腿中上 1/3 段作环形皮肤切口,先切开股内侧皮肤并作皮下筋膜游离,显露股动静脉并游离约 1cm 长的范围。在准备切断动静脉处的近端用微型血管夹阻断血流(常在股动脉发出腹壁浅支的远侧处切断),先切断股动脉,然后切断股静脉,再切断肌肉及股神经及坐骨神经。切断肌肉时,尽可能避开股动脉在股部的大小分支,这样可明显减少出血,甚至不需结扎出血点,然后直达股骨,上下略作骨膜剥离后锯断股骨(图 3-14-5)。

断肢(指)再植操作将股骨截 0.3～0.5cm 长的一段(因股体离断后血管等软组织回缩,血管吻合时有张力)。选 9 号注射针头作贯穿骨髓腔固定股骨。先用 7 号针头从远骨折端骨髓腔顺行手捻钻入,屈曲膝关节,上缘穿出针尖作为导针,然后用 9 号针头套 7 号针头的针尖,逆行捻入,进入骨髓腔后退出 7 号针头,9 号针头跨过骨折端捻入近端骨髓腔至大粗隆部,阻力明显增大后完成固定(图 3-14-6)。

在吻合血管之前,应先将股前、外、后的肌肉及皮肤尽量修复闭合,防止因创面过大,渗血较多而造成血容量不足。但不要影响显露要吻合的血管神经。在 10 或 16 倍的手术显微镜下,先用 9-0 的无损伤缝线吻合位置较深的坐骨神经及浅层的股神经各 3 针。然后用 10-0 或 11-0 的无损伤线缝合股静脉(直径约 0.8～1.2mm)及股动脉(直径约 0.6～0.8mm)6～8 针。通血良好后,缝合剩余的肌肉、筋膜及闭合皮肤。由于断肢(指)再植动物模型手术时间长、创伤大,从术前麻醉及术中、术后都应严格操作和精心护理,防止大鼠术中和术后死亡,术中或术后可腹腔注射 5% 的葡萄糖生理盐水 5～10ml,也可口腔饮水(麻醉效果适中时,吞咽反射存在)。如若观察断肢(指)再植的成活

Notes

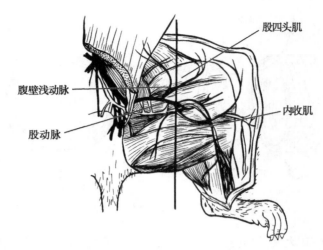

图 3-14-5　大鼠股体离断平面

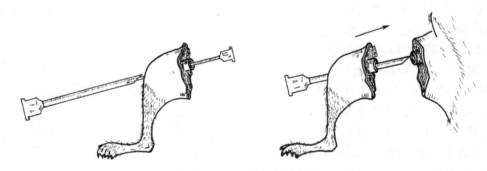

图 3-14-6　大鼠股骨内固定

率,术后除要保证大白鼠成活外,尚需进行再植肢(指)体的血液循环观察及处理。

（三）下腹部游离皮瓣移植动物模型技术

家兔性情温顺,体形较大,手术操作较容易,血管吻合方便,更适合于初学者的基础训练。设计以一侧腹壁浅血管为血管蒂的下腹部游离皮瓣移植至对侧的皮瓣模型。

选体重 2 ~ 2.5kg 的大耳白兔,皮肤完好、无破损或感染,毛发有光泽,眼睛鲜红而有精神。用 1% 戊巴比妥钠作腹腔内或耳缘静脉麻醉,剂量为 0.3 ~ 0.4ml/100g。固定脱毛兔仰卧,伸展四肢固定于 65cm×30cm 的手术板上,腹部及双大腿内侧用保险刀片剃毛或在实验前 2 天用8% ~10% 硫化钠脱毛并清洗。消毒铺巾略大于脱毛区的范围,用0.1% 的苯扎溴铵酊或 0.1% 的氯己定消毒 3 遍,注意尽量不要涂湿身体其他部位。身下及上面常规铺巾。置麻醉支架避免头胸受压。应用解剖家兔下腹部皮瓣的血供来自腹壁浅动脉及其伴行静脉。腹壁浅动脉起于腹股沟韧带远侧 1 ~ 3cm 处的股动脉内侧,皮下筋膜内。先向下行,旋即回转向上,走行于腹壁两侧,其外径约为 0.2 ~0.5mm(图 3-14-7)。

手术操作:腹壁浅动、静脉供养的皮瓣范

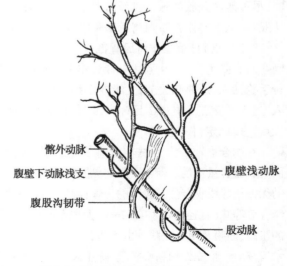

图 3-14-7　家兔腹壁浅动脉的起始及走行

Notes

围上至肋弓下缘,下至耻骨联合平面,内至腹中线,外至腹背交界处。将一侧下腹部皮瓣移植至对侧。实验时可在腹壁浅动、静脉供养的腹部皮瓣范围内切取 10cm×4cm 大小的皮瓣。用 1% 甲紫在兔腹部绘出皮瓣的切取范围(图 3-14-8)。先切开大腿内侧皮肤,显露股动、静脉及腹壁浅动、静脉,以腹壁浅动、静脉起点为中心,将股血管向上下游离 1.2 ~ 1.5cm 长的一段(实验性下腹部皮瓣移植可将腹壁浅血管连同股血管的一段一起切下),股动脉外径约为 1.2mm,吻合较易,而腹壁浅动、静脉的外径约为 0.3mm(0.2 ~ 0.5mm),吻合较困难,然后切开腹部皮瓣周界的皮肤,自上而下沿腹肌筋膜将皮瓣掀起,直至只剩下腹壁浅动、静脉与股动静脉相连时为止。暂不切断血管蒂,将皮瓣置于原处保护备用(图 3-14-9)。

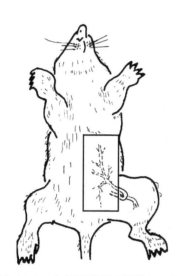

图 3-14-8 家兔下腹部皮瓣的切口设计

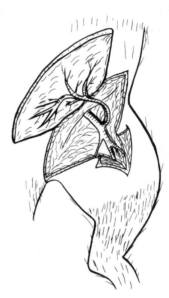

图 3-14-9 家兔下腹部皮瓣的切取

在对侧下腹部作皮瓣形状的皮肤切口,切除部分皮肤以容纳移植的皮瓣。切口下端显露股血管,将股血管游离约 1.5cm 长的一段,在游离段的上下各用血管夹阻断血流,切除约 1cm 长的一段股血管。然后在对侧皮瓣的营养血管腹壁浅动脉起点上下各 0.6cm 处切断股血管,结扎供区股血管两断端,将皮瓣连同腹壁浅血管及一段 1.2cm 长的股血管移置于对侧下腹部。在 6 ~ 10 倍的手术显微镜下,用 9-0 无损伤缝合针线将移植的股血管嵌接于受区股血管中(图 3-14-10),先吻合静脉,后吻合动脉。吻合完毕后将皮瓣与受区皮肤逐层缝合。

(四) 肌游离移植动物模型技术

在动物实验中施行肌游离移植,一是用来训练显微外科医生的肌移植技术;二是可进一步的深入研究如何提高游离肌移植重建肢体肌功能的临床治疗效果。游离肌移植实验多采用犬的股薄肌施行,切下带血管神经蒂的股薄肌全段,进行对侧互换或原位移植。

选用体重 12 ~ 15kg 的健康杂种犬,清洁、体毛有光泽、四肢无破损及感染疾病。用 3% 戊巴比妥钠溶液,剂量小于 3mg/100g,作腹腔或静脉麻醉。或者应用 2.0% 的硫喷妥钠溶液,剂量小于 5mg/100g,作腹腔或肌肉麻醉,应用时注意动物喉头水肿及呼吸道通畅。驯服的犬可先固定后麻醉,未驯服的犬应先麻醉后固定。四肢仰卧位固定于手术台上,嘴应戴口套或捆扎。用 15% 的硫化钠溶液涂布于大腿前内侧手术区,1 ~ 2 分

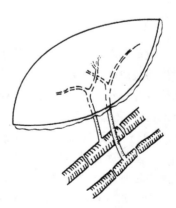

图 3-14-10 家兔股血管的镶嵌吻合

Notes

钟后纱布擦拭,即可脱毛,清水洗净拭干。应用0.1%氯已定或0.1%的苯扎溴铵酊消毒双股脱毛区皮肤,常规铺无菌巾。

手术操作:切口设计在大腿的内侧,起自腹股沟韧带内1/3与外2/3交界处,斜至膝内侧为止为股薄肌的体表投影,沿此连线,设计纵行切口(图3-14-11)。切取股薄肌瓣沿切口线切开皮肤,游离皮下,显露股薄肌和外侧的股血管及旋股内侧血管或股深血管,并于股薄肌前缘和深面近侧1/3处,内收长短肌之间显露、游离进入股薄肌的营养血管和位于耻骨肌与内收肌之间,从股薄肌深面进入的闭孔神经的前支。小心保护股薄肌的主要营养血管及神经,将股薄肌游离,避免损伤肌膜和血管神经蒂。切断股薄肌的起止点,然后在靠近营养血管起始处切断走向肌肉的血管蒂,并于高处切断闭孔神经前支。至此,股薄肌完全离体。用肝素普鲁卡因溶液(肝素50mg溶于2%普鲁卡因200ml内)灌洗离体的股薄肌,至流出液体无血色为止(图3-14-12)。

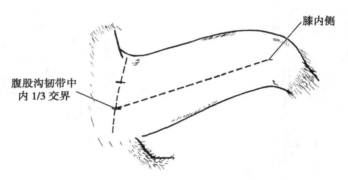

图3-14-11　犬的股薄肌瓣切口设计

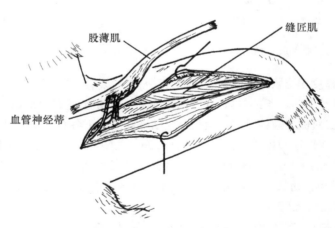

图3-14-12　犬的股薄肌瓣的切取

股薄肌游离移植将离体的股薄肌原位移植或与对侧同时切取的股薄肌作互换移植。移植时先将股薄肌上下端起止点缝接固定,然后在手术显微镜放大6~10倍下,用9-0或10-0无损伤缝合针线作端端间断两定点缝合法吻接静脉和动脉,神经作束膜缝合,放开血管夹,待移植肌血运良好后,缝合手术切口。术中静脉输注低分子量右旋糖酐200~500ml。

(五) 足趾游离移植再造拇(手)指动物模型技术

本实验动物模型的主要技术方法系将大鼠后肢的趾移植到前肢趾缺如部位,以训练临床医生熟悉足趾移植再造拇(手)指的步骤、游离切取组织的方法及组织重建技术。

选用SD雄性大鼠,体重350~450g,四肢完好,无破溃及感染。用1%戊巴比妥钠溶液作腹腔内注射,剂量为0.3ml/100g,注意事项同小血管吻合技术动物模型。四肢仰卧位固定,其中手术的前后肢(同侧)可从根部固定。采用10%硫化钠脱毛或保险刀片剃去要移植的前后肢毛。

Notes

0.1%的苯扎溴铵酊消毒剃毛区肢体,身下铺小无菌巾,然后双洞巾覆盖并显露手术野。大鼠头及胸部撑一铁丝呼吸支架。

　　手术操作:切口设计后肢(供区)在内踝外侧缘至足底部外侧缘,平第一跖骨底部处分成 Y 形,沿第 1 趾蹼间隙到第 1 跖骨基底部作背、跖两个切口,于远端第 1、第 2 趾间切口相连接。前肢(受区)掌侧从肘关节以下正中至爪掌部切口并在相当于趾的部位绕到背侧作一纵形切口。后肢趾的切取先沿设计的第 1 趾蹼间隙到第 1 跖骨基底部作背跖侧两个切口,跖侧切口显露游离足底内侧动脉深支和伴行静脉以及趾总神经和趾屈肌腱。切断结扎到第 2 趾的血管及足底动脉,以保证趾的血供完全来自足底内侧动脉。在足底较近端切断趾屈肌腱和到趾的趾总神经及胫侧趾神经。在背侧切口显露足背血管及趾伸肌腱,由于足背血管较细,不能用做血管蒂,给予切断、结扎,在趾伸肌腱相连处切断趾伸肌腱。将第 1 跖骨背外侧皮肤切下,并保持趾与第 1 跖骨的联系,然后第 1 跖趾关节作关节离断。此时,后爪趾除保持与足底内侧血管的联系外已完全游离,待前肢受区准备妥当,即可在第一跖趾关节的近侧端将血管蒂切断,供移植(图 3-14-13)。大鼠的前肢(受区)准备在前肢背外侧作切口,显露头静脉,在伸肌支持带处,用小的血管夹阻断头静脉,同时游离支配趾的皮神经及趾伸肌腱,然后一并在远端切断备用。在前肢掌侧作切口,切开皮肤全长,在肘部正中于屈肌支持带的近端识别、游离正中动脉和正中神经,两者仔细分开,小血管夹阻断血管,远端切断,并使周围可容纳血管蒂。屈带上方游离并切断趾屈肌腱。前肢残留趾在跖趾关节处离断(图 3-14-14)。

　　趾移植再造拇指:后肢趾断蒂后移至前肢,用细丝线缝合跖、跗骨周围的软组织建立支架。将后肢趾的足底内侧静脉与前肢头静脉、足底内侧动脉与正中动脉用 10-0 或 11-0 的无损伤缝合针线采用两定点间断缝合法作端端吻合 6~8 针。趾总神经与正中神经、胫侧趾神经与皮神经用 9-0 的无损伤缝合针线作端端吻合。用 3-0 的细丝线分别"8"字吻合趾伸屈肌腱。通血良好后闭合皮肤(图 3-14-15)。

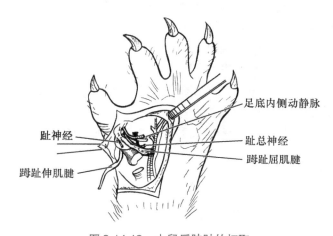

图 3-14-13　大鼠后肢趾的切取

三、器官移植动物模型技术

(一)异位辅助肝脏移植模型

1. 动物及器械

　　(1) 动物:健康大鼠(Wistar、SD、Lewis 等),雌雄不限,体重 150~400g,受体体重等于或略重于供体,术前不禁食,清洁手术,借助额镜或手术显微镜进行操作。

　　(2) 器械:显微外科手术镜一台,显微外科针持、组织剪各一把,眼科直、弯手术镊各一把,哈巴犬钳两把。

Notes

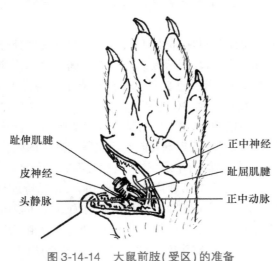

趾伸肌腱

皮神经

头静脉

正中神经

趾屈肌腱

正中动脉

图 3-14-14　大鼠前肢(受区)的准备

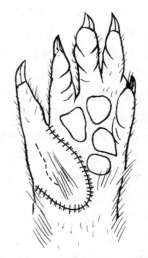

图 3-14-15　大鼠趾移植再造术后

2. 手术方法

(1) 供肝切取术:0.3% 巴比妥钠(35mg/kg)腹腔注射麻醉或乙醚开放吸入麻醉,正中切口进腹,分离门静脉、腹主动脉,经阴茎背静脉或腹壁静脉注入含肝素50U 的生理盐水2ml 使其全身肝素化。阻断左肾动脉以下的腹主动脉,插入一塑料管准备灌注,剪开膈肌,钳夹阻断胸主动脉,剪断肝上下腔静脉以及肝上下腔静脉(右肾静脉水平);通过导管低压注入 4℃ 肝素平衡液(1:25U)至肝脏变白,完整切取肝脏,在冷冻平衡液中修剪,切除左、右肝叶,结扎肝总动脉、冠状静脉和肝上下腔静脉,保留肝尾叶和门静脉及胆总管,仔细修剪肝尾叶流出道,放入 4℃ 冰箱中短期保存。

(2) 受体手术:乙醚开放麻醉,手术前肌注阿托品 0.03mg,腹正中切口,切除右肾,轻轻分离门静脉和肝上下腔静脉,将供肝置于受肝下右肾窝内,放冰屑低温保护,用无损伤自制沙氏钳不全阻断肝上下腔静脉,剪开一小孔,将肝尾叶流出道(供肝上下腔静脉)与受体下腔静脉行端侧吻合(8-0 线)。用无损伤小弯血管钳不全阻断门静脉,剪开一相应小口,将供肝尾叶相连的门静脉与其行端侧吻合(9-0 线)。采用完全阻断受体肠系膜上动脉和门静脉情况下行供、受门静脉端吻合,同时开放门静脉和下腔静脉,然后在门静脉吻合上端冠状静脉膜上静脉血转入供肝,把供肝胆管插入受体十二指肠(图 3-14-16)。关腹,术后肌注青霉素 40 万 U 一次,注意保暖和观察呼吸,单笼喂养。

(二) 小鼠心脏移植模型制备

1. 动物及器材

(1) 动物:健康小鼠(KM 或近交系小鼠)体重 20 ~ 30g,受体体重等于或略重于供体,术前不禁食,清洁手术。

(2) 器械:手术显微镜、显微外科手术包、无创血管夹。

2. 手术方法

(1) 供体手术:供体腹腔内注射麻醉剂(10% 氯胺酮、1% ~3% 戊巴比妥钠),仰卧位固定,胸腹部去毛消毒备用。腹部正中切口,将肠管移出暴露下腔静脉。用 3 号针头穿刺下腔静脉灌注肝素生理盐水 0.5ml(500 000U/L),使全身肝素化。沿正中线剪开胸壁和横膈,以中号血管钳夹住两侧胸壁向外翻转充分暴露胸腔;立即在心脏表面喷洒 4℃ 肝素生理盐水降温,然后以 3 号针头在膈肌下面穿刺肝上下静脉,以 4℃ 肝素生理盐水灌注心脏同时剪断胸降主动脉放血,以冰屑覆盖心脏局部降温。灌注直至心脏完全停跳,心肌柔软呈灰白色、半透明为宜。用显微镊子撕开心包及胸腺,钝性游离出升主动脉及肺动脉,在升主动脉及肺动脉下穿过 5-0 丝线,从心脏

Notes

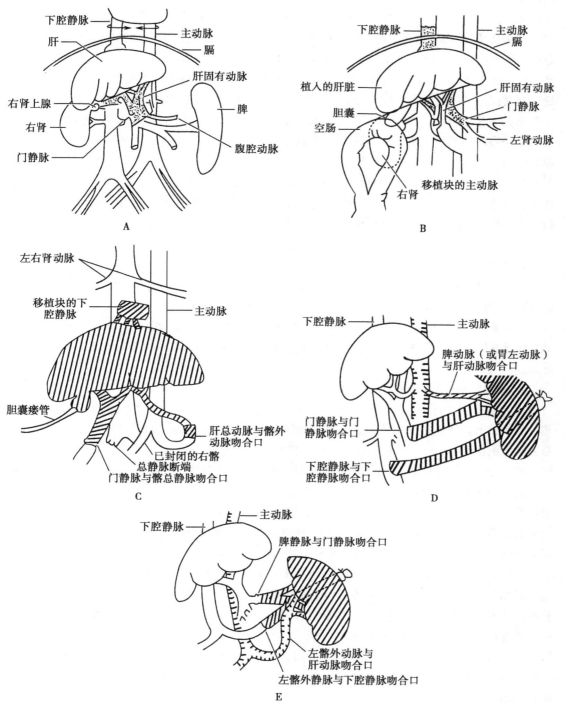

图 3-14-16　经典式肝脏原位移植和异位移植血管吻合

A. 肝脏体移植块的切取；B. 原位肝脏移植各吻合口；C. 异位肝脏移植；

D. 异位肝脏移植（E）；E. 异位肝脏移植

后方结扎升主动脉及肺动脉以外的所有动静脉。在升主动脉与肺动脉钝性分离开后，在主动脉分出头臂干处以下剪断主动脉，在左右肺动脉分叉处剪断肺动脉，两者所留长度相等。将剪下的心脏放置在 4℃ 肝素生理盐水中修整；同时轻轻按压供心将残存血液挤出后，放置 4℃ 生理盐水中保存待用。

（2）受体手术：麻醉、仰卧固定后腹部去毛消毒，腹部正中切口，将肠管向腹腔左侧翻出并

Notes

用温生理盐水纱布包裹,充分暴露腹主动脉和下腔静脉,取肾动脉与髂动脉分叉处之间一段为手术区域。以显微镊子小心撕开覆盖在腹主动脉与下腔静脉表面的后腹膜,去除血管表面附着的脂肪和筋膜,游离紧贴在下腔静脉表面的睾丸动、静脉,而不必分离腹主动脉与下腔静脉。该背后一般有腰动静脉分支 2 或 3 对,一般只结扎其中的一对,以保证手术操作所需要的腹主动脉和下腔静脉区域不会有分支漏血即可。用无创血管夹阻断腹主动脉、下腔静脉。以 11-0 无损伤缝线针在腹主动脉前壁纵向挑起血管壁,然后紧贴着针剪去挑起的血管壁,做一个长约 0.6 ~ 0.8mm 的长梭形切口,具体可视供心主动脉吻合口大小而定;同法在下腔静脉前壁做一个长梭形切口。将供心置于受体腹腔左侧,用冰生理盐水湿纱布覆盖。供心主动脉与受体腹主动脉端侧吻合,先以 11-0 无损伤线分别于供心主动脉的 9 点及 3 点(9,3 点连线与受体腹主动脉纵轴平行)处与受体腹主动脉上下吻合口两端缝合固定,然后连续缝合前、后壁。供心、肺动脉与受体下腔静脉端侧吻合。缝合完毕后慢放远心端血供,无明显漏血后再慢放近心端血供。以整个供心明显变红、复跳为好。将肠管放回原处。术后单笼饲养,常规饮食。

（三）大鼠肾脏移植模型

1. 动物及器材

（1）动物:健康大鼠（Wistar、SD 等）,雌雄不限,体重 250 ~ 400g,受体体重等于或略重于供体,术前不禁食,清洁手术。

（2）器材:显微镜包 1 个,含持针钳、尖镊、剪刀（直弯）各 1 把。眼科直、弯镊子和剪刀,8-0 和 9-0 无损伤缝线 3-0 和 5-0 结扎线,手术显微镜 1 台,备肝素（50U/ml）平衡液和平衡液制备的冰块。

2. 手术方法（单肾移植）

（1）供肾切取:将健康大鼠（供体）用乙醚麻醉,正中切口进腹,小肠用盐水纱布包裹牵向左侧。肠系膜上动脉通常与右肾动脉对应,将前者双重结扎切断,分离肾周脂肪组织,结扎肾上下极脂肪组织作牵引,术中尽量不直接接触肾,将右肾带向左侧,将右肾动脉与肾静脉和下腔静脉细心游离,靠近肾动脉结扎切断右肾上腺动脉,游离肾动脉起始部的腹主动脉至于周围组织分开,结扎切断腰动脉,距右肾动脉上 15mm 结扎阻断腹主动脉,自左肾静脉下水平腹主动脉穿刺缓慢推注 2 ~ 4ml 冷肝素平衡液（0 ~ 4℃）至肾变白,主动脉和下腔静脉连同肾整块切取,双输尿管全长带部分膀胱一同切取（图 3-14-17）。注意保留输尿管周围组织血供。将肾保存于冷平衡液中,依情况移植双肾或切除一侧肾,修剪主动脉和下腔静脉,视吻合情况保留。

（2）受者准备和移植:巴比妥麻醉,受者肾可在移植前或后切除,根据实验设计而定,游离左肾静脉下腹主动脉和下腔静脉,结扎切除双侧腰动脉和静脉,结扎背侧支（3-0 干或片）与受者腹主动脉端侧吻合,供肾静脉与下腔静脉端侧吻合,8-0 无损伤线连续缝合,开放血液循环后移植肾恢复红润。注意吻合口止血,可分次松夹,热盐水棉球压迫止血,完成血管吻合后,将供受体膀胱与顶部各切除一部分膀胱,膀胱吻合用 8-0 无损伤线或肠线连续缝合。若做左肾移植,需结扎左肾上腺静脉和左睾（卵巢）静脉,左肾由于多结扎切断两条静脉,准备左肾移植所耗时间相对长些。

（四）大鼠原位小肠移植模型制备

1. 动物及器材

（1）动物:健康大鼠（Wistar、SD 等）,体重 200 ~ 300g,受体体重等于或略重于供体,术前不禁水,清洁手术。

（2）器材:显微镜包 1 个,手术显微镜 1 台。

2. 手术方法

（1）供体手术:腹腔注射麻醉剂（1% ~ 3% 戊巴比妥钠）,十字切口开腹,温盐水纱布包裹肠管。游离肠系膜上动脉和腹主动脉,5-0 丝线结扎切断腹腔动脉、右肾动脉及腰动脉。结扎切断

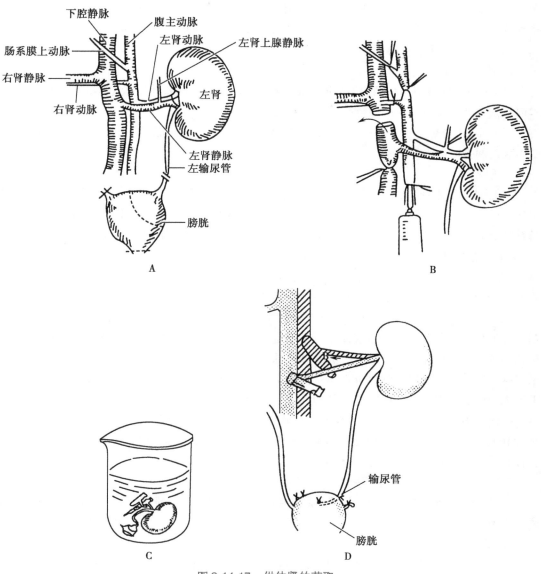

图3-14-17 供体肾的获取

A. 供体肾的解剖结构；B. 供体肾的结扎；C. 供体肾的保存；D. 供体肾的缝合

右结肠、中结肠动静脉，将结肠完全游离。结扎切断脾静脉，幽门静脉，游离门静脉至肝门。分别结扎切断胰十二指肠动、静脉，按需要保留近端空肠，远端切除。自阴茎背静脉注入肝素盐水1ml(含肝素300U)，用3-0丝线分别在肠系膜上动脉下方和腹腔动脉上方两端结扎腹主动脉，穿刺两结扎线之间的腹主动脉，缓慢推注4℃生理盐水2～3ml，直至肠系膜和肠壁血管完全透明。在幽门静脉上方剪断门静脉，在两结扎线之间剪断腹主动脉，用4℃生理盐水10～20ml灌洗肠腔后置于4℃生理盐水中保存。

（2）受体手术：氯胺酮开放吸入麻醉。腹部正中开口，在左肾静脉下方分别游离腹主动脉和下腔静脉，结扎此范围内的所有侧支血管，用显微外科血管夹两端阻断下腔静脉，用10-0无损伤缝线将供体门静脉与受体下腔静脉端侧吻合。松开下腔静脉血管夹后阻断腹主动脉，用9-0无创缝线将供体腹主动脉袖与受体腹主动脉端侧吻合，自动脉袖另一端注入生理盐水。排净腔内的气泡将残端结扎。松开腹主动脉血管夹，用纱布块轻压吻合口部位以控制渗血。在保证没有明显出血的情况下开放血供，表现为肠管立刻恢复红润、系膜搏动明显。自十二指肠空肠曲以下1cm切除受体全小肠和盲肠，用6-0无创缝线将供肠两端分别与受体空肠、升结肠端端吻合。40~45℃生理盐水冲洗腹腔,直至吸引出的冲洗液变温暖为止。用纱布块吸净腹腔内残余盐水,7号丝线全层连续缝合腹壁。术后注射抗生素。单笼饲养,注意保暖。

（五）小型猪原位肝移植模型制备

1. 动物及器械

（1）动物:健康中国小型版纳猪(中国重庆)36头,5~6月龄,体质量10~15kg,雌雄不拘,术前不禁食,清洁手术,借助额镜或手术显微镜进行操作。

（2）器械:显微外科手术镜一台,显微外科针持、组织剪各一把,眼科直、弯手术镊各一把,哈巴犬钳两把。

2. 手术方法

（1）供体手术:肌内注射速眠新3ml、阿托品0.5mg、氯胺酮100mg,麻醉成功后,取腹部正中切口进腹。肝素化后显露腹主动脉,穿刺取血备受体用。切开腹主动脉置入动脉冷灌管,经肠系膜上静脉插门静脉灌注管,快速注入4℃乳酸林格氏液,并同时夹闭膈上腹主动脉,剪开膈上、膈下下腔静脉,游离肝下下腔静脉,结扎右肾上腺静脉及所有小分支。肝周置冰屑辅助降温。至肝脏均匀灰白色,切取供肝,迅速置于4℃带冰生理盐水中。供肝修整,保留膈肌环,并用5-0无损伤线行1周连续锁边缝合,清除肝门部淋巴结,胆囊冲洗后结扎。

（2）受体手术:基础麻醉状态下行气管插管,先建立颈内动脉测压及颈内静脉置管。采用双肋缘下“人”字形切口,逐层进腹,于胆总管起始部切断结扎胆总管,游离显露肝总动脉主干,结扎其分支。切除肝门部淋巴结。游离门静脉,注意避免钝性刺激,防止门静脉痉挛给吻合带来困难。游离肝上下腔静脉时防止膈肌损伤引起气胸,防止下腔静脉损伤引起大出血,游离肝下下腔静脉防止损伤左肾静脉及右侧的肾上腺。阻断门静脉及肝下下腔静脉,进入无肝期,挤压肝脏使肝内血液进入循环系统,减少失血量,然后阻断肝上下腔静脉,切除受体肝脏,4-0滑线吻合肝上下腔静脉,5/0滑线缝合门静脉后结束无肝期。依次5-0滑线吻合肝下下腔静脉,6-0吻合肝动脉。胆总管采用套管法,腹部低位放置纱布“烟卷”引流。

（六）恒河猴肝移植模型制备

1. 动物及器械　2只健康恒河猴,血型相同,体重约5~7kg,雌雄不限,受体体重略大于供体,1只作为供体,1只作为受体,自制KYL器官保存液,UW液,显微外科手术器械。

2. 手术方法

（1）供体手术:供体术前12小时禁食,3%的戊巴比妥钠(1ml/kg体重)前臂静脉缓慢注射麻醉,15分钟后麻醉显效,猴的呼吸平稳,备皮后抬入手术室,将其平放于手术台上,仰卧位后绷带固定四肢。注射肝素50U/kg行肝素化。常规消毒,铺巾,取腹部十字切口:上自剑突下,下至耻骨联合上,左右两侧至腋中线。进腹后首先检查肝脏质量,确定是否可用。行腹主动脉门静脉插管,腹腔动脉上方阻断腹主动脉。用一次性60ml注射器行肝下下腔静脉穿刺取血2次约100ml(每100ml加入2.5%的枸橼酸钠10ml以预防发生血液凝固)。采血后心脏仍在跳动,此时以4UW液(自制KYL灌注液)经腹主动脉(1000ml)及门静脉(2000ml)向肝脏行快速灌注(灌注液距手术台约80cm,以20ml/min灌注)。开始灌注后即剪开膈肌剪断胸腔内肝上下腔静脉,并剪断肝下下腔静脉,肝周冰屑降温,灌洗完毕后见肝脏呈黄白色。于肝十二指肠韧带向腹主动脉方向游离肝固有动脉,结扎各动脉分支,直至腹主动脉,于腹腔干根部的腹主动脉两侧离断,完全离断肝周韧带,移出供肝,立即置于4UW液(自制KYL灌注液)保存液中,修整供肝。

（2）受体手术:受体手术建立静脉通路:取两侧前壁肘正中静脉放置留置针,给予适当补充液体、血液。打开电热毯开关,维持受体体温。行气管插管并置入牙垫固定后接呼吸机(参数设置:潮气量为6~10ml/kg,呼吸频率为每分钟10~14次,呼吸模式为呼气末正压通气,吸呼比为1:1~1:1.5)心电监测、血氧饱和度监测、留置尿管、消毒、铺巾。气管插管后静脉给予安定2mg,术中根据需要间断静脉给予麻醉药物维持满意麻醉状态,每次给药剂量:3%的戊巴比妥钠

1ml,安定1mg,取上腹部人字切口,按层次进腹,电凝加钳夹止血,先切除受体肝脏,修整受体腔静脉断端周围组织,检查无活动性出血,开始植入供肝。将供肝移入受体上腹原位,用4℃乳酸林格液经门静脉持续缓慢灌注,冲洗净肝脏内的灌注保存液,肝周不断加冰屑,保持肝脏在低温水平。依次缝合肝上下腔静脉、肝下下腔静脉、门静脉、肝动脉,胆管内置引流管并引流出体外。取出肝周冰屑,吸除腹腔内冰水,依次开放腔静脉阻断钳门静脉阻断钳,用热盐水为移植肝及腹腔内脏器复温,肝脏颜色迅速转为红润,胃肠颜色由暗红色转为正常,关腹。

（卢　静）

参考文献

1. 陈孝平.外科常用实验方法及动物模型的建立.北京:人民卫生出版社,2003
2. 王钜,陈振文.现代医学实验动物学概论.北京:中国协和医科大学出版社,2004
3. 胡建华,姚明,崔淑芳.实验动物学教程.上海:上海科学技术出版社,2009

第十五章 实验动物遗传工程技术

第一节 胚胎操作技术

一、胚胎工程基本概念

胚胎工程(embryonic engineering)指用工程学的原理对动物胚胎进行人为的某种技术操作或改造,以获得人们所需要成体动物的一系列生物技术总称。

二、胚胎操作基本技术

(一)超数排卵

动物实验研究中为了获得大量的雌性配子,需要在雌性动物发情周期注射外源激素,使卵巢中有更多的卵泡发育并排卵,这项技术称之为超数排卵技术(super-ovulation),简称超排。

1. 超数排卵的决定因素　决定动物超数排卵效果主要有动物因素和药物因素,下面以小鼠为例阐述各因素对动物超数排卵的影响。

(1) 动物因素:

1) 年龄和体重的影响:雌鼠性成熟的时间是影响超数排卵的主要因素。品系不同,进行诱导超排的最佳时间也不同,但一般处理的时间在性成熟前3~5周龄。如,C57BL/6J雌鼠的最适年龄是25天,而BALB/cGa是21天。此时卵泡成熟波动已经出现,能够对FSH反应的卵泡数量最多。此外,动物的营养状态和体重对超数排卵效果的影响也十分重要,一般营养不良和体重比较轻的雌性小鼠超数排卵效果较差,获得的卵母细胞数量少。

2) 品系:不同品系小鼠的超排效果也有所不同。根据不同超排效果,可以将小鼠分为高排卵品系和低排卵品系(表3-15-1)。高排卵品系小鼠每次可超排后可排卵40~60枚,低排卵品系每次排卵10~15枚。

表 3-15-1　不同品系小鼠排卵效果

高排卵品系	低排卵品系	杂交高排卵品系	杂交低排卵品系
C57BL/6	A/J	BALB/cBY×C57BL/6J F1	BALB/6J×A/J F1
BALB/cByJ	C3H/HeJ	C57BL/6J×CBA/CaJ F1	
129/SvJ	BALB/Cj	C57BL/6J×DBA/2J F1	
CBA/Caj	129/J	C57BL/6J×C3H/HEJ F1	
CBA/H-T6J	129/Rej		
SJL/J	DBA/2J		
C58/J	C57/L		
	FVB		

（2）药物因素

1）促性腺激素的剂量：PMSG 和 HCG 是对小鼠效果较好的两种超数排卵药物。成熟雌性小鼠推荐使用剂量，孕马妊娠血清促性腺激素（PMSG）腹腔注射 5μl/只，48 小时后用人绒毛膜促性腺激素（HCG）腹腔注射 5μl/只。

2）促性腺激素注射时间：小鼠的发情和排卵受光照影响较大，因此控制光照时间对小鼠的超数排卵很重要。小鼠饲养环境的光照时间一般为 12 小时明和 12 小时暗。例如：明周期设定在 5:00~19:00，可以在 13:00~14:00 注射 PMSG，在 48~46 小时后即第 3 天 12:00~13:00 间注射 HCG。一般排卵发生在注射 HCG 后 10~13 小时。如需受精卵，注射 HCG 后将雌鼠分别放入种公鼠笼内进行交配。第二天上午 8:00~9:00 时检查阴栓，见阴栓为 0.5 天，由此计算所需胚胎冲取的时间。

2. 超数排卵常用药物

促卵泡素（follitropin，FSH）是由腺垂体嗜碱性细胞分泌的糖蛋白质激素之一，刺激卵泡的生长发育，在促黄体素的协同作用下刺激卵泡成熟、排卵。

促黄体素（luteinizing hormone，LH）由腺垂体嗜碱性粒细胞分泌，分子结构和 FSH 相似。LH 对雌性的生理作用主要有：①选择性诱导排卵前的卵泡生长发育，并触发排卵；②促进黄体形成并分泌孕酮；③刺激卵泡膜细胞分泌雄激素，扩散到卵泡液中被颗粒细胞摄取而芳构化为雌二醇。LH 主要与 FSH 配合应用于超数排卵。

孕马血清促性腺激素（pregnant mare's gonadotrophin，PMSG）由马属动物胎盘的尿囊绒毛膜子宫内膜杯细胞产生，是一种含糖量很高的糖蛋白激素。其生物学特性与 FSH 类似，对雌性动物具有促进卵泡发育、排卵和黄体形成的功能。临床上主要用于超数排卵和单胎动物生多胎。由于 PMSG 在体内的半衰期长，不利于胚胎发育，因此可以在注射 PMSG 后，采取追加 PMSG 抗体的方法，消除其影响。

人绒毛膜促性腺激素（human chorionic gonadotrophin，HCG）由灵长类动物妊娠早期的胎盘绒毛膜滋养层细胞，即朗氏细胞分泌。同样 HCG 为糖蛋白质激素。其生理作用与 FSH 相似，对雌性动物具有促进卵泡成熟，排卵和形成黄体并分泌孕酮的作用。

（二）卵母细胞及受精卵的收集

1. 卵母细胞的采集方法　在哺乳动物中获得卵母细胞的途径有两条：一条途径是取自屠宰淘汰的或刚死亡的雌性动物，从卵巢或输卵管中分离卵母细胞经培养而得，即离体采集方法。另一途径是通过腔镜或者 B 超的方法对动物活体进行采卵，即活体采集方法，实验动物常用该方法采集卵母细胞。

输卵管中采集卵母细胞一般适用小鼠、大鼠、兔子等体积较小的实验动物。采集前处死，解剖动物，取出输卵管（图 3-15-1）。有两种方法可以用于输卵管采集卵母细胞。一种是使用冲卵液或者培养液从输卵管一端进行冲洗，然后从另一端再进行冲洗，这样反复多次，回收液体，获得输卵管中的卵母细胞。这种发法回收效率高，可以获得输卵管中全部的卵母细胞。在小鼠超排后我们可以在输卵管中部清晰可见其膨大部（图 3-15-2/文末彩图 3-15-2），因此对小鼠可以采取膨大部撕开的方法来收集卵母细胞。在培养液中将输卵管膨大部撕开时，卵丘-卵母细胞复合体将主动从输卵管中流出，这种方法的优点是，操作方便，取样迅速，回收率也相对较高。

2. 受精卵的采集　以小鼠为例，雌性小鼠在注射 HCG 后立即与雄性小鼠进行合笼，根据受精卵发育时期收集所需的胚胎（表 3-15-2）。

表 3-15-2　小鼠胚胎发育的时间

采集胚胎细胞	1 细胞	2 细胞	4 细胞	8 细胞	桑葚胚	早期囊胚
注射 hCG 起点时间 0 小时	~28h	~44h	~55h	~65h	~72h	~85h

Notes

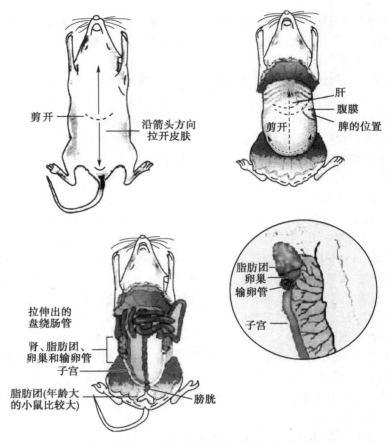

图 3-15-1   雌性小鼠生殖结构解剖图

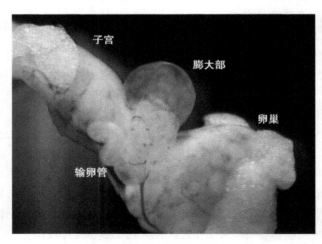

图 3-15-2   小鼠输卵管膨大部

1-细胞期胚胎～桑葚期胚胎的获得:妊娠第 2 天时胚胎已经脱掉颗粒细胞并向子宫端移动,小鼠胚胎在受精 72 小时后进入子宫。因此 1-细胞期胚胎～桑葚期胚胎可在输卵管中冲取。输卵管的冲洗方法(图 3-15-3)为:获得卵巢、输卵管及一小部分子宫角后,在体视显微镜下找到输卵管的喇叭口,将带有 4 号针头(用前需磨钝)的 1ml 注射器吸入适量冲胚液,右手小心将针头从输卵管喇叭口插入,右手示指轻压注射器芯,用少量冲胚液即可冲出胚胎,在显微镜下可清晰地看到胚胎从输卵管的子宫端冲出。早期囊胚的获得:当受孕超过 72 小时后,胚胎进入了子

Notes

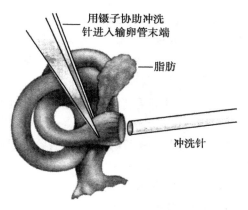

图 3-15-3　小鼠输卵管冲洗示意图

宫,因此早期囊胚由子宫角获得。同样采用注射器冲洗的方法。

3. 精子的采集　采集大鼠及小鼠精子时,处死雄性鼠后,迅速分离出附睾尾和输精管,尽可能去除脂肪和血管(图 3-15-4)。将它们放入鲜精皿中,用 30 号针头将附睾尾反复几次切割,然后用镊子轻轻从输精管中挤出精子。将取出的精子放入预热的 HTF 受精获能液中,轻轻地晃动培养皿 30 秒使精子浮游,将培养皿放入 37℃、5% CO_2、100% 湿度的培养箱中 1 小时,使其获能。

(三) 体外受精

体外受精(In vitro fertilization)是指哺乳动物的卵母细胞和精子在体外培养的环境中,模仿体内受精过程,进行结合并发育成胚胎的过程。体外受精包括:卵母细胞收集及体外成熟,精子采集及获能,体外精卵结合,胚胎体外培养四个步骤。

1. 卵母细胞采集及体外成熟　如前述方法采集动物卵母细胞,体外卵母细胞成熟常用的培养液主要有 TCM199、NCSU-23、MEM 等。卵母细胞的体外培养体系还需在上述培养液中添加一定量的血清和促性腺激素,有些甚至需要添加一些卵泡液,以便更好地模仿体内卵母细胞成熟

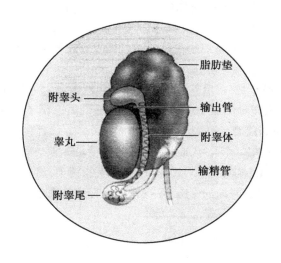

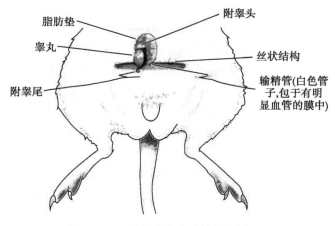

图 3-15-4　雄性小鼠生殖结构解剖构图

的环境。体外成熟的培养时间因动物种类不同而相异,一般猪 40 ~ 44 小时,兔 12 ~ 15 小时。

2. 精子获能　在体内精子到达受精部位后并不是马上受精,而是停留一段时间,这段时间精子出现了生理、生化、形态等方面的变化,称之为获能。精子获能的机制为:雌性动物生殖道中的获能因子中和精子的去能因子,并促使精子质膜的胆固醇外流,导致膜的通透性增加。而后 Ca^{2+} 进入精子内部,激活腺苷酸环化酶,抑制磷酸二酯酶,诱发 cAMPd 的浓度升高,进而导致膜蛋白重新分布,膜的稳定性进一步下降,精子的获能完成。在体外受精体系中,精子的体外获能是关键步骤。主要有以下几种方法:

(1) 与血清白蛋白的溶液长时间孵育:血清白蛋白是血清中大分子物质,可以去除精子质膜中的部分胆固醇和锌离子,改变精子质膜的稳定性,导致精子获能。

(2) 用高离子强度溶液处理精子:精子表面含有许多被膜蛋白,即去能因子。当用高离子强度溶液处理精子时,这些被膜蛋白将从精子表面脱落,从而导致精子获能。

(3) 与含有卵泡液的培养液进行孵育:卵泡液含有来自血清的大分子物质,且含有诱发精子获能和顶体反应的因子。

(4) 钙离子载体 A23187:钙离子载体 A23187 能直接诱导 Ca^{2+} 进入精子内部,提高其 Ca^{2+} 浓度,从而导致精子获能。此方法被广泛地应用于精子获能实验中,不过值得注意的是,A23187 浓度和作用时间要注意控制,否则会导致精子活力下降或死亡。

(5) 肝素钠:肝素钠是一种高度硫酸化的氨基多糖类化合物,与精子结合后,能引起 Ca^{2+} 内流,导致精子获能。也可以将肝素钠直接添加到受精液中,节省了预处理步骤。

总之,精子获能是诸多因素影响的结果,任何导致精子质膜稳定性下降和 Ca^{2+} 内流的操作都有可能引起精子的获能。

3. 体外受精培养系统　精子和卵母细胞在体外结合需要一个稳定的培养系统。目前用于体外受精培养主要有微滴法和四孔板培养法。

(1) 微滴培养系统:主要操作是,在培养皿中将受精培养液做成 25 ~ 50ul 的液滴,上面覆盖石蜡油,然后每个液滴放入成熟卵母细胞 10 ~ 20 枚及获能处理后的精子 $1.0 ~ 1.5 \times 10^6$ 个/ml,然后将培养皿放入培养箱中进行孵育,不同动物所需时间不同。

(2) 四孔板培养法:操作前在每个孔中加入 500ul 的受精培养液。每个孔可以加入 100 ~ 150 枚成熟卵母细胞,同时加入 $1.0 ~ 1.5 \times 10^6$ 个/ml 密度的获能精子,然后放入培养箱孵育。这种方法的优点是:操作简单,不受石蜡油的影响,可操作的卵母细胞数多。但是其受精效率不如微滴培养法高。

三、胚胎操作主要相关技术

(一)胚胎冷冻保存技术

胚胎的冷冻保存是实现哺乳动物胚胎操作技术实用化和商业化的重要保证。胚胎的冷冻保存可以使优良品种、珍稀濒危动物、转基因动物的遗性状得以长期保存,它可以使体外受精和胚胎移植不受时间和空间控制。目前哺乳动物的胚胎冷冻保存主要包括控温冷冻、超速冷冻和玻璃化冷冻三种方法。

1. 控温冷冻保存　是目前比较常用的冷冻方法。防冻液一般为含有血清或 BSA 的甘油、乙二醇或 DMSO 等。首先将细胞放于配制好的防冻液中进行处理。处理过程分为三步法和一步法。处理后装入 0.25ml 的细管中。将细管放入程序冷冻仪中。当温度降低至冰点或冰点以下时,用已经在液氮中预冷的镊子夹住细管的棉栓部进行植冰操作。植冰后温度继续下降,−30 ~ −35℃ 时将细管投入到液氮中冷冻保存。

2. 超速冷冻保存　此种方法使用非渗透性的冷冻剂对胚胎进行冷冻前脱水处理,从而代替了胚胎在缓慢降温过程中的脱水变化。操作时胚胎装管后需置于 −25 ~ −30℃ 的低温冰箱中平

Notes

衡 15 ~ 30 分钟,然后投入液氮中保存。

3. **玻璃化冷冻保存** 应用高浓度的渗透性防冻剂和非渗透性防冻剂,使胚胎内外液的同源晶核形成温度与玻璃态转化温度基本接近,并通过控制防冻剂与胚胎的平衡时间和温度,使防冻剂对胚胎毒性降低到最低程度。然后通过控制胚胎冷冻容器的体积迅速降温,使胚胎内外也能迅速转化形成玻璃体,从而达到胚胎直接投入液氮保存的目的。具体操作主要为三步平衡法,首先胚胎在防冻剂中室温平衡 2 ~ 5 分钟,接着在 4℃ 玻璃化冷冻液中平衡 1 分钟,然后放入室温玻璃化冷冻液中平衡 30 秒,最后装管投入液氮中冷冻保存(表 3-15-3)。

表 3-15-3 不同胚胎冷冻方法优缺点比较

方　法	优　点	缺　点
控温冷冻	效果稳定,操作简单,相对省时,成本低	需要昂贵的温控设备,不能用于早期胚胎和卵子
超速冷冻	不需要昂贵的温控设备,省时,操作相对玻璃化冷冻容易掌握	效果不够稳定,不能用于早期胚胎和卵子
玻璃化冷冻	不需要昂贵的温控设备,省时,可用于各种类型的胚胎及卵母细胞的冷冻	操作技术不易掌握,高浓度的防冻剂可能对胚胎有所影响,效果不稳定

(二)胚胎移植技术

胚胎移植(embryo transfer)指借助一定的器械,从一雌性动物的输卵管或子宫内取出早期胚胎或将体外培养的早期胚胎,移植到另一处于相同生理阶段雌性动物的相应部位,使之继续发育成为新个体的过程。提供胚胎的个体称为供体(donor),接受胚胎的个体称为受体(recipient)。通过胚胎移植所产生的后代,其遗传特性(基因型)取决于供体雌性和与之交配的雄性,而受体只影响后代的体质发育。

小鼠因其体型小,繁殖周期短,而成为最常用的实验动物。因此很多哺乳类动物的实验都是从研究小鼠开始的。小鼠的胚胎移植也是常用的实验技术。

(1)假孕受体制备:移植前可通过结扎公鼠与正常母鼠交配产生假孕母鼠。结扎公鼠虽然精液中无精子,但由于交配动作刺激使黄体活化,子宫内膜呈妊娠状态,移植胚胎可使其着床。

(2)胚胎准备:移植管吸入胚胎前先吸入少量 M2 操作液,再吸入一个小气泡,然后再吸入含有胚胎的 M2 操作液,再吸入气泡,最后吸入一段 M2 培养液(图 3-15-5)。这样可以降低虹吸作用的影响。

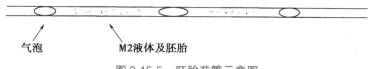

气泡　　　M2液体及胚胎

图 3-15-5 胚胎装管示意图

(3)**移植过程**:小鼠胚胎移植分输卵管移植(图 3-15-6)和子宫移植(图 3-15-7)。移植手术前对小鼠进行麻醉。移植时延背中线距小鼠后腿跟 1.5cm ~ 2.0cm 位置剪毛。75% 酒精擦洗消毒。背部朝上将小鼠放在干净的平皿中,用眼科剪在剪毛位置剪开 0.5cm ~ 1.0cm 的创口,向背中线一侧分离外皮和皮下脂肪,暴露背肌和背肌外沿的腹肌,用尖镊在卵巢脂肪垫的位置撕开腹肌,拉出卵巢脂肪垫及其附带的卵巢,用脂肪夹夹住脂肪垫,使卵巢朝上并调整卵巢至适当角度,解剖镜下用尖镊在卵巢和输卵管盘连处的卵巢外膜上撕开一个小口,稍微往外推动输卵管盘,暴露输卵管伞口盲端,尖镊夹夹住盲壁端,顺着输卵管走向往内插入预先装好胚胎的移植管,吹入胚胎。当进行子宫移植时,拉出卵巢的同时,进而拉出子宫,用 1ml 注射器在子宫上扎

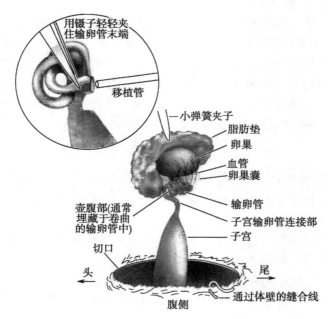

图 3-15-6　小鼠输卵管胚胎移植示意图

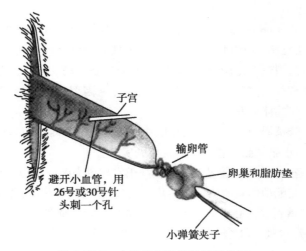

图 3-15-7　小鼠子宫胚胎移植示意图

一个小孔,再小心将囊胚注射的胚胎的移卵针从小孔插入子宫内,轻轻将胚胎吹入子宫内。移植时单侧输卵管或子宫吹入胚胎 15~20 枚。

（三）胚胎分割技术

胚胎分割(embryo splitting)是运用显微操作或人工操作的方法将哺乳动物附植前的胚胎分割成若干个具有继续发育潜能部分的生物技术。胚胎分割可以将胚胎分割成 2 等分、4 等分或 8 等分。其理论依据是早期胚胎的每一个卵裂球都具有独立发育成个体的全能性。

（四）嵌合体制作技术

嵌合体(chimera)是指用两种或两种以上具有不同遗传性状的细胞或细胞系通过聚合或显微注射组成的聚合胚通过胚胎移植发育而成的个体。由于嵌合体动物是两类遗传背景不同的胚胎发育形成的,不同的细胞群体互相嵌合构成的器官和组织,因此通过嵌合体实验可以在同一个体条件下观察细胞间的相互作用。随着胚胎干细胞（ES）的产生,嵌合体技术变得更加重要,嵌合体小鼠已经成为在活体上传递 ES 细胞基因组的载体。

Notes

（五）胞质内单精注射技术

单精注射技术全称即单个精子胞浆内注射显微受精技术（intracytoplasmic sperm injection，ICSI），是 20 世纪八九十年代发展起来的一项繁殖新技术，其实质就是单个精子的显微受精。并且这个精子可以是睾丸精子、附睾精子，或不运动精子、形态异常精子、死精甚至生精细胞。单精注射的这个特点使这项技术在许多领域如雄性不育、珍稀物种保种、基因工程精子受精等方面显示出独到的用处。

（六）动物克隆技术

"克隆"一词由英文 Clone 音译而来，系指将动物早期胚胎细胞或体细胞的细胞核移植到去核的受精卵或成熟卵母细胞中，重新构建新的胚胎，使重构胚发育为与供核细胞基因型相同后代的技术过程，通常也称为细胞核移植技术（nuclear transfer）。

（陈学进）

第二节　转基因技术

通过物理、化学或生理学的方法将经过人工改造过的外源基因导入到动物胚胎细胞的基因组中，从而引起动物体内由外源性基因主导的基因变化，如外源基因的表达、相关基因的沉默等，并最终能稳定遗传给后代。我们把这样的一整套的技术称为转基因技术。

一、转基因动物技术的背景

转基因动物技术已经发展了近 40 年。其涉及的领域从农牧业、生物制品、医疗开发、环境工程到科学研究。作为一门新兴的技术，转基因技术特别在药品开发、疾病研究和治疗以及基础生命科学研究领域发展迅速。

转基因动物技术的首次出现，是 1974 年美国科学家 Jaenisch 等人将猿猴病毒 40（SV40）注入小鼠囊胚腔中，并最终得到了 SV40 嵌合转基因小鼠，其体内部分组织含有 SV40 DNA。1976 年，他们将莫氏白血病病毒基因导入到小鼠基因组中，建立了世界上第一个转基因小鼠品系。而将转基因技术发扬光大的则是美国 Gorden 等人，他们于 1980 年通过显微注射的方法把 SV40 DNA 显微注射到小鼠的受精卵原核中，并成功地获得了两只转基因小鼠。1982 年，Palmiter 和 Brinster 也用显微注射的方法将大鼠的生长激素基因（GH）注射到小鼠的受精卵原核中，获得了体重为原来两倍的"超级小鼠"。这一结果的发表，证明了外源基因可以在生物体内表达，并且能够有效稳定的遗传给后代，从而使转基因技术得到了广泛的关注，并迅速得到了各方面的重视，拉开了转基因技术迅猛发展的序幕。随后，转基因猪、牛、羊、鸡、兔、鱼等转基因动物也相继通过转基因技术构建成功。1997 年，划时代意义的克隆羊"多莉"的出生，使得体细胞核移植这一全新的技术成为了热门，国内外的媒体对于"多莉"的报道铺天盖地，并最终向人们普及了转基因和胚胎技术，展现了这些技术独特的魅力，并使得更多的科学家和年轻人投身于这项有助于人类了解基因、认识基因的技术工作中。由于转基因动物技术打破了生物物种之间的生殖界限，实现了动物物种之间的遗传信息的交换和重组，因此，转基因动物技术在 1991 年第一次国际基因定位会议上被公认为是在遗传学中排在连锁分析、体细胞遗传和基因克隆之后的第四代技术，被大会列为生物学发展史 126 年中第 14 个转折点。

进入 20 世纪后，转基因技术已经成为基础研究、医学、农业等领域的基础研究手段，并广泛应用于生产和生活。虽然原核显微注射的方法已经能够获得较好的转基因动物，但科学家们还在不断的努力，希望开发出更加高效且整合稳定表达的转基因技术。在此过程中，产生了多种转基因技术，如转座子介导转基因技术、精子载体转基因技术、RNA 干扰技术、干细胞转基因技术等。

二、转基因动物技术的应用

1. **转基因动物技术在医学上的应用** 转基因动物技术在医学上的应用主要体现在两个方面：

（1）建立人类疾病动物模型：通过精确地激活、增强、减弱某些基因的表达，获得能够较真实模拟人类疾病的动物模型，可将这些动物模型用于疾病机制的研究，疾病的治疗以及相关药物的筛选。在转基因动物出现以前，对于疾病的研究和治疗的手段非常有限，研究人员一直在寻找能够模拟人类疾病的动物。然而自然产生的发病动物极其稀少，且发病机制不明确，疾病类型或发病程度也不一致，特别是其发病基因非人基因，或与人类的同源性很低，这对于人类疾病的研究意义较低。因此，当转基因动物一出现，研究人员通过转入人类的致病基因来模拟人类疾病，可以有效地开展疾病相关研究，获得更为真实的研究成果，并用于临床，造福人类。

（2）人类器官移植的动物供体：人类器官移植的供体向来稀少，人与人之间的器官移植往往受制于器官本身的供体数量。因此，动物器官向人移植被提上了研究日程。然而种间的排斥反应异常激烈，可在移植后短时间内通过排斥反应导致器官功能丧失。转基因动物的出现，使得研究人员可以通过克隆受体的补体调节蛋白基因并转移至供体动物基因组中，使之在供体内表达，采用这种转基因动物器官移植后，就可避免超级排斥反应的发生，其效果类似于同种移植。目前已有的转基因动物向人提供器官移植的有，转基因猪向人提供皮肤移植，并已获得成功。

2. **转基因动物技术在基础生物研究上的应用** 转基因动物对于基础生物研究的贡献主要集中在基因功能的研究。基因的变化可以改变蛋白结构和表达情况，进而对机体的生理代谢产生影响，然而获得基因变化的生物体极其不易。随着转基因动物的出现，研究人员使用小鼠或大鼠等生长繁殖快的动物制作转基因动物，并在很短的时间内获得大量的转基因动物群体，在RNA、蛋白质、生理水平直接检测转入基因所导致的表达产物和表型的变化，更加有利于研究基因的功能和基础的生物学问题。同时，转基因动物还可用于组织特异性和发育阶段性基因调控的研究。

此外，在生物研究中的细胞系分离也可以用到转基因动物。利用各种荧光标记的转基因动物，通过组织特异启动子启动荧光的表达，进而筛选出特异的组织细胞，分离出该细胞系用于后续研究。

3. **转基因动物技术在农业及生产上的应用** 转基因动物技术在农业上也获得了广泛的应用，例如通过对家畜家禽生长基因和提高某种生产性能基因的研究，按照人类的意愿和标准，对这些基因进行改造或者对有益基因进行集中，构建出优良的转基因动物品系。无论在提高动物生长率、提高动物生产性能（产肉率、瘦肉率、产奶量、产蛋量等）、提高人类需要的营养成分乃至对环境的保护方面，转基因动物技术都能将其一一满足。因此，现在对于转基因家禽家畜的制备已经越来越受到农业科技人员的青睐。当然，近年来社会广为关注的转基因食品安全问题也会随着转基因技术的发展得到证实。

转基因动物作为生物发生器在生物制品的生产和研发上起到重要作用。蜘蛛丝是目前最为坚韧且有弹性的天然动物纤维之一，是重要的工业生产原料，而目前对于蛛丝蛋白的研究是转基因动物应用的一个新领域。蛛丝蛋白如果通过蜘蛛产生，其产量很低，且养殖蜘蛛复杂费用高，因此加拿大一科技公司利用转基因技术，从山羊的乳腺中提取蛛丝蛋白，获得了成功。转基因动物在生物产品制备中最为重要的应用是人源化单克隆抗体的生产。人源化单克隆抗体广泛的应用于癌症的治疗及诊断，心血管疾病的治疗和诊断，以及很多大型疾病的治疗和诊断，是21世纪药物发展方向，目前年销售额近千亿美元。然而，这些药物绝大部分属于国外机构开发，国内目前还处于起步阶段，因此，随着国内转基因动物技术的发展，国内人源化单克隆抗体

Notes

的研发和生产会走上一个新台阶。

三、转基因动物的制备方法

转基因动物的制备方法主要包括受精卵原核注射法、反转录病毒感染法、体细胞核移植法、胚胎干细胞介导法、精子介导法、电脉冲法等技术。

1. 受精卵原核注射法　该方法是目前世界上运用最为广泛、最为经典的方法。20 世纪 60 年代就有报道称经过针刺并移植回母体的小鼠胚胎还是能够发育成为成活的小鼠,这就成为原核注射法的生物学基础。随后研究人员利用这一报道,开展了转基因的构建研究,并最终通过玻璃针刺入小鼠受精卵,注入大分子片段而获得了转基因小鼠。

以小鼠为例,说明受精卵原核注射法的流程:

（1）预先构建转基因载体,一般包括启动子、DNA 片段、PolyA 三个部分,也可以通过筛选 BAC 文库获得包含各种元件的大片段。根据构建的需要,还可以添加多种载体组件,比如 IRES 序列（用于构建人工双顺反子转基因或包括两个及以上蛋白编码区域的连接）、可筛选标记（如正选择标记 *neo*、*pure*、*hygro* 等,负筛选标记 *HSV-tk*、*dt*、*hprt* 等）、报告基因（如 *LacZ*、*GFP* 等）、位点特异性重组酶（如 cre 重组酶、Flp 重组酶等）、可诱导系统（如四环素诱导系统等）。

（2）通过超数排卵诱导小鼠排出大量的卵细胞,并安排小鼠交配以获得更多的受精卵。处死小鼠后获得已受精的胚胎,放入细胞培养箱中孵育待用。

（3）将准备好的转基因载体样品稀释到 1～5ng/ul,并装入拉制好的玻璃针管内,通过倒置显微镜观察受精卵雄性原核的区域,将装载有转基因载体的玻璃针刺入受精卵雄性原核内,通过显微注射泵将载体打入原核中,迅速拔出玻璃针,并注射下一个受精卵。

（4）收集经过注射后依然存活的受精卵,通过输卵管移植法,将胚胎移植到假孕 0.5 天的受体母鼠输卵管内。

（5）如果移植成功,大约 19.5 天后,受体母鼠会生出经过显微注射的胚胎发育来的小鼠,经过 PCR 和 Southern blot 鉴定可确定生出的小鼠是否为转基因阳性小鼠。

受精卵原核注射法的优点:①技术成熟,稳定性高;②可导入较长的基因组片段;③产生的转基因动物可稳定遗传外源基因;④可同时进行多基因的转入;⑤方法简单直观。

但该方法也有不足之处,如:①外源基因插入位点及拷贝数不可控;②产生阳性转基因小鼠的几率较低,大致为 10% 左右;③需要较为复杂和昂贵的仪器设备;④注射过程中可能对胚胎产生机械损伤,影响表型分析;⑤转基因载体样品要求纯度特别高。

2. 反转录病毒感染法　逆反转录病毒是动物病毒,可以广泛地感染人或动物的 RNA 病毒,其病毒颗粒具有两条相同的 RNA 链。当这些病毒感染宿主细胞时,病毒 RNA 在细胞质反转录形成线性的双链 DNA,再运送到宿主细胞核而不需要任何形式的改变就可以直接整合到染色体上。因此在进行转基因动物的构建过程中,需要对原病毒进行改造,加入需要导入的基因和调控元件,去除病毒在宿主体内产生后代的能力,使宿主不会被该病毒所致疾病所感染。目前国际上已利用反转录病毒法成功构建了转基因小鼠、大鼠、牛、鸡和灵长类动物。

该法的优点是:整合效率高;外源基因来源广泛;整合的转基因多为单拷贝;宿主范围广。然而,该法的缺陷依然明显,比如:病毒载体容量有限,大概只能容纳 10kb,与显微注射法上百 kb 的容量相比确实小不少;病毒载体 LTR 可干扰外源基因表达;来源于病毒,虽然经过改造,但是依然有安全性问题。

3. 体细胞核移植法　克隆羊"多莉"来自于体细胞克隆法。1997 年,Wilmut 等人将成年绵羊乳腺上皮细胞的核,移植到去核的卵母细胞中,获得了重构细胞,然后通过电激活等技术,使得细胞核和卵母细胞融合,并移植到假孕羊体内,成功得到了体细胞克隆羊。虽然该方法看似简单,就是将体细胞细胞核转入到去核卵母细胞内,但是其生物学含义巨大。该方法的成功,说明体细胞的分化是可逆的,同时卵母细胞内包含了去分化以及重编程的有效成分。

体细胞核移植技术用于生产转基因大动物优势明显:不需要运用大量的胚胎,降低成本,减少开发时间;转基因后代有稳定遗传的特性;多种细胞的细胞核都可以用于移植。缺点是:由于在取核、去核和移植过程中对于胚胎的操作较为复杂,产生的转基因后代可能表型出生理或免疫缺陷;克隆的效率不高,流产率高;对设备和操作的要求高于任何一种转基因技术。

4. **胚胎干细胞介导法** 胚胎干细胞来源于动物胚胎的内细胞团,其在动物发育过程中参与分化成为各种动物组织。通过同源重组等方法,将外源基因定点导入到胚胎干细胞基因组 DNA 中,再利用显微囊胚注射的方法将已导入外源基因的胚胎干细胞注射到动物的囊胚中,最后移植到假孕动物子宫内,进而获得阳性的转基因动物。此方法是目前最为稳定有效的转基因动物构建方法,需要运用到 ES 细胞系,整体构建方案与基因敲除动物的构建相似,只是载体不同。

该方法由于要运用到 ES 细胞,所以构建周期长,费用高,获得的嵌合动物需要经过回交和筛选才能获得纯系的阳性动物;另外,由于大动物 ES 细胞系的建立异常困难,所以较难在大动物上运用此构建方法。但是该法的优势又是非常明显的,其转基因的插入位点和拷贝数是最清楚的。

5. **精子介导法** 以精子为载体,将外源 DNA 片段与精子混合在一起,外源 DNA 有一定几率会整合到精子的基因组中,然后通过受精就可将外源基因导入到动物的基因组中。但是这样的整合效率较低,目前有新的方法是加入一定量的 Na(OH),通过化学作用去除精子外膜,加大外源基因的整合效率,最后通过精子显微注射注射到卵子中以完成受精,最后获得转基因动物。

此法的最大优点就是简单、快速、费用低,不需要昂贵的仪器和复杂的操作。但是整合效率低。

6. **电脉冲法** 电脉冲能将细胞膜变得更易通过。利用高压电脉冲的电激穿孔作用将外源 DNA 引入动物原核的方法就称为电脉冲法。自电脉冲法问世以来,因其具有快速简便和高效率的特点,已广泛应用于众多领域。

四、转基因动物的鉴定

将上述方法中获得的导入了外源基因的胚胎通过输卵管移植或子宫移植的方法植入假孕体内,经过胚胎的发育和生长,将生出的动物称为潜在转基因动物。而这些潜在的转基因动物必须经过基因检测后,才能确定是否为转基因小鼠。我们常规运用的检测方法是,PCR、Southern blot、Western blot 等方法。

而在进行检测前,必须对潜在转基因动物进行编号。利用打耳号、剪脚趾、染料涂抹、夹耳夹等方法可以有效地对动物实施编号,这样可以避免基因检测结果的混乱,保证检测结果的有效性。可以通过剪取动物耳朵、尾巴、脚趾的方法来获得基因检测所需要的基因组 DNA。

PCR 法作为检测阳性转基因动物的基本方法,一般都是作为初筛法来使用。即通过对外源基因特异性的序列设计引物,利用基因扩增技术获取阳性条带。如果通过 PCR 检测,检测到了阳性条带,那么说明该潜在转基因动物可能为转基因动物,还必须要经过 Southern blot 的检测才能最终确定。运用特异性的探针标记,利用地高辛或者 P^{32} 来检测是否有探针信号,最终确定潜在转基因动物基因组中是否有外源基因的存在。通过 Southern blot 确定的阳性动物,我们才最终确认为转基因动物,并称之为"首建动物",最后利用这些动物来繁育出整个转基因动物品系。需要注意的是,一般获得的"首建动物"都为杂合子,即两条等位基因上只有一条包含有外源基因,因此需要利用孟德尔遗传规律筛选出纯合的转基因动物。

有时候虽然我们经过 Southern blot 确定了"首建动物",但是由于基因表达强弱不同、蛋白翻译情况有差异或者基因插入附近的某些构象干扰了基因表达,最终导致转入基因在蛋白水平并没有变化。所以在转基因动物无明显表型的情况下,可以通过 Western blot 来检测外源基因相

Notes

关蛋白的表达情况,以确定转基因在蛋白水平来说是否成功。如果蛋白表达水平和转基因构建目标一致,那么说明该转基因在多个水平都是成功的;如果蛋白表达无差异,而 Southern blot 又能检测得到,说明外源基因的蛋白表达由于某些干扰出现了缺失。

（周钦　谭睿陟）

第三节　基因敲除与敲入技术

近几十年来,实验动物使用一个明显的特征是,基因修饰动物(genetically modified animals)的用量急剧增加。如,从 1995～2012 年,英国科研用常规动物使用量由 227 万只下降到 168 万只,减少了 26%,而基因修饰动物的使用量却从 21 万只增加到 191 万只,增长了 786%。2012年,基因修饰动物使用数量占到整个实验动物使用数量的 46%,首次超过常规动物的使用量(41%),成为英国生命科学研究使用数量最多的实验动物类型。

基因修饰动物除了本章第二节介绍转基因动物技术外,还包括内源性的基因被剔除(基因失活)后培育的基因敲除(knock out)动物以及将外源基因转入特定基因组序列而培育的基因敲入(knock in)动物、利用 RNAi(RNA interference)原理培育成功的基因敲低(knock down)动物。随着动物遗传工程技术日益成熟,特别是最近刚刚出现的 TALEN 和 CRISPR/Cas 9 基因敲除技术,不再依赖 ES 细胞可以高效实现动物基因敲除,可培育大量的基因修饰动物,大大丰富实验动物资源。

一、基因敲除技术及其用

(一) 基因打靶技术

基因打靶(gene targeting)通常是指用含已知序列的 DNA 片段与受体细胞基因组中序列相同或相近的基因发生同源重组(homologous recombination),整合至受体细胞基因组中并得以表达的一种外源 DNA 导入技术。最初的基因打靶技术离不开小鼠 ES 细胞。ES 是来源于囊胚期胚胎内细胞团(inner cell mass),具有发育成除胎盘外所有细胞种类的能力,可以在体外培养无限增殖、自我更新和保持多向分化能力。将 ES 细胞注射到不同毛色小鼠囊胚腔里,可以形成毛色不同的嵌合小鼠。将嵌合小鼠与野生型小鼠交配可将 ES 细胞来源的基因修饰转入下一代。

20 世纪 80 年代后期,科学家成功地建立了基于 ES 细胞的基因打靶技术。为了富集中靶细胞,在早期实验中首先就采用了正筛选法,即在打靶位点处引入一个抗生素(如,*neomycin*)抗性基因,以高效启动子(如,*PGK* 和 *TK* 等启动子)驱动。如果目的片段插入基因组则会在抗生素筛选下存活下来,但这并不能解决大量的随机插入。于是人们又发明了正负筛选法(positive-negative selection),即除了正筛选基因外,在插入片段同源臂末段加入负筛选元件,一般是某些编码产生对细胞有害蛋白的酶基因(如,*HSV-TK* 等)或毒素基因(DTA),如果发生非同源重组的随机插入,负筛选基因就会因为进入基因组而表达,从而杀死细胞、排除非同源重组细胞。

(二) 基因敲除基本过程

利用基因打靶技术制作基因敲除小鼠的基本流程如图 3-15-8 所示:

1. **基因打靶载体的构建**　基因打靶载体的基本结构:中间为正筛选基因和相关序列,左右分别为长短同源臂以及在长同源臂外为负筛选基因。设计载体时,需要在打靶位点两侧分别设计一段大小为几 kb 长度的同源臂,用于同源重组。1～8kb 同源臂有较高同源重组效率。同源重组效率最主要还是由目标位点和打靶基因周围序列决定的,所以研究者现在普遍采用一长一短的适中长度同源臂设计方式,便于后期用 PCR 进行筛选以及最终的 DNA 印迹检测确认打靶是否成功。

2. **ES 细胞基因打靶和阳性克隆筛选**　目前使用的小鼠 ES 细胞主要来源于 129、C57BL/6

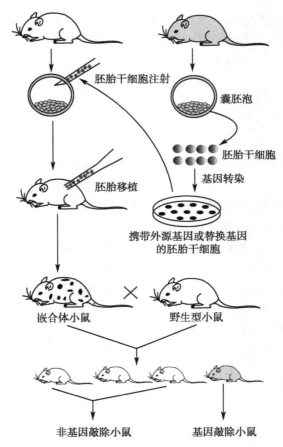

图 3-15-8 基因敲除小鼠制作的基本流程示意图

和 BALB/c 背景的小鼠。可将目的 DNA 片段导入小鼠 ES 细胞,是利用该 DNA 片段上的宿主细胞同源臂进行同源重组,将目的基因置换插入细胞基因组中整合表达。在 ES 细胞中进行同源重组需要将打靶载体进行线性化后通过电穿孔(electroporation)等手段导入细胞中。研究发现线性化载体更有利于同源重组。用 PCR 筛选阳性 ES 细胞克隆、DNA 印迹法(Southern blotting)或测序进一步验证。

3. 基因敲除小鼠培育 筛选得到的阳性细胞通过显微注射的方式注入囊胚期胚胎的囊胚腔中,然后将囊胚移植到如假孕母鼠体内,从而产生子代嵌合小鼠。

嵌合小鼠与野生型小鼠交配,子代中出现毛色分离。如,ES 细胞来源 129 小鼠,其中带 129 品系背景毛色的为所需小鼠,大约 50% 的小鼠带有修饰的基因。如果 ES 细胞未能成功嵌合进入生殖细胞中,则该基因修饰是不可遗传的,子代小鼠都是野生型小鼠的毛色。基因敲除小鼠需要通过数代自交获得纯合、可遗传的后代,用于生物医学研究。

(三)ES 细胞基因打靶技术的改进

传统基因打靶时 ES 细胞囊胚注射后产生的后代为嵌合体,所以需要通过数代自交才能获得纯合、可遗传的后代,如果 ES 细胞未能成功嵌合进入生殖细胞中,则该基因修饰是不可遗传的。研究人员将 2 细胞期胚胎进行诱导融合产生四倍体,随后培养至囊胚期,将阳性 ES 细胞通过显微注射导入囊胚腔中,完成后续移植生产工作。由于正常的四倍体囊胚移植至代孕母鼠体内后只能发育产生胎盘,无法产生正常幼体,所以 ES 细胞注射四倍体囊胚移植后生产的仔鼠全部都与 ES 细胞具有相同的基因背景。这样就免去了嵌合体大量自交生产纯合体的复杂过程,节约了大量的人力物力,从而使基因打靶技术更加高效。

(四)条件性基因敲除小鼠

用传统基因敲除技术敲除与发育相关一些重要基因,会引起胚胎致死,研究难以进行。动

Notes

物很多基因表达是具有时空性和细胞类别特异性。传统基因敲除技术不能控制基因敲除的细胞类型和时空性。条件基因敲除(conditional knockout)技术的诞生解决了这些问题。目前主要使用的 Cre/loxP 和 Flp/Frt 两种系统。

Cre 重组酶是一种由 343 个氨基酸组成的单体蛋白,能识别特异的 DNA 序列,即 loxP 位点,使 loxP 位点间基因序列被删除或重组。LoxP 是有两个 13bp 反向重复序列和中间间隔的 8bp 序列共同组成,8bp 的间隔序列同时也确定了 LoxP 的方向。基于 Cre-LoxP 的基因打靶要分两步来进行:①要在胚胎干细胞的基因组中引入 LoxP 序列,这一步可以通过打靶载体的设计和对同源重组子的筛选来实现;②通过 Cre 介导重组来实现基因打靶。Cre-LoxP 系统可以在动物个体水平上将重组杂合子小鼠与 Cre 转基因小鼠杂交,筛选子代小鼠就可得到删除外源标记基因的条件性敲除小鼠。或者将 Cre 基因置于可诱导的启动子控制下,通过诱导表达 Cre 重组酶而将 LoxP 位点之间的基因切除(诱导性基因敲除),实现特定基因在特定时间或者组织中的失活。

（五）基因敲除新技术

传统基因打靶技术依赖于随机双链断裂(double strand break,DSB)引发的同源重组,而 DSB 几率很大程度上决定了同源重组效率。随着分子生物学技术进步,人们开始寻求主动制造 DSB 方式,以达到对动物基因组进行更加精确地改造和修饰。最近,各种以核酸酶为基础的新技术逐渐浮出水面,大大改善了传统意义上同源重组效率低下状况,已经成为未来基因工程发展重要技术。

1. 锌指核酸酶　锌指核酸酶(zinc finger nuclease,ZFN)是由两部分组成,首先是 3~6 个 Cys2-His2 锌指蛋白(zinc finger protein,ZFP)串联组成 DNA 识别域,每个锌指蛋白识别并结合一个特异的三联体碱基。另一部分是非特异性的核酸内切酶 FokI 催化结构域。通过 DNA 识别域识别特定 DNA 序列后将催化结构域定位到目标位点从而通过核酸内切酶的作用切断 DNA 形成 DSB,从而诱发 DNA 损伤修复机制。细胞可以通过非同源性末端接合机制(non homology end joining,NHEJ)修复 DNA。NHEJ 修复机制并不精确,极易发生错误(缺失、插入),从而造成移码突变,达到基因敲除目的。

除了简单的通过非同源末端连接进行基因突变外,因为 DSB 的大量出现可以大大提高同源重组效率,可以通过 ZFN 帮助提高基因敲入和基因修复的效率。将 ZFN 与外源 DNA 一起导入细胞中,通过 DSB 诱导同源重组定点修复引起某些疾病的点突变,如,镰刀细胞贫血症等。

由于初期 ZFN 采用 9bp 识别序列以及 ZFN 的专利保护问题导致 ZFN 在靶序列的选择上有着极大的限制,不同 ZFN 识别和突变效率有着不小的差距,另外因为专利保护导致了一家独大技术垄断,相对高昂 ZFN 设计合成费用也成为了研究者们不得不面对的一个大问题。随后出现的 TALENs 和 CRISPR/Cas9 技术克服了 ZFN 技术缺陷,扩展了核酸酶应用范围。

2. TALENs　转录激活子样效应子介导核酸酶(transcription activator-like effector nucleases,TALENs)是一种特异性的 DNA 结合蛋白,包含一组特异性效应子蛋白,包括负责定位和激活功能的 N 末端和 C 末端以及中间负责 DNA 特异性识别结合的结构域。TAL(transcription activator-like)效应子识别域是由大量重复性的结构单元串联而成,这些重复性结构单元的数目从 5~30 个不等。每一个重复单元都是由 34 个氨基酸构成,其中 32 个都是固定的,中间 12、13 位的两个氨基酸在不同重复单元中存在差异,它们也因此被称为重复序列可变的双氨基酸残基(repeat variable diresidues,RVDs)并负责不同碱基的识别结合,属于 TALENs 的核心识别区域。

TAL 效应子对于碱基的识别是由 RVDs 决定的,其中 A、C、G、T 分别对应 NI(Asn Ile)、HD(His Asp)、NN(Asn Asn)/NK(Asn Lys)、NG(Asn Gly)。而最近的研究发现,NK 比 NN 对于 G 碱基的识别效率更高,另外天然型 TAL 更倾向于识别序列 5' 端第一个碱基为 T。在了解了 TAL 效应子高度特异性的碱基识别机制后,人们将 TAL 效应子与 FokI 催化域融合表达产生了 TALENs。N 端的核定位序列连接部分 TALENs N 端序列,中间部分是 15~24 个 RVDs 识别域,在部分 C 端序列后连接 *FokI* 催化域构成完整的结构。通过分别识别靶位点上下游序列的两条 TALENs 将其定位至靶位点,酶切产生 DSB,诱发 NHEJ 导致基因插入或删除突变。如果将外源 DNA 序列与 TALENs 一同导入细胞也可以通过高效的同源重组产生定点插入。利用该技术已经成功获得各种基因敲除实验动物、猪等大动物。

相比于 ZFNs,TALENs 识别序列更长且设计性和开源性更好,脱靶效应也低,所以 TALENs 应用变得越来越广泛。

3. CRISPR/Cas9　　规律成簇间隔短回文重复(clustered regularly interspaced short palindromic repeats,CRISPRs)是由一串连续排列的短指向性重复序列中间夹杂一些短间隔序列(spacer),这些重复序列长度从 21 到 47bp。一个给定 CRISPR 来说,它的重复序列长度和序列都已知,而 spacer 则是完全不同。研究证实 CRISPR 通过产生 RNA(CRISPR-derived RNA,crRNA)与 CRISPR-associated protein(CRISPR/Cas9)相结合形成识别催化结构,识别外源 DNA 序列并通过切除突变的方式达到防御自身的作用。基于 CRISPR 防御体系,研究者合成 guide RNA(gRNA)并与 Cas9 结合,由 RNA 识别 DNA 序列驱动 Cas9 定位后,分别由 Cas9 切开 DNA 的互补链和非互补链。利用 CRISPR/Cas9 系统,研究者已经成功在哺乳动物细胞中实现了基因突变,在 Cas9 和 gRNA 的共同作用下在人和小鼠细胞中成功诱导特异性 DNA 识别并产生 DSB 诱导 NHEJ 发生。

CRISPR/Cas9 技术是继锌指 ES 细胞打靶、ZFN 和 TALENs 等技术之后可用于定点构建基因敲除动物第四种方法,通过与 ZFN 和 TALENs 进行突变效率比对发现,三者在删除效率上差距并不明显,但是相比之下 CRISPR/Cas9 系统要更加简单,操作方便。且有效率高、速度快、生殖系转移能力强及简单经济的特点,在动物模型构建的应用前景将非常广阔。

CRISPR/Cas9 对靶基因的识别是通过 RNA 与 DNA 的结合,二者结合的牢固性及识别的核心序列长度较短,容易造成脱靶。但 CRISPR/Cas9 向导 RNA 设计和构建比较简单,TALENs 质粒构建步骤繁琐,尽管 CRISPR/Cas9 脱靶,但很多人仍选择容易操作的 CRISPR/Cas9。

目前,除了常用小鼠之外,利用 TALENs 或 CRISPR/Cas9 技术已经广泛应用在大鼠、家兔、猪、犬、非人灵长类等其他模式动物的制备和研究中,而且已经实现了同时对多位点基因敲除,在不同位点同时引入多个突变。

二、基因敲入技术及应用

将基因打靶技术与转基因结合到一起,通过同源重组将外源基因定点整合到宿主基因组中,从而实现基因定点整合即基因敲入。

(一)全身性基因敲入

在敲入位点的选择上研究者们一开始并没有太多明确的标准和选择,直到 *ROSA26* 位点出现后基因敲入小鼠变得普及、高效起来。研究者在用逆转录病毒对 ES 细胞进行基因捕获(gene trapping)时获得了 ROSAβgeo26(ROSA26)小鼠,发现在插入位点 *ROSA26* 中原来表达的两个核 RNA 转录本消失,而同时 *β-gal* 高效且广泛表达,因而可以被广泛用于生产基因敲入小鼠中,而这一位点也被不久后被用于生产 *LacZ/Cre* 基因敲入小鼠,获得了很好的实验结果。

常规 *ROSA26* 敲入是将外源基因编码区插入至 *ROSA26* 位点的第一内含子中,位于基因捕获位点上游 248bp,限制性内切酶 *XbaI* 位点处。同时插的片段中还包含正负筛选基因新霉素抗性基因和白喉毒素(diphtheria toxin)基因,以此来筛选获得高效率的同源重组,通常在 G418 抗性克隆中同源重组率可以达到 25% ~ 50%。

应用 *ROSA26* 位点的主要原因是它的启动子在小鼠体内的广泛表达,虽然表达效果在不同研究中有所差异,但重在这种表达的普遍活性对于动物模型研究具有重要的意义。随后有很多 *ROSA26* 基因敲入小鼠模型出现,并被广泛用于医学等研究领域,*ROSA26* 也成了应用最广泛的

Notes

基因敲入位点。

除了定点插入外源基因外,基因敲入还可以利用同源重组实验特定靶基因的点突变,从而改变该基因的内源表达状态,达到研究基因区域功能和影响的目的。这种方式有时候比直接转入一个新的基因要更加直接、单纯,对于科学研究的目的性更强,也是目前基因敲入的重要应用。

(二) 条件性基因敲入

条件性基因敲入(conditional knock in)通常是通过在启动子后插入 loxP 介导终止子来实现条件性基因敲入。即在敲入基因编码区上游,启动子末端下游设计一个两端带有 loxP 元件的终止子,这样的基因敲入小鼠目的基因表达完全收到终止子抑制,直到 Cre 重组酶出现将终止子剔除后能正常表达。这样我们只要通过控制 Cre 重组酶的时空特异性表达即可在何时时间地点启动敲入基因的表达。

同样的对于点突变敲入实验,我们只要同时将 loxP 介导的终止子与点突变基因通过传统同源重组打靶 ES 细胞生产基因敲入小鼠,然后根据实验需要与条件性表达 Cre 的转基因小鼠杂交,即可实现条件性敲入点突变小鼠模型的构建。

除了 Cre/loxP 重组系统外,还有许多相似的重组酶系统,如,在细胞水平上使用 Flp/Frt 重组体系,可以将两种重组系统相结合实现两步法条件性基因敲入和敲除,与传统的 3 个 LoxP 组成的小鼠相比有效提高了后期杂交后代阳性几率。

同时,随着 RNA 干扰(RNA interference,RNAi)技术的出现,研究者们也开始利用基因敲入生产 RNAi 小鼠,但是由于全身范围内的基因敲低对于科学研究来说是难以接受的,所以人们开始寻求 Cre/loxP 介导的条件性 RNAi。研究者们在 RNAi 载体的 shRNA 正反义链间插入 floxed-stop codon,然后通过基因敲入导入 ROSA26 位点,通过特异性表达的 Cre 重组酶控制 RNAi 的组织特异性。也可以向 shRNA 启动子区插入正筛选基因如 flox PGK-neo 来阻止 shRNA 转录的方式实现 Cre/loxP 特异性调控 shRNA 基因敲入小鼠的基因表达。

三、基因敲低技术及应用

基因敲低动物模型其实是一种表达 RNA 干扰的转基因动物,通过随机插入或定点敲入的方式整合入基因组,利用 RNAi 机制调低某种基因的表达水平。

在无脊椎动物中长双链 RNAs(double-stranded RNA,dsRNA)通过核糖核酸酶被加工成短的干扰 RNAs(small interfering RNAs,siRNAs)。siRNA 反义链作为 RNA 诱导的沉默复合体(RNA-induced silencing complex)的一个模板起作用,RNA 诱导的沉默复合体识别并切割引导自身快速降解的完整 mRNA。在哺乳类动物中,长双链 dsRNAs(≥30bp)会引起干扰素反应,造成蛋白质合成的大面积非特异性 mRNA 降解。然而,如果它们的长度短于 30bp,人工合成的短 dsRNAs 可以引发在哺乳动物细胞中没有干扰素诱导的 mRNAs 的特异性降解。

设计 RNAi 表达载体合成互补的正义链和反义链,与靶 mRNA 互补。正义链和反义链之间含有一段非互补的序列,这些序列形成一个含有颈环结构的转录物,可以向后折叠并且形成短的发夹 RNAs(short hairpin RNA,shRNAs),这些发夹 RNAs 被 Dicer 加工成 siRNAs。由于这些载体可以稳定地整合进基因组,可以在转基因动物体内永久性地使靶基因沉默。

通过受精卵原核注射、慢病毒载体感染的 ES 细胞、重组酶介导的基因盒交换或同源重组进行的靶向基因敲入等方法可产生转基因的 shRNA 小鼠。目标基因沉默的效率可高达 90% 或更高。使用这一技术,还可产生条件性转基因沉默。

利用基因敲入的方法也可以产生 RNAi 小鼠。但是由于全身性的基因敲低对某些致死性基因来说是难以实现的,所以人们开始寻求 Cre/loxP 介导的条件性 RNAi。研究者们在 RNAi 载体的 shRNA 正义链和反义链前插入 floxed-stop codon,然后通过基因敲入导入 ROSA26 位点,通过特

异性表达的 *Cre* 重组酶控制 RNAi 的组织特异性。也可以向 shRNA 启动子区插入正筛选基因如 *flox PGK-neo* 来阻止 shRNA 转录的方式实现 *Cre/loxP* 特异性调控 shRNA 基因敲入小鼠基因表达。

四、基因修饰动物表型分析

制备人类疾病动物模型的最终目的是要复制类似于人类疾病的病理生理变化,通称表型变化。得到正确的转基因或基因敲除小鼠后,要尽快繁殖小鼠,建立一定的种群数量,然后进行基因修饰动物的表型分析。

大规模研究表明全面仔细的表型分析可以发现许多没有预计的表型变化,并且可以发现许多基因的新功能。基因敲除小鼠交配得到纯合子后,观察基因敲除小鼠纯合子是否导致胚胎致死。如果能够出生,还要观察纯合子小鼠的生育能力。能存活的基因敲除纯合子小鼠在出生 4 个月内开展一系列全面检查、体重记录、X 线和各种生理生化指标的检查等。

转基因和基因敲除小鼠的表型分析是非常重要、细致、困难的工作。许多基因修饰动物只有非常细微的变化,需要用各种先进的设备和方法,如分子病理、小动物成像分析、DNA/RNA 测序分析和流式细胞分析等,进行大量的实验才能发现有意义的表型变化。

五、基因修饰动物模型的选用

不同的基因修饰动物模型会产生不同病理变化,目前已有数千种不同的基因修饰动物模型可供选用。选择合适的基因修饰动物模型对研究项目起着非常重要的作用。首先要通过文献库(如 PubMed,http://www. ncbi. nlm. nih. gov/pubmed)了解哪种疾病模型可用。人类基因突变与人类疾病的关系也可以从 OMIM(Online Mendelian Inheritance in Man,http://www. omim. org/)资料库查找。在确定了转基因或基因敲除小鼠的种类后,还需要确定小鼠遗传和微生物背景。实验小鼠的背景对免疫学、肿瘤学、免疫排斥、器官移植的研究具有重要影响。

许多疾病模型没有商业提供,需要与原作者联系。获得已有基因修饰动物模型的主要途径是从各种基因修饰动物库订购。国内外重要的小鼠库如下:①Jackson 实验室(http://www. jax. org/index. html)是全球突变小鼠品系的主要来源,Jackson 实验室是最早建立的从事哺乳动物遗传学研究的机构。一直从事基于小鼠的生物医学研究,并在小鼠的繁育、小鼠遗传学和在研究中如何选择运用实验小鼠方面积累了大量的宝贵知识和经验。可以通过 Jax 小鼠库查找所需要的基因修饰小鼠品系。②欧洲突变小鼠库 EMMA(The European Mouse Mutant Archive,http://www. emmanet. org/)是欧洲最大的突变小鼠库。Taconic(http://www. taconic. com)是基因修饰、近交系、远交系以及杂交小鼠和大鼠供应商。③MMRRC(the Mutant Mouse Regional Resource Centers)是由美国 NIH 资助的繁殖、分销和冷冻保存的基因修饰小鼠和小鼠 ES 细胞系的机构。④Cre 和 Tet 工具鼠库:The Jackson Laboratory Cre Repository(http://cre. jax. org/index. html)、Nagy lab(http://research. lunenfeld. ca/nagy/);NIH CRE-driver network(http://www. credrivermice. org/)、http://www. nc3rs. org. uk/category. asp? catID=8)。⑤南京大学模式动物研究所(Model Animal Research Center of Nanjing University,http://www. en. nicemice. cn/)建有国家遗传工程小鼠资源库,是中国最大的遗传工程小鼠资源库,目前拥有 481 个小鼠品系,已经为 80 余家科研单位提供遗传工程小鼠 7 万余只,其中包括心血管、肥胖、糖尿病、免疫缺陷、老年痴呆、肿瘤等多种动物模型。⑥上海南方模式生物研究中心(Shanghai Research Center for Model Organisms,http://www. biomodel. com. cn/index. asp)是国家科技部 863 计划生物技术领域"疾病动物模型研发基地"和"上海模式生物研发基地"之一。

(刘恩岐　常在　李亮平)

Notes

参考文献

1. 中国农业大学. 家畜繁殖学. 第 3 版. 北京：中国农业出版社，2000

2. 桑润滋. 动物繁殖生物技术. 北京：中国农业出版社，2002

3. Babinet C，Bordenave GR. Chimaeric rabbits from immunosurgically-prepared inner-cell-mass transplantation. J Embryol Exp Morphol，1980，60：429-440

4. Bodo S，Gocza E，Revay T，et al. Production of transgenic chimeric rabbits and transmission of the transgene through the germline. Mol Reprod Dev，2004，68：435-440

5. Bradley A，Evans M，Kaufman MH，et al. Formation of germ-line chimaeras from embryo-derived teratocarcinoma cell lines. Nature，1984，309：255-256

6. Bronson SK，Smithies O and Mascarello JT. High incidence of XXY and XYY males among the offspring of female chimeras from embryonic stem cells. Proc Natl Acad Sci，1995，92（8）：3120-3123

7. Chung Y，Klimanskaya I，Becker S，et al. Embryonic and extraembryonic stem cell lines derived from single mouse blastomeres. Nature，2006，439：216-219

8. Cibell JB，Stice SL，Golueke PJ，et al. Transgenic bovine chimeric offspring produced from somatic cell-derived stem-like cells. Nat Biotechnol，1998，16：642-646

9. Eistetter HR. Pluripotent embryonal stem cell lines cam be established from disaggregated mouse morulae. Developmental Growth and Differentiation 31，1989，31：275-282

10. Evans MJ and Kaufman MH. Establishment in culture of pluripotential cells from mouse embryos. Nature，1981，292：154-156

11. Gardner RL.. Mouse chimeras obtained by the injection of cells into the blastocyst. Nature，1968，220：596-597

12. Gardner RL and Munro AJ. Successful construction of chimaeric rabbit. Nature，1974，250：146-147

13. Hadjantonakis AK，Gertsenstein M，Ikawa M，et al. Generating green fluorescent mice by germline transmission of green fluorescent ES cells. Mech Dev，1998，76：79-90

14. Hochedlinger Kand Jaenisch R. Monoclonal mice generated by nuclear transfer from mature B and T donor cells. Nature，2002，415：1035-1038

15. Iwasaki S，Campbell KH，Gall C，et al. Production of live calves derived from embryonic stem-like cells aggregated with tetraploid embryos. Biol Reprod，2000，62：470-475.

16. Jankowska SE，Mystkowska ET，Ozdzenski W. Hermaphroditism in young mouse chimeras. Biol Struct Morphog，1992，4：78-80

17. Kusakabe H，Szczygiel MA，Whittingham DG，et al. Maintenance of genetic integrity in frozen and freeze-dried mouse spermatozoa. Proceedings of National Academic of Science USA，2001，98：13501-13506

18. Mintz, B. Experimental Study of the Developing Mammalian Egg：Removal of the Zona Pellucida. Science，1962，138：594-595

19. Nagy A，Gertsenstein M，Vintersten K，et al. Manipulating the Mouse Embryo：A Laboratory Manua. 3rd ed. Woodbury：Cold Spring Harbor，2003

20. Palermo G，Joris H，Devroey PA，et al. Pregnancies after intracytoplasmic injection of single spermatozoon into an oocyte. The Lancet，1992，340：17-18

21. Perry AC，Rothman A，las Heras JI，et al. Efficient metaphase II transgenesis with different transgene archetypes. Nature Biotechnology，2001，19：1071-1073

22. Primakoff P，Myles DG. Penetration，adhesion，and fusion in mammalian sperm-egg interaction. Science，2002，296：2183-2185

23. Robertson E，Bradley A，Kuehn M，et al. Germ-line transmission of genes introduced into cultured pluripotential cells by retroviral vector. Nature. 1986，323（6087）：445-448

24. Wakayama T，Yanagimachi R. Development of normal mice from oocytes injected with freeze-dried spermatozoa. Nature Biotechnology，1998，16：639-641

25. 刘恩岐. 人类疾病动物模型. 第 2 版，北京. 人民卫生出版社. 2014

26. Ayadi A，Birling MC，Bottomley J，et al. Mouse large-scale phenotyping initiatives：overview of the European Mouse Disease Clinic（EUMODIC）and of the Wellcome Trust Sanger Institute Mouse Genetics Project. Mamm Genome，2012，23（9-10）：600-610

27. Bedell VM，Wang Y，Campbell JM，et al. In vivo genome editing using a high-efficiency TALEN system.

Notes

Nature,2012,491(7422):114-118.

28. Doyle A,McGarry MP,Lee NA,et al. The construction of transgenic and gene knockout/knockin mouse models of human disease. Transgenic Res,2012,21(2):327-349

29. Fuchs H,Gailus-Durner V,Neschen S,et al. Innovations in phenotyping of mouse models in the German Mouse Clinic. Mamm Genome,2012,23(9-10):611-622

30. Gu H,Zou YR,Rajewsky K. Independent control of immunoglobulin switch recombination at individual switch regions evidenced through Cre-loxP-mediated gene targeting. Cell,1993,73(6):1155-1164

31. Houdebine LM. Transgenic animal models in biomedical research. Methods Mol Biol,2007,360:163-202

32. Porteus MH,Carroll D. Gene targeting using zinc finger nucleases. Nat. Biotechnol,2005,23(8):967-973

33. Utomo AR,Nikitin AY,Lee WH. Temporal,spatial,and cell type-specific control of Cre-mediated DNA recombination in transgenic mice. Nat Biotechnol,1999,17(11):1091-1096

34. Wang H,Yang H,Shivalila CS,et al. One-step generation of mice carrying mutations in multiple genes by CRISPR/Cas-mediated genome engineering. Cell,2013,153(4):910-918

35. White JK,Gerdin AK,Karp NA,et al. Genome-wide generation and systematic phenotyping of knockout mice reveals new roles for many genes. Cell,2013,154(2):452-464

Notes

第十六章 行为学研究技术

第一节 动物行为学的基本概念及研究方法

一、动物行为的定义及特点

动物行为学中所说的行为是指个体行为和种群行为,通常是指动物各种形式的运动(跑、跳、游泳和飞翔等),鸣叫发声,身体的姿态,个体间的通信和能够引起其他个体行为发生反应的所有外部可识别的变化,如身体颜色的改变、面部表情的变化和气味的释放等。

动物行为一般具有以下特点:

（一）动物行为是一种运动、变化的动态过程

动物行为具有"定向性"和"主动性"。一种动物或一个物种能否继续存在,决定于该物种个体的行动有效性,因此,动物彼此之间有目的性的行动是"定向性"的行动。如猎豹以120km/h的速度追击羚羊,羚羊虽没有猎豹跑得快,但它善于做90°的急转弯,迫使猎豹不断改变奔跑方向。耐力有限的猎豹不一定是胜利者。猎豹的追捕与羚羊的逃逸始终处于一种运动、变化的动态过程中。又如象鼻虫遇敌害会从植株上滚落下来装死。这种表面上静止,而体内新陈代谢的加剧,为下一步逃脱蓄积能量。

此外,动物的行为绝对不会完全相似,即使同一种动物的同一类型行为,也一样能有许多不同的行为形式。可是,每种动物的行为又各有一定的范围。有时,不同类群、亲缘较远的动物,由于生活在极为相似的环境条件下和对相似环境适应的结果,表现出相似的行为类型,这种行为称之为趋同行为。有时,两个在形态上难以区分、亲缘很近的物种,却可以通过不同的行为类型加以辨识,这种现象称之为行为趋异。

（二）动物行为与其生存环境相适应

动物的行为都是在长期进化过程中通过自然选择形成的,因此,它对其生存环境具有良好的适应性。动物的生存环境包括非生物环境和生物环境。动物能随着环境而改变它们的反应。如鸟类的换羽、动物的夏蛰和冬眠,动物的迁徙,动物体色的改变等。这些行为都是自然选择的结果,是动物对其生存环境改变作出的适应性的行为反应。

（三）动物行为的产生具有生理基础

动物行为是神经系统与内分泌系统协调作用的结果。

1. 神经系统与动物的行为　动物的行为是动物多种动作的组合。动作一般是神经系统对内外刺激产生的反射活动。狗见到陌生人的狂吠是狗对陌生人这一刺激产生的一系列反射活动进行协调适时配合的表现,陌生人是引起狗狂吠的外部刺激物,刺激也可来自机体内部,如饥饿迫使动物去觅食,或刺激来自内外因素的共同作用,如饥饿动物对食物刺激有特殊敏感性,而饱食的动物对食物就不会有这种反应。

2. 内分泌系统与动物的行为　动物行为的产生与动物内分泌系统的活动有直接关系,激素对动物行为的影响最显著地表现在繁殖行为上。实验表明,鸟类求偶行为的强烈程度与其体内性激素水平成正相关。摘除动物睾丸会导致繁殖行为消失;在非繁殖季节对动物施加性激素能诱发繁殖行为。性激素还影响着动物的其他行为,如攻击行为。昆虫的性腺不分泌性激素,它

是由性腺以外的腺体分泌,如蟑螂的性激素来自心侧体,而蝗虫则来自咽侧体。在分析动物行为的控制因素时还必须记住,行为还与环境因素有关,如鸟类的繁殖行为与温度、光照周期有密切关系。

神经系统和内分泌系统不是相互孤立的,它们对动物行为的控制多是相互影响、协同作用的,同时也受环境因素制约。如鸟类的繁殖行为,不仅受性激素的支配,也受神经系统的控制,还受环境因素的影响。

在实验室饲养条件下,由于受到生活空间限制,饲养环境如食物、水源、光照、湿度等的改变,社会交往方式的改变(如群居性动物的单笼饲养),都可能会改变动物固有的一些行为,还可能会产生一些在自然条件下很少出现或者就不存在的行为,称为行为异化。如有些动物在饲养笼内有翻跟头行为、咬笼行为、原地打转行为、上跳行为等。这些反常行为都可能和饲养环境单一,饲养空间狭小有关。如在室内饲养条件下的食仔行为,可能是由实验室条件下营养不良造成的。所以,为了尽可能得到真实的行为记录,我们就要改进实验室饲养条件和环境,增加动物人道主义和动物福利方面的考虑。如增大笼舍,安装活动轮、梯子和放置一些玩具,这些都有助于改变动物的精神状态,它们的环境越接近于自然的野生环境,它们的精神也会越接近于正常。

二、动物行为学中的一些基本概念

(一) 反应
反应(reaction)是指化学物质、有机体或生态接受外来作用而引起的反作用。

(二) 本能
本能(instinct)指动物生来就有需要的行为,本能是不必学习,做出有利于个体或种族的适应行为,如蜘蛛结网,蜜蜂酿蜜。主要由三项标准来划分本能:①不是学习得来;②物种特有;③有适应性。

(三) 反射
反射(reflex)是动物对外界或内部感觉刺激的一种反应。其特点是在刺激和反应之间有着极强的联系,在相同条件下,同一刺激总是引起完全相同的反应。反射分为条件反射和无条件反射。在无条件反射中,刺激和反应之间的联系是先天的,反应只能被一定的刺激所引起(遗传决定)而不受其他刺激影响。在条件反射中,刺激和反应之间的联系是后天获得的,即刺激和反应之间的联系是在学习过程中建立起来的。

(四) 动机
动机(motivation)是一个动物在即将发生某一行为之间的内部待机状态。动机形成于动物的内部,是由外来刺激、当时的生理状态、动物本身由遗传和外部环境所形成的个性等多种因素所致。

(五) 冲动
冲动(drive)是导致某种行为的内部状态和外在刺激的复合。可以将冲动看作是持续的刺激,它能使动物在达到目的以前始终保持各种活动,达到目的时,冲动才消失,这时生理要求下降,后来的刺激不再引起反应,其反应是暂时的,并局限于某种行为。

(六) 刺激
刺激(stimulus)是外部环境引起动物发生的反应。

(七) 关键刺激
关键刺激(key stimulus and release)是指凡能被动物接受而引发动物反应的一种刺激都属于关键刺激。它可以是某种单纯的效果,比如光的强度,颜色,气味等;也可以是复合效果。

(八) 超常刺激
超常刺激(supernormal release)是指比天然刺激更为有效的一种刺激方式。在自然界里,有很多超常刺激的实例,比如杜鹃寄生产卵的雏鸟更容易受到养父养母的优待。超常刺激的原理已广泛应用于日常生活中的广告和商品宣传中。

三、动物行为的研究方法

动物行为学主要研究动物为什么在特定的社会和环境条件下所表现出的行为型,进而对行为功能和行为进化等加以分析、应用。

（一）比较心理学研究法

比较心理学研究法是常用的研究不同种动物(包括人)之间进行比较,重视动物的学习过程和行为发育过程的方法。通常对两种或多种动物行为型的分类和特征描述,发现各物种之间和各行为之间的关系。

（二）行为学研究法

通过研究行为功能和行为进化问题,了解动物为什么会在特定的社会和环境下所表现出的行为型。

（三）行为生态学和社会生物学研究法

二者有诸多相似之处,主要以野外工作为主,最近已转向实验研究。

（王靖宇）

第二节　常见行为学技术

一、感觉运动功能测试

（一）自发活动

自发活动行为测定是一些神经科学学科研究动物的安宁、神经行为遗传学及脑功能的重要参数,也是临床前观察药物行为作用的有益指标,在中枢神经系统安全药理学评价中的初始筛选应包括评价一般行为和活动行为。活动行为监测是研究生存健康的一项主要生理指标及宾主共栖生物的影响和环境因子的一种手段。因此,活动行为监测已经渗入到大多数啮齿类动物的各项研究,并已扩大到对非人灵长类动物的研究。旷场实验又称敞箱实验,是评价实验动物在新异环境中自发活动的一种方法。以实验动物在新奇环境之中某些行为的发生频率和持续时间等,反映实验动物在陌生环境中的自发行为与探究行为,以尿便次数反映其紧张度。

实验装置由旷场反应箱和数据自动采集、处理系统两部分组成。大鼠旷场反应箱高 30 ~ 40cm,底边长 100cm,内壁涂黑,底面平均分为 25 个 4cm×4cm 小方格,正上方 2m 处架一数码摄像头,其视野可覆盖整个旷场内部。旷场光照为全人工照明,可人为设定"白天"和"黑夜",白天由两侧墙壁的 4 只节能灯发出约 200lux 照度来模拟,夜晚由一侧墙壁的红外光源提供照明。实验人员和计算机等设备位于另一房间以减小对动物的干扰,实验室背景噪音控制在 65dB 以下。小鼠旷场反应箱高 25 ~ 30cm,底边长 72cm,内壁涂黑,底面平均分为 64 个小方格。数据自动采集和处理系统同上。实验在安静的环境下进行。将动物放入箱内底面中心,同时进行摄像和计时。观察一定时间后停止摄像,观察时间可根据实验拟定,一般为 3 ~ 5 分钟。清洗方箱内壁及底面,以免上次动物余留的信息(如动物的大、小便、气味)影响下次测试结果。更换动物,继续实验。根据计算机软件设计不同可观察的参数不同,如单位时间内动物在中央格停留时间,某一肢体越过的格子数为水平得分,后肢站立次数为垂直得分,修饰次数,尿便次数;运动速度,运动距离,休息时间,沿边运动距离,中央运动距离等。

（二）滚轮实验

滚轮实验(rotarod test)需要动物在滚轴上保持平衡并连续运动,是广泛采用的检测运动协调性的实验。实验时将动物置于转棒仪的滚轴上并避免滑落,大鼠采用直径为 3.75 英寸的滚轴,小鼠采用 1.25 英寸的滚轴。转动滚轴时,根据实验要求可选择恒速、加速度模式。动物滑落下来时会相应地停止下面的传感平台,并记录动物从滚轴掉下的潜伏期。

（三）平衡木实验

让动物穿过粗细不均且抬高的横柱,进入一个密封的平台,平衡木实验（beam balance test）是测定动物的运动协调性和平衡能力,通过计算动物后足脱落的次数及其穿过横柱的时间,即潜伏期。

（四）足底印迹实验

足底印迹实验（foot print test）是一种简单有效的分析动物运动步态的方法。将 42cm×16cm 的白纸铺在实验台上,一端与目标盒相连,在每张纸右上角标动物号码。测试时,动物前爪、后爪足底分别刷不同颜色的彩色颜料,将动物放置于白纸一端,使其朝着目标盒方向走,计算动物穿过白纸进入目标盒的时间,即为潜伏期。通过计算其潜伏期、前、后爪的宽度、重复步态及大步长度来分析实验结果。

（五）握力实验

根据小鼠善于攀爬,喜用爪抓持物体的习性,设计出握力实验（grip strength）,用于评价啮齿类动物肌肉力量或神经肌肉接头功能。将小鼠置于细线或细金属线上,水平悬于距地面 30cm 的空中,两端用支架固定好,小鼠会用前肢悬于细线上。观察小鼠是否会用四肢抓住细线,以及抓住细线时间的长短来反映小鼠的体力。正常小鼠会同时用后肢抓住细线并在 5 秒内攀住细线,小鼠在 5 秒内不能用后肢攀住细线或从细线上滑落者,即视为抓握能力受到损伤。

（六）网屏实验

网屏实验（inverted screen）所使用的网屏为 45cm² 网带,网眼为 12mm²,网板的左右和上方都有 5cm 高的木条框边,网屏距离地面高 30cm。先将网屏水平放置,将动物置于其上,然后缓慢将其一端抬高,并于 2 秒内将网屏置于垂直位,保持 120 秒,观察动物在此期间是否会掉下,并记录掉下来的潜伏期,最大值为 120 秒。用于反映动物的协调运动能力。

（七）衣架实验

衣架实验（coat hanger）设备可自制而成,形状类似衣架,其水平长 35cm,直径约为 3mm,距离地面约 40cm。实验时,使动物前爪抓住衣架水平部位中央,观察 30 秒。动物在 10 秒内从衣架上掉下为 0 分,前爪挂在衣架上为 1 分,试图爬上衣架为 2 分,前爪和至少 1 只后爪挂在衣架上为 3 分,四肢及尾巴绕在衣架上为 4 分,试图逃到水平部的末端为 5 分。同时记录动物掉下或爬到水平部末端的潜伏期。用于评价肢体肌力及协调运动能力。

（八）U 形杠实验

U 形杠实验（bar cross test）是通过水平 U 形平台分析动物的协调性。水平 U 形平台距地面约 30cm,两个水平臂长 30cm,直径约 18mm,连接臂长 30cm,直径 2mm。实验可以分为两部分:第一部分是把动物置于水平部 10 分钟,记录以下参数:10 分钟内自主活动时间、静止不动时间、在水平臂上旋转 180 度的次数、至少有一条腿滑下水平臂或连接臂的次数、从 U 形台掉下的次数、完全穿过次数、半穿次数及在平台上大小便的次数;第二部分是将动物置于连接臂中央,观察动物是掉下还是通过连接臂安全到达水平臂,并用秒表记录掉下或通过的潜伏期,观察时长不超过 120 秒。用于检测身体平衡和运动协调性。

二、学习记忆能力测试

（一）Morris 水迷宫

Morris 水迷宫（Morris maze）由 Morris 于 1981 年发明,开始用于动物的学习记忆研究,至今仍然作为有效地测量实验动物学习记忆能力的实验。其原理在于动物的求生本能会促使其在水池内游泳,直至找到水面下的平台为止。

Morris 水迷宫实验装置为一个盛满不透明液体(多为牛奶或无毒白色乳胶涂料)的圆形水池,水池分成东西南北 4 个区域,在其中一个区域的中央液面下隐藏着一个小平台,大小多为 10cm×10cm,平台距液面 1～2cm,水温一般在 25℃左右。水迷宫外视觉线索相对固定,周围环境及水迷宫的位置保持不变。实验一般分为定向航行实验、空间探索和可视平台阶段。定向航行时把动物每次随机从其中一个区域面朝池壁放入水池中,由于动物的求生本能,动物将在水池内游泳直到找到隐藏在水面下的平台为止。每次训练时间一般为 60 秒,找到平台后允许动物在平台上滞留 10～30 秒,如果动物在 60 秒内没有找到平台,实验者可帮助动物找到平台,每次训练间隔 30 秒,每天训练 1～2 次,实验一般进行 4～9 天。通过计算机及专门的软件记录动物找到平台所花的时间、动物的游泳轨迹、游泳速度等。第 2 阶段进行空间探索实验,用于考察动物对原平台空间位置的记忆能力。撤去平台,让动物在水池中自由游泳,记录 60 秒内动物在各象限中的时间及经过平台原来位置的次数。第 3 阶段进行可视平台实验,为排除大鼠运动和感觉功能不同对实验的影响,使平台露出水面,并封闭所有的视觉线索,观察大鼠从某一固定点入水至爬上平台的时间。

（二）放射状迷宫

放射状迷宫(the radial arm maze)最先由 Olton 和 Samuelson 于 1976 年应用于动物的空间记忆研究,后被许多学者采用并改进。放射状迷宫中动物完成实验的主要动机是获得奖赏(食物),其原理是动物利用房间内远侧线索所提供的信息,可以有效地确定放置食物的放射臂所在部位。

实验装置由一个中央平台和多条放射臂组成,目前最常用的是八臂迷宫,臂长多为 50～70cm 长,10cm 宽,在每条臂的末端放置一个食物盆。为防止动物不经中央平台而从一条臂直接进入相邻的另一条臂或者从迷宫中逃离,迷宫一般距地面 50cm 以上。实验场所为一个采光良好并有明显视觉参照物的空间,以便给实验动物提供空间参照物。最常用的实验方案有两种:一是在所有臂上的食物盒中都放有食物,把实验动物放置在中央平台上,允许动物进入随机的一条放射臂吃到食物,将动物放回笼中,10 秒后将与之相邻的臂也开放,重新将动物放回中央平台,记录动物进入放射臂的正确次数(未探索过的臂)及错误次数(已探索过的臂);二是只在某几个臂内食物盒中放置食物,记录动物进入放射臂的正确次数(进入有食物的臂)和错误次数(进入没有食物的臂)。

（三）T 形迷宫

T 形迷宫(T-maze)的原理是基于动物探索的天性,实验设备由 2 条等长的臂组成,除底面为黑色外,其他 3 面由透明树脂组成。通道尺寸为 7.5cm×32cm×18cm(宽×长×高)。在一侧侧壁可放一个 7.5cm×7.5cm×5cm(宽×长×高)的平台。迷宫外侧有白色的尼龙窗帘。实验前,迷宫内盛约 5.8cm 深的不透明液体(多为牛奶或无毒的白色乳胶涂料),将平台隐藏于水面下,水温 25℃左右。采用摄像监视器垂直监视记录动物活动情况,通过计算机及专门的软件记录动物找到平台每次所花的时间、游泳轨迹等。实验前准备阶段:先将动物放于 Morris 水迷宫做可视平台实验,以排除运动及感觉功能障碍对实验的影响。次日,将动物置于没有放平台的 T 形迷宫起始端 30 秒,观察有无偏侧优势。每只动物一天测 6 次,每次间隔 15 分钟。若动物前 5 次均进入同一侧壁,则表明有偏侧优势。实验第一部分为空间学习阶段:将平台随机放于 T 形迷宫的一臂,如果动物存在偏侧优势,则将平台放于偏侧优势对侧。迷宫外的白色尼龙窗帘上设置 4 个颜色、大小、形态不同的物品以提供视觉线索。实验开始时,将动物置于 T 形迷宫的起始端,训练时间为 60 秒。找到平台后允许其滞留 15 秒,如果动物在 60 秒内没有找到平台,则实验者帮助找到平台。每天训练 8 次,每次间隔 15 分钟,记录动物进入正确臂的次数,游泳速度及游泳轨迹,连续观察 3 天。实验第 2 部分为反向思维阶段:在成功完成 T 形迷宫空间学习后,将平

Notes

置于 T 形迷宫的另一侧臂内进行同样测验。类似的实验还有 Y 形迷宫实验,其原理与 T 形迷宫实验相同。

(四) Barnes 迷宫

1979 年,Barnes 首先采用 Barnes 迷宫(Barnes maze)评定动物的空间记忆能力。其原理基于啮齿类动物会自发地从光亮位置逃避到黑暗位置。其由一个圆形平台构成,在平台周边,布满了很多穿透平台的小洞。为防止动物从迷宫中逃离,平台距离地面至少在 50cm 以上。平台直径、厚度及洞口宽度依不同实验动物而定,洞口数目一般 20 个。在其中一个洞的底部放置一个盒子,作为实验动物的躲避场所;其他 19 个洞口也放有盒子,但因为很小,实验动物无法进入。实验场所要求能给动物提供视觉参照物,平台上方有一 200W 的白炽灯提供强光刺激。实验时把实验动物放置在平台中央,记录其找到正确洞口的时间,以及进入错误洞口的次数以反映动物的空间参考记忆能力。也可以通过记录动物重复进入错误洞口数来测量动物的工作记忆。规定时间为 3 分钟,每天训练 3 次,连续训练 4 天。每次训练后都用酒精清洗,并变换正确洞口,但洞口的空间位置不变,以防止动物通过嗅觉找到洞口。Barnes 迷宫一般采用强光、噪声以及风吹等刺激作为实验动物进入躲避洞口的动机。相对其他迷宫实验,Barnes 迷宫有如下优点:①不需要食物剥夺和足底电击,因此对动物的应激较小;②实验对于动物的体力要求很小,能消除年龄因素对实验结果的影响;③实验耗时较短,一般可在 7～17 天内完成;④可以避免动物嗅觉对实验结果的影响。

(五) 被动和主动回避实验

被动和主动回避实验(passive and active avoidance)的原理是基于让动物记忆某一行动所带来的不良后果,这样动物在下次想进行该活动时就会非常犹豫。最常用的实验方案是穿梭箱,其基本结构是两个外形相同的箱子,其中一个为暗箱,另一个予以光照,两个箱子之间有小门连接,动物可以通过小门自由出入两箱之间。相对于开放和有光照的隔间,喜暗怕光的啮齿类动物更加青睐黑暗封闭小室。第 1 天,将动物放在有照明的箱内,动物会通过小门进入暗箱,让动物在暗箱内滞留 30 秒后放回笼中。第 2 天的实验与第 1 天相同,但是动物进入暗箱后,门被关闭,并给予动物 50Hz、1mA 的足底电刺激,持续 1.5 秒后放回笼中。24 小时后,将小鼠放置于明箱内。通过观察小鼠进入暗箱的延迟时间测算小鼠对先前有害刺激的记忆能力。延迟时间越长,学习记忆能力越好。

主动回避实验和被动回避实验所使用穿梭箱类似,但没有明暗室的区别。实验分为记忆获得和记忆保持两个阶段。在记忆获得阶段中,首先把实验动物放入其中一个箱子中,待动物适应环境后,先给予动物 60dB、1000Hz 的声音刺激,间隔 50～70 秒后,再给予动物足部电击,动物只有逃避到另一个箱中后方能逃避电击,共训练 30 次。记忆获得实验后的 24 小时和 48 小时进行记忆保持实验,实验步骤和记忆获得实验相同,记录动物对实验刺激作出反应和产生逃避行为的延迟时间。

(六) 物体识别实验

物体识别实验(object recognition test)是利用啮齿类动物喜欢对新物体进行探测的行为特点而建立的学习记忆测试方法。本实验设备为一个 70cm×60cm×30cm 的白色聚氯乙烯塑料盒子,盒子上方约 50cm 处有一照明用的 75W 灯泡。用于识别的盒子也是由白色聚氯乙烯塑料制成,其形状分别为立方体、锥体和圆柱体。实验前先将动物置于盒中 2 分钟以适应新环境,进行 2 轮实验,间歇期为 60 分钟。第 1 轮实验将 2 个相同形状物体分别置于盒子 2 个相对的角落,将动物放于盒子 20 秒,观察其探索活动(将鼻子靠近物体的距离小于 2cm 或者直接用鼻子触碰到物体为探视 1 次)。第 2 轮实验时将第 1 轮实验中的一个物体换成另一种形状的物体,将动物置于盒子 5 分钟,分别记录探视新物体(n)和熟悉物体(f)的次数。为避免气味及偏侧优势影响,用酒精擦洗物体并随机放置于盒子的不同角落。辨别指数为 D=(n-f)/(n+f)。辨别指数越高,

Notes

说明动物对新事物探究能力或兴趣越强。

（七）瞬膜条件反射

瞬膜条件反射（eyeblink conditioning）是一种经典的条件反射模型,已经广泛地应用于小脑的运动性学习记忆功能研究,并且对于背部海马损伤的研究也非常有效。常规建立瞬膜条件反射的方法大多是在眼睑皮下埋植电极,以电流作为非条件刺激信号,观察动物眼睑闭合情况。

（八）种群识别实验

种群识别实验（social recognition）应用于表型突变小鼠的记忆能力实验。大量的行为学证据表明许多物种具有识别同种成员的能力,这种能力通常是以血缘关系、性别状况、优势等级状况、群体同种性和个体一致性为依据。群体识别集中于两个单体之间熟悉的程度。群体识别利用了嗅觉和其他感官模型以及大脑一些与行为相关的学习和记忆机制。群体识别是由横向内嗅皮质、腹下脚、犁鼻骨器官、雄激素,以及包括催产素和后叶加压素在内的下丘脑神经肽及其受体系统所调节。群体间嗅觉识别对海马和间隔的损伤非常敏感,这种识别并随年龄增长而有所降低。

三、焦虑行为测试

高架十字迷宫（high plus maze）:是利用动物对新异环境的探究特性和对高悬敞开臂的恐惧形成矛盾冲突行为来考察动物的焦虑状态。高架十字迷宫由 2 个相对开放臂、2 个相对封闭臂和连接 4 只臂的中央平台组成。迷宫由有机玻璃制作,除 4 个臂的底板及中央平台为黑色外,其余均为无色透明。该装置整体固定于距实验室地面 50cm、由等长宽的"十"字形可升降底座组成的支架上。实验室保持安静、光线适当。室温 20℃ 左右,周围布以 2m 高的黑色单调背景。测试指标包括进入开放臂的次数、进入开放臂的时间、进入封闭臂的次数和时间、向下探究次数、封闭臂内直立次数等。实验开始前使动物适应实验环境,实验开始,将动物置于迷宫中央,头部朝向封闭臂区,通过摄像监视器垂直监视记录其活动情况,每只动物测试 5 分钟,中间需要用湿布擦拭迷宫,清除粪便,继而用干布擦净后再进行下一轮测试,以减少动物间的干扰。实验指标以进入开放臂的百分数和在开放臂停留时间的百分数为主,开放臂和中央平台向下探究次数代表动物对陌生环境的好奇探究或因恐惧而寻求逃避;进入开放臂和封闭臂的总次数反映动物的运动能力。高架迷宫使动物同时产生探究的冲动与恐惧,造成"探究-回避"的冲突行为,能较好地反映动物的焦虑情绪。

四、用于反映小鼠激惹度的行为学检测

（一）强迫游泳

强迫游泳（forced swimming test）多用于抗抑郁药物的研究。将大鼠或小鼠放进一个有限的空间使之游泳,开始时拼命游泳力图逃脱,很快就变成不动状态——仅露出鼻孔保持呼吸,四肢偶尔滑动以保持身体不至于沉下去。这是动物放弃逃脱希望的表现,属于行为绝望。大多数抗抑郁药,在急性亚处理的条件下（24 小时内 2~3 次给药）,可以有效对抗不动状态,使动物游动起来。将动物分组为实验组和对照组,实验分为两天进行,第一天单只大鼠放进水中让其游 15 分钟,取出后在 32℃ 温室烤干,归笼。给药组可以是两次实验前给,也可以只给在第二次实验前。经过 24 小时后,再次实验记录放入缸中游泳 5 分钟之内的累加不动状态时间。

（二）悬尾实验

悬尾实验是 Stern 等于 1985 年介绍的一种评价抗抑郁药物的简单易行的实验方法。实验发现小鼠在无法逃避的应激条件下,其不动状态的表现反映其绝望行为,可模拟人类的抑郁状态。根据此现象,研究者将小鼠的尾部悬挂使之倒立,从而复制出小鼠的绝望行为模型。一般悬尾实验持续 5 分钟,当小鼠被动悬挂期间 1 分钟内无任何活动时定义为不动状态。根据小鼠不动

Notes

时间的长短可以反映小鼠的激惹程度。此方法虽然简单,但实验记录较难,因为小鼠转体或者扭动不规则,活动与静止状态无规律。

（三）夹尾实验

早在 1929 年,Haffner 观察到用吗啡或其他阿片类药物处理后小鼠会发生翘尾现象,而且用药后鼠尾对伤害性刺激敏感性降低,因此建立并改进了这种评价吗啡类药物镇痛活性的方法,被称为 Haffner's 夹尾实验。

此实验根据小鼠对外加刺激尾部的反应来测试镇痛药的作用。将动脉夹夹住小鼠尾根部,距身体 1cm,致痛,小鼠迅速对这种伤害性刺激作出反应,表现出撕咬动脉夹或者其周围尾部。用 1/10 秒间隔的秒表记录刺激与反应间隔的时间,间隔越长,说明小鼠对夹尾刺激反应越迟钝或者虚弱;反之,间隔越短,说明小鼠对夹尾刺激反应越敏感或激怒。

以上所述各类行为学检测方法,对于动物各类疾病的检测和药效的检测,都具有重要的意义。但如何选择适合自己实验要求的方法,对于研究者来说非常关键,部分方法可以直接采用他人的研究方法,而有些方法可以进行适当的改造,以期更加符合自己的实验需求。例如许多行为学检测方法在检测神经系统功能缺陷时,表现出足够的敏感性,同时也存在着广泛的偏差,有些病理组织学结果和行为实验相关,另一些则无关或者相反。肌力及协调运动能力主要用于评估动物的运动功能,学习与记忆能力检测用于评价动物的高级中枢神经功能。所以,一种理想的方法应该是多种方法的综合,而建立更接近人行为的动物实验方法是未来的一个研究方向。

（王靖宇　李慧玲）

参考文献

1. 秦川. 医学实验动物学. 北京:人民卫生出版社,2008
2. 尚玉昌. 动物行为学. 北京:北京大学出版社,2005
3. 秦川. 实验动物学. 北京:人民卫生出版社,2010
4. 蒋志刚,梅冰,唐业忠,等. 动物行为学方法. 北京:科学出版社,2012
5. 曾莉,张旻,卜碧涛. 实验啮齿类动物行为学评估. 神经损伤与功能重建,2008,3(5):352-355

第十七章　实验动物分子影像技术

第一节　分子影像技术概述

应用影像学方法,对活体状态下的生物过程进行细胞和分子水平的定性和定量研究,即为分子影像学(molecular imaging)。传统成像大多是肉眼可见的身体、生理和代谢过程在疾病状态下的变化,而不能探测疾病的特异性分子事件。分子影像则是利用特异性分子探针追踪靶目标并成像。这种从非特异性成像到特异性成像的变化,广泛地应用于疾病生物学、疾病早期检测、定性、评估和研究各种疾病发病机制、药物评价、动物模型评价和开发临床诊断新型显像剂等方面,对疾病诊断和研究起到日趋重要的推动作用。

分子影像技术主要分为正电子发射成像(positron-emission tomography,PET)、磁共振成像(magnetic resonance imaging,MRI)和超声(ultrasound)成像、计算机断层摄影(computed tomography,CT)、光学活体成像(optical in vivo imaging)五大类(图3-17-1)。

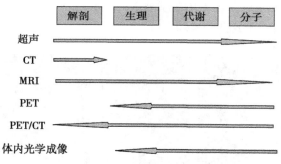

图3-17-1　五种成像技术功能比较

其中传统影像学中的CT,MRI与超声成像为结构成像技术。近年的超声微泡靶向造影剂将超声技术推动进入了分子影像学的范畴。核磁成像是高分辨率的结构成像,并且可以进行生理和代谢的功能成像,顺磁性靶向造影剂MRI成像已经是分子级别影像。PET,SPECT是分子影像代表性技术。光学成像技术由于荧光蛋白和激光技术的引入,成为分子水平功能成像技术。几种成像技术分辨率与应用领域比较见表3-17-1。

表3-17-1　分子成像方法分辨率及敏感性比较表

成像方式	应用领域	空间分辨率	时间分辨率	敏感性
MRI	形态结构成像,分子靶标	微米	秒	10 细胞
1H 波谱	药物分子动态变化和代谢	毫米	分钟	微米
PET	标记核酸,受体,酶,基因探针等生物分子,应用于神经系统,心血管系统,肿瘤等	毫米	秒-分钟	皮摩尔
生物发光成像	报告基因表达和细胞、病毒、细菌等示踪	毫米	分钟	100 细胞

续表

成像方式	应用领域	空间分辨率	时间分辨率	敏感性
荧光成像	报告基因表达、蛋白和小分子、细胞、病毒、细菌等示踪	微米	毫秒	皮摩尔
CT	整体结构成像,骨疾病,心血管疾病	微米	秒	微米
超声,超声微气泡	结构成像,心血管,神经学	微米	毫秒	单个气泡(直径1~6微米)

第二节　动物体内光学成像技术

活体动物体内光学成像主要采用生物发光(bioluminescence)与荧光(fluorescence)两种技术。生物发光是用荧光素酶(luciferase)基因进行标记,生物发光高灵敏度,对环境变化反应迅速,成像速度快,图像清楚,在体内可检测到 100 个细胞,需要注入荧光素酶底物。而荧光技术则采用荧光报告基团(GFP、RFP,YFP 或各种荧光染料)进行标记。利用灵敏的光学检测仪器,直接监控活体生物体内的细胞活动和生物分子行为。荧光技术可用于多重标记;但是非特异性荧光限制了灵敏度,激发光和荧光的穿透力也受到一定的限制,体内检测最低约 10 000 个细胞,需要不同波长的激发光,不易在体内精确定量。

由于活体动物体内光学成像有其方便、直观、标记靶点多样的优点,在生物医学领域得到了广泛的应用(图 3-17-2/文末彩图 3-17-2)。

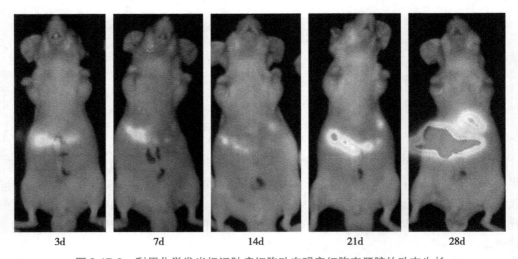

| 3d | 7d | 14d | 21d | 28d |

图 3-17-2　利用化学发光标记肿瘤细胞动态观察细胞在肝脏的动态生长

(1) 肿瘤学方面的应用:活体动物体内光学成像技术可以直接快速地测量各种癌症模型中肿瘤的生长和转移,并可对癌症治疗中癌细胞的变化进行实时观测和评估。

(2) 免疫学与干细胞研究:将荧光素酶标记的造血干细胞移植入脾及骨髓,可用于实时观测活体动物体内干细胞造血过程的早期事件及动力学变化。

(3) 病源研究:以荧光素酶基因标记的病原微生物后,可观察病原对肝脏、肺、脾、淋巴结或神经系统侵袭。多种病毒,腺病毒,慢病毒,乙肝病毒,细菌等已被荧光素酶标记,用于观察病毒对机体的侵染过程。

(4) 基因功能研究:应用荧光素酶基因作为报告基因,在体内观察一个或多个感兴趣的基

Notes

因调；观察细胞中或活体动物体内两种蛋白质的相互作用。

（5）转基因动物疾病模型：将荧光素酶基因插入目的基因启动子的下游，建立转基因动物模型，利用其表达产物荧光素酶与底物作用产生生物发光，反映目的基因的表达情况，从而实现对目的基因在发育过程中的时空表达情况，观察药物诱导特异基因表达。

第三节　PET 成像技术

PET 是利用同位素发射出的带正电荷的电子与负电子碰撞而发生湮灭，转换为一对能量为511Kev 互为反向的光子，采集成像。利用发射正电子的短寿命同位素标记的各种药物或化合物，可以从体外无创、定量、动态地观察生物内的生理、生化变化，监测标记药物在生物体内的活动。

进行 PET 成像需要在体内注射正电子核素如 ^{18}F，^{11}C，^{15}O，^{64}Cu 等标记的显像剂。^{18}F 被广泛用于标记葡萄糖、氨基酸、核苷、配体等分子作为显像剂，用以探查代谢、蛋白质合成和神经递质功能活动。^{18}F-脱氧葡萄糖（^{18}F-FDG）是应用最广泛的显像剂，它是葡萄糖的类似物，与葡萄糖的差别在于 2 位的羟基被 ^{18}F 取代。恶性肿瘤葡萄糖利用率明显增加，^{18}F-FDG 对大多数肿瘤能较好显像。^{18}F-FDG 还可用于检测心脏以及脑部的葡萄糖代谢状况和对器官功能进行评价。

进行小动物疾病模型 ^{18}F-FDG 的 PET 成像前，一般禁食水 6 小时，用 1L/min 的速度，使用2% 的异氟烷在纯氧的环境中对动物进行麻醉，麻醉不彻底时，动物的活动会造成非特异性的高摄取成像。给予 ^{18}F-FDG 的方式一般采取尾静脉注射。

小动物 PET 的分辨率可以达到 1mm 左右，能够清楚辨识大小鼠丘脑、纹状体、皮层亚结构等脑内结构，通过放射性核素标记的受体分子探针可定量或半定量地测定受体的密度分布和亲和力，以评价神经元功能活性，进行神经系统疾病动物模型的研究，可以使用 ^{18}F-FDG 显像剂研究阿尔茨海默病、帕金森、等疾病动物脑糖代谢变化，如图 3-17-3/文末彩图 3-17-3 使用 PET 评价姜黄素对脑糖代谢的改善。还可以标记脑组织的特异受体的多种配体，诊断或研究有关疾病的受体障碍，观察治疗效果。还可用于戒毒、药物戒瘾性和依赖性等研究。

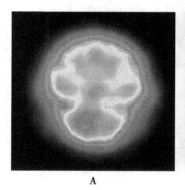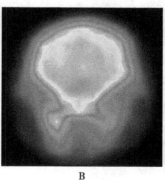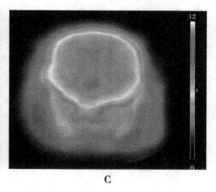

图 3-17-3

A. PAP 阿尔茨海默病模型小鼠 ^{18}F-FDG 成像；B. 姜黄素治疗后 PAP 阿尔茨海默病模型小鼠 ^{18}F-FDG 成像，显示治疗后糖摄取增加

^{18}F-FDG 心肌 PET 显像是评价心肌存活的有效指标，与心肌灌注成像结合应用，根据代谢-灌注是否匹配可以有效判断心肌细胞有无活性，CT 冠状动脉成像可以直接显示冠状动脉的解剖结构。

综上所述，小动物 PET 影像技术是基于动物模型的人类疾病机制研究、药物开发和评价的研究手段。

Notes

第四节　CT 成像技术

生物不同组织对 X 线的吸收能力不同, X 线透过组织会发生光电吸收和康普顿效应, 从而使 X 线能量被吸收减弱。旋转发射的 X 线将对吸收值 (CT 值) 用探测器采集, 再经数/模转换, 使各个体素不同的 CT 值变成相应像素的不同灰度。

小动物 CT 的具有非常高的分辨率, 能清晰地对小鼠骨小梁进行显像。由于骨与软组织的对比明显, 首先应用于骨疾病的研究领域。主要应用于骨质疏松和骨性关节炎和动物模型的潜伏期的骨结构和密度改变的研究 (图 3-17-4、图 3-17-5)。

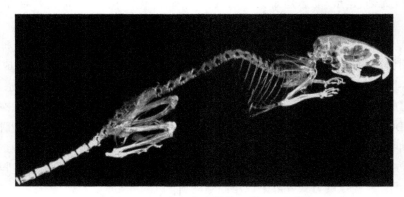

图 3-17-4　小鼠全身骨骼三维 CT 图像

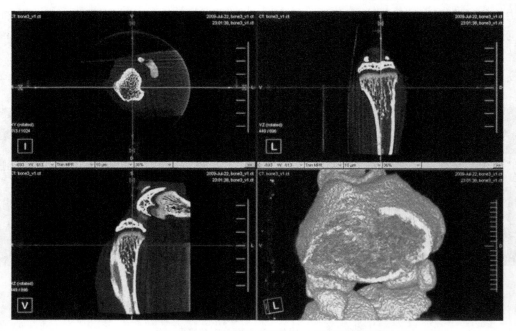

图 3-17-5　小鼠骨小梁 micro-CT 图像

小动物 CT 也可作为软组织参数评价的一种快速方法, 如体测量小鼠脂肪组织, 或测量血管结构。

在实验动物影像技术中, 使用 micro-CT 或者各种专用 X 线造影仪进行造影技术是一项基本的检查技术, 可被用于各个系统组织的影像学检查及诊断, 如消化系统钡餐造影, 心血管造影, 输卵管碘油造影等。目前在心血管系统以及肿瘤发生的研究中, 造影技术已成为一项主要的辅助诊断方法被广泛应用。以下根据各个系统的不同特点简单介绍 X 线造影技术在不同组织器官的应用。

小动物 PET-CT 与临床 PET-CT 的设计基本一致,各自既相互独立又彼此协作,CT 为 PET 作衰减校正,所采集的数据经后处理软件处理可形成各轴位图像,并实现了三维配准和图像融合(图 3-17-6/文末彩图 3-17-6)。

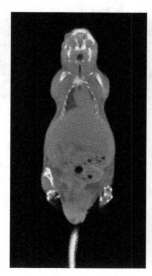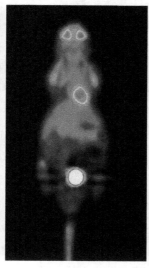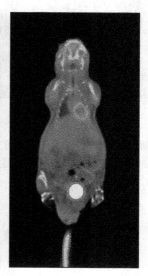

图 3-17-6　小鼠 PET/CT 融合图像

第五节　核磁成像技术

磁共振成像(MRI)是利用射频(RF)电磁波对置于磁场中的含有自旋不为零的原子核的物质进行激发,产生核磁共振(NMR),用感应线圈采集磁共振信号,按一定算法进行处理而建立的一种数字图。MRI 的空间分辨率和场强直接相关,临床使用的 MRI 磁场强度一般在最 0.15 ~ 3.0T 之间。目前最先进的小动物 MRI 场强在 4.7 ~ 13T 之间,比临床用的 MRI 有更高的空间分辨率。

MRI 主要有质子密度成像、血管造影(MRA)、扩散(弥散)、化学位移成像和其他核的成像等五种成像方式。在医学生理学方面常用的成像方式包括磁振血管摄影(MR angiography)、磁振胆胰摄影(MR cholangiopancreatogram,MRCP)、扩散权重影像(diffusion-weighted image)、扩散张量影像(diffusion tensor image)、灌流权重影像(perfusion-weighted image)、功能性磁共振成像(functional MRI,fMRI)等。在所有医学影像技术中,MRI 的软组织对比分辨率最高,对颅脑、脊椎和脊髓病的诊断最优,不仅可显示大脑、中脑、小脑、脑干、脊髓、神经根、神经节等细微的解剖结构,还可以清楚地分辨肌肉、肌腱、筋膜、脂肪等软组织(图 3-17-7)。

磁共振波谱(MRS),在相同外加磁场作用下,生物体内有不同化学环境的同一种核,由于它们受磁屏蔽的程度不同表现不同的共振频率。如,水、N-乙酰天门冬氨酸、肌酸、胆碱、脂肪的共振峰位置不同,这种现象就称为化学位移(chemical shift)。在对实验动物的研究中,核磁波谱技术是常用的监测手段,可监测生物分子或药物在组织的动态变化和代谢状态。现在有 MRI 和 MRS 的合体机,可以在特定组织中研究特定靶物质的动态变化。

MRI 在动物实验和人类疾病动物模型研究方面主要包括:①病变过程和发病机制研究;②药理研究;③药效评价;④思维的生理过程,思维信息传递;⑤动物的脑图谱;⑥代谢变化和血流变化,评价肿瘤血管的形成;⑦基因表达与基因治疗成像。

Notes

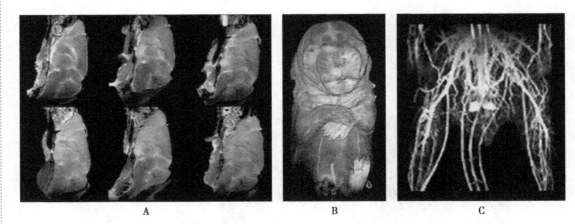

图 3-17-7

A. 小动物 MRI 对小鼠脑的成像；B. 母体子宫内大鼠胚胎 16.5 天成像；C. 小鼠下肢血管成像
引自：加拿大多伦多病童医院小鼠影像中心（Mouse Imaging Centre，Hospital for Sick Children，Toronto，Canada）

第六节　超声成像技术

超声诊断（ultrasound diagnosis）可以采集人体内器官、组织、血管和血流的图像。原理为超声探头将声波传送至靶区，然后再返回至探头。然后超声系统将反射声波转换为二维图像。超声诊断仪广泛应用于临床各领域，包括肝、胆、脾、胰、肾、膀胱、前列腺、颅脑、眼、甲状腺、乳腺、肾上腺、卵巢、子宫及产科领域、心脏等脏器及软组织的部分疾病诊断（图 3-17-8）、瓣膜的活动、血流的速度等一系列反应心脏功能的指标，也可分析冠状动脉病理变化（图 3-17-9），还可以通

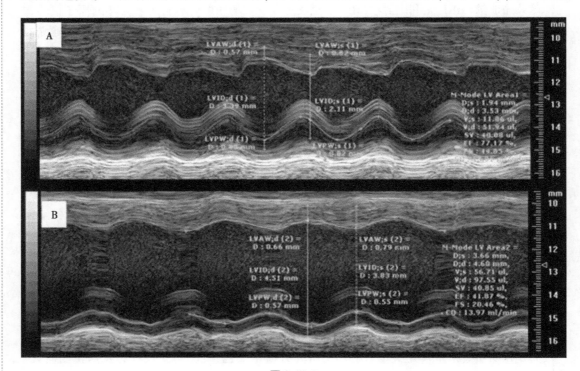

图 3-17-8

A：正常小鼠；B. 扩张型心肌病小鼠 M 超，显示心肌病小鼠的左心室心腔变大，室壁变薄

Notes

过微气泡造影剂对一些微小血管进行观察,用于微血管病变模型的研究。对动物模型肝脏的肾功能方面的分析(图3-17-10)。小动物超声影像技术是利用动物模型研究人类疾病发病机制、药效评价等方面的有利工具。

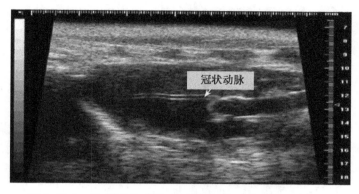

图 3-17-9　B 型超声获取的小鼠冠状动脉显像(箭头所示),可以动态分析小鼠动脉粥样硬化(实验动物研究所分子影像中心提供)

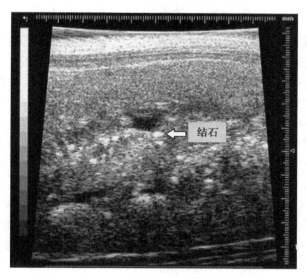

图 3-17-10　B 型超声获取的大鼠三氯氰胺引起的肾脏髓质结石(箭头所示)

(高凯　张连峰)

第十八章 实验外科学技术

第一节 概 论

实验外科是以科学研究或手术技能训练为目的在动物体上开展的外科手术,是实验医学的一个分支,是外科学的重要组成部分。其内涵不仅包括为解决外科诊疗问题而进行的动物实验研究,还包括了所有为动物实验研究所需实施的外科手术,而且,还要应用一切最新的手段研究外科疾病的病因、发生与发展规律,其服务范围遍及医学领域内的一切分支学科。实验外科在阐明疾病机制、探索新的手术类型、评价和预测手术效果、打破手术禁区、培训与锻炼外科人才和提高医疗质量等方面发挥了巨大作用。

一、生命科学与实验外科发展的关系

纵观外科学发展的历史,不难看出外科学发展的每一突破性成果都离不开基础学科的理论支持。解剖学的研究使外科手术走出了盲目性,组织学与病理学使手术的指征与切除范围明朗化,微生物学的理论为外科手术提出无菌的概念,遗传学的发展为实验动物学的建立奠定了基础,微循环学说的建立使创伤、休克的诊愈率明显提高,免疫学的发展使器官移植成为可能。近20年来,分子生物学理论与技术的发展则赋予外科学以新的内容。

从历史的角度看,传统的外科学一方面从生命科学的基础学科汲取营养而促进其自身的发展。另一方面,作为生命科学的一个组成部分,实验外科的发展曾为整个生命科学的发展作出了巨大贡献,也为其他基础学科提供了印证、反馈的依据和方法学的指导。

最初的解剖学研究促使了外科学的形成,而外科学的发展反过来加深了人们对解剖学的认识。对炎症、创伤问题的外科实践也反过来修正了微生物和免疫学的理论认识。21世纪初,电生理学家Bernstein正是利用了实验外科学的成果,使用蛙的肌纤维和枪乌贼的巨轴突成功地进行了静息电位描述实验。以后几十年,随着实验外科由大体进入显微领域,电生理研究也发展到单细胞记录水平。此外,在神经生物学领域,单细胞分离技术的实施也要归功于显微外科的发展。在发展迅速的分子生物学领域,更需要实验外科学的技术支持。从转基因动物的培育、基因敲除动物模型的建立到基因治疗给药途径的实施,离开实验外科的基础理论与基本操作都是难以想象的。试管婴儿与克隆动物的分离、植入与培育,这在几十年前实验外科技术未发展到今天的水平时都是不可能实现的。事实上,现代生命科学各学科的彼此交叉、融合,已很难界定学科间的严格界限,因此,就像分子生物学与其他学科杂交产生的新学科如分子病毒、分子免疫、分子病理一样,有理由将分子生物学作为外科学学科整体的一个部分,推动实验外科学的发展,并完善分子生物学内容,进而推进整个生命科学的进步。

二、实验外科学进展

(一)组织工程、人工器官及器官移植

具有生物活性的人工组织与人工器官及其临床应用已成为跨世纪外科学的前沿领域之一,人们期望由人工组织和器官为移植医学提供充足的供体。组织工程是应用生命科学和工程学的原理和方法将体外培养的组织细胞扩增后吸附于生物相容性好、具有多孔性和高孔隙率、生

物可降解、良好的表面活性的生物材料中,形成细胞—生物材料复合物,然后将这种复合物植入机体的组织病损部位,种植的"种子"细胞在生物材料支架逐步降解吸收过程中继续增殖并分泌基质,形成新的具有原来结构和功能的组织或器官,达到修复创伤和重建功能的目的。不少组织、器官和组织工程动物实验已获得成功。如构建组织工程化人工骨或软骨使植入体内的人工骨快速血管化、与自体骨自然愈合。管状结构的组织工程用以建造肠管、食管、血管、气管等,用以修复相关组织的缺损。最近,美国麻省总医院外科将在体外构建的小肠组织移植到大鼠体内以修复小肠缺损获得成功。生物工程肝脏是将肝细胞植入一种附着于微孔支架可降解的聚合物载体上(聚苯乙烯海绵),可使鼠肝细胞获得更好的吸附和维持细胞的分化功能。运用微机械技术在硅和一种耐热玻璃(pyrex)表面构建完整的血管网络,肝细胞和上皮细胞在这种二维模板上培养长成单层细胞,然后这种单层细胞再折叠成紧密的三维空间结构,这种技术使构建具有血管化的三维的肝脏组织以供移值成为可能。但是组织工程还应深入研究细胞和蛋白质表面相互作用规律和机制、生物相容性表面技术、组织工程网络构架的生物活性组装与表面修饰等。其发展前景令人鼓舞,国内已见人造耳及人造膀胱在裸鼠上再造成功的报道。

（二）干细胞的研究和临床应用

胚胎干细胞具有在体外保持未分化的无限增殖能力,在合适的培养条件下,胚胎干细胞可以定向诱导分化形成多种细胞类型。人们利用胚胎干细胞建立了多种细胞、组织的体外分化模型。若能揭示控制分化的机制及在体外诱导分化的条件,获得纯化的定向终末细胞,则对于外科将带来另一次革命性的变化。如纯化的心肌细胞用于增强心衰的心肌功能,神经细胞用于治疗脑和神经疾病,肝细胞用于治疗终末期肝病。并将为组织工程提供足够的功能细胞来源,从根本上解决供体来源不足的问题。

最近已有多位学者报道在骨髓移植或肝移植的小鼠和病人肝内发现来源于骨髓的成熟肝细胞和胆管上皮细胞。先用长效的 DNA 合成抑制剂 Retrorsine 抑制自体肝细胞的再生,再通过肝部分切除或放射等方法造成自体肝细胞损伤,结果发现大鼠移植的肝细胞可整合到肝板内并替换自体肝细胞,最高可达到 95% 被替换;同理,移植人肝细胞至鼠肝内,可检测到人白蛋白。虽然目前的研究还仅限于小动物,但若能在免疫缺陷大动物(如猪或犬)上移植人的肝细胞,并尽可能扩大人的肝细胞在动物肝中的比例,若成功即可以产业化,源源不断地生产出临床上所需的供肝,并能减少排斥反应,也使异种供肝与人类生理上的差异得到解决,因为它产生的是人类的生物蛋白,可为人类所用。植入的肝细胞可来自胚胎干细胞或骨髓干细胞等的培养,获取相对容易,用自体骨髓更可获得免疫豁免。因此前景颇为诱人。可以预计在不久的将来,在人体胚胎干细胞领域将会产生一系列具有重要意义的突破,将促成世界上第一例临床移植的人自体干细胞形成的器官的诞生。胚胎干细胞研究已成为组织工程不可缺少的部分,将成为 21 世纪生命科学的强大推动力。

（三）微创外科及腔镜外科的展望

微创外科或腔镜外科具有对患者内环境干扰小、术后粘连轻、术后康复快及生活质量好等优点。现在微创外科手术几乎涵盖了整个外科领域,从胆囊、胃肠、子宫到心、肺、肝、肾等,从活检到病灶切除等,有逐步取代许多常规开放手术的趋势。从而引发外科医生技能的转变和传统形象的改变,进行手术只是外科医生的一种基本技能,而使用内镜则是另一种技能。随着微创手术器械的不断更新、发展与完善,腔镜外科医生操作技术的娴熟,可采用微型器械进行手术。21 世纪的外科医生一手拿刀,一手拿镜,从而开创微创外科及腔镜外科的新时代。在不远的将来,微型电子机械系统可应用于微创外科,并采用微型电磁驱动设备研制出新型自动植入式内镜系统,将出现微小医疗机器人、微小人工血管、微小血管检测器、细胞操作器、可进入人体腔道进行检查和手术的微型机械以及用于外科手术中可实现各种微细操作的微型可控镊子等。现在已有能自动进入人体、具有超多自由度并能在人体腔道内自动行走的由形状记忆合金制成的

Notes

微小型机器人的雏形,从而为各种腔道的诊治带来了新的革命。能动导管可注射入人体血管内部,能在人体血管内自主运动,并可打碎血管内阻塞物,这要求非常高的材料性能和微型化才能实现,最近出现的硅片上沉积形状记忆合金薄膜具有较好的发展前景。随着微机电系统研究的发展和现代计算机、复合材料技术的突破,自动植入式内镜系统将在驱动方式、尺寸微小化、无线能量传输和智能化等方面会有进一步的发展。现已研制出内镜手术医生的机器人助手、机器人手术"医生"、无创全向蠕动的微型诊疗机器人等。这些技术的发展将为 21 世纪的外科带来巨大的变革。

第二节　显微外科技术

一、显微外科技术的概念

显微外科是研究利用光学放大设备和显微外科器材,进行精细手术的学科。显微外科早期出现在外科学领域时,仅是一种微观操作技术而已,还不是一门新兴的专科。但经过不断开拓完善,直至拥有独立的系统的理论体系后,才正式成为外科学领域中的一门新兴的学科——显微外科学。实验动物显微外科技术是以实验动物为研究对象,通过在动物体上开展微观的手术操作,达到训练手术人员技能、研究适于显微操作的医疗器械和开展手术方法研究的医学实验科学。

二、显微外科技术的分类

显微外科是手术学科各专业都可采用的一门外科技术。一般按照应用显微外科技术分为如下几类。

1. **吻合小血管的显微外科手术**　这是以吻合直径小于 3mm 的小血管为核心的技术手段,来达到治疗目的的外科手术。体内许多组织和器官具有独立的动、静脉系统供应血液循环,所以这些器官和组织可以带着供应其血液循环的血管,移植到身体的另一部分,来代替受区的功能。这类手术包括断指再植术、吻合血管的足趾移植手指再造术、吻合血管的皮瓣和肌皮瓣移植术、吻合血管的肌肉移植术、吻合血管的骨移植术、吻合血管的神经移植术、吻合血管的空肠和结肠移植术、颅内颅外血管吻合等手术。

2. **神经系统的显微外科手术**　由于神经组织较其他组织更为脆弱,无论是神经病变组织的切除还是神经损伤的修复,手术要求极为精细,因而应使用显微外科技术为核心治疗手段。显微外科技术在神经系统的各类手术中的广泛应用,使手术疗效明显提高,其中包括周围神经外科的应用、脑外科的应用等。

3. **吻合淋巴管的显微外科手术**　淋巴管道比较细小,管壁薄且透明无色,肉眼观察比较困难。通过显微外科技术,可以进行细致的淋巴管静脉吻合手术。近年来还采用淋巴管或小静脉移植到淋巴管之间,代替淋巴管静脉吻合术,以避免血液流经吻合口而造成栓塞,实验和临床均证明有一定的通畅率和效果。

4. **吻合小管道的显微外科手术**　主要指输精管结扎后再吻合手术;输卵管结扎或炎症阻塞的复通手术;鼻泪管的吻合手术;输尿管吻合手术等。

5. **吻合血管的小器官移植手术**　应用啮齿类实验动物进行异体器官移植研究时,需在显微血管外科帮助下进行。如用大鼠进行肾、心、肝、胰和肢体等器官移植,为实验性器官移植提供了更多的动物模型。

三、显微外科基本技术

显微外科手术区别于一般外科手术的最大特点,是在显微镜下进行精细管道结构的修复性操作,其中又以小血管吻合技术为代表,一定程度上这种手术要求必须保证一次性成功。然而,镜下手术具有如下特点:视野小,操作空间小,手术器械和针线常越出视野范围而很难找到;景深有限,略有上下移动即出现术野模糊;肉眼所不能见到的手部抖动在镜下却很显著,从而影响操作动作的精细、流畅;由于眼肌对不同焦距有一个调节过程,眼睛离开目镜后再返回,不能立即看清细微结构。因此熟练掌握显微外科基本技术是开展显微外科手术的前提。

（一）显微操作的基本原则

1. 无损伤操作原则　亦称微损伤操作。由于血管组织娇嫩,尤其是血管的内膜,在血管吻合的整个操作过程中,都应时刻保持轻柔,不能钳夹内膜,只能钳夹外膜;无损伤操作还包括选择合适的无损伤缝合材料来缝合血管,不同管径的血管可选择不同型号的无损伤针线。

2. 张力适中原则　吻合后的吻合口张力要求既不可过大,也不可过松,过大易拉裂血管,过松又使血管产生迂曲,均易导致吻合口血栓形成。除了吻合口的纵间张力要适中外,吻合口还应避免旋转张力,这就要求吻合血管前,要调整好血管的位置,避免血管在扭曲状态下缝合。

3. 管径近似原则　要求吻合血管的两断端口径近似,否则吻合困难,并因在吻合口形成涡流而易导致血栓形成;当远近端口径相差较大时,可采取缩小较大端孔径,或斜剪较小端孔径的方法,来拉近两端的口径,也可采取将较小端血管与较大端血管侧壁进行端侧吻合的方法。

4. 外膜平整对合或外翻的原则　直径>1mm 的血管应保证血管管壁的外翻缝合,而<1mm 的小血管最好能做到管壁的平整对合缝合,二者的基本要求都是不得使管壁内翻。

5. 边距、针距的均匀对称原则　在这一原则下,无论是大血管还是小血管的吻合,都应尽可能用较少的缝针数来完成,因为缝合的针数越多,对血管的损伤也就越大,从而增加了吻合口血栓形成的机会,这一点对小血管吻合尤为重要。

（二）小血管吻合显微操作

先扩张血管腔,使两端血管的口径相等(图 3-18-1)。用钝针头注射肝素生理盐水冲洗血管腔(图 3-18-2),把准备吻合的血管放在合拢器的血管夹上。再剪去吻合口附近的外膜(图 3-18-3),最后剪齐血管的吻合口,使两个吻合口对齐(图 3-18-4)。缝合血管要严格按两定点间断缝合法进行(图 3-18-5)。

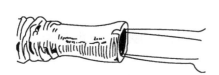

图 3-18-1　用钝的镊子扩张血管

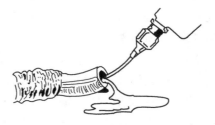

图 3-18-2　冲洗血管腔

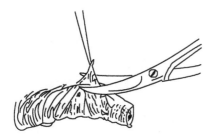

图 3-18-3　剪去血管断端 1cm 长的血管外膜

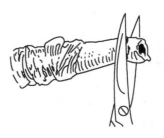

图 3-18-4　剪去血管两断端

Notes

要熟练地用镊子持针,进针,引线,打结和剪线。进针时注意进针的边距相当于动脉血管壁的厚度,静脉壁要加一倍。进针时要求针与血管外壁呈垂直方向进针,用镊子在血管壁的内面垫好,方便进针(图3-18-6)。然后按针的弧度把针刺入管腔,小心不要挂上对侧的血管壁。穿至对侧血管壁按同样的边距出针。打结一定要保持一定张力,要求第1次打结的线圈的直径相当于血管壁的厚度,不能打得太紧。第2个结要打紧,要求打三叠结。要求每1针都要与血管纵轴平行,血管壁要平整对合,内膜正对内膜,允许轻度的外翻,不允许内翻。

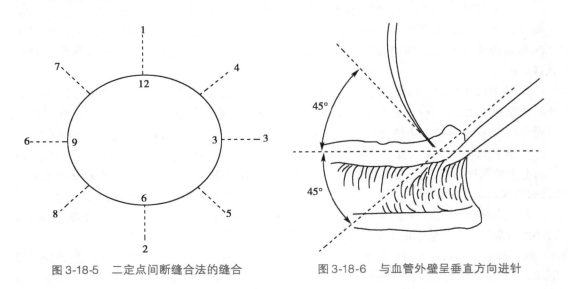

图 3-18-5　二定点间断缝合法的缝合　　　　图 3-18-6　与血管外壁呈垂直方向进针

第三节　微 创 手 术

一、微创手术概述

(一) 微创外科的概念

"微创"顾名思义就是创伤小的意思。众所周知,传统外科技术在达到治疗目的的同时,往往干扰患者和动物其他非手术脏器的功能,有时甚至很严重,不仅创伤大,而且并发症多、术后切口疼痛、患者和动物住院时间长、正常活动恢复慢。正因为如此,许多有识之士不断努力探索更加安全有效的诊断及治疗新技术,其中微创外科(minimally invasive surgery,MIS)就是重要的方向之一。"微创外科"的概念是英国泌尿外科医师 Wickhanm 于1983年首次提出的,也叫"微侵袭外科",或叫"微入外科(minimally invasive procedure,MIP)"、"最小切口外科(minimal access surgery)"等。1987年法国外科医师 Mouret 施行了世界首例腹腔镜胆囊切除术,成功后,微创外科的概念才逐渐被广泛接受。1991年,我国国内独立施行首例腹腔镜胆囊切除术手术后,标志着微创外科在我国的开始。

(二) 微创外科的范畴与目标

微创外科的范畴包括了与传统切口手术相比创伤较少,达到或超过传统手术疗效的手术技术和方法,目前常指那些采用非传统手术的方法。凡是能减少组织损伤、有利于功能恢复的治疗措施都应属于微创外科的范围,包括内镜、腔镜、导管治疗(超声引导、放射引导、CT 引导的栓塞、支架及血管内异物取出术)、各种刀(γ 刀、X 刀、微波刀、细胞刀)、放射消融、高能聚焦超声、脑立体定向、立体放射外科(SRS)、适形放射治疗和粒子种植放射等。

微创外科用于实验动物的目的是:通过在动物体上开展微创手术操作,达到训练手术人员技能、研究适于微创手术的医疗器械和开展微创手术方法研究。

Notes

二、微创手术的基本操作技术(腹腔镜手术为例)

（一）人工气腹及置入套管

1. **人工气腹**　包括插入气腹针和注入 CO_2 过程。

（1）插入气腹针：气腹针的穿刺部位一般在脐下部,其位置应是预计放置主套管的位置。

（2）注入 CO_2：确认气腹针进入腹腔内之后,将气腹针接上气腹机的注气管,打开连接 CO_2 钢瓶的气腹机,按预先设置好的每分钟充气流量和腹腔压力,进行充气。

2. **置入主套管**　主套管又叫内镜套管,腹腔镜经此套管进入腹腔。主套管置入方法有穿刺法和开放法两种。

（二）术野显露

良好的术野显露,可使手术顺利进行,术野显露不好,则容易发生意外损伤。充足的气腹、合适的体位、选好斜面镜、牵引器的使用和空腔脏器的排空是获得理想术野显露的必要条件。

（三）组织分离

1. **电分离**　在腹腔镜下分离组织的同时,要解决止血问题,电分离最为常用。

2. **钝性分离**　在靠近大血管和重要器官的部位,不宜使用电分离,以免损伤重要器官,但可采用钝性分离。分离方法可用分离钳撕开和撑开脂肪组织、结缔组织或粘连组织,分离时注意用力要适当,解剖要清楚,动作要准确。

3. **剪刀分离**　用电剪分离,先电凝后剪开,止血和分离可一次同时完成。但可使剪刀容易变钝。

4. **超声刀分离**　超声刀分离切割组织精确,安全可靠,烟雾少,能保持视野清晰,不会造成传导性组织损伤。

（四）止血技术

腹腔镜手术止血要特别小心精细,以防大量出血,影响术野,甚至因镜下不能止血而改为开腹手术。腹腔镜手术止血方法简述如下：

1. **电凝止血**　电凝是腹腔镜手术的主要止血方法之一,它通过电热效应,使局部组织变性、干涸而止血。

2. **夹闭止血**　对出血较多的点状出血或小动脉出血,可采用夹闭止血,使用施夹器将夹钉夹闭出血点。

3. **圈套器结扎止血**　常用于游离的组织或管道组织残端的结扎止血。例如使用圈套器结扎阑尾的根部后,切除阑尾。

4. **缝合器止血**　采用缝合切开器（endo-GIA）止血,缝合止血可靠,快捷方便。常用于切断肠系膜、脾蒂、肾蒂等含有大血管的片状组织,其缝合止血和切开一次完成。

（五）缝合技术

腹腔镜手术的缝合技术,有手工缝合和缝合器缝合2种。

1. **手工缝合**　手工缝合是单纯用手使用持针器和缝针,进行人工缝合,但在腹腔镜下手工缝合却没有常规开腹手术那么容易,其操作难度要大得多。

2. **缝合器缝合**　如其所述的单针线缝合器（endo-stitch）缝合与缝合器（stapler）缝合。

（六）打结技术

1. **体外打结法（extracorporeal knot tying）**　在体外先将结打好,然后用推杆将结推入腹腔内的结扎处收紧。

2. **体内打结法（intracorporeal knot tying）**　常用两种体内打结法。

（1）传统法：在腹腔镜下打传统结的方法,与开腹手术时用止血钳打结的方法相同,但打结所绕的圈数取决于缝线的材料,一般至少要绕3圈。

（2）方便结：在腹腔内用两把抓钳将缝线的一端扭转成一个环,而夹住线尾的抓钳保持不变,将另一抓钳穿过形成的环去抓住缝线的另一端,拉紧便可打成第 1 个结,用同法再打第 2 个结,或者再加打第 3 个结。

（七）吻合技术

腹腔镜下主要是使用吻合器行管腔脏器吻合。

（八）标本取出

1. 对标本取出的要求　标本取出力求过程顺利,避免延长手术时间,同时要避免炎症或恶性病变标本污染伤口,造成炎症或恶性病变播散,轻者增加动物痛苦,重者使疾病不能治愈。

2. 标本取出的方法　可直接经套管鞘内取出标本、将套管鞘与标本一起取出、扩大戳孔取出标本和用标本袋取出标本。

（九）冲洗和吸引

腹腔镜手术中,对于术野和腹腔内的积血和积液,应及时吸出,术毕要认真冲洗手术部位,并彻底吸出冲洗液,其意义为保持术野清晰度、防止腹内感染和减少并发症的发生。

（十）流管的放置

对术中污染较重的病例,或有可能发生消化道瘘的病例,或手术创面较大致渗血较多者,手术结束前应放置引流管。

（十一）腹腔镜探查

探查时机和范围腹腔镜手术必须在术前和术毕,进行全面探查腹腔。

1. 术前探查　当穿刺好主套管,置入腹腔镜后,就应立即全面探查腹腔。

2. 术毕探查　腹腔镜手术完毕,应再全面、仔细地探查腹腔 1 次。

（十二）腹部戳孔的处理

腹腔镜手术毕,在监视器荧屏的监视下,依次逐一拔除工作套管鞘,观察拔除工作套管鞘后,各戳孔有无出血,有无大网膜或脏器疝入戳孔。主套管要最后拔除,拔除主套管时,要放净腹腔中的 CO_2 气体,并要用一只手提起腹壁,用另一只手缓慢地拔管,避免大网膜或内脏随气体疝入戳孔。10mm 以上的戳孔应逐层缝合腹膜、肌膜和皮下组织,避免日后形成戳孔疝。5mm 以下的戳孔不须缝合,直接用黏性敷料拉合即可。

第四节　器官移植手术

一、器官移植概述

（一）移植的概念和分类

将身体的某一部分如细胞、组织或器官,用手术或其他措施移到自己体内或另一个体的特定部位,而使其继续存活的方法,叫做移植（transplantation）,常用作实验研究或临床上治疗疾病。被移植的部分称为移植物（transplant,graft）。献出移植物的个体,叫做供者或供体（donor）。接受移植物的个体,叫做受者（recipient）或宿主（host）。进行移植的外科手术叫做移植术（transplantation）。如果供者与受者是同一个体,则称为自体移植（autotrans-plantation）。在自体移植时,若移植物重新移植到原来的解剖部位,叫做再植术（replantation）,如断肢再植,应称为再植术而不能叫做移植术。

依照移植方法,可分为游离（free）移植、带蒂（pedicle）移植、吻合（anastomosed）移植和输注（infused）移植。

1. 游离移植　游离移植是指移植时移植物完全脱离供体,其血管、淋巴管已全部切断,移植

Notes

时也不进行吻合,移植后,移植物周缘的受体组织发出新生的血管,并逐渐长入移植物内,重新建立血液供应,如各种游离的皮片移植。

2. **带蒂移植** 游离移植是指移植物与供体在解剖上大部分已切断,但始终有一带有主要血管(包括输入和输出血管)的蒂相连续,使移植过程始终保持有效的血液循环。这种移植都是自体移植,如各种皮瓣移植。

3. **吻合移植** 吻合移植是指移植物已完全脱离供体,所有血管也已切断,但在移植术中将移植物的主要血管(包括动、静脉)和受体的血管相吻合,移植完毕时,移植物的血液供应已得到有效保证,临床上开展的各种同种异体肾、肝、心移植都是吻合移植。

若一次同时移植 2 个器官,如心肺、胰肾,习惯上称联合移植(combined transplantation);若一次同时移植 3 个或更多器官,称为多器官移植(multiple organ transplantation)。这类移植器官往往有一个总的血管蒂,整块切除后连在一起,外形如一串葡萄,故名器官簇移植(organ cluster transplantation)。移植时只需吻合其主要的动静脉主干。

4. **输注移植** 输注移植是将有活力的细胞群悬液输入到受者的血液、体腔、组织、脏器内或包膜下层等处,例如输全血、输血细胞、骨髓移植、胰岛移植等。

(二)器官移植及其特点

用手术的方法,将整个保持活力的器官移植到自己或通常是另一个体内的某一部位,叫做器官移植或脏器移植。通常用来治疗已不能用其他疗法治愈的一些器官的致命性疾病。

器官移植有下述特点:①移植物从切取时切断血管直到植入时接通血管期间,始终保持着活力;②在移植术进行时,即吻合了动、静脉,建立了移植物和受者间的血液循环;③如为同种异体移植,术后不可避免地会出现排斥反应。器官移植属于活体移植,器官内细胞必须保持活力,以便在移植术后能尽快地实现有效的功能。从移植技术来看,器官移植属于吻合移植。

同种间的许多器官如肾、心、肝等的移植已成为有实用价值的医疗方法。同胞间、异卵双生子之间、父代与子代间、亲属间以及非亲属之间的移植都属于同种异体移植。临床上同种异体移植,移植用的器官可来自活体或尸体。成双的器官如肾有可能来自自愿献出一个健康肾的活体,多半为同胞或父母,而单一生命器官如心脏,尸体则是唯一来源。现在常用的器官移植有肾、心、肝、胰、胰肾联合、肺(单肺、双肺)、心肺联合、心肝联合、肝肾联合、脾、小肠,以及腹部多器官联合移植。此外,还有少见的卵巢、睾丸、甲状旁腺、肾上腺移植等。

二、供移植用器官的切取与保存

(一)器官保存的低温原则

1. **细胞在体外存活的基本条件** 机体的器官、组织和细胞有赖于其全身的循环系统来维持,细胞在一个可以耐受的、狭小的变化范围内能保持其正常的工作状态。早在 100 多年前,Claude Bernard 就提出了"内环境稳定"的概念。所谓"内环境",即指细胞外液。而细胞内也维持着一个与细胞外十分不同、但又相对恒定的细胞"内环境"。所以细胞的存活,既要考虑到整个机体所维持的,也是各种细胞在正常温度条件下赖以生存的细胞外液的某些特征,又要考虑到细胞用于调节其细胞内液的各种机制。

2. **局部缺血和低温保存对组织细胞的影响**

(1)局部缺血对组织细胞的影响:局部缺血是组织失去血液供应的结果。缺血缺氧无疑会对组织细胞产生非常大的影响。但是,缺乏各种代谢底物,以及不能排除自身代谢产物也会产生重要的影响。器官组织缺血后,各种代谢底物和氧供给终止,细胞内贮存的能量很快耗尽,代谢和毒性物质堆积。缺氧的情况下,细胞内的葡萄糖发生糖酵解,最终形成乳酸,引起 H^+ 的积聚,这种缺氧引起的 H^+ 的积聚通常起因于糖酵解,乳酸在细胞内大量存在,细胞胞质空泡形成,

Notes

线粒体、微粒功能减退,溶酶体膜稳定性下降,溶酶体酶释放,并降解细胞成分,使细胞结构出现进行性损害,导致器官功能障碍。这种缺血损害在一定时间内是可逆的,但超过一定限度,将导致不可逆损害。35～37℃常温下,器官能耐受的热缺血时间极短,故降低温度是成功保存器官的关键。降低组织温度以减慢代谢速度、最大限度地减少缺血对组织细胞的影响,这些均已在肾脏保存的实践中被广泛应用。

（2）降温对组织的影响:业已证明,只有活化的分子才能参加酶促反应,即含有足够高能量的分子方可参与反应。在一个特定的系统中,这类活化分子所占比例大小取决于温度的高低。当代谢活跃的细胞被降温时,正在参与生理过程的活化分子数量即随之减少,代谢活动也因此减慢。低温以降低细胞内酶对器官破坏的速度,并减慢细胞的代谢速率,减少能量的消耗。在恒温动,大多数酶的活性,随温度每降低10℃而减少1/3～1/2。有些器官可耐受30～60分钟的热缺血而不致完全丧失功能;当该器官温度由37℃降至0℃时,就可以延长保存时间达12～13小时。

（3）低温对酶活性的影响:酶是活细胞的成分,其本质是蛋白质。酶极易受外界条件的影响而改变其构象和性质,并因此影响它的催化活性。酶对温度的变化非常敏感。酶促反应需在一定的温度范围内进行,一般在0～40℃之间,温度愈高,反应速度愈快。人体和哺乳动物的大多数酶的最适作用温度在37℃左右,接近于体温。酶的活性虽然随温度的降低而减弱,但在不太低的温度下,酶并不被破坏,只是催化活性很弱,一旦温度回升,又可恢复其活性。酶的浓度愈低,变化愈明显,且这种变化是不可逆的。在冻存过程中,慢速降温造成的损害要比快速降温为轻。复温速率愈慢(<20℃/min 时),损害愈大。复温速率对酶活性的影响较降温速率更为明显。此外,许多研究表明,大多数的酶经受0～10℃冻存后,经过复温,在适宜的条件下,酶活性的变化不明显。

（4）低温的损害作用

1）低温与能量丢失:低温对线粒体的主要作用是抑制其内膜上的腺苷酸易位。腺苷酸可以催化线粒体外部的腺苷二磷酸(ADP)交换内部的 ATP。正常情况下这个过程并非 ATP 合成的限速步骤,而低温下(10℃以下)它就可以限制氧化磷酸化的速度,导致 ATP 的合成减慢。但即使在低温下细胞也不能完全停止代谢,仍然持续地消耗 ATP 并积累 ADP。糖酵解产生的 ATP 不足以供应细胞的能量需求,为维持细胞内腺苷酸的正常比例,腺苷激酶将两个 ADP 分子转化成一个 ATP 和一个腺苷单磷酸(AMP)分子。AMP 的聚集和 ATP 浓度的下降可促发分解代谢反应,导致 AMP 裂解成羟基嘌呤(腺苷、肌苷和次黄嘌呤)。这些腺苷酸的代谢终产物可以自由通过细胞膜而到细胞外。这一系列反应可能是低温保存时能量底物(腺苷酸)丢失的原因。

2）低温与细胞水肿:细胞容量的调节依靠细胞膜的通透性及钠-钾泵的活性。低温对这两个系统均有改变作用。正常情况下,细胞浸于高钠低钾的细胞外液中。这个比率主要靠钠泵(Na^+,K^+-ATP 酶)主动转运来维持,这是一个耗能的过程。钠泵有效地使 Na^+ 为细胞外不渗透因子,以对抗细胞内蛋白和非渗透性阴离子所产生的胶体渗透浓度,这个浓度为110mmol/L～140mmol/L。低温可以抑制细胞膜上 Na^+,K^+-ATP 酶,减低细胞膜电势差,造成 Cl^-、H_2O 内流,从而导致细胞水肿。此水肿能用细胞无毒非渗透性大分子物质所制止,如甘露醇、葡萄糖、蔗糖及 UW 液中的棉糖、乳糖醛酸盐等。

3）低温与细胞内酸中毒:即使在低温情况下,缺血亦可刺激糖酵解及糖原分解加强,细胞内乳酸和氢离子浓度增加,造成组织酸中毒。酸中毒可导致溶酶体稳定性下降,溶酶体水解酶活化,并改变线粒体的性质,从而最终导致细胞死亡。

（二）器官保存的方法

保存器官的方法很多,目前尚未统一。各移植中心根据器官的不同及过去的经验,采用不同的方法,但其主要原理都相似,一般有下述 3 种情况。

1. **单纯低温保存法** 在原位或离体状态下,将冷灌注洗液以一定的高度借重力滴注(或用压力)灌入移植物动脉系统内,使该器官迅速而又均匀地降温到 10℃以下。然后准备一软性容器(如塑料袋),其内注入冷保存液,将移植物浸泡在保存液内,然后将其置入冰盒中使其温度保持在 1~4℃,直至移植。软性容器可以避免冰块对移植物的物理损伤。

低温导致的血管痉挛可以影响灌洗过程,使用血管扩张剂可以提高灌洗速度。

灌洗液的成分对最终保存效果一般不是至关重要的。通常应用乳酸林格液或生理盐水,其中加入甘露醇以提高渗透浓度。

2. **持续低温机器灌流法** 将离体器官保存于一个特制的有脉冲式或非脉冲式的机器内,以冷灌流液经器官血管系统作持续循环灌注。灌注液经微孔过滤,配有膜式氧合器。循环灌流可以到达供应低温下代谢所需的基本营养并清除有关废物的目的。

持续低温灌注保存方法,可以持续向灌注液内输入氧气。灌注液类似血液一样循环不断地通过,因此要求灌注液具有一定的有机成分或血液代用品成分。具体地说:①要用供者的全血或稀释血液。②灌注液中应该有对于正常代谢活动必不可少的成分,尤其是脂肪酸、糖、酶和 ATP 等。③在灌注过程中,应更新和补充各种代谢物,主要是脂类。对于这点,其主要原因是:内源性中性脂肪和三酰甘油通过糖类合成,通过酯酶的作用而分解成甘油和脂肪酸;脂肪的分解作用要依靠酶,而此酶的代谢过程在低温和大量代谢产物蓄积时要受到影响,细胞就会失去能量供应而死亡。此外,还要注意及时移除器官的代谢产物和灌注液的细胞成分。如氨与酸类对肾细胞和血管壁有直接毒性作用。正常情况下,氨可由静脉血液带到肝脏,经肝脏作用转化成无毒的尿素,虽然低温情况下氨的产生减少,但长时间保存后氨水平仍可明显上升。故要防止氨的蓄积,在进行长时间保存时,应定时交换灌注液,12~16 小时交换一次。

3. **深低温冷冻保存法** 将离体器官迅速制冷到 0℃以下保存。理论上,深低温冷冻保存最理想。然而在冰点状态,水从溶液中脱离形成冰的过程对器官有直接损伤作用。降温速度越快,冰的结晶越小,损害亦越少。低温保存剂如甘油、二甲亚砜(DMSO)等可以减少结晶体,并加快结晶的过程,但它们对阻止细胞有一定的毒性作用。目前深低温冷冻保存上处于实验摸索阶段。

(陈振文)

第五节 骨髓移植技术

骨髓移植(bone marrow transplantation)是指将供者的骨髓造血干细胞移植给受体,使其生长繁殖并重建免疫和造血的一种治疗方法。临床上主要用于治疗造血功能异常、免疫功能缺陷、血液系统恶性肿瘤及其他一些恶性肿瘤。

造血干细胞研究领域高度依赖于体内实验,因为体外研究很难模拟生物体内的复杂系统。小鼠作为重要的实验用动物之一,是骨髓移植研究中最常使用的哺乳动物模型。本章节将重点介绍小鼠骨髓造血干细胞移植方面的内容。

一、骨髓移植的原理

小鼠的血液系统中包括多种细胞成分,它们不断地消亡和更新,但在数量和功能上始终保持相对恒定。正常情况下这些细胞都来源于骨髓中存在的造血干细胞。造血干细胞(hematopoietic stem cells,HSCs)是一类具有自我更新和多向分化潜能的细胞,数量非常少,还不到骨髓总细胞数的 1%。从供体小鼠的骨髓中分离造血干细胞并将其移植给骨髓清理后的受体小鼠,能够长期稳定的重建受体的造血系统。小鼠的骨髓造血干细胞移植是非常重要的实验手段之一,可用于研究小鼠的免疫系统特征、造血干细胞分化、自我更新和归巢能力等。

小鼠的骨髓均为红髓,可终身造血。因此进行骨髓移植只需从供体小鼠的骨髓中获得单个细胞,通过尾静脉注射或眼眶后注射等方式将细胞转移至受体小鼠体内。受体小鼠可能会接受来自遗传背景相同或不同的供体小鼠的骨髓移植,在后一种情况下,供体骨髓细胞攻击宿主将造成严重的免疫排斥反应甚至移植失败。因此,移植前必须对受体小鼠进行预处理,使其处于免疫缺陷状态。摧毁小鼠免疫系统的方法有很多,实验室最常用和最简单的方法是通过放射线全身照射。照射后的小鼠需要给予特殊照顾以避免病原感染。

二、骨髓移植前的准备

使用的实验小鼠一般是 $C_{57}BL/6$ 品系,日常饲养于 SPF 级动物房内。垫料高温消毒,隔日更换。饲料需经 ^{60}Co 照射灭菌,饮用水为过滤后的无菌水。在进行骨髓移植之前,需要对受体小鼠预处理以抑制其免疫系统。预处理方案包括放射线照射或使用化学药物如白消安、环磷酰胺或其他烷化剂等。

同位素全身照射主要是通过电离辐射破坏 DNA 的双链结构来影响细胞的有丝分裂,因此分裂活动比较活跃的造血系统和胃肠道细胞对其十分敏感。除了抑制小鼠的免疫系统外,放射线还能够破坏造血干/祖细胞的骨髓生存环境,有利于供体细胞的植入,因此已成为实验室最常用的致免疫抑制的方法。但是不同品系的小鼠对辐射的敏感性不同,常用的 $C_{57}BL/6$ 小鼠耐受性较高,而 BALB/c 小鼠则非常敏感。

三、小鼠造血干细胞的分离和分选

进行小鼠骨髓移植,首先需要得到适合移植用的造血干细胞悬液。一般通过冲洗供体小鼠的骨髓腔得到包含造血干细胞的全骨髓细胞。

所谓荧光激活细胞分选是 20 世纪 70 年代初发展起来的一项技术,通过将单克隆抗体荧光染色与流式细胞分选相结合,对不同染色的单个细胞进行快速定量分析和分选。细胞悬浮液通过高频振荡控制的喷嘴后形成包含单个细胞的微小液滴,在激光束的照射下发出散射光和荧光,经过探测器的检测转换为不同的电信号,经由计算机的处理后,将符合预设参数的目标细胞从悬浮细胞群中分离出来。

所谓免疫吸附分离,主要是利用抗原-抗体免疫反应对具有不同表面抗原的细胞进行筛选的方法,其中最常用的是磁珠分离。将抗细胞表面特异抗原的单克隆抗体连接到微磁珠上形成免疫磁珠(immunomagnetic beads,IMB),与细胞结合后经过放置于磁场中的过滤柱,在外加磁场中,与致敏磁珠结合的细胞被吸附而滞留在磁场中,其他未被标记的细胞则被缓冲液冲洗掉。过滤柱离开磁场后,再用缓冲液冲洗可获得被磁珠标记的细胞组分。

免疫磁珠分选(magnetic cell sorting,MACS)技术操作简单,需要的时间较短,分选量从 10^5 到 10^{11} 个细胞都可以,分选纯度一般在 90% ～99% 之间。根据目的细胞群不同,可分为阳性分选和阴性分选,也可将这两种基本分选方法结合起来或联合使用多选微珠对细胞亚群进行分选。所谓阳性分选策略(positive selection strategy),是指将被磁珠标记的目的细胞作为阳性标记成分直接分选出来。分选后的细胞可被富集高达 10^4 倍,并且不必去除磁珠即可直接培养或进行其他操作(图 3-18-7)。

阴性分选又称为去除分选(Depletion strategy),是把非目的细胞进行磁珠标记后从细胞混合物中去除的方法,即未被磁珠标记的细胞为目的细胞。在缺乏针对目的细胞的特异性抗体时经常使用该方法(图 3-18-8)。

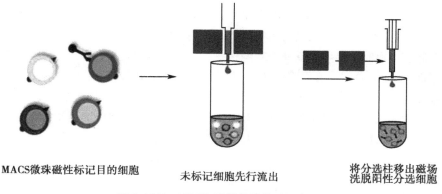

MACS微珠磁性标记目的细胞　　　未标记细胞先行流出　　　将分选柱移出磁场
洗脱阳性分选细胞

图 3-18-7　MACS 阳性分选策略示意图

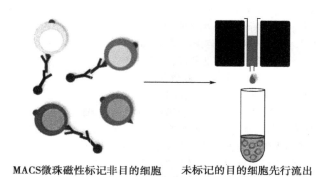

MACS微珠磁性标记非目的细胞　　未标记的目的细胞先行流出

图 3-18-8　MACS 去除分选策略示意图

分离小鼠造血干细胞时,经常使用复合分选策略,即去除后再阳性分选(depletion followed by positive selection)。先用磁珠标记 Lin+细胞,去除分选后再对 Lin−细胞进行磁珠标记和 Sca-1 阳性分选。

四、小鼠骨髓移植技术

受体小鼠接受放射线照射 4 ~ 6 小时后即可接受骨髓移植。移植手术前,首先应准备好细胞悬液。视骨髓移植的目的不同,只准备供体小鼠或同时准备供体小鼠和竞争者小鼠,获得其全骨髓细胞的单个细胞悬液或造血干细胞的单细胞悬液,准确计数后,通过尾静脉或眶后静脉窦进行移植。

一般情况下,对接受亚致死量放射线照射的受体小鼠,每只小鼠至少应接受 $1×10^6$ 个 Lin−细胞+$2×10^5$ 个竞争者全骨髓细胞,或 $1×10^7$ 个全骨髓细胞,或 $5×10^6$ 个供体小鼠全骨髓细胞+$5×10^6$ 个竞争者全骨髓细胞的移植;也可按照一只供体小鼠:2 只受体小鼠的比例移植。注意每只受体小鼠可接受的注射液体总量应控制在 200 ~ 300ul。

尾静脉移植时,对 10 ~ 20 周龄,体重 18 ~ 20g 的受体小鼠一般使用 25G 的针头。使用更小的针头虽然可降低移植的难度,但是会增加注射液内细胞的损伤,一般不建议使用。

五、骨髓移植后结果分析

骨髓移植后,受体需要较长的时间才能重建造血系统。一般可以通过对外周血的细胞分析来判断移植是否成功。对小鼠来说,外周血取样的时间一般以月为单位。取血方法一般采用尾尖取血或眶后静脉窦取血。

尾尖取血时,首先将小鼠固定在尾静脉注射架内,用 75% 酒精棉擦拭其尾尖部位使局部血

Notes

管扩张。用眼科剪将鼠尾剪去很小一段,从上而下轻捋鼠尾使血自尾尖流出,滴入加有抗凝剂的容器内,收集50~100ul的血即可。抗凝剂可选用0.1M EDTA溶液。也可以采用切割尾静脉的方法取血,找到尾静脉后,自尾尖向尾根方向切割,三根尾静脉可交替使用。

眶后静脉窦取血时需要使小鼠处于麻醉状态。左手拇指和食指抓取小鼠双耳及颈后皮肤,小指固定尾部,并轻轻向下压迫颈部两侧,引起头部静脉血液回流困难,使眼球充分外突,这表明眶后静脉窦已经充血。右手持抗凝处理后的毛细玻璃管,沿内眦的眼眶后壁斜向小鼠喉部方向旋转刺入。刺入大约2~3mm后可感到有少许阻力,这时将毛细玻璃管稍微后退,保持水平位,由于血压的关系,血液会流入玻璃管并通过玻璃管流入容器内。

(鞠振宇)

参考文献

1. 韩本立,叶晟.21世纪的实验外科学展望.中华实验外科杂志,2002,19(1):7-8

2. 王红阳.实验外科学与生命科学.中华实验外科杂志,2000,17(1):8-9

3. 姜军.普通外科实验动物模型的特点和基本要求.中国普外基础与临床杂志,2001,8(6):420-421

4. 曹月敏,王兰辉.21世纪的微创外科与微创医学.中国微创外科杂志,2008,8(1):1-4

5. 郭绍红.微创外科的概念、现状与未来.河北医药,2002,24(5):12-14

6. 陈训如.微创外科的概念与范围.中国微创外科杂志,2002,2(21):8-9

7. 秦明放.微创外科技术体会与进展.华夏医药,2009,4:274-277

8. 陈健,王凤奎.微创外科的发展.中国实用医刊,2009,36(21):63-65

9. 嵇武,李宁.微技术临床应用的现状与发展前景.实用临床医药杂志,2008,12(4):107-109

10. 蔡秀军,甄世慧.外科机器人的研究进展及临床应用.腹部外科,2009,22(5):303-304

11. 嵇武,黎介寿.微创技术在腹部外科中的应用进展和展望.医学研究生学报,2008,21(2):191-193

12. 陆伟水,梁裕盛.微创神经外科发展现状.微创医学,2009,4(4):398-400

13. 王庚壮.肝癌微创治疗的进展.华北煤炭医学院学报,2009,11(3):326-328

14. 杨敏烈,孙寒松.微创技术在心血管外科的应用与发展.中国微创外科杂志,2008,8(5):468-470

15. 叶秀娟.腹腔镜在妇科疾病治疗中的应用现状.微创医学,2008,3(6):611-613

16. 王会同,张建新.骨科微创技术的发展与应用.中国现代药物应用,2009,3(6):200-201

17. 陈东风,兰春慧.NOTES—内镜治疗技术的新革命.重庆医学,2009,8(4):377-378

18. 苗明三.实验动物与动物实验技术.北京:中国中医药出版社,1997

19. 陈孝平.外科常用实验方法及动物模型的建立.北京:人民卫生出版社,2003

20. 贺争鸣,李根平,李冠民,陈振文,王禄增.实验动物福利与动物实验科学.北京:科学出版社,2011

21. 王钜,陈振文.现代医学实验动物学.北京:中国协和医科大学出版社,2004

22. 李根平,陈振文,孙德明,郑振辉.初级动物实验专业技术人员考试参考教材.北京:中国农业大学出版社,2011

23. 李根平,陈振文,郑振辉,孙德明.中级动物实验专业技术人员考试参考教材.北京:中国农业大学出版社,2011

24. 陈振文,李根平,孙德明,郑振辉.高级动物实验专业技术人员考试参考教材.北京:中国农业大学出版社,2011

25. 孙敬方.动物实验方法学.北京:人民卫生出版社,2001

26. 朱家恺.显微外科学.北京:人民卫生出版社,2008

27. 夏穗生,于立新,夏求明.器官移植学.上海:上海科学技术出版社,2009

28. 吴欣怡.角膜疾病学.济南:山东科学技术出版社,2002

29. 陈振文.实验动物外科手术学.西安:第四军医大学出版社,2013

Notes

附　　录

附录一　实验动物学常用术语

1. 实验动物 laboratory animal

经人工培育,对其携带微生物和寄生虫实行控制,遗传背景明确或者来源清楚,用于科学研究、教学、生产、检定以及其他科学实验的动物。

2. 实验用动物 experimental animal

所有用于科学实验动物的统称。包括实验动物、野生动物、经济动物和观赏动物。

3. 动物模型 animal model

是应用于研究人类生命现象、研究人类疾病发生、发展过程的各种变化、研制和评价各种治疗药物效果所使用的处于某种特定的生理或病理状态的活体动物。

4. 动物实验 animal experiment

使用实验动物或其他动物开展的科学研究、教学、检定以及其他科学实验。

5. 实验动物学 laboratory animal sciences

研究实验动物和动物实验的学科。专门研究实验动物的生物特性、饲养繁殖、遗传育种、质量控制、疾病防治和开发应用。

6. 实验动物医学 laboratory animal medicine

专门研究实验动物疾病的诊断、治疗、预防、控制以及在生物医学领域应用的科学,是实验动物学的主要内容之一和兽医学范畴中的一个专业领域。

7. 比较医学 comparative medicine

探讨医学比较研究方法及其应用的一门医学科学研究的方法学。它研究人类、动物甚至包括植物的异常结构和功能的性质、原因以及纠治的方法,最终运用并有益于一切生物。

8. 比较生物学 comparative biology

运用比较的方法研究生物,是力求从物种之间的类似性找到生物的结构模式、原型甚至某种共同的结构单元。

9. 比较基因组学 Comparative genomics

是对不同物种的同源基因在基因组水平上进行比较分析,以揭示其功能与进化规律的学科。也可泛指不同基因组之间的比较分析。

10. 比较行为学 comparative behavior

比较研究动物行为的生物学内涵以及与人类行为的共同性与差异的学科。

11. 比较生理学 comparative physiology

是用比较的方法研究生物体之间以及生物体内部各器官生理功能特征相似和差异的一门学科,属于生理学的一个分支。

12. 比较解剖学 comparative anatomy

以解剖学为基础研究比较脊椎动物鱼纲、两栖纲、爬行纲、鸟纲和哺乳纲的形态结构和生理功能,找出它们在系统发生上的关系,从而阐明进化的途径和规律。

13. 比较毒理学 Comparative toxicology

用比较医学或比较生物学的观点,研究外源的化学、物理和生物因素对不同生物体和生物体赖以生存的环境生态系统损害的效应,通过不同生物体的不同反应或共同反应探讨这些化学、物理和生物因素的作用机理以及预防、救治或改善的措施。

14. 比较胚胎学 Comparative embryology

是胚胎学的分支学科之一,是研究各种动物胚胎发生过程和规律的科学。

15. 比较免疫学 Comparative immunology

是比较医学和免疫学的一个分支学科,主要研究动物在进化过程中,免疫系统及其功能的发生发展过程。

16. 质量控制 quality administration

满足实验动物质量国家标准要求而进行的管理活动。

17. 质量检测 quality detection

指检查和验证实验动物质量及其保障条件是否符合有关标准规定的活动,包括实验动物遗传、微生物、寄生虫、病理、饲料、环境等。

18. 环境设施 environment and housing facilities

用于实验动物生产和使用的建筑物和设备的总和。

19. 检疫 quarantine

按照国家相关法规和标准,对实验动物进行隔离检查,以防止动物传染病传播所采取的措施。

20. 动物实验室 animal experimental laboratory

指具备从事动物实验条件的实验室。

21. 动物生物安全实验室 animal biosafety level laboratory

指具备从事危险生物因子实验条件的动物实验室。

22. 动物实验设施 animal experiment facility

指从事动物实验的建筑物和设备的总和。

23. 实验动物从业人员 laboratory animal practitioner

从事实验动物或动物实验相关工作的各类人员,包括研究人员、技术人员、管理人员、实验动物医师、辅助人员、阶段性从业人员。

24. 替代 replacement

是指用无知觉的物质替代有知觉活的较高等级动物。

25. 减少 reduction

是指为获得特定数量及准确的信息,尽量减少动物使用的数量。

26. 优化 refinement

是指对不得以使用的动物,应尽量减低非人道方法的使用频率或危害程度。

27. 动物福利 animal welfare

指保障实验动物在饲养和实验过程中处于生理、心理健康和舒适状态所采取的措施。

28. 实验动物生产设施 breeding facility for laboratory animal

用于实验动物生产的建筑物和设备的总和。

29. 实验动物实验设施 experiment facility for laboratory animal

以研究、试验、教学、生物制品和药品及相关产品生产、检定等为目的而进行实验动物试验的建筑物和设备的总和。

30. 实验动物特殊实验设施 hazard experiment facility for laboratory animal

包括感染动物实验设施(动物生物安全实验室)和应用放射性物质或有害化学物质等进行动物实验的设施。

31. 普通环境 conventional environment

符合实验动物居住的基本要求,控制人员和物品、动物出入,不能完全控制传染因子,适用于饲育基础级实验动物。

32. 屏障环境 barrier environment

符合动物居住的要求,严格控制人员、物品和空气的进出,适用于饲育清洁级和/或无特定病原体(specific pathogen free,SPF)级实验动物。

33. 隔离环境 isolation environment

采用无菌隔离装置以保持无菌状态或无外源污染物。隔离装置内的空气、饲料、水、垫料和设备应无菌,动物和物料的动态传递须经特殊的传递系统,该系统既能保证与环境的绝对隔离,又能满足转运动物时保持与内环境一致。

34. 普通级动物 conventional(CV)animal

不携带所规定的人兽共患病病原和动物烈性传染病的病原。简称普通动物。

35. 清洁级动物 clean(CL)animal

除普通级动物应排除的病原外,不携带对动物危害大和对科学研究干扰大的病原。简称清洁动物。

36. 无特定病原体级动物 specific pathogen free(SPF)animal

除清洁动物应排除的病原外,不携带主要潜在感染或条件致病和对科学实验干扰大的病原。

37. 无菌级动物 germ free(GF)animal

无可检出的一切生命体。简称无菌动物。

38. 免疫缺陷动物 immunodeficiency animal

指由于先天性遗传突变或用人工方法造成一种或多种免疫系统组成成分缺失的动物。

39. 免疫接种 immunization

利用人工方法将免疫原或免疫效应物质输入到动物体内,使机体通过自动免疫或被动免疫方法获得防治某种传染病的能力,以保证动物存活率和质量。

40. 遗传修饰动物 genetic modified animals

是指经人工诱发突变或特定类型基因组改造建立的动物。包括转基因动物、基因定位突变动物、诱变动物等。

41. 近交系 inbred strain

在一个动物群体中,任何个体基因组中99%以上的等位位点为纯合时定义为近交系。经典近交系经至少连续20代的全同胞兄妹交配培育而成。

42. 亚系 substrain

是指一个近交系内各个分支的动物之间,已经发现或十分可能存在遗传差异的现象。

43. 重组近交系 recombinant inbred strain,RI

由两个近交系杂交后,经连续20代以上兄妹交配育成的近交系。

44. 重组同类系 recombinant congenic strain,RC

由两个近交系杂交后,子代与两个亲代近交系中的一个近交系进行数次回交(通常回交2次),再经不对特殊基因选择的连续兄妹交配(通常大于14代)而育成的近交系。

45. 同源突变近交系 coisogenic inbred strain

两个近交系,除了在一个特定位点等位基因不同外,其他遗传基因全部相同,简称同源突变系。一般由近交系发生基因突变或者人工诱变(如基因剔除)形成。

46. 同源导入近交系(同类近交系) congenic inbred strain

通过回交(backcross)方式形成的一个与原来的近交系只是在一个很小的染色体片段上有所不同的新的近交系,称为同源导入近交系(同类近交系),简称同源导入系(同类系)。

47. 染色体置换系 consomic strains or chromosome substitution strains

为把某一染色体全部导入到近交系中,反复进行回交而育成的近交系,称为染色体置换系。与同类系相同,将F1作为第1个世代,要求至少回交10个世代。

48. 核转移系 conplastic strains

将某个品系的核基因组移到其他品系细胞质而培育的品系。

49. 混合系 mixed inbred strains

由两个亲本品系(其中一个是重组基因的 ES 细胞株)混合制作的近交系。

50. 互交系 advanced intercross lines

是两个近交系间繁殖到 F2,采取避免兄妹交配的互交所得到的多个近交系。

51. 封闭群(远交群) closed colony or outbred stock

以非近亲交配方式进行繁殖生产的一个实验动物种群,在不从外部引入新个体的条件下,至少连续繁殖 4 代以上的群体。封闭群亦称远交群。

52. 杂交群 hybrids

由两个不同近交系杂交产生的后代群体。子一代简称 F1。

53. 回交体系 Backcross

用携带杂合差异基因的个体反复与近交系回交,第一次杂交的后代为 N0 代,至 N10 代及以上用差异基因纯合子或杂合子兄妹交配进行维持的繁育体系,主要用于显性突变、共显性突变、隐性致死性突变和半显性致死性突变。

54. 杂交——互交体系 Cross-intercross

用携带纯合差异基因的个体与近交系杂交,然后互交,选择纯合个体与近交系再次杂交,第一次杂交定为 M0 代,杂交直到 M10 代及以上,用差异基因纯合子或杂合子兄妹交配进行维持,用于隐性有活力的突变的繁殖体系。

55. 生长、繁殖饲料 growth and reproduction diets

适用于生长、妊娠和哺乳期动物的饲料。

56. 维持饲料 maintenance diets

适用于生长、繁殖阶段以外或成年动物的饲料。

57. 配合饲料 formula feeds

根据饲养动物的营养需要,将多种饲料原料配方经工业化生产的均匀混合物。

58. 饲养设备 feeding device

实验动物设施内用于饲养实验动物的设备和器材,主要包括笼具、笼架、层流架、独立通气笼具和隔离器等。

59. 笼具 cage

能对实验动物提供足够的活动空间,通风和采光良好,坚固耐用,能防止动物进出。操作方便,适合于消毒、清洗和储运。

60. 笼架 shelter

是承托笼具的支架,与笼具相匹配,使笼具的放置合理,可设有动物粪便自动冲洗和自动饮水器,方便移动和清洗消毒。

61. 层流柜 BioFlow Cabinet

也称层流架,是一种形成局部高洁净度空气环境的设备,气流分为水平、垂直层流两种形式。按照用途分为正压和负压两种,分别用于 SPF 动物和感染动物饲育(或实验)。

62. 独立通气笼具 individually ventilated cage(缩写:IVC)

是指一种以饲养笼盒为单位的独立送排风的屏障隔离设备。按照用途分为正压和负压两种,分别用于 SPF 动物和感染动物饲育(或实验)。

63. 隔离器 isolator

是指一种与外界隔离的实验动物饲育和动物实验的屏障设备,可形成局部隔离环境。

64. 灭菌设备

用于实验动物、设施设备、动物实验器械、废弃物和从业人员消毒灭菌的设备。

65. 净水设备

实验动物饲养用的饮水净化设备,一般包括无菌水生产设备及其管路系统等。

66. 饮水装置

实验动物饲养用的饮水供应装置,一般包括饮水瓶和自动饮水器等。

67. 动物运输笼

用于运输实验动物的笼具,一般带有空气过滤通风系统和控制温、湿度的装置。加上运输车上的环境控制系统,形成一个可移动的实验动物饲养设施。

68. 个体防护装备 personal protective equipment(PPE)

用于防止实验动物从业人员个体受到化学性和生物性等危险因子伤害的器材和用品。

69. 垫料

动物笼具内的铺垫物,用于吸收动物排泄废物、保温、筑巢等。

70. 环境丰富度 environmental enrichment

是指实验动物生活环境的优化及丰富程度(如环境的标准化程度、笼具、玩具、舒适度、觅食机会、可表达生物习性等)。

71. 实验动物伦理 laboratory animal ethics

是指人类对待实验动物和动物实验应遵循的社会道德标准和原则理念。

72. 实验动物管理与使用委员会(简称管委会)Institutional Animal Care and Use Committee(IACUC)

审查和监管实验动物的使用及福利伦理工作的组织。

73. 仁慈终点 humane endpoint

指动物实验过程中,选择动物表现疼痛和压抑的较早阶段为实验的终点。

74. 安死术 euthanasia

指用公众认可的、以人道的方法处死动物的技术,其含义是指动物在没有惊恐和痛苦的状态下安静地死去。

75. 伦理审查 ethical review

是指依据实验动物福利伦理的原则和标准,对实验动物使用的必要性、合理性和规范性进行的专门检查和审定。

(孔 琪)

1. 国内主要实验动物信息资源网站

1）中国自然科学数据库-实验动物基础资源数据库

网址：http://www.lasdr.cn/index.jsp

简介：是中国自然科学资源数据库 E-平台的重要组成部分，已收录有大量的国家实验动物种质资源数据，包括有：大鼠、小鼠、兔、猴和犬等共 8 种动物 85 个品种/品系的常用实验动物种质资源，共 8423 条科学数据和 76 幅图像资料。

2）中国医学科学院医学实验动物研究所网站

网址：http://www.cnilas.org

简介：中国医学科学院医学实验动物研究所始建于 1980 年，是我国唯一的以实验动物研究、教学和生产为主要任务的中央级科研机构。

3）中国实验动物学会网站

网址：http://www.calas.org.cn/

简介：由中国实验动物学会建立，是我国广大实验动物科技工作者的社团组织，致力于实验动物学术交流和技术培训工作。

4）中国实验动物信息网（广东）

网址：http://www.lascn.net/

简介：中国实验动物信息网站经科技部立项，由广东省实验动物监测所、北京实验动物管理办公室、珠江水产研究所三家单位共同承担建立。中国实验动物信息网提供较为完善的实验动物信息，有实验动物 E-平台、实验动物常用生物学数据库等外部链接。

5）全国实验动物标准化技术委员会网站

网址：http://tc281.cnilas.org

简介：全国实验动物标准化技术委员会（TC281）是国家标准化管理委员会直属标委会，是我国实验动物国家标准化专业技术机构。该网站汇集了国内外实验动物标准化信息。

6）中国科技资源共享网-实验动物部分

网址：http://www.escience.gov.cn/

简介：在 2009 年 9 月份新开通的中国科技资源共享网，是基于科技部科技共享平台建设项目的成果，包括我国科技共享平台、政策法规、标准规范、建设项目、地方平台等几个栏目。

7）国家遗传工程小鼠资源库

网址：http://www.nicemice.org/zykjj.htm

简介：该资源库由南京大学和扬州大学共同承办，已基本完成保种、繁育、基因型鉴定、质量监控等和转基因、基因敲除及化学诱变的技术平台建设。建立了 110 多种能稳定遗传的疾病小鼠模型，克隆了 10 个突变基因。

8）国家实验动物许可证管理信息系统

网址：http://xkz.lascn.com

简介：由科技部立项资助建立，专门管理全国实验动物许可证信息的网络系统，在全国各省（直辖市）均设有分支网站，由各省市动管办负责使用维护。目前已有超过半数的省份开通，并上传数据，发布新闻。

9）中国生物安全信息网实验动物部分

网址:http://www.biosafety.com.cn/Html/Article/LaboratoryAnimal/5_Index.html

简介:有较详尽的实验动物有关生物安全信息。设置栏目有:法规标准、专题知识、动物模型、设施设备。

10）实验动物福利操作技术规范网站

网址:http://pwc.cnilas.org

简介:网站提供一系列的技术资料供研究人员学习动物研究中常用的最佳操作技术方法,包括小鼠、大鼠的给药技术和无菌操作技术。

2. 国外主要实验动物信息资源网站

1）NCBI(National Center for Biotechnology Information)

网址:http://www.ncbi.nlm.nih.gov

简介:美国国立生物技术信息中心(NCBI)网站包含一系列的生物信息数据库资源和软件,数据库内容涉及核酸序列、蛋白序列、大分子结构、全基因组和通过 PubMed 检索的文献数据库 MEDLINE。主要的数据库包括:基因序列数据库(GenBank)、孟德尔人类遗传(OMIM)、完整基因组(UniGene)、NCBI 数据库参考序列(RefSeq)、表达序列标签数据库(dbEST)、基因组调查序列数据库(dbGSS)、序列标签位点的数据库(dbSTS)、单核苷酸多态性数据(dbSNP)、人类基因组图谱、三维蛋白质分子模型数据库(MMDB)、分类数据库、以及癌症基因组剖析计划(CGAP)等。涉及的物种包括:人、小鼠、大鼠、酵母、线虫、疟原虫、细菌、病毒、质粒。由美国国立生物技术信息中心(NCBI)维护的数据库还包括大鼠基因组和遗传学(Rat genomics and genetics)、小鼠基因组测序(Mouse Genome Sequence,MGS)、小鼠基因组资源数据库(Mouse Genome Resources)、大鼠基因组资源库(Rat Genome Resources)、NIH 小鼠研究计划网站等。

2）MGI (Mouse Genome Informatics)

网址:http://www.informatics.jax.org

简介:小鼠基因组信息数据库(MGI)由美国杰克逊研究所创建,提供了小鼠遗传学、基因组学和生物学数据的综合信息检索。该数据库分类详细,用户可以分类检索,如基因和标记、等位基因和表型、株系和多态性、基因表达、图谱、小鼠肿瘤生物学、探针和克隆以及参考文献等。

杰克逊研究所网站上还有国际小鼠品系资源库(International Mouse Strain Resource,IMSR)是国际上对小鼠品种品系数据的一个集成,包括近交系、突变系、遗传工程小鼠。

美国杰克逊研究所维护的数据库还包括小鼠表型数据库(Mouse Phenome Database,MPD)、诱发突变资源库(Induced Mutant Resource,IMR)、小鼠肿瘤生物学数据库(Mouse Tumor Biology Database,MTB)、小鼠表型数据库(Mouse Phenome Database,MPD)、小鼠突变资源数据库(Mouse Mutant Resource)、小鼠基因表达数据库(Gene Expression Database,GXD)等。

3）MICER(Mouse Genomics)

网址:http://www.sanger.ac.uk

简介:英国 Sanger 中心 Bradley 实验室的诱导突变插入和染色体工程资源库(MICER)主要提供载体序列和利用 MICER 载体制作基因敲除小鼠,以及染色体工程有关信息。

4）RGD (Rat Genome Database)

网址:http://rgd.mcw.edu

简介:大鼠基因组数据库(RGD)由威斯康星医学院和 NIH 血液中心创建,大鼠基因及基因组的研究机构合作维护。数据包括基因序列、QTL、SSLP、EST、家系、图谱等。

5）GOLD(Genomes OnLine Database)

网址:http://www.genomesonline.org

简介:基因组在线数据库由美国西北大学开发维护,旨在收录世界范围内已完成的和正在进行的基因组计划的全面信息,是最大最全面的基因组计划数据库,共收录 1091 个基因组计划。数据覆盖 3 界、481 个属、806 个种、627 个菌株及其他各种数据、分析、索引的名称和链接。

6）TDB（TIGR Database）

网址：http：//www.tigr.org

简介：美国基因组研究所（The Institute of Genomic Research Database，TIGR）的 TDB 数据库包括 DNA 及蛋白质序列、基因表达、细胞功能以及蛋白质家族信息等，并收录人、植物、微生物等的分类信息，是一套大型综合数据库。此外，该数据库还包括一个模式生物基因组信息库，收录了 TIGR 世界各地微生物、人、鼠等基因组信息。

7）ArkDB（Genome Database for Livestock）

网址：http：//www.thearkdb.org

简介：由英国 Roslin 研究所建立的动物基因组数据库（ArkDB）包括了猫、牛、马、猪、绵羊、山羊、鸡、鸭、鹌鹑、火鸡等家畜禽以及鹿、鲑鱼、鲈鱼等基因组数据库。

8）AGP（Animal Genome Research Program）

网址：http：//animal.dna.affrc.go.jp

简介：动物基因组数据库（AGP）是动物基因数据库，由 NIAS、ISTA 和 STAFF 研究所共同维护。通过使用酵母人工染色体的标记来对基因进行检索存放，利用 DNA 标记也能够方便地从数据库中找到所需要的基因数据。

9）Gene Trap Resource

网址：http：//www.cmhd.ca

简介：基因陷阱资源数据库由加拿大多伦多大学的人类疾病模型中心（Centre for Modeling Human Disease，CMHD）构建而成，建立并存储了大量通过基因陷阱（gene trap）方法建立的人类疾病的小鼠模型。还收集了一些以前用 ENU 诱导突变得到的小鼠模型。通过检索数据库，可以了解特定基因突变的可能表型，也可以通过表型搜索，推测导致该表型的可能突变的基因。

10）Ensembl Mouse

网址：http：//www.ensembl.org

简介：Ensembl Mouse 是基于 NCBI 的小鼠资源库建立的基因组注释信息，主要由美国 Whitehead 研究所和麻省理工学院基因组研究中心建立并维护。

11）GMC（German Mouse Clinic）

网址：http：//www.gsf.de

简介：小鼠突变表型数据库由德国国家环境和健康研究中心（GSF）维护。

12）MMRRC（Mutant Mouse Regional Resource Centers）

网址：http：//www.mmrrc.org

简介：由美国突变小鼠资源中心（MMRRC）建立并维护，主要有小鼠突变品系和 ES 细胞信息。

13）EMMA（European Mouse Mutant Archive）

网址：http：//www.emmanet.org

简介：欧洲小鼠突变资源网（The European Mouse Mutant Archive，EMMA）由欧洲 Harwell 冷冻胚胎和精液文库（the Harwell Frozen Embryo and Sperm Archive，FESA）建立并维护，包含大量突变小鼠资源信息。

14）MMHCC（Mouse Models of Human Cancer Consortium）

网址：http：//mouse.ncifcrf.gov

简介：人类癌症小鼠模型联盟（MMHCC）网站由美国国立癌症研究所建立，主要收录人类肿瘤小鼠模型信息，包括品系、癌症基因、健康报告、价格等。

15）Genetic maps of the Rat genome

网址：http：//www.broad.mit.edu

简介：大鼠基因组遗传图谱由美国麻省理工大学（MIT）建立并维护，收集部分大鼠基因组遗传图谱资源。

16）RatMap（Rat Genome Database）

网址：http：//ratmap. gen. gu. se

简介：大鼠基因组数据库由瑞士 Göteborg 大学细胞与分子生物研究室建立维护。

17）美国查理士河公司（Charles River Laboratories）

网址：http：//www. criver. com

简介：美国查理士河公司是目前世界上最大的实验动物供应商之一，公司本部设立在波士顿地区。CRL 的产品已占领了美国实验动物市场 60% 的份额，欧洲市场 80% 的份额和日本市场 40% 的份额。栏目包括：简介、产品和服务、资料下载、大事记、工作机会等。如果大家在国内买不到的实验动物，可以到该网站查找。

18）美国杰克逊实验室（Jax，The Jackson Laboratory）

网址：http：//www. jax. org

简介：美国缅因州的杰克逊实验室成立于 1952 年，是一家独立的非营利的哺乳动物研究机构。Jax 的站点由研究、资源、教育、小鼠基因组信息、出版信息、工作关系及程序、人才信息、jax 小鼠、课程和会议等 9 个栏目组成。资源栏目有遗传资源委员会、诱发突变资源、小鼠突变资源、小鼠命名规则和指南、新品系和新基因的申报等小栏目；小鼠基因组信息栏目介绍了小鼠基因组数据库计划（MGD）、基因表达数据库计划（GXD）、基因和表型资料、哺乳类动物同源基因、基因定位资料、小鼠肿瘤生物学资料、大鼠基因组资料。这是世界上小鼠资料最全的站点。

19）美国 Taconic 公司（Taconic Farms，Inc. ）

网址：http：//www. taconic. com

简介：Taconic 公司成立于 1952 年，位于美国纽约的 Hudson 河谷，目前是世界上最大的实验动物啮齿类供应商之一。该公司在美国和欧洲有 6 个繁育基地，3 个实验室。

20）美国 Harlan 公司

网址：http：//www. harlan. com/

简介：美国 Harlan 公司（Harlan Sprague Dawley Inc. ）提供实验动物、实验动物检测技术服务，客户包括制药、生物技术、农业化学、工业化学和食品工业。1931 年建立，总部在美国 Indianapolis，在英国、法国、意大利、德国、荷兰、西班牙、以色列、墨西哥设有分公司。

（孔　琪）

附录三　疾病研究特殊饲料信息

1. 北京华阜康生物科技股份有限公司

网址：http://www.hfkbio.com/

简介：该公司是以中国医学科学院实验动物研究所有关实验动物、实验动物饲料、动物实验等核心业务为基础，引入国有资本和民营资本而成立的高科技企业。建有先进的实验动物饲料生产线和检测实验室，年产大鼠饲料、小鼠饲料、兔料、猴料、狗料等常规实验动物饲料5000多吨，并能生产依据客户需要配置的特殊饲料、GLP饲料等1000多吨。

2. 北京科澳协力饲料有限公司

网址：http://www.keaoxieli.com/

简介：年生产能力达5000吨，能生产各种级别的实验动物饲料、宠物饲料及特殊的实验动物饲料。生产许可—鼠料、豚鼠料、兔料、犬料、猴料、鸡料。

3. 实验动物饲料高科技平台

网址：http://www.trophic.cn/

简介：主要研究实验动物饲料标准化，能够提供小鼠、大鼠、地鼠、沙鼠、田鼠、豚鼠、兔、猫、犬、羊、猪等动物饲料以及模型饲料，并为用户提供特殊饲料定制服务。

4. 美国 Charles River 公司

网址：http://www.criver.com/

简介：Charles River 公司是最大的实验动物公司，共有160个实验动物繁殖场，生产114个不同品种品系的动物，提供模型制作、饲养管理、动物寄养等各种服务。

5. 英国 BK 公司

网址：http://www.bku.com/feedbedding

简介：是规模较大的实验动物公司之一，提供特殊饲料定制服务。

6. 欧洲 Labdiet 公司

网址：http://www.labdiet.com/

简介：欧洲实验动物饲料公司，是专业生产实验动物饲料的公司，提供各种特殊饲料和定制服务。建立了一些实验动物饲料和检测技术标准。

7. 美国 Harlan 公司

网址：http://www.harlan.com

简介：哈兰公司（The Harlan,Inc）提供200多种的实验动物，也供应实验动物相关耗材，如：饲料（尤其是标准饲料）、垫料、诊断试剂盒等。

（孔　琪）

附录四　动物实验室常用参考数据

1. 常用实验动物一般特性（以下数据因种类/饲育环境等不同而有差异，仅供参考）

附表 4-1　常用小鼠、大鼠品系饲育相关参数[1,2]

项目	BALB/c 小鼠	C57BL/6 小鼠	ICR 小鼠	Wistar 大鼠	SD 大鼠	Lewis 大鼠
毛色	白化	黑色	白化	白化	白化	白化
成熟期(雄性)	8～10 周	8～10 周	10～12 周	10～12 周	10～12 周	10 周
成熟期(雌性)	8～10 周	8～10 周	8～10 周	8～10 周	8～10 周	8 周
交配比例	1:2	1:2	1:5/1:10	1:6	1:6	1:5
发情周期	4～5 天	4～5 天	4～5 天	4～5 天	4～5 天	4～5 天
妊娠期	19～21 天	19～21 天	19～21 天	21～23 天	21～24 天	21～23 天
平均每窝产仔数(第一胎)	5 只	6 只	10 只	11 只	11 只	8 只
平均每窝产仔数(第二胎)	6 只	7 只	11 只	12 只	12 只	9 只
出生体重	1～2g	1～2g	1～2g	5～7g	5～7g	6～8g
离乳体重(雄性)	8～12g	9～13g	10～12g	40～50g	40～60g	40～60g
离乳体重(雌性)	7～11g	9～13g	8～10g	35～50g	35～60g	35～60g
哺乳期	21 天	21 天	21 天	21 天	21 天	21 天
平均日饲料消耗量	5g/8 周龄	5g/8 周龄	5g/8 周龄	5g(每 100 克体重)	5g（每 100g 体重）	5g(每 100g 体重)
平均日饮水消耗量	6～7ml/8 周龄	6～7ml/8 周龄	6～7ml/8 周龄	8～11ml(每 100 克体重)	8～11ml(每 100g 体重)	8～11ml(每 100 克体重)
种鼠淘汰周期	8～12 月	7～9 月	8～12 月	9～12 月	9～12 月	8～12 月
饲养温度	21±2℃	21±2℃	21±2℃	21±2℃	21±2℃	21±2℃
相对湿度	30%～70%	30%～70%	30%～70%	30%～70%	30%～70%	30%～70%
光照周期	12/12 小时	12/12 小时	12/12 小时	12/12 小时	12/12 小时	12/12 小时
运输过程体重消耗	10%	10%	10%	10%	10%	10%

参考:北京维通利华实验动物技术有限公司(http://www.vitalriver.com.cn/)

附表 4-2　几种常用实验动物的基本生物学参数（1）

生理参数		小鼠	大鼠	豚鼠	地鼠	兔	犬	小型猪	猴	猫
体重/g	初生	0.5~1.5g	5.5~10g	50~150g	1.5~2.5g	50g左右	200~500g	900~1600g	0.4~0.55kg	90~130g
	断乳	10g左右	40~50g	180~240g	25~28g	0.5~1.2kg	1.5~4kg	6~8kg	0.8~1.2kg	0.6~0.8kg
	成年♂	20~40g	200~350g	500~750g	120g左右	2.5~3kg	13~18kg	25kg左右	4.5~5.5kg	3~4kg
	成年♀	18~35g	180~250g	400~700g	100g左右	2~2.5kg	12~16kg		4~5kg	2~3kg
寿命/年		2~3	3~5	5~8	2.5~3	5~12	15~22	平均16	15~25	8~14
心率/(次/min)		470~780	370~580	200~360	400左右	123~304	80~120	55~60	140~200	120~140
呼吸频率/(次/min)		84~230	66~114	69~104	33~127	38~60	11~37	12~18	31~52	20~30
体温/℃		37~39	37.8~38.7	38.9~39.7	38.7±0.3	38.0~39.6	38.5~39.5	38~40	38.3~38.9	38.0~39.5
染色体数/2n		40	42	64	22或44	44	78	38	42	38
饮水量[ml/(只·d)]		4~7	20~45	85~150	3.5~5.5 或 15~20	60~140	250~300	3.8~5.7L	200~950	100~200
采食量[g/(只·d)]		2.8~7.0	9.3~18.7	14.2~24.8	3~4 或 10~15	28.4~85.1	300~500	1.8~2.6kg	113~907	113~227
性成熟/d	♀	35~45d	60d	30~45d	1月龄	5~6月龄	6~10月龄	3~4月龄	3.5岁	6~10月龄
	♂	45~60d	70~75	70d左右	2.5月龄	7~8月龄	6~10月龄		4.5岁	6~10月龄
体成熟/d	♀	65~75d	80日龄后	约5月龄		6~7月龄				
	♂	70~80d	90日龄后	约5月龄		8~9月龄				
繁殖季节		全年	全年	全年	全年	全年	春、秋	全年	全年	春、秋
繁殖使用期		1年	90~300d	1~1.5年	1~5	2~3年	1年		6~8年	6~8年
适配年龄		65~90d	♀90d ♂80d	5月龄左右	♀1.5月龄 ♂2月龄	♀5~9月龄	♀1~1.5岁 ♂1.5~2岁	3~4月龄	♀3.5岁 ♂4.5岁	♀10~12月龄 ♂1岁
发情周期/d		4~5	4~5	13~20	3~7	8~15	180	16~30	21~28	15~18
发情持续时间		1~7h	6~8h	1~18h	10h左右	3~5d	8~14d	1~4d		4~6d
妊娠期/d		19~21	19~23	65~70	14~17	29~36	55~65	109~120	约165	60~68
窝产仔数/只		6~15	8~13	1~8	5~10	4~10	1~14	2~12	1~2	3~5
胎产数/年		6~10	7~10	4~5	7~8	7~11	1~2	1~2	1	1~2
哺乳期/d		20~22	20~25	2~3周	20~25	40~45	45~60	60左右	3个月	60左右
乳头对数		5	6	1	6~7	8~12	4~5	5~7	1	4

附表 4-2　几种常用实验动物的基本生物学参数（2）

血参数	小鼠	大鼠	豚鼠	地鼠	兔	犬	小型猪	猴	猫
血浆 pH	7.2~7.4	7.26~7.44	7.26~7.44		7.21~7.57	7.31~7.42	7.36~7.79		7.24~7.40
总数/(10³/mm³)	5.1~11.6	8.7~18	8.7~18	7.2~8.48	5.5~12.5	14.79±3.48	7.53~16.82	5.5~12.0	9~24
白细胞　中性白细胞/(%)	6.7~37.2	9~34	9~34	20.2~60.6	38~54	62~80	*11.67~32.99	21~47	44~82
嗜酸性细胞/(%)	3.5	0~6	0~6	0~2.2	0.5~3.5	2~14	*0~7.72	0~6	2~11
嗜碱性细胞/(%)	0~1.5	0~1.5	0~1.5	0~0.1	2.5~7.5	0~2	*0.15~0.61	0~2	0~0.5
淋巴细胞/(%)	63~75	65~84	65~84	25.7~56.5	28~50	10~28	*55.78~80.90	47~65	15~44
单核细胞/(%)	0.7~2.6	0~5	0~5	0~2.9	4~12	3~9	*4.21~9.54	0.1~1.5	0.5~7
全血容量/(ml/100g)	5.85	5.75~6.99	5.75~6.99	80	4.78~6.95	7.65~10.7	7.4	4.43~6.66	4.73~6.57
血小板(10³/μl)	100~1000	787~967	787~767	670	304~656	280~402	240	388±93	250
血红蛋白量/(g/100ml)	12.2~16.2	12~17.5	12~17.5	14.85~16.20	8~15	11~18	13.2~14.2	30.0	11~14
红细胞总数/(10⁶/mm³)	7.7~12.5	7.2~9.6	7.2~9.6	5.9~8.3	4.5~7.0	5.5~8.5	5~7	3.6~6.8	6.5~9.5
红细胞压积(体积百分比)	42%~44%	39%~53%	39%~53%	36%~60%	28.6%~41%	35%~54%	41%	32%~52%	24%~55%
血糖/(mg/100ml)	133~256	86~149	86~149	60~150	78~155	64~100	60~90	60~160	75~110
血浆尿素氮/(mg/100ml)	9.6~27.5	26~60	26~60	10~20	13.1~29.5	15~44	5~10	12~28	20~30
血浆总蛋白/(g/100ml)	4.14~6.22	6.9~7.6	6.9~7.6	**2.4~5.7	6.0~8.3	6.3~8.1	7.9~10.3	7.2~7.5	5.2~6.0
血钾/(mg/100ml)	20~38	20~26	20~26	**22~28	11~20	15~19	4.2~5.0		4.3
血钠/(mg/100ml)	265~439	330~359	330~359	**332~349	350~375	340~380	134~140	151	
血钙/(mg/100ml)	8.3~112.5	9.4~10.7	9.4~10.7	**4.5~4.7	11~16	9.5~12	9.5~10.6	9.9~11.9	9.0~12.0
碱性磷酸酶/(IU/L)	45~199	40~95	40~95	**40.7~98	4.1~16.2	14~28		7.5~30	7.2~17.8
谷丙转氨酶/(IU/L)	25~74	30~52	30~52	**18.6~51.4	48.5~78.9	12~38		23~45	
血清胆固醇/(mg/100ml)	3.3mmol/L	90~150	27~37	**25~135	27~63	90~194	60~110	116~157	75~151
收缩压/(kPa)	12.67~18.40	10.93~15.99	10.67~12.53	**12.12~17.77	12.66~17.33	12.66~18.15	14.54~18.68	18.6~23.4	120
舒张压/(kPa)	8.93~11.99	7.99~6.99	7.33~1.73	**7.99~12.12	8.0~12.0	6.39~9.59	9.90~12.12	12.2~14.5	75

* 西藏小型猪；** 金黄地鼠

附表 4-2　几种常用实验动物的基本生物学参数(3)

尿生化参数	小鼠	大鼠	豚鼠	兔	犬	猪	猴	猫
尿量[ml/(kg·d)]	0.5~1.0	150~350	15~75	20.0~350	3.80~23.8	5.00~30.0	70.0~80.0	10.0~30.0
比重	1.038~1.078	1.040~1.076		1.003~1.036	1.033~1.037	0.010~1.050	1.015~1.065	1.020~1.045
pH	7.3~8.5	7.30~8.50		7.60~8.80	5.40~7.30	6.25~7.55	5.50~7.40	6.00~7.00
总蛋白[mg/(kg·d)]	1.1~3	1.20~6.20	0.20~0.50	0.74~1.86	38.0~88.0	0.33~1.49	0.87~2.48	3.10~6.82
尿素氮[g/(kg·d)]	0.8~1.1	1.00~1.60		1.20~1.50	0.30~0.50	0.28~0.58	0.20~0.70	0.80~4.00
尿酸[mg/(kg·d)]	1.1~3	8.00~12.0		4.00~6.00	3.1~6.0	1.00~2.00	1.00~2.00	2.00~13.0
肌酸酐[mg/(kg·d)]	28.5~33.5	24.0~40.0		20.0~80.0	15.0~80.0	20.0~90.0	20.0~60.0	12.0~30.0
Ca[mg/(kg·d)]		3.00~9.00		12.1~19.0	1.00~3.00		10.0~20.0	0.20~0.45
Cl[mg/(kg·d)]	216~230	50.0~75.0		190~300	5.00~15.0		80.0~120	89.0~130
Mg[mg/(kg·d)]		0.20~1.90		0.65~4.20	1.70~3.00		3.20~7.10	1.50~3.20
Pi[mg/(kg·d)]		20.0~40.0		10.0~60.0	20.0~50.0		9.00~20.6	39.0~62.0
K[mg/(kg·d)]		50.0~60.0		40.0~55.0	40.0~100		160~245	55.0~120
Na[mg/(kg·d)]		90.4~110		50.0~70.0	2.00~189			
肌酸(%m)	2.1~2.5	0~0.40		1.8~3.6	3.0~6.5	3.0~8.0	4.0~6.0	1.2~3.8

第一篇第四章作者顾为望引自:施新献.现代医学实验动物学.北京:人民军医出版社,2000

附表 4-3　实验动物排便排尿量表[1,4]

种类	排便量(g/d)	排尿量(ml/d)	动物种	排便量(g/d)	排尿量(ml/d)
小鼠(成年)	1.4~2.8	1~3	鸡(成年)	113~227	-
大鼠(50g)	7.1~14.2	10~15	猕猴(成年)	110~300/kg	110~550
豚鼠(成年)	21.2~85.0	15~75	犬(4.5kg)	113~340	65~400
兔(1.36~2.26kg)	14.2~56.7/kg	40~100/kg	牛(成年)	27.0~60.8kg	11.4~19.0L
金黄地鼠(成年)	5.7~22.7	6~12	猪(成年)	2.7~3.2kg	1.9~3.8L

附表 4-4　实验动物体表面积[1]

种类	体重(g)	按公式计算出的动物体表面积(cm²)		成年动物的体表面积		
		lg 0.8762+0.6981p*	S=KW2/3*	体重面积(cm²)	体表体重比 cm²/kg	身体容量(L)
小鼠	18	56.53	78.29	60	3000	-
	30	80.76	110.06			
大鼠	180	282.0	291.05	300	1500	0.264
	340	439.6	443.93			
豚鼠	200	303.5	290.69	480	1200	0.527
	500	575.5	535.40			
兔	1000	1239	1631.32	1800	720	3.16
	3500	2187	2866.08			
狗	10000	4658	4889.70	-	-	-
	15000	6181	6538.36			

*P=动物体重(克),W=动物体重(克),K=常数,S=体表面积

附表 4-5　常用实验动物及人的体表面积比例(剂量换算用)[1]

种类	20g 小鼠	200g 大鼠	400g 豚鼠	1.5kg 兔	2.0kg 猫	12kg 犬	4.0kg 猴	70kg 人
20g 小鼠	1.0	7.0	12.25	27.8	29.0	124.2	64.1	387.9
200g 大鼠	0.14	1.0	1.74	3.9	4.2	17.8	9.2	56.0
400g 豚鼠	0.08	0.57	1.0	2.25	2.4	10.2	5.2	31.5
1.5kg 兔	0.04	0.25	0.44	1.0	1.08	4.5	2.4	14.2
2.0kg 猫	0.03	0.23	0.41	0.92	1.0	4.1	2.2	13.0
4.0kg 猴	0.016	0.11	0.19	0.42	0.45	1.9	1.0	6.1
12kg 犬	0.008	0.06	0.10	0.22	0.24	1.0	0.52	3.1
70kg 人	0.0026	0.018	0.031	0.07	0.076	0.32	0.16	1.0

查表方法:例:如犬剂量为 10 毫克/公斤,12 公斤的犬总剂量为 12×10 毫克=120 毫克。查上表 70 公斤人与 12 公斤犬相交处为 3.1,所以人(70 公斤)的剂量=120 毫克×3.1=372 毫克。

附表 4-6　不同种类实验动物一次给药能耐受的最大剂量(ml)[4]

种类	灌胃	皮下注射	肌肉注射	腹腔注射	静脉注射
小鼠	0.9	1.5	0.2	1	0.8
大鼠	5.0	5.0	0.5	2	4.0
兔	200	10	2.0	5	10
猴	300	50	3.0	10	20
犬	500	100	4.0	-	100

附表 4-7　人与动物的给药量换算方法[4]

种类	人				猴			犬			小鼠
体重*	50	60	70	80	4	5	6	10	12	15	0.02
μg/(kg·d)	11.2	10.5	10	9.6	28.9	26.8	25.2	20.2	79.0	77.7	730.3
	22.4	21.0	20	19.2	57.8	53.6	50.4	40.4	38.0	35.4	260.6
	33.6	31.5	30	28.8	86.7	80.4	75.6	60.6	57.0	53.1	390.9
	44.8	42.0	40	38.4	115.6	107.2	100.8	80.8	76.0	70.8	527.2
	56.0	52.5	50	48.0	144.5	734.0	126.0	107.0	95.0	88.5	651.5
	112.0	105.0	100	96.0	289.0	268.0	252.0	202.0	790.0	777.0	1303

注：*表示人与动物的不同体重，以 kg 表示，第三行以下数据单位为 μg/(kg·d)

2. 常用实验动物生理学特点

2.1　哺乳动物和人的细胞更新速度

附表 4-8　哺乳动物和人的细胞更新速度[1]

细胞种类	小鼠	大鼠	家兔	犬	人
嗜中性白细胞:骨髓中成熟时间(d)	–	2~4	–	4~6	8~13
红细胞:	41~50				
血中寿命(d)	–	50~60	50~70	90~135	109~127
骨髓中成熟时间(d)		–	–	2~3	4~7
血小板:		–	–	–	–
血中寿命(d)	–	4~5	3~4	–	8~9
骨髓中成熟时间(d)		>2	5~6	–	4~10
消化道上皮细胞(d):	–	6	–	–	4~6
胃(h)	2	2	–	–	2
十二指肠(h)	>50	>62	–	–	–130
空肠(d)	>42	>74	–	–	3
回肠(d)	2	1	–	3	4~6
大肠(d)	1	3	–	–	6~8
大肠		6			
睾丸:生精细胞(d)	34	48	–	–	74
角膜上皮(d)	4~7	3~7	–	–	7
毛发(d)	–	34	–	–	120~150

2.2　常用实验动物的寿命

附表 4-9　实验动物的寿命比较[5]

种类	最长寿命(年)	平均寿命(年)	种类	最长寿命(年)	平均寿命(年)
大鼠	5	4	地鼠	3	2
小鼠	3	2	猪	27	16
豚鼠	7	5	犬	20	10
猴	30	10	兔	15	8

2.3　常用实验动物的性成熟年龄和繁殖周期

2.3.1　常用实验动物排卵和性周期特点

附表4-10　实验动物性成熟年龄及繁殖周期[5]

种类	第一次交配年龄	发情周期(d)	发情持续期	排卵时间	受精卵进入子宫时间	植入开始时间	妊娠期
大鼠	8~10月龄	4.5(4~5)	14h	发情后10h	交配后3~4d	交配后5~6d	22d(19~23)
小鼠	6~8月龄	5(4~7)	6~24h	发情后2~3h	交配后3~4d	交配后4~5d	19~21d
豚鼠	雄性6月龄雌性5月龄	5(12~18)	8h	发情后10h	交配后3~4d	交配后5~7d	70d(69~75)
兔	4~5月龄	多次发情	时间界限不明显	诱发排卵,交配后10.5h	交配后4d	交配后7~8d	32d(29~36)
犬	1(1/2)~2岁雄犬2岁	发情期间隔4~8个月,春秋以品种不同而不同	9(4~13)d	发情第3或4d	交配后5~6d	交配后15d	60d(58~63)
恒河猴	第3~5次性周期后才可进行交配	月经周期28(23~33)	时间界限不明显一般为4~6h	月经周期9~20d接近发情结束时	交配后4d	交配后9d	164d(156~180)

附表4-11　实验动物繁殖生理数据(1)[5]

种类	性成熟年龄(生后)	繁殖适龄期(生后)	成熟时体重	性周期(d)	发情持续时间
小鼠	♀35~50d ♂45~60d	60~90d	20克以上	5(4~7)	12(8~20)h
大鼠	60d	80~110d	♀250克以上 ♂150克以上	4(4~5)	13.3(8~20)h
豚鼠	♀30~45d ♂70d	12~14周	500克以上	5(12~18)	6(1~18)h
兔	小型:4个月 中型:6个月 大型:8个月	小:6个月 中:8个月 大:10个月	2.5公斤以上	–	–
犬	♀6个月 ♂6~8个月	12个月	8~20公斤	180(126~240)	9(4~13)d
鸡	4~6个月	4~6个月	1.5~3公斤	–	–
猴	♀3.5年 ♂4.5年	♀4.5年 ♂5.5年	8公斤以上	28(23~33)	4~6d

附表4-12　实验动物繁殖生理数据(2)[5]

种类	发情性质	发情后排卵时间	妊娠期(d)	哺乳期(d)	产仔数(只)	寿命(年)
小鼠	全年、多发性	2~3h	19(18~24)	21	6(1~18)	2~3
大鼠	全年、多发性	8~10h	20(19~22)	21	8(1~12)	3~4
豚鼠	全年、多发性	10h	68(62~72)	21	3.5(1~6)	7
兔	全年均有交配可能	交配后刺激排卵、交配后10.5h	30(29~35)	45	6(1~10)	8
犬	单发情、每年春秋2次	1~3d	60(58~63)	60	2~8	10
猴	单发情11月~3月	月经开始后9~20d	164(149~180)	8个月	1	30

2.4 细胞总数

（1）实验动物白细胞总数、分类计数及血小板数

附表4-13 实验动物白细胞正常指标值表[5]

| 种类 | 白细胞数 | 白细胞分类（%） | | | | | 血液比重 | 血量/体重 |
		嗜碱	嗜酸	中性	淋巴细胞	单核细胞		
小鼠	8.0 4.0~12.0	0.5 0~1.0	2.0 0~5.0	25.5 12.0~44.0	68.0 54.0~85.0	4.0 0~15.0	—	1/5
大鼠	14.0 5.0~25.0	0.5 0.0~1.5	2.2 0.0~0.6	46.0 36.0~52.0	73.0 65.0~84.0	2.3 0.0~5.0	—	1/20
豚鼠	10.0 7.0~19.0	0.7 0.0~2.0	4.0 2.0~12.0	42.0 22.0~50.0	9.0 37.0~64.0	4.3 3.0~13.0	—	1/20
地鼠	7.0	0	0.6	24.5	73.9	1.1	—	1/20
家兔	9.0 6.0~13.0	5.0 2.0~7.0	2.0 0.5~3.5	46.0 36.0~52.0	39.0 30.0~52.0	8.0 4.0~12.0	1.050	1/20
狗	12 8.0~18.0	0.7 0.0~2.0	5.1 2.0~14.0	68 62.0~80.0	21 10.0~28.0	5.2 3.0~9.0	1.059	1/13
猕猴	7.2~14.4	0.2±0.6 0.2±0.6	4.9±3.9 5.1±6.2	20.9±11.1 23.7±10.9	70.8±12.3 67.8±11.3	3.5±2.5 4.3±2.9	—	1/15

（2）实验动物红细胞总数、压积、体积、大小和血红蛋白浓度

附表4-14 实验动物红细胞总数、压积、体积、大小和血红蛋白浓度[5]

| 种类 | 红细胞总数
百万/mm³ | 红细胞压积
ml/100ml血 | 单个红细胞
体积mm³ | 单个红细胞大小
（μ）（涂片法） | 血红蛋白浓度 | | 单个红细胞Hb
含量（毫微克） |
					g/100ml 血	g/100ml 红细胞	
小鼠	9.3(7.7~12.5)	41.5	49(48~51)	6.0	14.8(10~19)	36(33~39)	16(15.5~5)
大鼠	8.9(7.2~9.6)	46(39~53)	55(52~58)	7.0(6.0~7.5)	14.8(12~17.5)	32(30~35)	17(15~19)
豚鼠	5.6(4.5~7.0)	42(37~47)	77(71~83)	7.4(7.0~7.5)	14.4(11~5)	34(33~35)	26(24.5~27.5)
金黄地鼠	6.69(3.96~9.96)	49(30~59)	70.0	5.6(5.4~5.8)	6(12.0~30)	32.0	23.0
鸡	2.8(2.0~3.2)	35.6(24~43.3)	127(120~137)	6.8~11.2	10.3(7.3~12.9)	29(27~30)	36.6(33~41)
兔	5.7(4.5~7.0)	41.5(33~50)	61(60~68)	7.5(6.5~7.5)	11.9(8~15)	29(27~31)	21(19~23)
犬	6.3(4.5~8.0)	45.5(38~53)	66(59~68)	7.0(6.2~8)	14.8(11~18)	33(30~35)	23(21~25)
猕猴	5.2(3.6~6.8)	42(32~52)			12.6(10~16)	30.0	—

2.5 常用实验动物的红细胞比容和血红蛋白浓度

附表4-15 实验动物红细胞总数、比容、血红蛋白浓度[6]

种类	红细胞总数（×10¹²/L）	红细胞比容	血红蛋白浓度（g/L）
小鼠	9.30(7.70~12.50)	0.42	148(120~175)
大鼠	8.90(7.20~12.50)	0.46(0.39~0.53)	148(120~175)
金黄地鼠	6.96(3.96~9.96)	0.49(0.39~0.59)	166(120~300)
豚鼠	5.60(4.50~7.00)	0.42(0.37~0.47)	144(110~165)

续表

种类	红细胞总数(×10¹²/L)	红细胞比容	血红蛋白浓度(g/L)
兔	5.70(4.50~7.00)	0.42(0.33~0.50)	119(80~150)
鸡	2.8(2.00~3.20)	0.36(0.24~0.43)	103(73~129)
犬	6.30(4.50~8.00)	0.46(0.38~0.53)	148(110~180)
猕猴	5.20(3.60~6.80)	0.42(0.32~0.52)	126(100~160)
猪	6.40	0.39	137

2.6　心率,心搏出量,血压

附表 4-16　实验动物血容量、心率、心输出量[6]

种类	平均体重 (kg)	血容量 (占体重的%)	心跳频率 (次/分)	心输出量 (L/min)	心输出 量[L/(min·kg)]
小鼠		8.30	600(328~780)		
大鼠	0.18	7.40	328(216~600)	0.047	0.26
豚鼠		6.40	280(260~400)		
兔	2.6	8.7(7~10)	205(123~304)	0.28	0.11
犬	19.30	5.60~8.30	120(100~130)	2.30	0.12
猪	–	2.50~5.00	(55~60)	3.10	

2.7　实验动物正常血压数值

附表 4-17　实验动物正常血压数值[6]

种类	动物数与性别	麻醉情况	血压(mmHg)	
			收缩压	舒张压
小鼠	9	氨基甲酸乙脂或乙醚	113(95~125)	81(67~90)
大鼠	124	戊巴比妥钠	129(88~184)	91(58~145)
	100	不麻醉	98(82~120)	–
	青年19	不麻醉	111(95~138)	–
金黄地鼠	–	戊巴比妥纳	(120~170)	
豚鼠	8	乙醚、戊巴比妥	77(28~140)	47(16~90)
兔	32	不麻醉	110(95~130)	80(60~90)
猴	14	不麻醉	150(137~188)	127(112~152)
猪	–	不麻醉	169(144~185)	108(98~120)
犬	13	不麻醉	112(95~136)	56(43~66)
	22	戊巴比妥钠	149(108~189)	100(75~122)
	67♂	巴比妥钠	134(85~190)	
	87♀	巴比妥钠	125(60~170)	

* 1mmHg≈0.133kPa

2.8　实验动物心电图正常参考数值(间期)

附表 4-18　4 种动物心电图正常参考数值(间期)[1]

波形	猴(107 例)	兔(10 例)	豚鼠(37 例)	大鼠(91 例)
P 波(秒)	0.037±0.0014	0.031	0.022 0.015~0.028	0.015±0.0037 0.010~0.030
P-R 间期(秒)	0.078±0.002	0.068	0.050 0.044~0.068	0.049±0.007 0.035~0.070
QRS 综合波(秒)	0.037±0.0014	0.042	0.038 0.033~0.048	0.015±0.0015 0.0125~0.020
Q-T 间期(秒)	0.200±0.006	0.140	0.116	0.0787±0.0137 0.045~0.115
S-T 间期(秒)			0.078 0.066~0.098	
T 波(秒)	0.037±0.014	0.065	0.044 0.035~0.060	0.0638±0.0134 0.030~0.100
心率(次/分)	215±6 150~300	247 214~272	261 214~311	358±47 240~444

附表 4-19　3 种动物心电图正常参考数值(波幅电压、毫伏)[1]

波形	导	联		猴(107 例)	兔(10 例)	大鼠(91 例)
P 波	标准导联		向上	0.12±0.010	0.75	0.015±0.0037
			向下		0.135	
	加压肢导联		向上	0.10	0.096	0.014±0.0031
			向下	0.08	0.090	
QRS 综合波	标准导联		Q		0.120	0.030±0.017
			R	0.061±0.07	0.160	0.775±0.226
			S	0.25±0.07	0.130	0.255±0.147
	加压肢导联		Q	0.41	0.110	0.135±0.096
			R	0.41	0.110	0.350±0.178
			S	0.41	0.100	0.155±0.117
	胸导联	V1	R	0.48		
			S	0.97		
		V2	R	0.92		
			S	0.56		
		V3	R	0.90		
			S	0.20		
T 波	标准导联		向上	0.17±0.02	0.210	0.145±0.055
			向下		0.180	
	加压肢导联		向上	0.14	0.170	0.045±0.075
			向下	0.13	0.250	
	胸导联		向上	0.35		
			向下	0.11		

2.9　实验动物正常心率时心脏周期情况

附表4-20　实验动物正常心率时心脏周期情况[1]

指标	测定单位	小鼠	大鼠	豚鼠
动物数		400	280	50
体重	克	15~30	180~350	400~700
心脏收缩数	分	625(470~780)	475(370~580)	280(200~360)
心房传导性 P	毫秒	–	17(12~20)	20(16~24)
房室传导性 P-Q	毫秒	34(30~40)	48(40~54)	63(60~70)
室间传导性 QRS	毫秒	10(10~15)	13(10~16)	13(12~14)
电收缩持续性 Q-T	毫秒	55(45~60)	74(62~85)	130(120~140)
房室收缩关系	毫秒	0.60(0.56~0.61)	0.58(0.51~0.65)	0.58(0.55~0.62)
应力时间 Q-I 音	毫秒		14(10~19)	18(16~20)
机械收缩持续性 I~II 音	毫秒	46(40~50)	62(52~72)	110(100~120)
收缩指数		0.47(0.48~0.51)	0.49(0.41~0.56)	0.51(0.48~0.56)
峰值电压 P	毫伏	0.1(0~0.2)	0.1(0.0~0.2)	0.1(0.0~0.2)
R	毫伏	0.4(0.2~0.6)	0.5(0.3~0.8)	0.7(0.3~1.2)
T	毫伏	0.2(0~0.5)	0.2(0.1~0.4)	0.2(0~0.5)

2.10　血糖含量

附表4-21　实验动物血液中葡萄糖、果糖含量[1]

种类	葡萄糖(mg/100ml)	果糖(mg/100ml)	种类	葡萄糖(mg/100ml)	果糖(mg/100ml)
猴	C 119		牛	B 55(43~71)	B 108
	S 148			P 48(13~78)	
马	B 幼:60±14	B 111±27		C 15	
	C 15		绵羊	B 45±6	B 山羊:
	B 73±9	C 78		C 13	50
猪	B 176(55~342)	P 70	豚鼠	B 128(95~151)	B 0.7
	P 239(58~770)	C 74		P 155(116~179)	
狗	B 93(82~100)	B 1.1	大鼠	B 103(91~124)	B 0.1
	P 85(64~100)			P 99(81~126)	
兔	B 132(112~156)	B 1.7	小鼠	B 155(147~171)	
	P 156(137~192)			P 175(168~185)	
猫	B 174(109~254)	B 0.9	鸡	B 220±14	
	P 206(135~311)				

2.11　实验动物血液温度、酸碱度、黏稠度、比重和体温数据

附表4-22　实验动物血液温度、酸碱度、黏稠度、比重和体温数据[1]

| 种类 | 血液温度(℃) | 血液 pH | 血液黏稠度 | 血液比重 | | | 体温(直肠℃) |
				全血	血浆	血球	
大鼠	38.2	7.35(7.26~7.44)	–	–	–	–	39.0(38.5~39.5)
豚鼠	38.6	7.35(7.17~7.55)	–	1.060	–	–	38.6(37.8~39.5)
金黄地鼠	38.0	7.39(7.37~7.44)	–	–	–	–	38.0(37.0~39.0)
兔	39.4	7.35(7.21~7.57)	4.0(3.5~4.5)	1.050	–	1.090	39.0(38.5~39.5)
鸡	41.7	7.54(7.45~7.63)	5.0(4.5~5.5)	1.064	1.029~1.034	1.090	41.7(41.6~41.8)
狗	38.9	7.36(7.31~7.42)	4.6(3.8~5.5)	1.059	1.029~1.034	1.090	39.0(38.5~39.5)
猪		7.57(7.36~7.79)	4.5(4.0~5.0)	1.005~1.060	–		39.0(38.0~40.0)

2.12　实验动物生理正常指标值

附表4-23　实验动物临床生理正常指标值表[4]

种类	体温(℃)	呼吸数(1min)	脉数(1min)	血压(mmHg)	红细胞数(百万)	血红数(g/100ml)	血细胞容量值(%)	红细胞直径(ǔ)
小鼠	38.0 37.7~38.7	128.6 118~139	485 422~549	147 133~160	9.3 92~118	12~16	54.6	5.5
大鼠	38.2 37.8~38.7	85.5	344 324~341	107 92~118	8.9 7.2~9.6	15.6	50	6.6
豚鼠	38.5 38.2~38.9	92.7 66~120	287 297~350	75~90	5.6 4.5~7.0	11~15	33~44	7.0
家兔	39.0 38.5~39.5	51 38~	205 123~304	89.3 59~119	5.7 4.5~7.0	110.4~15.6	33~44	7.0
地鼠	37.0(颊囊) 直肠低1~2 夏天38.7±0.3	74 33~127	450 300~600	90~100	7.4	17.6	47.9	6.2~7.0
狗	38.5 37.5~39.0	10~30	70~120	155	6.3 6.0~9.5	8~13.8	40.8	6.0
猕猴	37~40	39~60	175~253	140~176	5.4~6.1	13~15	44 41~47	6.7

附表4-24　实验动物蛋白正常指标值表[4]

种类	血沉1h(mm)	血清蛋白量	白蛋白(%)	α蛋白(%)	β蛋白(%)	γ蛋白(%)	寿命(年)
小鼠		7.3(6.1~8.3)	48.0±3.97	18.5±7.5	19.0±7.5	14.5±10.8	1~2
大鼠	♂0.70 ♀1.8	6.3 40.2	41.03~57.65	a1 7.94~15.89 a2 5.82~12.26 a1 6.1 a2 9.0	16.07~27.46 18.2	7.65~17.69 5	2~3
豚鼠	1.5	5.5 (5.0~6.1)	54.5 55.3	22.8 a1 6.4 a2 18.9	8.1 8.0	14.6 11.4	4~5

续表

种类	血沉 1h (mm)	血清蛋白量	白蛋白 (%)	α 蛋白 (%)	β 蛋白 (%)	γ 蛋白 (%)	寿命 (年)
家兔	1 ~ 2	5.6 (4.3 ~ 7.0)	66.8±7.9 62.5 59.0 ~ 62.8	6.7±2.3 10.7 a1 2.9 ~ 5.4 a2 6.3 ~ 7.6	9.6±3.2 14.8 14.1 ~ 19.1	8±6.8 12.0 10.2 ~ 11.7	5 ~ 6
金黄地鼠	1.2	4.1 (2.4 ~ 5.7)	48.2±5.3	a1 8.4±1.9 a2 220.3±7.5	11.9±4.6	11.2±3.4	2 ~ 3
狗	2.0	6.4 (5.3 ~ 7.3)	43.0 51.1 49.3	3 11.3 12.0	25.4 17.7 22.3	15.3 19.9 4	15
猕猴		7.2	61.1	14.5	38.6	21.8	20

白蛋白、α 蛋白、β 蛋白、γ 蛋白的测定方法有三种：Antweiler 法、滤纸电泳和 Tiselius 法，所以有的数值是三组。

3. 常见实验动物解剖学特点

附表 4-25　实验动物脏器重量值表（脏器均为%）[4]

种类	平均体重	肝脏	脾脏	肾脏	心脏	肺	脑	甲状腺	肾上腺	下垂体	眼球	睾丸	胰脏
小鼠♂	20g	5.18	0.38	0.88	0.5	0.74	1.42	0.01	0.0168	0.0074	–	0.5980	0.34
大鼠	201 ~ 300g	4.07	0.43	0.74	0.38	0.79	0.29	0.0097	♂0.015 ♀0.023	0.0025 0.0041	0.12	0.87	0.39
豚鼠	361.5g	4.48	0.15	0.86	0.37	0.67	0.92	0.0161	0.0512	0.0026	–	0.5255	–
家兔♂ ♀	2900g 2975g	2.09 2.52	0.31 0.30	0.25 0.25	0.27 0.29	0.60 0.43	0.39 0.35	0.0310 0.0202	0.011 0.0089	0.0017 0.0010	0.210 0.171	0.174	0.106 ~ 0.171
金黄地鼠	120g	5.16	0.46	0.53	0.47	0.61	0.88	0.006	0.02	0.003	0.18	0.81	
狗	13kg	2.94	0.54	0.30	0.85	0.94	0.59	0.02	0.01	0.0007 0.0008	0.10	0.2	0.2
猕猴♂ ♀	3.3kg 3.6kg	2.66 3.19	0.29	0.61 0.70	0.34 0.29	0.53 0.79	2.78 2.57	0.001	0.02 0.03	0.0014	–	0.5422	

附表 4-26　实验动物肠道长度值表[4]

种类	肠道长度				
	单位	全长	小肠	盲肠	大肠
小鼠	cm	99.3 ~ 100.7	76.5 ~ 77.3	3.4 ~ 3.6	19.4 ~ 19.8
大鼠	cm	99.4 ~ 100.8	80.5 ~ 81.1	2.7 ~ 2.9	2 ~ 8
狗	m	2.2 ~ 5.0	2.0 ~ 4.8	0.12 ~ 0.15	0.6 ~ 0.8
兔	cm	98.2 ~ 101.8	60.1 ~ 61.7	10.8 ~ 11.4	27.3 ~ 28.7
豚鼠	cm	98.5 ~ 102.7	58.4 ~ 59.6	4.3 ~ 4.9	35.8 ~ 37.2
鸡	cm	204 ~ 216	180	12 ~ 25	12
猪	m	18.2 ~ 25.0	15 ~ 21	0.2 ~ 0.4	3.0 ~ 3.5

（孔　琪）

附表 5-1　全国各省市主要实验动物生产单位及相关信息

序号	单位名称	联系方式	单位地址	许可证号	许可范围
北京	国家啮齿类实验动物种子中心	010-67624775	北京市丰台区东铁营顺四条10号,100070	SCXK(京)2005-0004	普通环境;兔屏障环境;大鼠、小鼠、豚鼠、兔
上海	国家啮齿类实验动物种子中心上海分中心	(021)57639577-666;(021)57639395	上海市九亭镇淀浦河桥南中科院上海实验动物中心	SCXK(沪)2002-0010	SPF级:小鼠、大鼠;清洁级:小鼠,大鼠

1. 北京市

序号	单位名称	联系方式	单位地址	许可证号	许可范围
1	北京华阜康公司	010-63038194	北京昌平南口镇	SCXK(京)2009-0003	饲料生产、供应屏障环境:小鼠、大鼠
2	北京大学医学部实验动物科学部	010-82801350	北京市海淀区学院路38号,100083	SCXK(京)2002-0001	清洁级:小鼠、大鼠 SPF级:小鼠、大鼠

2. 天津市

序号	单位名称	联系方式	单位地址	许可证号	许可范围
3	中国医学科学院放射医学研究所	022-87890604	南开区白堤路238号(实验动物楼),300192	SCXK(津)2005-0001	屏障环境:啮齿类
4	中国医学科学院血液学研究所	022-27307938	和平区南京路288号(科研楼六楼),300020	SCXK(津)2004-0001	屏障环境:啮齿类

3. 上海市

序号	单位名称	联系方式	单位地址	许可证号	许可范围
5	上海斯莱克实验动物公司	021-57639577	上海松江九亭南洋路2号	SCXK(沪)2012-0002	SPF级:小鼠、大鼠、地鼠、豚鼠、兔;清洁级:小鼠,大鼠、地鼠、豚鼠、兔
6	上海西普尔-必凯实验动物公司	021-50793791	上海市浦东新区金科路3577号	SCXK(沪)2013-0016	SPF级:小鼠、大鼠;清洁级:小鼠、大鼠

4. 重庆市

序号	单位名称	联系方式	单位地址	许可证号	许可范围
7	重庆医科大学实验动物中心	023-68485254,68485827,68485044,68485997	重庆渝中区医学院路1号,400016	SCXK(渝)20020001	具有普通级豚鼠、家兔、SPF级小鼠生产许可证
8	第三军医大学实验动物中心	023-68752051,68752052,68752662	重庆市沙坪坝区高滩岩,400038	SCXK(渝)20020002	普通级家兔、豚鼠、小型猪

5. 黑龙江省

序号	单位名称	联系方式	单位地址	许可证号	许可范围
9	中国农业科学院哈尔滨兽医研究所	0451-2725786-347	黑龙江省哈尔滨市南岗区马端街427号,150001	SCXK(黑)20020001	SPF鸡、清洁级SD大鼠,KM,BAIB/C小鼠

序号	单位名称	联系方式	单位地址	许可证号	许可范围
6. 吉林省					
10	吉林大学基础医学院实验动物室	0431-5619421	吉林省长春市新民大街2号,130021	《清洁级大、小鼠生产许可证》	wistar 大鼠、ICR 小鼠;C57 小鼠、BALB/C 小鼠;豚鼠、实验兔、蟾蜍、教学用动物
7. 河北省					
11	河北省实验动物中心	0311-6041607	石家庄市中山东路361号,050017	SCXK(冀)2003-1-003	清洁级啮齿类、普通级家兔;颗粒饲料
8. 山东省					
12	山东大学实验动物中心	0531-8382683;8382489	济南市文化西路44号,250012	SCXK(鲁)2003-0004	开放环境(新西兰兔、豚鼠);屏障环境(小鼠、大鼠)
9. 甘肃省					
13	甘肃省医学科学研究院医学动物实验研究中心	0931-2615192	甘肃省兰州市七里河区小西湖,730050	医动字14-008	清洁级大小鼠
10. 江西省					
14	江西中医学院动物实验中心	0791-6826035;0791-7118825	江西省南昌市阳明路56号,330006	SCXK(赣)2005-0001	清洁级大鼠、小鼠(屏障环境)
11. 安徽省					
15	安徽医科大学实验动物中心	0558-2616502	安徽省合肥市梅山路,230032	普通级实验动物生产合格证	实验大鼠、小鼠、豚鼠、兔、犬等
12. 河南省					
16	河南省实验动物中心	0371-6941864	郑州市大学路40号,450052	医动字410117号	近交系:C57BC/6,BALB/c,DBA;封闭群:KM 小鼠、NIH 小鼠、SD 大鼠、Wistar 大鼠。其他:兔子、羊、蟾蜍、豚鼠
13. 福建省					
17	福建省疾病预防控制中心	0591-7533291	福州市津泰路76号,350001	SCXK(闽)2005-0001	清洁级:大小鼠;普通级:豚鼠
14. 湖北省					
18	湖北省实验动物研究中心	027-87652037	武汉市洪山区卓刀泉北路6号,430079	SCXK(鄂)2003-0005	SPF 级 KM、Balb/c、Balb/c-nu 小鼠、Wistar 大鼠,普通级豚鼠、兔;纯系鼠、普通鼠、豚鼠、兔饲料生产
15. 湖南省					
19	南华大学	0734-8281271	湖南省衡阳市常胜西路28号,421001	SCXK(湘)2004-0009	屏障环境:大鼠、小鼠(啮齿类)普通环境:兔
16. 江苏省					
20	江苏省实验动物中心	025-86862685	南京市汉中路峨眉岭15-1号	SCXK(苏)2002-0031	普通级:豚鼠;清洁级:小鼠、大鼠

序号	单位名称	联系方式	单位地址	许可证号	许可范围
21	南京大学模式动物研究所	025-58641510	南京浦口高新区学府路308号,210061	SCXK(苏)2005-0002	清洁级、SPF级(小鼠)
17. 浙江省					
22	浙江省实验动物中心	0571-88913540	杭州市天目山路182号	SCXK(浙)2003-0001	屏障环境(大小鼠/沙鼠) 普通环境(兔/沙鼠)
18. 广东省					
23	广东省医学实验动物中心	020-5938430;5962466	广东省佛山市南海区黄岐鄱阳路119号,528248	SCXK(粤)2003-0002	SPF级(KM小鼠、NIH小鼠、SD大鼠);普通级(Hartly豚鼠、新西兰兔)
24	中山大学实验动物中心	020-87330443	广州市中山二路74号大院中山大学北校区,510080	SCXK(粤)2004-0011	SPF级(BALB/c、BALB/c-nu/nu小鼠、C57BL/6小鼠、KM小鼠、Wistar大鼠)
19. 云南省					
25	中国实验动物云南灵长类中心(版纳猴场)	0871-3843271;5195511	云南省西双版纳州景洪市嘎洒乡南联山宣蔚街,650216	SCXK(滇)2005-0001	普通级(恒河猴、食蟹猴);普通级饲料(猴,自用)
26	中国医学科学院医学生物研究所	0871-8181483	云南昆明西山区花红洞,650107	SCXK(滇)2005-0005	清洁级ICR小鼠、清洁级豚鼠;普通级实验兔;普通级猴;普通级猴颗粒饲料
20. 四川省					
27	四川医科院实验动物研究所	0832-7263592	四川简阳市牌坊沟,641400	SCXK(川)2003-0002	开放系统:比格犬、大鼠、小鼠
28	四川大学华西实验动物中心	028-85501223	四川省成都市人民南路三段十七号,610041	SCXK(川)2004-0009SCXK(川)2004-0010	开放系统:大鼠、小鼠、兔、豚鼠 屏障系统:大鼠、小鼠、裸鼠
21. 青海省					
29	青海省地方病预防控制所(青海省实验动物中心)	0971-6250508	青海省湟中县总寨乡总南村,811602	医动字第17号	大小鼠
22. 广西壮族自治区					
30	广西医科大学实验动物中心(广西实验动物中心)	0771-5358541	广西南宁市双拥路22号,530021	《实验动物合格证》	KM小鼠,BALB/c-nu裸小鼠,SD大鼠,Wistar大鼠、兔及豚鼠
23. 新疆维吾尔自治区					
31	新疆医科大学实验动物中心	0991-4362493	新疆乌鲁木齐市新医路8号,830054	SCXK(新)2003-0001	清洁级KM、NIH、BALB/c、C57BL/6小鼠,Wistar、SD、BN、LEW大鼠、长爪沙鼠、新西兰兔和豚鼠

(孔 琪)

附录六　实验动物法规标准信息

　　中国的实验动物法规可以分为四种类型,包括法律、部门规章、规范和标准,主要内容侧重于管理、质量控制、进出口、检疫和传染病控制、上岗培训、种子资源共享体系、许可证体系、动物福利和转基因动物等。

一、国家层面法规

附表 6-1　我国主要实验动物法规

序号	发布时间	法规编号	法规名称	主要内容	发布部门
1.	1988	2 号令	实验动物管理条例	实验动物的饲育管理、检疫和传染病控制、应用、从事实验动物工作的人员、奖励与处罚	科技部
2.	1991	[2000]99	关于加强药品研究用实验动物管理的通知	药品研究中使用的实验动物,应来源于具有国家实验动物主管部门核发的《实验动物生产许可证》的单位,并具有相应的质量合格证	药监局
3.	1993	16 号令	药品非临床研究质量管理规定(试行)*	第一部 GLP 法规,后归药监局管理,经1999,2003 两次修订	科技部
4.	1995	39 号令	农业系统实验动物管理办法▽	农业系统实验动物管理要求	农业部
5.	1997	[1997]432	关于"九五"期间实验动物发展的若干意见	发展关键技术(质量控制,转基因,疾病模型和新品种)、建立质量检测体系、种子中心、信息网络等	科技部
6.	1997	[1997]593	实验动物质量管理办法	实验动物种子中心、实验动物生产和使用许可证、检测机构三部分内容	科技部
7.	1998	[1998]174	实验动物种子中心管理办法	任务、组织机构、经费和管理、检查与监督等	科技部
8.	1998	[1998]048	国家啮齿类实验动物种子中心引种、供种实施细则	规范啮齿类实验动物的引种、供种工作	科技部
9.	1998	[1998]059	省级实验动物质量检测机构技术审查准则	规范省级实验动物质量检测机构的技术审查,包括组织管理、人员、仪器设备、设施与环境、档案等	科技部
10.			省级实验动物质量检测机构技术审查细则	跟《准则》配套的审查细则	科技部
11.	1999	[1999]044	关于当前许可证发放过程中有关实验动物种子问题的处理意见	解决实验动物许可证发放过程中在啮齿类实验动物种子管理上的有关问题	科技部
12.	2001	[2001]545	实验动物许可证管理办法(试行)	许可证的申请、审批和发放、管理和监督等内容	科技部
13.	2006	[2006]398	关于善待实验动物的指导性意见	在饲养管理、应用过程、运输过程中善待实验动物,及相关措施	科技部

*第一部 GLP 法规,1999 年废止,由新 GLP 法规替代,划归国家食品药品监督管理局管理。
▽1999 修订,并以农业部 39 号令发布。

二、省市层面的法律法规

有 23 个省市颁布了各省市实验动物管理规章,北京、湖北、重庆、云南、黑龙江五个省市还实现了对实验动物管理条例的立法工作。

附表 6-2　北京市实验动物法规

序号	发布时间	法规名称	主要内容	发布部门
1.	2004	北京市实验动物管理条例	实验动物管理总要求,包括管理、单位、人员、生产、使用、防疫、监督、责任等	北京市人大常委会
2.	2005	北京市实验动物许可证管理办法	实验动物许可证的申请、审批、发放和管理规定	北京市科委
3.	2005	北京市实验动物许可证行政审批程序(附许可证申请书)	实验动物许可证行政审批程序(受理、审查、审定、发证)、标准和要求	北京市科委
4.	2000	关于加强北京市实验动物行政执法工作的实施办法	规范了实验动物行政执法行为	北京市科委
5.	2001	北京市实验动物行政执法责任制(试行)	如题	北京市科委
6.	2001	北京地区实验动物质量监督员工作守则	如题	北京市科委
7.	2001	北京实验动物质量监督检查登记表	如题	北京市科委
8.	2001	关于在科研管理工作中贯彻《北京市实验动物管理条例》的通知	如题	北京市科委
9.	2002	关于在本市全面实施实验动物国家标准化 2001 修订版的通知	如题	北京市科委
10.	2004	北京市实验动物使用许可证验收规则(普通环境)	如题	北京市科委
11.	2004	北京市实验动物使用许可证验收规则(屏障以上环境)	如题	北京市科委
12.	2004	北京市实验动物生产许可证验收规则(繁育,普通环境)	如题	北京市科委
13.	2004	北京市实验动物生产许可证验收规则(繁育,屏障以上环境)	如题	北京市科委
14.	2004	北京市实验动物生产许可证验收规则(笼器具)	如题	北京市科委
15.	2004	北京市实验动物生产许可证验收规则(饲料)	如题	北京市科委
16.	2004	实验动物许可证变更申请表	如题	北京市科委
17.	2004	实验动物许可证年检申请表	如题	北京市科委
18.	2004	办理实验动物许可证有效期延续须知	如题	北京市科委
19.	2004	北京市实验动物生产许可证验收规则(生产繁育,动态换证)	如题	北京市科委

续表

序号	发布时间	法规名称	主要内容	发布部门
20.	2004	北京市实验动物使用许可证验收规则(动态换证)	如题	北京市科委
21.	2006	北京市实验动物行业信用信息管理办法	如题	北京市科委
22.	2006	北京市实验动物信息平台管理办法(试行)	如题	北京市科委
23.	2006	北京市实验动物从业人员培训考核管理办法	如题	北京市科委
24.	2006	北京市实验动物质量检测工作管理办法	如题	北京市科委
25.	2006	北京市实验动物从业人员健康体检管理办法	如题	北京市科委
26.	2006	北京市实验动物福利伦理审查指南	伦理审查要求	北京市科委
27.	2006	北京市实验动物执法档案管理办法	如题	北京市科委

三、实验动物标准体系

附表6-3　实验动物国家标准

序号	编号	名称	
1.	GB 14922. 2-2011	实验动物	微生物学等级及监测
2.	GB/T 14926. 1-2001	实验动物	沙门菌检测方法
3.	GB/T 14926. 3-2001	实验动物	耶尔森菌检测方法
4.	GB/T 14926. 4-2001	实验动物	皮肤病原真菌检测方法
5.	GB/T 14926. 5-2001	实验动物	多杀巴斯德杆菌检测方法
6.	GB/T 14926. 6-2001	实验动物	支气管鲍特杆菌检测方法
7.	GB/T 14926. 8-2001	实验动物	支原体检测方法
8.	GB/T 14926. 9-2001	实验动物	鼠棒状杆菌检验方法
9.	GB/T 14926. 10-2008	实验动物	泰泽病原体检测方法
10.	GB/T 14926. 11-2001	实验动物	大肠埃希菌 O115a,C:K(B)检测方法
11.	GB/T 14926. 12-2001	实验动物	嗜肺巴斯德杆菌检验方法
12.	GB/T 14926. 13-2001	实验动物	肺炎克雷白杆菌检测方法
13.	GB/T 14926. 14-2001	实验动物	金黄色葡萄球菌检测方法
14.	GB/T 14926. 15-2001	实验动物	肺炎链球菌检测方法
15.	GB/T 14926. 16-2001	实验动物	乙型溶血性链球菌检测方法
16.	GB/T 14926. 17-2001	实验动物	绿脓杆菌检测方法
17.	GB/T 14926. 18-2001	实验动物	淋巴细胞脉络丛脑膜炎病毒检测方法

续表

序号	编号	名称	
18.	GB/T 14926.19-2001	实验动物	汉坦病毒检测方法
19.	GB/T 14926.20-2001	实验动物	鼠痘病毒检测方法
20.	GB/T 14926.21-2008	实验动物	兔出血症病毒检测方法
21.	GB/T 14926.22-2001	试验动物	小鼠肝炎病毒检测方法
22.	GB/T 14926.23-2001	实验动物	仙台病毒检测方法
23.	GB/T 14926.24-2001	实验动物	小鼠肺炎病毒检测方法
24.	GB/T 14926.25-2001	实验动物	呼肠孤病毒Ⅲ型检测方法
25.	GB/T 14926.26-2001	实验动物	小鼠脑脊髓炎病毒检验方法
26.	GB/T 14926.27-2001	实验动物	小鼠腺病毒检验方法
27.	GB/T 14926.28-2001	实验动物	小鼠细小病毒检测方法
28.	GB/T 14926.29-2001	实验动物	多瘤病毒检测方法
29.	GB/T 14926.30-2001	实验动物	兔轮状病毒检测方法
30.	GB/T 14926.31-2001	实验动物	大鼠细小病毒(KRV株和H-1株)检验方法
31.	GB/T 14926.32-2001	实验动物	大鼠冠状病毒/涎泪腺炎病毒检测方法
32.	GB/T 14926.41-2001	实验动物	无菌动物生活环境及粪便标本的检测方法
33.	GB/T 14926.42-2001	实验动物	细菌学检测 标本采集
34.	GB/T 14926.43-2001	实验动物	细菌学检测 染色法、培养基和试剂
35.	GB/T 14926.44-2001	实验动物	念株状链杆菌检测方法
36.	GB/T 14926.45-2001	实验动物	布鲁杆菌检测方法
37.	GB/T 14926.46-2008	实验动物	钩端螺旋体检测方法
38.	GB/T 14926.47-2008	实验动物	志贺菌检测方法
39.	GB/T 14926.48-2001	实验动物	结核分枝杆菌检测方法
40.	GB/T 14926.49-2001	实验动物	空肠弯曲杆菌检测方法
41.	GB/T 14926.50-2001	实验动物	酶联免疫吸附试验
42.	GB/T 14926.51-2001	实验动物	免疫酶试验
43.	GB/T 14926.52-2001	实验动物	免疫荧光试验
44.	GB/T 14926.53-2001	实验动物	血凝试验
45.	GB/T 14926.54-2001	实验动物	血凝抑制试验
46.	GB/T 14926.55-2001	实验动物	免疫酶组织化学法
47.	GB/T 14926.56-2008	实验动物	狂犬病病毒检测方法
48.	GB/T 14926.57-2008	实验动物	犬细小病毒检测方法
49.	GB/T 14926.58-2008	实验动物	传染性犬肝炎病毒检测方法
50.	GB/T 14926.59-2001	实验动物	犬瘟热病毒检测方法
51.	GB/T 14926.60-2001	实验动物	猕猴疱疹病毒1型(B病毒)检测方法
52.	GB/T 14926.61-2001	实验动物	猴逆转D型病毒检测方法
53.	GB/T 14926.62-2001	实验动物	猴免疫缺陷病毒检测方法

续表

序号	编号	名称	
54.	GB/T 14926.63-2001	实验动物	猴 T 淋巴细胞趋向性病毒 1 型检测方法
55.	GB/T 14926.64-2001	实验动物	猴痘病毒检测方法
56.	GB 14922.1-2001	实验动物	寄生虫学等级及监测
57.	GB/T18448.1—2001	实验动物	体外寄生虫检测方法
58.	GB/T18448.2—2008	实验动物	弓形虫检测方法
59.	GB/T18448.3—2001	实验动物	兔脑原虫检测方法
60.	GB/T18448.4—2001	实验动物	卡氏肺孢子虫检测方法
61.	GB/T18448.5—2001	实验动物	艾美耳球虫检测方法
62.	GB/T18448.6—2001	实验动物	蠕虫检测方法
63.	GB/T18448.7—2001	实验动物	疟原虫检测方法
64.	GB/T18448.8—2001	实验动物	犬恶丝虫检测方法
65.	GB/T18448.9—2001	实验动物	肠道溶组织内阿米巴检测方法
66.	GB/T18448.10—2001	实验动物	肠道鞭毛虫和纤毛虫检测方法
67.	GB 14923-2010	实验动物	哺乳类实验动物的遗传质量控制
68.	GB/T 14927.1-2008	实验动物	近交系小鼠、大鼠生化标记检测法
69.	GB/T 14927.2-2008	实验动物	近交系小鼠、大鼠免疫标记检测法
70.	GB 14924.1-2001	实验动物	配合饲料通用质量标准
71.	GB 14924.2-2001	实验动物	配合饲料卫生标准
72.	GB 14924.3-2010	实验动物	配合饲料营养成分
73.	GB/T 14924.9-2008	实验动物	配合饲料 常规营养成分的测定
74.	GB/T 14924.10-2001	实验动物	配合饲料 氨基酸的测定
75.	GB/T 14924.11-2001	实验动物	配合饲料 维生素的测定
76.	GB/T 14924.12-2001	实验动物	配合饲料 矿物质和微量元素的测定
77.	GB 14925-2010	实验动物	环境及设施
78.	GB50447-2008	实验动物	设施建筑技术规范
79.	GB/T 17998-2008	SPF 鸡	微生物学监测总则
80.	GB/T 17999.1-2008	SPF 鸡	红细胞凝集抑制试验
81.	GB/T 17999.2-2008	SPF 鸡	血清中和试验
82.	GB/T 17999.3-2008	SPF 鸡	血清平板凝集试验
83.	GB/T 17999.4-2008	SPF 鸡	琼脂扩散试验
84.	GB/T 17999.5-2008	SPF 鸡	酶联免疫吸附试验
85.	GB/T 17999.6-2008	SPF 鸡	胚敏感试验
86.	GB/T 17999.7-2008	SPF 鸡	鸡白痢沙门氏菌检验
87.	GB/T 17999.8-2008	SPF 鸡	试管凝集试验
88.	GB/T 17999.9-2008	SPF 鸡	间接免疫荧光试验

（孔 琪）

致　谢

　　继承与创新是一本教材不断完善与发展的主旋律。在该版教材付梓之际，我们再次由衷地感谢那些曾经为该书前期的版本作出贡献的作者们，正是他们辛勤的汗水和智慧的结晶为该书的日臻完善奠定了坚实的基础。以下是该书前期的版本及其主要作者：

全国高等医药教材建设研究会规划教材·卫生部规划教材
全国高等学校教材·供 8 年制及 7 年制临床医学等专业用

实验动物学

主　编　秦川
副主编　张连峰　魏泓　顾为望　王钜

编　者（以姓氏笔画为序）
王　钜（首都医科大学实验动物学部）　　　　陈学进（上海交通大学医学院）
王朝旭（哈尔滨医科大学公共卫生学院）　　　周　钦（四川大学华西医院）
王禄增（中国医科大学实验动物学部）　　　　秦　川（北京协和医学院实验动物学部）
王靖宇（大连医科大学实验动物中心）　　　　顾为望（南方医科大学实验动物部）
孔　琪（北京协和医学院实验动物学部）　　　高　凯（北京协和医学院实验动物学部）
孔维佳（华中科技大学协和医院）　　　　　　高　诚（上海实验动物研究中心）
邓　巍（北京协和医学院实验动物学部）　　　高　虹（北京协和医学院实验动物学部）
师长宏（第四军医大学实验动物中心）　　　　符立梧（中山大学肿瘤防治中心）
佟伟民（北京协和医学院病理学系）　　　　　梁红业（北京大学医学部）
张连峰（北京协和医学院实验动物学部）　　　谭　毅（重庆医科大学实验动物中心）
张京玲（南开大学医学院）　　　　　　　　　鞠振宇（北京协和医学院实验动物学部）
张建军（北京协和医学院实验动物学部）　　　魏　泓（第三军医大学基础部）
陈小野（中国中医科学院中医基础理论研究所）魏　强（北京协和医学院实验动物学部）
陈丙波（第三军医大学实验动物中心）

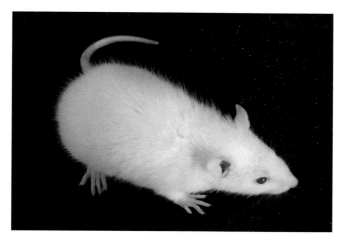

图 1-3-1　小鼠

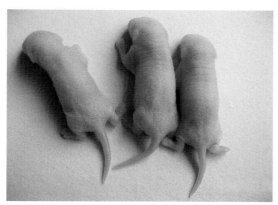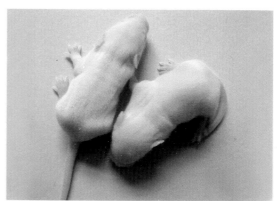

A. 1d　　　　　　　　　　　　　　　　　　**B. 7d　长出小绒毛**

图 1-3-2　小鼠的生长发育
A. 1 天龄小鼠;B. 7 天龄小鼠,长出小绒毛

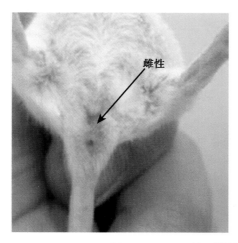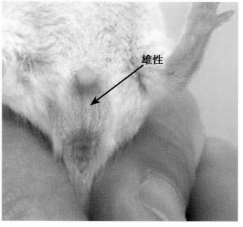

图 1-3-3　20 天性别辨认(左图为雌性;右图为雄性)

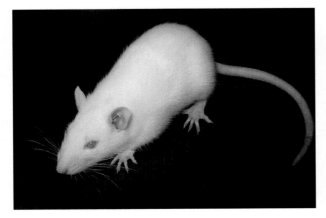

图 1-3-4　大鼠

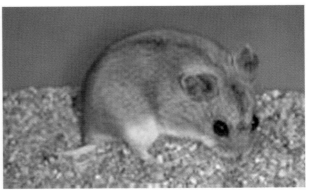

图 1-3-7　中国地鼠

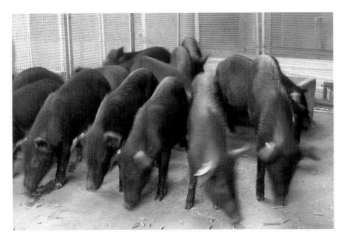

图 1-3-10　西藏小型猪

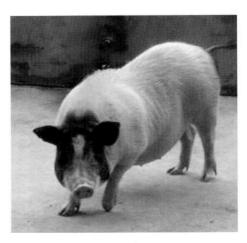

图 1-3-11　广西巴马小型猪

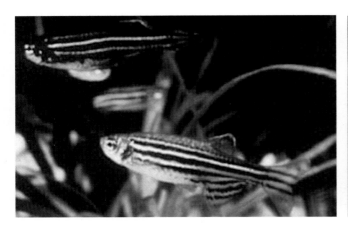

图 1-3-13　斑马鱼

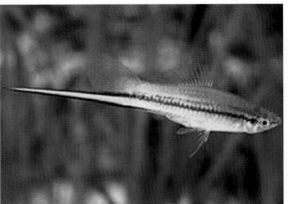

图 1-3-15　剑尾鱼

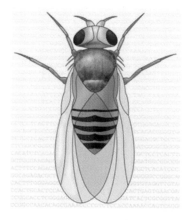

图 1-3-18 果蝇

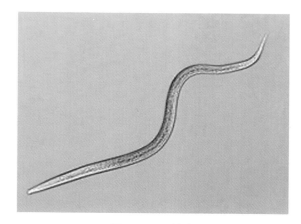

图 1-3-20 线虫

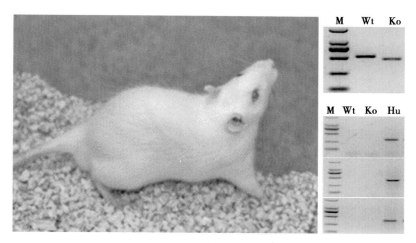

图 2-8-3 PXR 基因的人源化大鼠

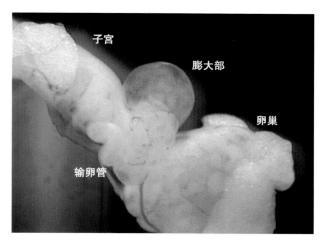

图 3-15-2 小鼠输卵管膨大部

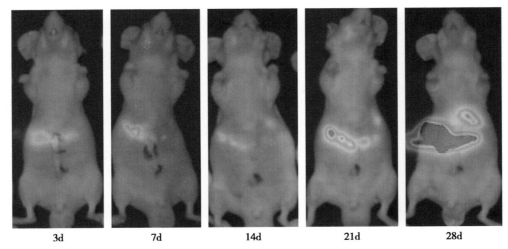

图 3-17-2　利用化学发光标记肿瘤细胞动态观察细胞在肝脏的动态生长

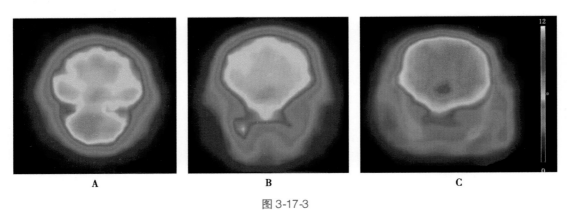

图 3-17-3

A. PAP 阿尔茨海默病模型小鼠^{18}F-FDG 成像；B. 姜黄素治疗后 PAP 阿尔茨海默病模型
小鼠^{18}F-FDG 成像，显示治疗后糖摄取增加

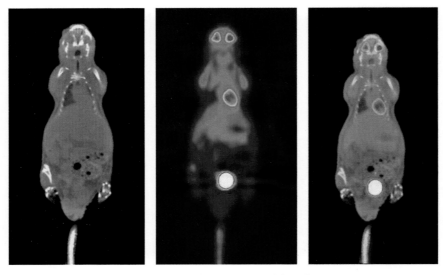

图 3-17-6　小鼠 PET/CT 融合图像